IgA腎症の病態と治療

Pathophysiology and Treatment of
IgA Nephropathy

監修

富野康日己
医療法人社団松和会理事長
順天堂大学名誉教授

編集

川村哲也
東京慈恵会医科大学教授・
臨床研修センター長

鈴木祐介
順天堂大学医学部腎臓内科学教授

中外医学社

執筆者一覧 （執筆順）

富野康日己	順天堂大学 名誉教授・医療法人社団松和会理事長
小池健太郎	東京慈恵会医科大学腎臓・高血圧内科 助教
松崎慶一	京都大学環境安全保健機構健康科学センター 助教
中西浩一	琉球大学大学院医学研究科育成医学講座 教授
柳川宏之	順天堂大学医学部腎臓内科学 助教
二瓶義人	順天堂大学医学部腎臓内科学
今澤俊之	国立病院機構千葉東病院腎臓内科 部長
武藤正浩	順天堂大学医学部腎臓内科学 助教
小林政司	日本医科大学アレルギー膠原病内科 助教
清水芳男	順天堂大学医学部附属静岡病院腎臓内科 先任准教授
高畑暁子	順天堂大学医学部腎臓内科学
福田顕弘	大分大学医学部内分泌代謝・膠原病・腎臓内科学講座 助教
藤元昭一	宮崎大学医学部血液・血管先端医療学講座 教授
山田博之	千葉大学大学院医学研究院腎臓内科学
淺沼克彦	千葉大学大学院医学研究院腎臓内科学 教授
佐々木峻也	東京慈恵会医科大学腎臓・高血圧内科
神崎剛	東京慈恵会医科大学腎臓・高血圧内科 助教
坪井伸夫	東京慈恵会医科大学腎臓・高血圧内科 准教授
髙橋和男	藤田医科大学医学部解剖学Ⅱ講座 教授
鈴木仁	順天堂大学医学部腎臓内科学 准教授
中山麻衣子	順天堂大学医学部腎臓内科学
後藤眞	新潟大学大学院医歯学総合研究科腎・膠原病内科学 准教授
上田裕之	東京慈恵会医科大学腎臓・高血圧内科 講師
深尾勇輔	順天堂大学医学部腎臓内科学
長澤康行	兵庫医科大学腎・透析内科 講師
高原幹	旭川医科大学耳鼻咽喉科・頭頸部外科学講座 講師
河内瑠李	足利赤十字病院腎臓内科
平野景太	足利赤十字病院副院長・腎臓内科部長
佐藤大介	順天堂大学医学部腎臓内科学 助教
春原浩太郎	東京慈恵会医科大学腎臓・高血圧内科 助教
小此木英男	東京慈恵会医科大学総合診療内科 准教授
岡林佑典	東京慈恵会医科大学腎臓・高血圧内科 助教

遠藤陽子	日本医科大学解析人体病理学 助教
清水　章	日本医科大学解析人体病理学 教授
城　謙輔	東京慈恵会医科大学病理学講座 客員教授
山中宣昭	東京腎臓研究所所長・日本医科大学 名誉教授
片渕律子	加野病院 副院長
白井小百合	聖マリアンナ医科大学・横浜市西部病院腎臓・高血圧内科 部長
東原　舞	東京慈恵会医科大学腎臓・高血圧内科 助教
服部元史	東京女子医科大学腎臓小児科 教授
牧田侑子	順天堂大学医学部腎臓内科学
金子佳賢	新潟大学大学院医歯学総合研究科腎・膠原病内科学 講師
成田一衛	新潟大学大学院医歯学総合研究科腎・膠原病内科学 教授
宮崎陽一	東京慈恵会医科大学第三病院 腎臓・高血圧内科 診療部長・教授
島　友子	和歌山県立医科大学小児科学講座 講師
佐藤祐二	宮崎大学医学部付属病院血液浄化療法部 准教授
狩野俊樹	順天堂大学医学部腎臓内科学
鈴木祐介	順天堂大学医学部腎臓内科学 教授
原渕保明	旭川医科大学耳鼻咽喉科・頭頸部外科 教授
小松弘幸	宮崎大学医学部医療人育成支援センター 教授
森山能仁	東京女子医科大学腎臓内科 准教授
木原正夫	順天堂大学医学部腎臓内科学 准教授
平橋淳一	慶應義塾大学医学部総合診療科 講師
角田洋一	東京女子医科大学泌尿器科 講師
奥見雅由	東京女子医科大学泌尿器科 准教授
田邉一成	東京女子医科大学泌尿器科 教授
菅野義彦	東京医科大学腎臓内科学分野 主任教授
仲谷慎也	大阪市立大学大学院医学研究科 代謝分泌病態内科学 講師
石村栄治	大阪市立大学大学院医学研究科 腎臓病態内科学 特任教授
藤田亜紀子	筑波大学医学医療系臨床医学域腎臓内科学
山縣邦弘	筑波大学医学医療系臨床医学域腎臓内科学 教授

はじめに —— 監修者として IgA 腎症への想いを込めて ——

　IgA 腎症は，わが国に高頻度に認められる指定難病であるが，私にとって基礎・臨床のライフワークとなった疾患である．この疾患がフランスから初めて報告されたのが，私が大学へ入学した 1968 年であるから，これまで 50 年以上経過したことになる．わが国では東京慈恵会医科大学酒井紀らにより初めて報告されたのが 1972 年である．私は 1974 年大学卒業後市立札幌病院病理部において初めて IgA 腎症を目にした．恩師故白井俊一からは，「蛍光顕微鏡でグリーンに輝く IgA は，何をきっかけにどこで作られ，どのようにして沈着したのか，その後どのようになるのかなど，どのような病態が潜んでいるのかをよく考えよ」と教えられた．しかし，その病態解明には相当の時間を要している．臨床的には，どのような病変によって血尿やタンパク尿，腎機能低下を呈するのかが大きな問題と考えられた．

　IgA 腎症の病態解明には，この 50 年間の基礎医学の大きな進歩が関与してきた．IgA 腎症研究は蛍光抗体法での観察から始まったが，その後の基礎研究技法の進歩には目を見はるものがあり，IgA 腎症研究においてもその恩恵を受けてきたわけである．病理学・免疫学・分子生物学・遺伝学などの進歩が，その代表である．IgA 腎症の確定診断には腎生検組織の検索が必須である．これまで国内外の病理組織分類の比較検討がなされてきたが，日常診療に有益な分類が求められている．これまで基礎研究者と腎臓を専門とする臨床医（腎臓専門医）の多くの先達により，IgA 腎症の発症機序並びに進展・増悪機序の解明がなされてきた．かなりの分野で解明がなされたが，必ずしもすべてが明らかにされたわけではないことから，さらなる研究の進歩が期待される．

　一方，IgA 腎症の治療についてはこれまで抗生物質や抗炎症薬，抗血小板薬，線溶薬，口蓋扁桃摘出術（扁摘），副腎皮質ステロイド，免疫抑制薬などが用いられてきた．レニン・アンジオテンシン・アルドステロン系阻害薬も用いられてきたが，どの治療も末期腎不全透析療法への進展を完全に抑え切れてはいない．扁桃摘出（扁摘）＋ステロイドパルス療法は，オールジャパンで行ってきた臨床研究であり，その効果が報告されている．国際的にも認知されることを望んでいる．最近，扁桃・腸管を中心とする基礎研究の成果に基づいた新規分子治療薬が開発され効果をあげつつあり，今後一層の進歩が期待される．また，国内外の IgA 腎症診療ガイドラインの比較検討やメガデータの AI（artificial intelligence: 人工知能）による詳細な解析は，既存の治療法をみつめ直し新規治療法を開発するために大いに期待される手法である．

　私は，IgA 腎症発表後 50 年間行われてきたわが国における基礎と臨床の研究成果について，一区切りとしてまとめてみたいと考えていた．今回，『IgA 腎症の病態と治療』を監修させていただく機会をいただき大変感謝している．お忙しいなか東京慈恵会医科大学川村哲也教授と順天堂大学鈴木祐介教授に編集をお願いした．現在，基礎・臨床に活発に取り組んでおられる執筆者を選んでいただき大変感謝している．本書は，IgA 腎症について疑問が生じたときにはポイントを絞り読破し，また病態生理と治療の全体を学びたいと考えたときには通読していただきたい．

腎臓における基礎研究者と腎臓専門医，日常臨床にかかわっている「かかりつけ医」の研究と診療の参考にしていただければ，刊行に携わった一人として望外な喜びである．しかし，記載の過不足もあると思われるので，読者のみなさんの忌憚のないご意見をいただきたい．

　最後に，ご多忙のなか編集・執筆にご協力いただきました諸先生に深謝いたします．諸事ご協力いただきました中外医学社の皆様に厚くお礼申し上げます．なお，本書では報告者等への敬称は略させていただきました．

　　2019 年初秋　都庁舎を眺めつつ

富野康日己

TABLE OF CONTENTS ◀ 目 次 ▶

I IgA 腎症の基礎と臨床　〈富野康日己〉 1

1. IgA 腎症の発見・歴史 1
A. 国際的研究会の歴史 2
B. 国内研究会の歴史 2
2. IgA 腎症の定義 4

II 疫学・症候・検査 6

1 • 疫　学 ....〈小池健太郎〉 6

1. 国際的な地域差 6
2. 本邦における IgA 腎症疫学 7
A. 成人 8
B. 小児 10

2 • 国際レジストリーの動向 ....〈松崎慶一〉 12

1. 国際レジストリーと最新の知見 12
A. VALIGA study 12
B. IgA Nephropathy Global Template 12
2. わが国発の国際レジストリー構築に向けて 13

3 • 症候・検査 14

1 学校検尿と IgA 腎症スクリーニング ....〈中西浩一〉 14

1. 学校検尿の歴史 14
2. 学校検尿により発見される検尿異常の頻度 14
3. 学校検尿の有用性 15
4. IgA 腎症の自然歴 16

2 成人検尿と IgA 腎症スクリーニング ....〈松崎慶一〉 18

1. 健康診断における検尿の枠組み 19
2. 検尿異常に対する二次スクリーニング 19
3. 基幹病院における IgA 腎症の診断 19

i

4．パーソナル ヘルス レコードへの期待 ………………………………………………………… 21

3 バイオマーカーによる診断の可能性 ………………………………………〈柳川宏之〉 22

1．尿所見異常 …………………………………………………………………………………………… 22

A．持続的顕微鏡的血尿 ………………………………………………………………………… 22

B．肉眼的血尿 …………………………………………………………………………………… 23

C．間欠的または持続的タンパク尿 ………………………………………………………… 23

D．その他尿中バイオマーカー ……………………………………………………………… 23

2．血液検査異常 ……………………………………………………………………………………… 23

A．血清 IgA ……………………………………………………………………………………… 23

B．IgA/C3 比 …………………………………………………………………………………… 24

3．臨床項目からの IgA 腎症診断予測の検討 …………………………………………………… 24

4．新規バイオマーカーと臨床データを組み合わせた診断スコア法 …………………………… 24

Ⅲ　病態生理　27

1 • 発症の分子機構 ………………………………………………………………………………… 27

1 粘膜免疫異常の関与 …………………………………………………………〈二瓶義人〉 27

1．腎炎惹起性 IgA 産生における Mucosa-Bone marrow axis ……………………………… 28

2．粘膜での IgA 産生 ………………………………………………………………………………… 28

3．MyD88 と TLR の関与 ………………………………………………………………………… 29

4．粘膜面における APRIL/BAFF の関与 ……………………………………………………… 29

2 骨髄異常 ………………………………………………………………………〈今澤俊之〉 32

1．IgA 腎症の病態に骨髄異常は関与するのか？ ……………………………………………… 32

2．骨髄異常の存在を示唆する症例と基礎研究 ………………………………………………… 33

3．骨髄由来細胞とメサンギウム細胞 …………………………………………………………… 35

3 APRIL/BAFF の関与 ………………………………………………………〈武藤正浩〉 37

1．APRIL，BAFF の基礎 ………………………………………………………………………… 38

2．IgA 腎症と APRIL，BAFF ……………………………………………………………………… 40

3．APRIL，BAFF をターゲットとした IgA 腎症の新規治療 ………………………………… 41

4 IgA 腎症における細胞性免疫異常 ………………………………………〈小林政司〉 48

1．遺伝的背景と細胞性免疫 ……………………………………………………………………… 48

2. IgA 産生と細胞性免疫 ……………………………………………………………… 49

3. IgA 腎症と T 細胞サブセット ………………………………………………… 50

4. IgA 腎症患者の腎組織と細胞性免疫 ……………………………………… 51

5. 口蓋扁桃摘出と細胞性免疫 ………………………………………………… 52

5 IgA 腎症の発症に関わる抗原刺激 ………………………………〈清水芳男〉 54

1. 細菌・ウイルス抗原と IgA 腎症 ………………………………………… 55

　A．扁桃病巣疾患としての IgA 腎症 ……………………………………… 55

　B．細菌 …………………………………………………………………………… 55

　C．ウイルス …………………………………………………………………… 57

2. 食物抗原と IgA 腎症 ……………………………………………………… 57

　A．セリアック病とは？ …………………………………………………… 58

　B．抗原となる食物 ………………………………………………………… 58

3. ガラクトース欠損 IgA1（Gd-IgA1）説の登場 ……………………… 59

　A．IgA 腎症の病因における Gd-IgA1 と細菌・ウイルス・食物抗原との関わり …………… 59

2 ● 進行の分子機構 ……………………………………………………………………… 62

1 異常 IgA の沈着機序 ……………………………………………………〈高畑暁子〉 62

1. Gd-IgA1 のもつ病的意義 …………………………………………………… 63

2. Gd-IgA1 がどのように糸球体に沈着するか …………………………… 63

3. モデルマウスにおける IgA の沈着 ……………………………………… 63

4. 糸球体 IgA 沈着と CX3CR1$^+$パトローリングモノサイトの関わり ……………… 66

5. Gd-IgA1-IC 形成および糸球体沈着の key molecule: AIM ……………… 66

2 メサンギウム細胞増殖・基質増加機序 …………………〈福田顕弘，藤元昭一〉 68

1. IgA 腎症の病因および進展機序 ………………………………………… 68

2. IgA1 のメサンギウム細胞への沈着機序 ……………………………… 68

3. IgA1 沈着によるメサンギウム細胞の活性化 ………………………… 70

4. IgA1 沈着による補体の活性化 ………………………………………… 71

3 上皮細胞障害 ………………………………………………………〈山田博之，淺沼克彦〉 75

1. 糸球体上皮細胞（ポドサイト） ………………………………………… 76

2. IgA 腎症とポドサイト障害 ……………………………………………… 77

3. メサンギウム細胞とポドサイトのクロストーク …………………… 78

4. ポドサイトと尿細管のクロストーク ………………………………… 80

4 ネフロン数 ....〈佐々木峻也，神崎　剛，坪井伸夫〉 82

  1．日本人におけるネフロン数 83

  2．ネフロン数のサロゲートマーカー 83

  3．生体におけるネフロン数の推算 85

3•バイオマーカー 87

1 糖鎖異常 IgA 分子の特徴 ....〈髙橋和男〉 87

  1．IgA の構造 87

    A．IgA と糖鎖修飾 87

    B．IgA1 ヒンジ部糖鎖とその生合成 87

    C．糖鎖異常 IgA1 とは？ 88

  2．糖鎖異常 IgA1 の特徴 90

    A．抗原性 90

    B．分子複合体の形成 90

    C．補体反応性 90

    D．クリアランス異常 91

    E．臨床的意義 91

2 免疫複合体の特徴・成因 ....〈鈴木　仁〉 93

  1．IgA1 分子異常 93

  2．糖鎖異常 IgA1 と免疫複合体形成 93

  3．糖鎖異常 IgA1 特異的抗体 94

  4．IgA1 分子の自己凝集 94

  5．IgA1-IgA 受容体複合体 94

  6．糖鎖異常 IgA1 免疫複合体の病態における重要性 95

  7．IgA 腎症における Multi-Hit Mechanisms 96

3 その他のバイオマーカー ....〈中山麻衣子〉 98

  1．血清 IgA/C3 比 98

  2．サイトカイン 98

  3．micro RNA 98

    A．診断における有用性 99

    B．疾患活動性の評価 99

4 ● 遺伝解析 101

1 疾患感受性遺伝子 .... 〈後藤　眞〉 101

1. IgA 腎症と GWAS 101
2. IgA 腎症と HLA 領域の遺伝子群 102
3. IgA 腎症と補体制御遺伝子 102
4. IgA 腎症の感受性遺伝子座と重複する疾患 102
5. IgA 腎症の感受性遺伝子座と遺伝的リスクスコア ... 104
6. 家族性 IgA 腎症のゲノム解析 104

2 糖鎖異常に関する遺伝的素因 .... 〈上田裕之〉 106

1. 糖鎖異常 IgA1 の遺伝性に関する報告 106
2. 血清 Gd-IgA1 値に関連する遺伝子多型 108

5 ● 環境因子 112

1 衛生仮説 .... 〈深尾勇輔〉 112

2 常在細菌叢（上気道・腸管） .... 〈長澤康行〉 117

1. *Hemophilus* 属と IgA 腎症 117
2. 齲蝕菌と IgA 腎症 117
3. 歯周病と IgA 腎症 118
4. 口腔内細菌叢の重複感染と IgA 腎症 119
5. ウィルス感染と IgA 腎症 120
6. 腸内細菌叢と IgA 腎症 120
7. 扁桃の持続刺激としての喫煙と IgA 腎症の関わり ... 121
8. 口腔内感染と病巣扁桃感染との関わり 122

3 病巣感染 .... 〈高原　幹〉 124

1. パラインフルエンザ菌に対する免疫寛容の破綻 124
2. 病巣扁桃における抗体産生 124
3. 病巣扁桃における T 細胞の関与 125
4. 扁桃病巣疾患として捉えた IgA 腎症の発症機序 126

Ⅳ 腎予後と関連する臨床的指標 129

1 • タンパク尿と血尿 〈河内瑠李, 平野景太〉 129
1. 腎予後との関連からみたさまざまな時相におけるタンパク尿 129
2. 腎予後との関連からみた血尿の意義 133

2 • 血清 IgA/C3 の有用性 〈佐藤大介〉 136
1. 診断に関する有用性 136
　A. 血清 IgA の上昇 136
　B. 血清 C3 の低下 137
　C. 小 括 138
2. 進展との関連性 138

3 • 血 圧 〈春原浩太郎, 坪井伸夫〉 141
1. IgA 腎症の自然経過 141
2. 高血圧と腎予後との関連 142
3. 腎予後予測モデル 143
4. 血圧への治療介入 144

4 • 代謝性因子 ―脂質異常, 尿酸, 肥満― 〈小此木英男〉 146
1. 脂質異常 146
2. 尿酸 147
3. 肥満 150

5 • 高齢発症 〈岡林佑典〉 152
1. 加齢に伴う腎臓の変化 152
2. 高齢 IgA 腎症の特徴 153
3. IgA 腎症の腎予後における加齢の影響 154
4. 高齢 IgA 腎症の治療 156

Ⅴ IgA 腎症の病理 159

1 • 典型例から鑑別診断まで 〈遠藤陽子, 清水 章〉 159
1. IgA 腎症の病理 159
　A. 光学顕微鏡所見（光顕） 159

B．蛍光抗体法（IF）所見 ･･･ 163

　　C．電子顕微鏡（電顕）所見 ･･ 164

　2．IgA 腎症の鑑別疾患 ･･･ 164

　　A．IgA 血管炎 ･･･ 164

　　B．IgA の沈着する抗糸球体基底膜抗体腎炎 ･････････････････････････ 165

　　C．ブドウ球菌感染関連糸球体腎炎 ･･･････････････････････････････････ 165

　　D．Antineutrophil cytoplasmic antibody（ANCA）関連血管炎 ･･･ 165

　　E．膜性腎症 ･･･ 166

　　F．単クローン性の IgA 沈着 ･･･ 166

　　G．肝臓疾患に合併する IgA 腎症 ･････････････････････････････････････ 166

　3．他の糸球体疾患との合併例 ･･･ 166

　　A．糖尿病性腎症 ･･･ 167

　　B．抗凝固薬関連腎症 ･･･ 168

2●組織学的重症度分類（日本分類）と Oxford 分類の比較

〈城　謙輔〉170

　1．Oxford 分類の成立過程 ･･ 170

　　A．IgA 腎症に必須の病理パラメータの選択とその定義，評価法 ･･･ 170

　　B．病理パラメータの評価の再現性と組織分類への導入 ･･･････････ 171

　　C．エビデンスに基づく組織分類の作成 ･･････････････････････････････ 171

　2．わが国の組織学的重症度分類の成立過程 ･････････････････････････ 173

　3．Oxford 分類とわが国の組織学的重症度分類の比較 ･･････････････ 174

　4．今後の課題 ･･･ 175

3●血尿の病理

〈山中宣昭〉178

　1．IgA 腎症の概念と血尿 ･･ 178

　2．糸球体性血尿と非糸球体性血尿 ････････････････････････････････････ 179

　3．低真空走査電子顕微鏡 LVSEM による光顕標本観察 ･･･････････ 180

　4．LVSEM による IgA 腎症の検討 ･････････････････････････････････････ 181

　5．IgA 腎症における糸球体基底膜の異常 ････････････････････････････ 183

4●病理所見と腎予後　尿細管間質，血管病変を含めて

〈片渕律子〉186

　1．Oxford 分類 ･･･ 186

　2．Oxford 分類の Validation study ･････････････････････････････････････ 186

　3．Oxford conference 後の動向 ･･ 187

　　A．半月体 working group：Oxford 分類の改定 ･･････････････････････ 187

　　B．FSGS working group ･･･ 190

　4．尿細管間質病変 ･･･ 190

vii

5. 血管病変 ……………………………………………………………………………… 191

VI　長期臨床経過における問題点

1 ● 寛解に至らない症例の特徴 …………………………………〈白井小百合〉194

　　1. 腎予後予測因子としてのタンパク尿 ……………………………………………… 194
　　2. 病理組織像と腎予後 ………………………………………………………………… 196
　　3. 血尿と腎予後 ………………………………………………………………………… 196
　　4. 寛解に至らない症例の特徴 ………………………………………………………… 198

2 ● 長期寛解後再発症例の特徴 ……………………………………〈東原　舞〉201

　　1. IgA 腎症の長期経過 ………………………………………………………………… 201
　　2. 長期寛解後再発症例の臨床病理学的特徴 ………………………………………… 202

3 ● 急性発症症例の特徴 ……………………………………………〈中西浩一〉205

　　1. 糸球体疾患の臨床分類 ……………………………………………………………… 205
　　2. 肉眼的血尿 …………………………………………………………………………… 205
　　3. 急性腎炎症候群 ……………………………………………………………………… 207
　　4. ネフローゼ症候群 …………………………………………………………………… 208
　　5. 急速進行性腎炎症候群 ……………………………………………………………… 209

4 ● 小児からの移行期医療 …………………………………………〈服部元史〉211

　　1. 移行期医療とは ……………………………………………………………………… 211
　　　A．移行期医療の背景 ……………………………………………………………… 211
　　　B．移行の定義 ……………………………………………………………………… 211
　　　C．移行期医療が必要な理由 ……………………………………………………… 211
　　　D．移行期医療の動向 ……………………………………………………………… 212
　　2. 腎臓病領域における移行期医療の動向 …………………………………………… 212
　　　A．移行期医療の啓発 ……………………………………………………………… 212
　　　B．移行期医療の実態調査 ………………………………………………………… 212
　　　C．移行期医療ガイドの作成 ……………………………………………………… 213
　　　D．実践的な移行期医療支援ガイドの必要性 …………………………………… 213
　　　E．IgA 腎症と微小変化型ネフローゼ症候群の移行期医療支援ガイド ……… 213
　　3. 小児期発症 IgA 腎症の移行期医療 ………………………………………………… 213
　　　A．IgA 腎症の長期予後 …………………………………………………………… 213
　　　B．小児 IgA 腎症の成人診療科へのスムーズな転科を妨げる要因 …………… 214

C．成田研究班による IgA 腎症の移行期医療支援ガイド ………………… 215

VII　鑑別診断

1 • IgA 血管炎 …………………………………………………〈藤元昭一〉 217

　　1．疾患概念 ………………………………………………………………… 218
　　2．病　因 …………………………………………………………………… 218
　　3．疫　学 …………………………………………………………………… 218
　　4．症状・徴候，検査所見 ………………………………………………… 218
　　5．病理所見 ………………………………………………………………… 219
　　6．診断と分類基準 ………………………………………………………… 220
　　7．治　療 …………………………………………………………………… 220
　　　A．腎外症状に対する治療 …………………………………………… 220
　　　B．腎炎を合併した場合の治療 ……………………………………… 221
　　8．予　後 …………………………………………………………………… 221

2 • 二次性 IgA 腎症 ………………………………………………〈牧田侑子〉 223

　　1．IgA 腎症の病因 ………………………………………………………… 224
　　2．肝性 IgA 腎症 …………………………………………………………… 225
　　3．B 型肝炎と IgA 腎症 …………………………………………………… 225
　　4．Crohn 病と IgA 腎症 …………………………………………………… 226
　　5．関節リウマチと IgA 腎症 ……………………………………………… 226
　　6．IgA 血管炎と IgA 腎症 ………………………………………………… 226

VIII　治療・生活管理

1 • 治　療 …………………………………………………………………… 228

1 国内外ガイドラインの比較 ……………………………〈金子佳賢，成田一衛〉 228

　　1．Kidney Disease: Improving Global Outcomes（KDIGO） ………… 228
　　2．Cochrane 共同計画 …………………………………………………… 229
　　3．IgA 腎症診療指針第 3 版 ……………………………………………… 230
　　4．エビデンスに基づく IgA 腎症診療ガイドライン 2017 …………… 231
　　5．ガイドラインにおける今後の課題 …………………………………… 231

2 IgA 腎症診療指針─第 2 版と第 3 版の違いを含めて─ 〈宮崎陽一〉 233

1. IgA 腎症診療指針第 3 版の要旨 233
   A. 組織学的重症度分類 233
   B. 臨床的重症度分類 234
   C. 透析導入リスクの層別化 234
   D. リスク群ごとの治療指針の提案 235
2. 第 2 版と第 3 版における組織分類の比較 235
   A. 第 2 版組織分類 235
   B. 第 2 版と第 3 版組織分類における"透析導入リスク"の比較 236
3. IgA 腎症診療指針第 3 版の問題点と今後の課題 236

3 小児 IgA 腎症の治療 〈島　友子〉 237

1. 小児 IgA 腎症の予後不良因子 238
2. 小児 IgA 腎症における自然寛解と治療の選択 238
3. 小児 IgA 腎症の治療研究 239
   A. 高度タンパク尿/びまん性メサンギウム増殖を示す重症小児 IgA 腎症の治療研究 239
   B. 軽度タンパク尿/微小変化・巣状メサンギウム増殖を示す軽症小児 IgA 腎症の治療研究 240
4. 小児 IgA 腎症治療ガイドライン 241
5. 扁桃摘出 242

4 ステロイド治療の考え方 〈佐藤祐二〉 246

1. 2015 年までの報告 246
2. ガイドラインとシステマティック・レビュー 247
3. 2015 年以降の国際共同ランダム化比較試験 247
   A. STOP-IgAN 研究 247
   B. TESTING 研究 249
   C. 代表的な研究のまとめ 250

5 Budesonide に代表される IgA 腎症新規分子治療薬の動向

〈狩野俊樹，鈴木祐介〉 252

1. Budesonide（NEFECON） 252
2. Atacicept・Blisibimab 253
3. Rituximab 254
4. Fostamatinib 254
5. Bortezomib 255

6.　Eculizumab・Avacopan・LNP023 ……………………………… 255

6　Tonsil induced autoimmune/inflammatory syndrome（TIAS）としての IgA 腎症 ……………………………〈原渕保明，高原　幹〉257

1.　上気道粘膜免疫臓器としての口蓋扁桃 …………………… 259
2.　IgA 腎症扁桃における IgA 過剰産生 ……………………… 261
3.　扁桃からの糖鎖不全 IgA 産生 ……………………………… 262
4.　扁桃 T 細胞の腎へのホーミング …………………………… 262
5.　扁桃を病巣とした IgA 腎症の発症機序 …………………… 263

7　扁桃摘出術の有用性（臨床研究による知見を中心に）…………〈小松弘幸〉267

1.　IgA 腎症に対する扁桃摘出術およびステロイドパルス療法併用のオーバービュー
　　…………………………………………………………………… 268
2.　扁摘の有用性を判断する上で注意すべき点 ……………… 268
3.　これまでの扁摘および扁摘パルス療法の治療成績 ……… 268
4.　扁摘パルス療法の詳細に関する最新の知見 ……………… 270
　A．発症から治療開始までの期間と治療効果との関係 …… 271
　B．扁摘のタイミング ………………………………………… 272
　C．ステロイドパルス療法のコース数および投与間隔 …… 272
　D．組織所見の重症度と治療効果との関連 ………………… 272
　E．臨床的寛解後の再燃への影響 …………………………… 272
　F．腎移植後再発例への応用 ………………………………… 272
　G．小児 IgA 腎症例での効果 ………………………………… 273
　H．治療に伴う副作用の検討 ………………………………… 273
　I．他治療の上乗せ効果の有無 ……………………………… 273
5.　扁摘および扁摘パルス療法の問題点と今後の展望 ……… 273

8　免疫抑制薬の有用性 ……………………………………………〈森山能仁〉275

1.　代謝拮抗薬 …………………………………………………… 275
　A．アザチオプリン …………………………………………… 275
　B．ミゾリビン ………………………………………………… 276
　C．ミコフェノール酸モフェチル …………………………… 277
2.　アルキル化薬：シクロフォスファミド …………………… 277
3.　カルシニューリン阻害薬 …………………………………… 278

9　RAAS 阻害薬の有用性 …………………………………………〈木原正夫〉280

1.　レニン-アンジオテンシン-アルドステロン系（RAAS）が腎に及ぼす影響 ……… 281

A．RAAS の作用 ……………………………………………… 281

B．ブラジキニンの作用 …………………………………… 282

2．RAAS 阻害薬とその腎保護作用 ……………………………… 282

A．アンジオテンシン変換酵素阻害薬 ………………………… 282

B．アンジオテンシンⅡ受容体拮抗薬 ……………………… 283

C．直接的レニン阻害薬 …………………………………… 283

D．MR 受容体拮抗薬 ……………………………………… 283

3．IgA 腎症患者を対象とした臨床研究からみた RAAS 抑制薬の有用性 ……… 284

A．ACEi を用いた主な臨床研究 ………………………… 284

B．ARB を用いた主な臨床研究 ………………………… 285

C．ACEi＋ARB 併用した主な臨床研究 …………………… 285

D．DRI，MR 拮抗薬 ……………………………………… 285

4．わが国のガイドライン ………………………………………… 286

🔟 EPA と低用量アスピリンなどの抗血小板薬 ………………………〈平橋淳一〉 287

1．IgA 腎症と抗血小板薬 ………………………………………… 287

2．IgA 腎症における治療介入の意義 …………………………… 287

3．ω-3 PUFAs による IgA 腎症治療の歴史 …………………… 288

4．ω-3 PUFAs の抗炎症作用のメカニズム ……………………… 290

5．アスピリンと EPA の併用療法の意義と実際 ………………… 291

🔢 IgA 腎症における腎移植成績 ………………〈角田洋一，奥見雅由，田邉一成〉 295

1．疫 学 …………………………………………………………… 295

2．再発の診断 ……………………………………………………… 296

3．成績・予後 ……………………………………………………… 296

4．予防・治療 ……………………………………………………… 297

2・生活管理 ……………………………………………………………… 299

1 食事療法の留意点 ………………………………………………〈菅野義彦〉 299

1．慢性腎臓病に対する食事療法基準 2014 年版 …………………… 299

2．食事指導のポイント …………………………………………… 301

3．IgA 腎症患者における食事管理 ……………………………… 301

2 生活指導の留意点 ……………………………………〈仲谷慎也，石村栄治〉 304

1．運動について …………………………………………………… 304

2．肥満 …………………………………………………………… 305

3. 禁煙 ··· 306

4. 禁酒 ··· 306

3 妊娠・出産時の留意点 ························〈藤田亜紀子，山縣邦弘〉 308

1. IgA 腎症患者の妊娠に関するわが国のガイドラインの現状 ················· 309

2. IgA 腎症患者の妊娠に関する報告例 ··· 309

3. IgA 腎症患者が妊娠を希望する場合 ··· 310

4. IgA 腎症患者の妊娠が判明した場合 ··· 310

5. 薬剤管理 ··· 310

6. 血圧管理 ··· 311

7. 妊娠中の腎機能評価 ··· 312

8. 妊娠中のタンパク尿評価 ··· 312

9. 腎代替療法導入後の妊娠・出産 ··· 312

10. 出産後の管理 ··· 313

索 引 ·· 315

IgA腎症の基礎と臨床

1 IgA腎症の発見・歴史

　1960年代中頃，腎生検によって糸球体腎炎の分類が模索されていたが，それらは光学顕微鏡でみられる形態異常に基づいていた．1963年頃よりIgG, IgA, IgMに対する抗体が商品化され，一部の研究施設において，腎炎に対する免疫病理学的研究が本格的になってきた．フランスNecker病院の腎病理学者Jean Bergerらはヒトの腎生検組織に応用し，IgAがメサンギウム領域に優位に染色され，IgAの沈着物に対応して電子顕微鏡的にelectron-dense depositsを認めることを見い出した．1968年冬，Bergerはパリにて行われたSociété de Néphrologieで現在のIgA腎症にあたる疾患を発表し，J Urol Nephrol（Paris）誌に"Les dépôts inter-capillaires d'IgA-IgG"（Intercapillary deposits of IgA-IgG）と題名された1ページに満たない論文をフランス語で報告した．共著者は電子顕微鏡の専門家のNecker Hinglaisである．翌1969年，彼らはIgA Glomerular Deposits in Renal DiseasesとしてTransplantation Proceeding 1巻に英文で掲載した．彼らは300例の腎生検材料の検索から，IgAを中心にIgGと補体 β1C-globulin（C3）が糸球体メサンギウム領域にびまん性に特異的に沈着する55症例（18.3％）を認めた．電子顕微鏡的にはパラメサンギウム領域に電子密度の高い沈着物が認められ，光学顕微鏡的には25症例が巣状糸球体腎炎，15症例が分類不能の慢性糸球体腎炎，5例は正常に近い組織像を示したが，慢性に経過する蛍光所見上特異な一群の糸球体腎炎が存在することを報告した．これらの症例は臨床的には軽度のタンパク尿と持続性の顕微鏡的血尿を認め，ときに肉眼的血尿を伴った．臨床的には，非常に緩慢な経過をとる糸球体腎炎像を呈し，溶連菌感染とは関係のない慢性の糸球体障害を伴う一群であることを指摘した．その後，Bergerは短期間にHenoch-Schönlein紫斑病，腎移植患者における移植後IgA再沈着，アルコール性肝疾患に二次性のIgA腎症が合併することを報告している．本疾患の名称は，nephropathy with mesangial IgA-IgG deposits, mesangial IgA disease, mesangial IgA glomerulonephritis, IgA-IgG nephropathyを経て1970年代初めにIgA nephropathy（IgAN）と呼ばれるようになった．Berger病と提唱する意見もあったが，Berger自身は好まなかったようである．しかしフランスでは，現在もBerger病という名称も使用されている．

　その後，腎生検組織にIgAが染色される腎炎の報告が劇的に増加していった．1975年までに，メサンギウム領域の増殖性変化（ときに巣状，分節性），肉眼的血尿をときに伴う血尿，血清IgA値の上昇，臨床経過では腎不全になることはなく，進行は緩徐で患者

〔I　IgA 腎症の基礎と臨床〕

の一部でタンパク尿の増加と高血圧の合併を認めるという本症の主な特徴が確立された．

A　国際的研究会の歴史

　1983 年にイタリアの Milano にて第 1 回 International Symposia on IgA nephropathy が開催され，イタリアの Bari で行われた第 2 回 International Symposia on IgA nephropathy では IgA 腎症研究者によって非公式に IgA Club なるものが創立され，2～3 年おきに International Symposia on IgA nephropathy が行われるようになり，2018 年までに 15 回行われた．このシンポジウムにより IgA 腎症の研究は国際的に飛躍的な進歩を認めている．2000 年には International IgA Nephropathy Network と名前が変わり，2009 年には Renal Pathology Society とともに，Oxford 分類を発表した．いままでのシンポジウムのなかで，疫学，遺伝，臨床病理学的特徴，Henoch-Schönlein 紫斑病との関係，メサンギウムに沈着する IgA，粘膜免疫，補体の役割，IgA の糖鎖異常，治療，移植などについて優秀な報告がなされた．当初，予後良好な疾患と考えられていたが，1993 年，1997 年に長期予後がフランスとわが国から発表され，想定より予後不良の疾患で，診断から 20 年後には 37.8%，39.0% が末期腎不全に陥ると報告された．

B　国内研究会の歴史

　2007 年，東京慈恵会医科大学の酒井紀により，IgA 腎症研究会第 30 回記念として，本症の歴史的経過について「IgA 腎症の歩み―疾患概念の確立と研究会の発足―」（東京医学社）としてまとめられている．IgA 腎症研究会は，大日本住友製薬株式会社（旧：住友製薬株式会社）の多大なるご支援により運営されている．その報告と筆者のこれまでの経験をもとに IgA 腎症研究の国内外の歴史を概説する．Berger らが提唱した IgA 腎症が国際舞台に初めて登場したのは，1972 年 2 月豪州メルボルンで開催された国際糸球体腎炎シンポジウム（会長：Kincaid-Smith）であった．当時パリの Tenon 病院にいた Morel-Maroger が mesangial IgA deposits を認める慢性に経過する腎症を報告し，米国や豪州グループの間で注目された．その後，本症が国際的に糸球体腎炎のなかに位置づけられるようになってきたのは，1975 年イタリア・フィレンツェで開催された第 6 回国際腎臓学会からである．会長の Hamburger（フランス）は，特別講演として糸球体腎炎の分類についての講演で慢性糸球体腎炎を 4 型に分類し，その病型の一つに IgA 腎症をあげている．これを契機に，IgA 腎症の疾患概念は国際的に注目されるようになり，発症・進展機序についての関心が高まってきた．1977 年末には，わが国でも糸球体腎炎に関する国際シンポジウムが開催され，本症が取り上げられた．

　このように，Berger らによって提唱された IgA 腎症は，その疾患概念が徐々に理解されるようになり，Berger 病，Berger 腎炎，mesangial IgA 腎症，IgA 腎炎あるいは IgA 腎症などと呼称されてきた．慢性糸球体腎炎でありながら進行が緩徐であるとのことから，現在は IgA 腎症（IgA nephropathy）と呼ばれている．北欧や北米には少ないがフランス，イタリアなどのヨーロッパやわが国を中心とするアジアに多いため地理的・人種

的に発症頻度に違いのある糸球体腎炎の可能性が指摘されている．1980年代になると，本症の病態像について背景に免疫異常などの成因に関する研究が注目されるようになり，本症はIgAが関与した免疫複合体型腎炎としてIgA産生亢進など本症の発症に多彩な病因の関与が考えられるようになった．1980年代後半から1990年に入り本症の臨床像・病理像が明らかになるに従って，本症の発症や進展機序の研究が盛んとなり，成因に関する研究について，わが国はもとより欧米各国でも精力的に行われるようになっている．

　Bergerらが提唱したIgA腎症の概念に一致する腎炎について，わが国で最初に報告したのは酒井紀らのグループであった．1972年10月に開催された第15回日本腎臓学会総会（会長：九州大学．百瀬敏郎）のシンポジウム"慢性に経過する腎炎"で彼らは「蛍光抗体法からみた腎炎の型」と題しBerger腎炎と共通する所見をもつ55症例について報告し，慢性に経過する腎炎のなかに高頻度に認められることを示唆した．さらに翌年の第70回日本内科学会総会で，慢性腎炎のなかに血尿とタンパク尿が持続するが進行を認めない患者が約30％認められ，それらの患者のなかにBergerの提唱する腎炎が多数含まれていることを報告した．さらに，これらの腎炎患者が学校検尿や成人の集団検尿で発見される，いわゆるチャンスタンパク尿／血尿（chance proteinuria/hematuria）が発見の動機となる可能性が高いことを指摘した．

　1980年前後から，わが国でも本症への関心が高まり，本症の成因に関する検討がさかんになってきた．1981年10月の第24回日本腎臓学会総会（会長：順天堂大学．大野丞二）での「IgA腎症——成立病理を中心として——」のシンポジウムでIgA腎症の提唱者であるBergerを迎え活発な討議が行われた．わが国で高率に認められるIgA腎症は，その多くが緩慢な経過をとる良性の慢性腎炎と考えられてきたが，20年以上の経過観察から30〜40％が末期腎不全へ進行することが明らかとなり，本症の治療法の確立が望まれるようになった．

　また，わが国のIgA腎症の実態と治療対策に大きく貢献したのは，1993年に開始された厚生省特定疾患進行性腎障害調査研究班IgA腎症分科会（班長：黒川　清，分科会長：堺　秀人）の活動である．1995年，同調査研究班は日本腎臓学会との合同で「IgA腎症診療指針」を発表し，本症の診断基準，予後判定基準，治療指針を提示した．この診療指針によって，治療の基本的方向性が示されたことは，本症の治療を進めていくうえで大きな前進であった．さらに，2002年には分科会長になった順天堂大学の富野康日己らによって，新たなエビデンスを加え本症の診療指針の第2版が刊行された．これによって本症の概要に，成因など現在明らかになってきた事項を追加し，臨床の現場で活用しやすいようにし，治療指針がより具体的にまとめられた．さらに第3版が作成され，より明確になってきている．現在も，厚生労働科学研究費補助金〔難治性疾患等克服研究事業（腎疾患実用化研究事業）〕においてもIgA腎症の研究がなされ多くの知見が積み重ねられている．

　このようにわが国では，IgA腎症が提唱された創成期から今日に至るまでに，多くの研究者によって基礎的ならびに臨床的研究が積極的に行われてきた．また，酒井紀や堺秀人を中心に開催されてきたIgA腎症研究会（年1回開催）での活発な議論も本症の基礎・

〔Ⅰ　IgA 腎症の基礎と臨床〕

臨床研究に大きな役割を果たし現在に至っている．

2　IgA 腎症の定義

　IgA 腎症は，「免疫組織学的に糸球体メサンギウム領域を中心に，一部糸球体毛細血管係蹄に IgA（IgA1）の優位な沈着を伴う原発性慢性メサンギウム増殖性糸球体腎炎（primary chronic mesangial proliferative glomerulonephritis）である」と定義される．つまり，IgA 腎症は腎炎徴候を示唆する尿所見（糸球体性血尿，尿タンパク陽性）を呈し，優位な IgA 沈着を糸球体に認め，その原因となりうる基礎疾患が認められないものである．多くは C3 の沈着を同時に認め，IgG や IgM の沈着をみることもあるが，IgA の沈着程度よりも弱い．ただし，硬化性病変部位では IgA に比し IgM の強い沈着を認めることもある．わが国で高頻度に認められる糸球体腎炎である．炎症性腎疾患（腎炎）でありながら，炎症が乏しく進行が緩徐であることから IgA 腎症（IgA nephropathy）という用語が広く用いられている．臨床的指標として，①持続性血尿：尿沈渣赤血球 5 個/視野（HPF）以上，②タンパク尿持続：0.3 g/日以上，③血

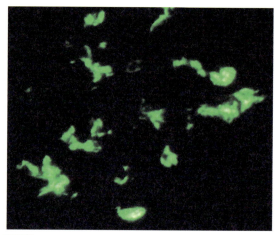

図1　IgA 腎症の蛍光抗体法像
糸球体メサンギウム領域にみられる IgA1

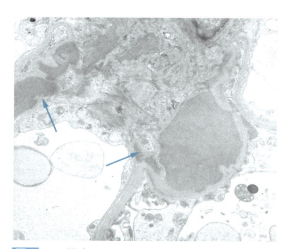

図2　IgA 腎症
（→）糸球体メサンギウム領域にみられる EDDs

清 IgA 315 mg/dL 以上，④血清 IgA/C3 比 3.01 以上，⑤血清・尿中糖鎖異常 galactose deficient（Gd）IgA1 の高値を参考としている．しかし，確定診断としては腎生検による組織診断が必須である．

　IgA 腎症は，免疫複合体疾患として以下の特徴的な病理組織学的所見があげられる．

① 免疫組織学（蛍光抗体法・酵素抗体法）的に IgA（多量体・糖鎖異常 IgA1），IgG と補体 C3 の顆粒状沈着が糸球体メサンギウム領域を中心に認められる．IgA の沈

着が優位である．光学顕微鏡では，糸球体メサンギウム細胞の増殖とメサンギウム基質の増生・拡大が観察される．また，糸球体内へのリンパ球，単球などの浸潤もみられる．

② 電子顕微鏡では，IgA・C3 の沈着部位に一致して高電子密度の沈着物（electron dense deposits: EDDs）が糸球体メサンギウム領域を中心に一部糸球体基底膜側にも認められる．

③ IgA 腎症患者の移植腎にも同様の腎病変が再発する．

④ 皮下や筋肉内の細小血管壁に IgA・C3 の顆粒状沈着が認められる．

⑤ 流血中に IgA 型免疫複合体がいくつかの方法で同定される．さらに，IgA 腎症患者の末梢血液中好中球細胞質内に IgA（IgA1）・C3 が蛍光抗体二重染色により封入体様に顆粒状に認められている．

　以上の特徴から，IgA 腎症の病因は IgA 型免疫複合体（immune complex: IC）の糸球体への沈着とそれにより惹起される炎症性変化（糸球体外からの炎症細胞浸潤と糸球体固有細胞の増殖，細胞外基質成分の増生亢進・分解低下）によると考えられる．紫斑病や全身性エリテマトーデス（SLE），肝疾患（慢性肝炎，肝硬変，肝癌など）でみられる続発性の糸球体病変とは区別される．ただし，IgA 血管炎（紫斑病性腎炎）とは，大変類似した糸球体疾患である．移植ドナー腎などに認める無症候性の糸球体への IgA の沈着は IgA 沈着症と呼ばれ本症とは区別される．

　IgA 腎症の発症機序と進展機序については，いまだ十分に解明されていない点も多いが，本書では最新のエビデンスが示されることを期待している．

参考文献

1) 酒井紀．IgA 腎症の歩み——疾患概念の確立と研究会の発足——．IgA 腎症研究会，編．酒井紀，監．IgA 腎症研究会第 30 回記念．IgA 腎症の基礎と臨床．東京：東京医学社．2007.

2) 川村哲也．IgA 腎症の疾患概念の歴史的あゆみ．腎と透析．2017; 82: 473-5.

3) 厚生労働省難治性疾患克服研究事業進行性腎障害に関する調査研究班 IgA 腎症分科会．IgA 腎症診療指針第 3 版．東京：東京医学社．2011.

4) 松尾清一，監．厚生労働省難治性疾患克服研究事業進行性腎障害に関する調査研究班，編．エビデンスに基づく IgA 腎症診療ガイドライン 2014．東京：東京医学社．2015.

5) 富野康日己．IgA 腎症をみる．東京：中外医学社．2015.

6) Tomino Y, editor. Pathogenesis and treatment in IgA nephropathy an international comparison. Springer Japan. 2016.

7) 富野康日己．IgA 腎症の研究と臨床　病態解明から治療へ．感染炎症免疫．2018; 48: 44-54.

〈富野康日己〉

II 疫学・症候・検査

1

疫 学

はじめに

　IgA 腎症は日本においても，また全世界において最も頻度の高い原発性糸球体腎炎である．1968 年に IgA 腎症が報告された当初は比較的予後の良い疾患と考えられてきたが，その後無治療では約 40％が末期腎不全に至る疾患であることが明らかとなり，本邦では 2015 年に開始された難病法に基づく制度で，指定難病に指定された．また，この疾患の発症頻度には地域差があることも知られているが，近年の報告では遺伝的素因の地域差もあることが報告されている．

　本稿では疫学的側面に焦点をあて，その根拠となった調査を中心に紹介する．

1 国際的な地域差

　これまでの研究で IgA 腎症の発症率や有病率は全世界で一様ではなく，地域によって異なることが知られている．IgA 腎症の確定診断には腎生検が必要であるため，腎生検の適応や健診システムの有無によって異なることも地域差の一因と考えられている．また，近年では遺伝的な素因により発症リスクが異なるとの報告もなされている．

　2011 年に糸球体腎炎の発症率について報告された論文についてシステマティックレビューが報告された[1]．

　40 編についてまとめた報告によると，この論文では IgA 腎症の発症率は小児が 0.08〜4.5 名/10 万人/年，成人は 0.2〜2.9 名/10 万人/年と報告している．この発症率の差については，潜在的（subclinical）な IgA 腎症を検診などのスクリーニングによって診断する方法と腎生検によって診断された症例ベースでの報告した方法の違いと考えられている．その上で，この論文では少なくとも 2.5 名/10 万人/年の発症率があると記している．この発症率は 1.2 名/10 万人/年の膜性腎症や 0.6〜0.8 名/10 万人/年の微小変化型ネフローゼ，巣状分節性糸球体硬化症，0.2 名/10 万人/年の膜性増殖性糸球体腎炎と比較して高く，糸球体腎炎においては最も発症率が高いとされる．このデータが総説などで引用されることが多い．

　さらに，2018 年に報告された世界各国からの IgA 腎症の疫学研究をまとめたシステマティックレビュー[2] では，アジア 21 カ国，欧州 23 カ国，北米 3 カ国，南米 4 カ国，アフリカ 4 カ国，オセアニア 2 カ国からの 119 個の論文をまとめている．発症頻度は 100 万人年あたり 5.4 名から 10.5 名と地域や研究によって大きな差がある 表1．アジアが比較的発症頻度が高く，それに比して欧米は低く，アフリカでは非常に少なくなっている．こ

6

の論文ではさらに各地域で腎生検が施行され原発性糸球体疾患と診断された症例のなかでIgA腎症が占める割合についても検討している．IgA腎症の発症頻度が高いアジアにおいても原発性糸球体疾患にIgA腎症が占める割合はさまざまで，日本や中国のように原発性糸球体疾患に占める割合が40%を超える国からバングラディッシュ，インドなどのように10%未満の国も存在する．

こういった地域差の起こる原因としては，①検診で行われる尿検査は日本，香港，韓国，シンガポールでは一般的だが，欧米では一般的ではないこと，②欧米では非腎臓専門医が持続する顕微鏡的血尿や軽度のタンパク尿に対して過小評価してしまい，腎臓専門医への紹介が遅れること，③腎臓専門医においても尿異常に対する腎生検の適応が異なること，などが理由と考えられている．

さらに，地域差を考える上で遺伝的な背景についても検討されている．近年世界各国におけるゲノムワイド関連解析（Genome-Wide Association study：GWAS）の検討では以前より報告されていた1q32,MHC領域，22q12の遺伝子多型がIgA腎症と関連することが再度確認され，さらにIgA腎症の遺伝的リスクスコアはアジアでの頻度が高く，欧米で中等度，アフリカでは低頻度であると報告されている 図1 [3]．この分布はIgA腎症の発症頻度にも近いことから，遺伝的背景もIgA腎症の地域差に関連している可能性が考えられている．

表1 世界各国のIgA腎症発症頻度

国名	発症頻度（/10万人年）
オーストラリア	10.5
日本	3.9-4.5
フランス	2.5-3.1
米国，ミネソタ	2.1
オランダ	1.9
シンガポール	1.8
ドイツ	1.72
エストニア	1.4
チェコ	1.16
米国，ニューメキシコ	1.02
英国	0.99
イタリア	0.84
スペイン	0.79

（Schena FP, Nistor I. Epidemiology of IgA nephropathy: A global perspective. Semin Nephrol. 2018; 38: 435-42）

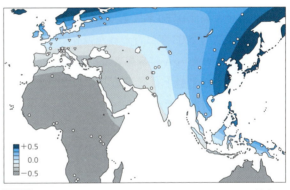

図1 GWASによるIgA腎症遺伝リスクスコアの分布
（Kiryluk K, et al. PLoS Genet. 2012; 8: e1002765 [3]）

2 本邦におけるIgA腎症疫学

本邦においてIgA腎症は最も頻度の高い原発性糸球体疾患である．腎生検を施行された症例の約30%がIgA腎症であるとされている．難病情報センターのホームページではIgA腎症の概要部分に「慢性糸球体腎炎のうち成人では30%以上，小児でも20%以上」「成人・小児共に男性にやや多く，発見時の年齢は成人では20歳代，小児では10歳代が多いが，患者層は全ての年齢にわたっている」「患者数：約33,000人」と記載されている．

それらの根拠となった調査研究について述べる．

A 成人

本邦における成人を対象とした全国規模の大規模調査研究は
① 調査研究班による研究〔厚生労働省（旧：厚生省）進行性腎障害調査研究班調査〕
② 日本腎臓学会・腎臓病レジストリー調査（腎生検登録調査）
の2つがよく知られる．

1 調査研究班による研究〔厚生労働省（旧：厚生省）進行性腎障害調査研究班調査〕

a 概要

2008年に報告された遠藤[4]による「IgA腎症の疫学・症候・予後」によると1995年全国でIgA腎症にて医療機関を受診している患者数の推計を目的とした第1次調査と，臨床的データの把握を目的とした第2次調査として初の全国疫学調査が行われた．1次調査では全国の内科，小児科を対象に病床数に応じて層別化無作為抽出した医療機関（2,433科）と，患者が集中すると考えられる医療機関を対象に調査された．返送率は55.4％で報告患者数は9,759名であった．この結果から受療患者数が約24,000例と推定された．同様の手法で2003年に行われた調査では33,000例と推定された．この患者数は腎生検で確定診断されたIgA腎症患者で，さらに定期的に医療機関を受診している患者数であるため，実際の患者数とは異なるとされている．2次調査では症例の個別調査票を送付し，5,307例の解析が行われた．

b 性差

5,307名は男性2,698名，女性2,609名で男女比は1.03，腎生検時の年齢分布は二峰性を示し，男性は10-14歳，女性は15-19歳が最も多い．推定発症は10歳代の発症が多いと

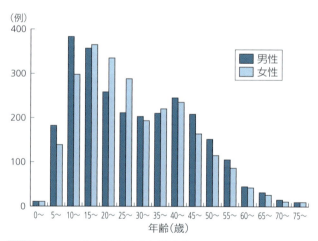

図2 1995年全国調査時の年齢分布
（遠藤正之．IgA腎症の疫学・症候・予後．日腎会誌．2008; 50: 442-7[4]）

報告されている．腎不全の家族歴を有するのが男性 3.9％，女性 4.7％であった 図2．

c 予後

1995 年の調査の患者データベースを基に 2 年から 10 年後までの腎予後についても調査されている．10 年予後では透析導入にいたった症例が 11.0％であった．臨床所見および腎生検所見からその後の透析導入リスクについての解析では収縮期血圧，高度タンパク尿，血清 Cr 値高値，障害度の高い腎生検所見が独立した予後不良因子であった．

2 日本腎臓学会・腎臓病レジストリー調査

a 概要

2007 年より登録が始まった本邦における腎生検レジストリー（J-RBR：Japan Biopsy Registry）による報告では 2017 年には累積で 37,215 名の登録がされている．2017 年に登録され組織学的診断のついた 3,877 名のうち 28.4％が IgA 腎症と診断され，腎生検で確定診断されている糸球体疾患のなかで最も頻度が高い．J-RBR が開始され，以降年次報告がされているが，例年新規診断例の約 30％程度で最も頻度が高い状況が継続している．

b 性差

性別は男性 51.1％，女性 48.9％であり，男女比 1.05 であった．女性では 30 歳代にピークを認め，それ以降年齢とともに減少していくが，男性では 10-60 歳代に均等に分布していることを報告している 図3．

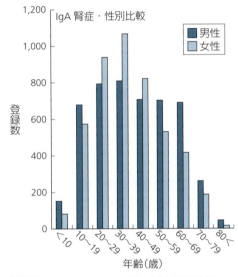

図3 IgA 腎症 J-RBR 登録症例 性別比較
（遠藤正之．IgA 腎症の疫学・症候・予後．日腎会誌．2008; 50: 442-7[4]）

3 上記以外の大規模調査，レジストリー

a 全国アンケート調査

2007 年以降 J-RBR に加え，年度ごとに難治性腎疾患に関する調査研究の対象となる腎疾患（IgA 腎症，多発性のう胞腎，ネフローゼ症候群，急速進行性糸球体腎炎症候群）についての全国調査も行われている．

日本腎臓学会指定研究施設，日本小児腎臓病学会代議員施設，日本泌尿器科学会教育基幹施設，腎疾患基幹診療施設に対し，アンケートの形で新規受診者数，施行腎生検数などが調査されている．調査によると毎年 4,950～5,800 名程度の新規 IgA 腎症受診者数と推定されている．

〔II 疫学・症候・検査〕 1. 疫 学

b 多施設共同前向きコホート観察研究

さらに，2005 年から難治性腎疾患に関する調査研究の IgA 腎症分科会において，前向きの観察研究が開始され，2015 年 1,130 例が登録された．登録症例は診断時の腎生検所見（スコア），臨床データに加え，治療法や経時的変化についても観察されており，今後 IgA 腎症の予後に対する有益なデータが出てくることが期待される．

B 小児

小児 IgA 腎症のみを対象とした全国規模の疫学調査についての報告は少ない．

本邦で報告されている主な小児 IgA 腎症についての疫学研究は学校検尿から追跡された IgA 腎症についての報告である．

2003 年に Utsunomiya らが 1983 年から 1999 年までの米子市内学校検尿を対象として行っている[6]．小中学生合計 272,273 名を対象とし，新規発症 IgA 腎症は 10,000 人/年あたり，0.45 人と報告している．2008 年に池住らは日児腎誌に報告しているが，1993 年から 2006 年の新潟市内の学校検尿受診者を対象として調査を行ったところ学校検尿を受けた児童 10,000 人あたり約 0.68 人の新規発症 IgA 腎症患者が発見されている．ここから推測される全国の小児（15 歳未満）新規診断 IgA 腎症患者は 1,000 人前後と考えられた 表2 [7]．

2 年間の治療後に尿タンパク（尿タンパク/クレアチニン比 0.2 以上）が持続していた症例は肉眼的血尿で診断された症例が学校検尿で診断された群よりも多かったことも報告されており，検尿により軽症 IgA 腎症が拾い上げられていることが原因と考えられている[7]．

表2 新潟市の小児 IgA 腎症診断例および全国推定患者数の年次推移

年度	新規IgA腎症症例	学校検尿での診断	(%)	新潟市15歳未満小児人口(人)	発症頻度(新潟市小児1万人あたり)	全国15歳未満人口（千人）	全国小児IgA腎症推定患者数(人)
1993	9	7	77.8	81942	1.1	20841	2289.0
1994	3	3	100.0	78195	0.38	20414	783.2
1995	6	4	66.7	76173	0.79	20033	1578.0
1996	6	6	100.0	74618	0.8	19686	1582.9
1997	3	1	33.3	73427	0.41	19355	791.2
1998	5	4	80.0	72430	0.69	19059	1315.7
1999	3	3	100.0	71357	0.42	18742	788.0
2000	5	2	40.0	69931	0.71	18506	1323.2
2001	4	2	80.0	73078	0.68	18283	1250.9
2002	2	2	100.0	72098	0.28	18102	502.1
2003	3	2	66.7	71150	0.42	17905	755.0
2004	2	2	100.0	70329	0.28	17734	504.3
2005	3	2	66.7	105256	0.29	17547	500.1
2006	4	4	100.0	108119	0.37	17434	645.0

（池住洋平，他．日児腎誌 2008; 21: 110-5[7] 一部改変）

2016 年には Shibano らが西宮市での 374,846 名の調査を行い，発症率 0.98 名/100 万人/年と報告している[8]．研究間の発症率の差についてはサンプルサイズや地域差の可能性が考えられている．6 歳から 15 歳までの日本に対し，対象年齢が研究ごとに異なるが米国での調査でも 5 から 10 名/100 万人/年の発症と報告されている[8]．

● おわりに

本稿では，IgA 腎症の疫学的側面を述べた．日本において最も頻度の高い原発性糸球体疾患であるが，世界的に見ても遺伝的な高リスクおよび軽症を拾い上げる健診システムにより IgA 腎症の頻度が上昇していると考えられる．治療法も ARB や扁摘パルスが予後に大きく影響している可能性もあり，疫学的な側面からも IgA 腎症の理解をすすめ予後改善につながる診療指針が打ち出されることを期待する．

参考文献

1) McGrogan A, Franssen CF, de Vries CS. The incidence of primary glomerulonephritis worldwide: a systematic review of the literature. Nephrol Dial Transplant. 2011; 26: 414-30.
2) Schena FP, Nistor I. Epidemiology of IgA nephropathy: A global perspective. Semin Nephrol. 2018; 38: 435-42.
3) Kiryluk K, Li Y, Sanna-Cherchi S, et al. Geographic differences in genetic susceptibility to IgA nephropathy: GWAS replication study and geospatial risk analysis. PLoS Genet. 2012; 8: e1002765.
4) 遠藤正之. IgA 腎症の疫学・症候・予後. 日腎会誌. 2008; 50: 442-7.
5) 横山仁，杉山斉，佐藤博. 腎臓病総合レジストリー（J-RBR/J-KDR）の経緯と展望. 日腎会誌. 2017; 59: 1042-8.
6) Utsunomiya Y, Koda T, Kado T, et al. Incidence of pediatric IgA nephropathy. Pediatr Nephrol. 2003; 18: 511-5.
7) 池住洋平，鈴木俊明，唐沢環，他. 新潟市における学校検尿制度に基づく小児 IgA 腎症の疫学調査ならびに新潟県における特発性ネフローゼ症候群の疫学調査の試み. 日児腎誌. 2008; 21: 110-5.
8) Shibano T, Takagi N, Maekawa K, et al. Epidemiological survey and clinical investigation of pediatric IgA nephropathy. Clin Exp Nephrol. 2016; 20: 111-7.

（小池健太郎）

II 疫学・症候・検査

2

国際レジストリーの動向

はじめに

　日常診療における種々のクリニカルクエスチョンに対応するために，世界各国でさまざまな IgA 腎症に対する臨床研究が行われている．しかし，国や地域によって検尿などのスクリーニング体制や腎生検の適応が異なることから治療法や予後はさまざまであり，その結果は一様ではない．また，単施設における研究では症例数や治療パターンに限りがあり，結果の外的妥当性も問題となる．このため，近年は国ごとや多国間で共同のレジストリーを構築し，新たなエビデンスを創出する動きがさかんとなっている．本稿では，既に構築されている国際レジストリーについて最近の知見を紹介し，わが国が今後レジストリーに果たすべき役割についての展望を述べる．

1 国際レジストリーと最新の知見

A VALIGA study（The Validation Study of the Oxford Classification of IgAN）

　The Validation Study of the Oxford Classification of IgAN（VALIGA study）は Oxford 分類の Validation を目的に開始された研究で，ヨーロッパ 13 カ国より 1,147 人の IgA 腎症患者が登録されたヨーロッパにおける最大規模の IgA 腎症レジストリーとなっている[1]．本コホートを用いて現在までに eGFR≦50 mL/min/1.73 m^2 患者における副腎皮質ステロイドの効果[2]，決定木分析を用いた小児における M 病変の意義[3] などが示されている一方，人種構成（Caucasian：97.5％）や男女比（男性：73％），平均フォローアップ年数（4.7 年）[1]，口蓋扁桃摘出術の施行者（61 名，5.8％）[4] といった特徴があり，結果を日本の患者に適応する際には注意が必要である．

B IgA Nephropathy Global Template

　2015 年 4 月にカナダの Cattran らによって，Oxford 分類を基にした予後予測モデルを構築し検証を行うことを主たる目的とした国際共同研究（IgA Nephropathy Global Template）が開始された．本レジストリーにはすでに発表された研究の対象者を含む 4,000 人以上の多人種かつさまざまな治療が行われた IgA 腎症患者がエントリーされ，本邦からも計 8 施設から約 1,300 例（レジストリー全体の約 30％）が登録されている．2019 年に Barbour らによって，本レジストリーを用いた予後予測モデルが報告された[5]．今後，本レジストリーから，さまざまなエビデンスが創出される事が期待される．

2 わが国発の国際レジストリー構築に向けて

　国際レジストリーの構築にあたっては，データベースの信頼性を担保し，効率的かつ合理的な運用を行うことが必要不可欠である．このため，近年は電子的にデータを収集するElectric Data Capture（EDC）システムなどのIT技術が積極的に用いられている．また，適切に設計され，適切に実施された研究データはその研究を実施した研究者による本来の目的および二次的な解析に有用であるだけでなく，その成果を利用した新しい研究仮説の立案・検証，重複研究の回避，独立した新しい研究の実施などに有用となる．

　Vanderbilt大学が米国NIHのCTSA（Clinical and Translational Science Award）を得て開発されたEDCシステムであるREDCap[6]はVanderbilt大学とEULA（End User License Agreement）契約を結ぶことで無償利用が可能であり，ユーザー用件に基づいたさまざまなカスタマイズなど，商用のシステムと比較してアカデミアで使用しやすいように設計されている．さらに，研究データを効率的に二次利用するためのメタ情報を定義するツール[7]も開発されており，IgA腎症のレジストリー構築に向けた普及・導入が期待される．

● おわりに

　「生涯検尿」と呼ばれる健診における検尿システムが整備されたわが国におけるIgA腎症は，発症早期かつ軽症な段階で診断される患者が多く，口蓋扁桃摘出術・ステロイドパルス療法などの積極的治療により尿所見が寛解に至る症例が多いことなど，諸外国とは違ったユニークな背景と特徴がある．今後，IT技術を積極的に用いたわが国発の国際レジストリーを構築することで，IgA腎症患者の病態を幅広い視点から捉え，さまざまな治療法の開発に貢献できることが期待される．

参考文献

1) Coppo R, Troyanov S, Bellur S, et al. Validation of the Oxford classification of IgA nephropathy in cohorts with different presentations and treatments. Kidney Int. 2014; 86, 828-36.
2) Tesar V, Troyanov S, Bellur S, et al. Corticosteroids in IgA nephropathy: a retrospective analysis from the VALIGA study. J Am Soc Nephrol. 2015; 26: 2248-58.
3) Coppo R, Lofaro D, Camilla RR, et al. Risk factors for progression in children and young adults with IgA nephropathy: an analysis of 261 cascs from the VALIGA European cohort. Pediatr Nephrol. 2017; 32: 139-50.
4) Feehally J, Coppo R, Troyanov S, et al. Tonsillectomy in a European cohort of 1,147 patients with IgA nephropathy. Nephron. 2016; 132: 15-24.
5) Barbour S, Coppo R, Zhang H, et al. Evaluating a new international risk-prediction tool in IgA nephropathy. JAMA Intern Med. 2019. ［Epub ahead of print］
6) Harris PA, Taylor R, Thielke R, et al. Research electronic data capture（REDCap）—— a metadata-driven methodology and workflow process for providing translational research informatics support. J Biomed Inform. 2009; 42: 377-81.
7) Yamamoto K, Ota K, Akiya I, et al. A pragmatic method for transforming clinical research data from the research electronic data capture "REDCap" to Clinical data interchange standards consortium（CDISC）Study data tabulation model（SDTM）: development and evaluation of REDCap2SDTM. J Biomed Inform. 2017; 70: 65-76.

（松崎慶一）

Ⅱ 疫学・症候・検査

3 症候・検査

1 学校検尿と IgA 腎症スクリーニング

はじめに

本邦では学校検尿により IgA 腎症が早期に発見され，発症早期からの臨床試験が実施され，世界にその成果を発信している．その成果を踏まえ日本人小児のデータに基づくガイドラインの作成が可能であり，日本小児腎臓病学会により「小児 IgA 腎症治療ガイドライン 1.0 版」が作成されている．本稿では，学校検尿と IgA 腎症のスクリーニングについて述べる．

1 学校検尿の歴史

現在毎年行われている学校検尿腎臓検診は，慢性に経過する種々の腎尿路系疾患を早期発見し，早期治療を行うことで治癒もしくは予後を改善することを目的として 1974 年 4 月より学校保健法（2009 年より学校保健安全法に改正）の改正規則施行により開始された．開始直後は小・中学生を対象としたが，現在では幼稚園・小・中・高校生をカバーし，厚生労働省管轄の 3 歳児検尿や，保育所に通う児童の増加に伴い保育園児の検尿も行われている．学校検尿の有用性が認められ，台湾，韓国，フィリピン，シンガポールでも同様のスクリーニングが行われている．現在学校検尿ではタンパク尿・血尿・糖尿，および膿尿（膿尿は 2 回目以降）がチェックされる．起床第 1 尿（早朝尿）を試験紙により 2 回検査し，異常所見を示す児童は精密検査が必要となる．しかし，欧米では費用対効果の面から，無症候性の小児すべてを対象としたスクリーニング検査を実施することに対する異論も多い．

2 学校検尿により発見される検尿異常の頻度

2010 年に東京で実施された学校検尿における小・中・高校生の検尿異常の頻度を 表1, 2 に示す．最終的に顕微鏡的血尿は全対象の約 1% に，タンパク尿は約 0.3〜0.5% に，タンパク尿血尿合併は約 0.1% に出現する．小児の慢性糸球体腎炎の半数以上は学校検尿により発見されており，その多くは CKD ステージ 1 の段階で発見される[1,2]．また，IgA

表1 小，中，高校生の1次検診検尿異常陽性率（2010年）
（東京都予防医学協会年報2012年版．2012; 41より抜粋）

区分	性別	検査者数	潜血陽性	タンパク陽性	潜血・タンパク陽性
小学校	男	109,123	1,254	571	54
	女	107,247	3,071	1,322	181
			(2.00%)	(0.87%)	(0.11%)
中学校	男	44,024	649	1,181	99
	女	46,425	2,848	1,074	243
			(3.87%)	(2.49%)	(0.38%)
高等学校	男	5,509	52	134	18
	女	11,074	331	243	34
			(2.31%)	(2.27%)	(0.31%)
全体			(2.54%)	(1.40%)	(0.19%)

腎症の70〜80％，膜性増殖性腎炎の65〜80％は学校検尿により発見される[3]．1972年1月〜2017年2月に神戸大学・和歌山県立医科大学小児科で腎生検を行い新規にIgA腎症と診断した551名のうち，431名（78.2％）は学校検尿，97名（17.6％）は肉眼的血尿，残り23名（4.2%）は浮腫を契機に発見されており，その多くは無症候性血尿/タンパク尿として早期に発見されている．一方，ネフローゼ症候群や急性腎炎症候群で発症する症例は5〜10%前後と少ないが，そのような発症形式があることを念頭に置くことも重要である．

表2 2次検診検尿異常陽性率（2010年）
（東京都予防医学協会年報2012年版．2012; 41より抜粋）

区分	潜血陽性	タンパク陽性	潜血・タンパク陽性
小学校	0.75%	0.24%	0.05%
中学校	1.03%	0.76%	0.15%
高等学校	0.46%	0.67%	0.14%
全体	0.81%	0.41%	0.09%

3 学校検尿の有用性

　過去の小児IgA腎症における本邦の検討では，発症15年目で57％の症例は尿所見が正常化しているが，9％は腎不全に進行し，34％の症例で血尿・タンパク尿が持続していた[4-6]．その後は尿所見正常化する症例は少なく，血尿・タンパク尿持続例の多くが将来腎不全に進行する可能性があった．予後不良因子の検討がなされ，腎生検時1g/日/m^{2}体表面積以上の高度タンパク尿を呈する症例，びまん性（WHO分類80％以上）メサンギウム増殖を示す症例，30％以上の糸球体に半月体を認める症例の予後は不良であることがわかり[7]，1990年頃から小児IgA腎症の治療が積極的に行われるようになった．小児IgA腎症500例において，1976〜89年と1990〜2004年の2つの期間に分けて腎生存率を比較検討し，後者の期間において有意に良好であり，特にびまん性メサンギウム増殖を示す重症例において顕著であったことが示されている．これらのことは，1990年以降本邦において，多剤併用（カクテル）療法やアンジオテンシン変換酵素阻害薬が積極的に用い

られた結果と考えられ，長期予後についても改善されている[8-9]．また学校検尿が1974年に開始されて以降，年次とともに慢性糸球体腎炎による透析導入者は減少している 表3．さらに1983〜99年の末期腎不全患者の年齢別原疾患の米国との比較では，わが国では透析導入患者の高齢化が米国に比べ顕著であり，1999年にはわが国の45歳未満の慢性糸球体腎炎による透析導入患者数が減少している[10]．学校検尿を受けた世代における慢性糸球体腎炎による透析導入患者の減少は，学校検尿が慢性糸球体腎炎の早期発見，早期治療に貢献したことを示唆するデータである．

表3 小児透析導入児の原因疾患
〔日本小児腎臓病学会，編．末期腎不全調査報告書（199〜2005年）より抜粋〕

期間	症例数	慢性糸球体腎炎	先天性腎尿路疾患
1968年〜1980年3月	720	49.5%	7.5%
1980年4月〜1986年	710	33.1%	14.7%
1988年〜2005年	475	13.9%	50.1%

4　IgA腎症の自然歴

学校検尿システムの確立により，日本では無症候性の状態からの発見が可能となりIgA腎症のみならず慢性腎炎の詳細な自然歴がわかるようになった．

IgA腎症は全ての年齢で発症しうるが，10歳代後半から30歳代前半が好発年齢で，男女比は2：1〜6：1と言われている[11]．本邦における男女別発症年齢別分布についても検討されており，2009〜10年の腎臓病総合レ

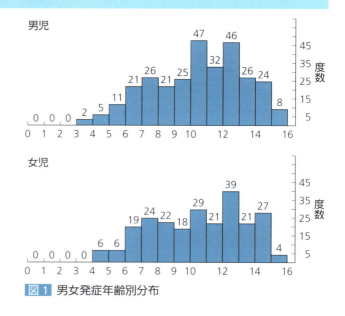

図1　男女発症年齢別分布

ジストリー報告書では9歳以下の発症例は全年齢発症数2,177名の1.7％に過ぎないが，1972年1月〜2017年2月に神戸大学・和歌山県立医科大学小児科で腎生検を行い新規にIgA腎症と診断された16歳未満530名の発症年齢の分布は 図1 のようになり，男女共に中央値は10歳だが，小学生以下の年齢の発症も少数ながらも存在した（5.7％）．

また，IgA腎症は無治療では予後不良であるが，その一方で自然に寛解する症例が存在する．本邦小児IgA腎症における自然寛解についての検討がなされている[12]．1972年1月〜2000年12月までの期間に新規診断された555名の小児IgA腎症症例の中から，軽症小児IgA腎症と診断され，内服なしで経過観察された96名の検討によると，少なくとも

表4 「学校検尿のすべて（平成 23 年度改訂）」での指導区分の目安: 慢性腎炎

指導区分	改訂前	改訂後
A. 在宅	在宅医療または入院治療が必要	在宅医療または入院治療が必要
B. 教室内学習のみ	タンパク尿・血尿が（＋＋）以上，もしくは症状が安定していない	症状が安定していない
C. 軽い運動のみ	血尿とタンパク尿が（＋）程度，タンパク尿または血尿が（＋＋）程度	
D. 軽い運動および中程度の運動のみ（激しい運動は見学）	血尿単独もしくはタンパク尿（＋）程度で変動が少ない	タンパク尿が（＋＋）[1] 以上のもの
E. 普通生活	血尿（＋）程度，もしくは血尿（＋）でタンパク尿も（±）程度で安定している	タンパク尿（＋）程度以下あるいは血尿のみ

[1] タンパク尿（＋＋）以上は尿タンパク/クレアチニン比で 0.5 g/g 以上をさす．

全患者（555 名）の約 10％の症例において投薬なしで自然寛解がみられたことが明らかになった[12]．軽症例においては自然寛解する可能性も考慮に入れ，初期から侵襲性の高い治療を行うことは躊躇される．一方，腎生検で診断した時点で確実に自然寛解を予測することは困難であり，タンパク尿がみられる症例を無治療で観察することは現在では問題があり，国際的なエビデンスとのバランスを考えると，レニンアンジオテンシン変換酵素阻害薬が第一選択と考えられ，治療ガイドラインでも軽症例の治療はその状況が反映されている．

　かつては，日本では腎臓病＝不治の病であり，安静，入院，食事療法を強化しないと長期生存が期待できない時期があり，これまでと比較して過剰な制限を行ってきたが，近年腎臓病の治療法，予後の改善により運動制限，食事制限に関する生活制限に対する考え方も変遷してきている．さらに運動は長期のタンパク尿や腎機能を悪化させず，運動耐用性を改善し患者の QOL をあげるとの報告もあることから，平成 24 年度の新学習指導要領の全面実施に伴い，「学校検尿のすべて（平成 23 年度改訂）」が発刊され，その中で学校生活管理指導表の指導区分の目安も改訂されており 表4 ，運動制限は運動することが患児に何らかの不利益をもたらす場合を除き基本的に行われなくなっている．食事についても，小児の正常な成長および発達にとって適切な栄養摂取は不可欠であり，小児慢性腎臓病患者では，健常児と遜色なく成長するために健常児と同等の十分なエネルギー摂取が必要であると KDOQI のガイドライン，CARI のガイドラインにも明記されており，また成人では有効とされているタンパク質制限についても 2007 年のコクランレビューでタンパク質摂取制限には小児慢性腎臓病の進行を抑制しうる明らかな効果はないと結論づけられていることから，高血圧，腎機能低下，浮腫がある場合を除き食事制限は不要である．

● おわりに

　本邦では学校検尿により日本人小児のデータに基づくエビデンスを創出してきた．一方，世界的観点からするとユニークなものとなっており，明らかに本邦小児の予後が良好

〔Ⅱ　疫学・症候・検査〕　3．症候・検査：**2** 成人検尿と IgA 腎症スクリーニング

であるにもかかわらず，受け入れられているとは言い難い．さらに，本邦においても成人の治療との整合性が十分とはいえず，移行医療を考えるうえで今後の課題である．

参考文献

1) Murakami M, Yamamoto H, Ueda Y, et al. Urinary screening of elementary and junior high-school children over a 13-year period in Tokyo. Pediatir Nephrol. 1991; 5: 50-3.
2) Murakami M, Hayakawa M, Yanagihara T, et al. Proteinuria screening for children. Kidney Int. 2005; 94 (Suppl): S23-7.
3) Kitagawa T. Lessons learned from the Japanese nephritis screening study. Pediatr Nephrol. 1988; 2: 256-63.
4) Yoshikawa N, Iijima K, Ito H. IgA nephropathy in children. Nephron. 1999; 83: 1-12.
5) Yoshikawa N, Tanaka R, Iijima K. Pathophysiology and treatment of IgA nephropathy in children. Pediatr Nephrol. 2001; 16: 446-57.
6) Nakanishi K, Yoshikawa N. Immunoglobulin A nephropathies in children (includes HSP). In: Avner ED, et al. Editors. Pediatric Nephrology 7th ed. Heidelberg: Springer. 2016; p.983-1034.
7) Yoshikawa N, Ito H, Nakamura H. Prognostic indicators in childhood IgA nephropathy. Nephron. 1992; 60: 60-7.
8) Yata N, Nakanishi K, Shima Y, et al. Improved renal survival in Japanese children with IgA nephropathy. Pediatr Nephrol. 2008; 23: 905-12.
9) Kamei K, Nakanishi K, Ito S, et al. Long-term results of a randomized controlled trial in childhood IgA nephropathy. Clin J Am Soc Nephrol. 2011; 6: 1301-7.
10) Yamagata K, Iseki K, Nitta K, et al. Chronic kidney disease perspectives in Japan and the importance of urinalysis screening. Am J Kidney Dis. 2004; 43: 433-43.
11) D'Amigo G. The commonest glomerulonephritis in the world: IgA nephropathy. Q J Med. 1987; 64: 709-27.
12) Shima Y, Nakanishi K, Hama T, et al. Spontaneous remission in children with IgA nephropathy. Pediatr Nephrol. 2013; 28: 71-6.

(中西浩一)

2 成人検尿と IgA 腎症スクリーニング

はじめに

　わが国には出生時から老年期まであらゆる年齢層の健康診断に検尿が含まれている「生涯検尿」という世界でも類を見ない検尿システムが存在し，わが国の腎臓病対策の根幹をなしている．IgA 腎症のスクリーニングはこの検尿システムに基づき ①健康診断における検尿，②健診施設もしくはかかりつけ医における二次スクリーニング，③基幹病院における診断と施設や病院をまたいで行われることが大きな特徴となっている．本稿では①〜③の詳細について触れ，最後にこの「生涯検尿」を真に生かすためのパーソナル・ヘルス・レコード（Personal Health Record: PHR）を用いたサービスへの期待を述べる．

1　健康診断における検尿の枠組み

　本邦は幼少時より母子保健法，学校保健安全法に定められた3歳児検尿・学校検尿が各自治体の保健所や学校で行われており，小児における腎疾患の早期発見・早期治療・QOL改善に大きな意義を果たしている．成人後も労働安全衛生法による健康診断や各自治体が行っている健康診断，高齢者の医療の確保に関する法律による40歳以上を対象とした特定健康診査において検尿が行われており，一生涯にわたって検尿が受けられる「生涯検尿」と呼ばれるシステムが確立している．本邦におけるIgA腎症発見の契機は約70％が学校や地域，職場などでの健康診断における尿潜血，尿タンパクといった尿所見異常であると報告されており[1]，この世界でも類をみない「生涯検尿」がIgA腎症のスクリーニングに果たす役割は大きい．

2　検尿異常に対する二次スクリーニング

　健康診断で検尿異常が認められた場合，健診施設もしくはかかりつけ医における再検査が行われることとなる．後述するIgA腎症の診断基準[2]には合計3回の尿検査によって診断を行うとされており，基幹病院でのスムースなIgA腎症の確定診断に結びつけるためにも二次スクリーニングは大きな意味をもつ．

表5　検尿異常者に対する二次スクリーニング

- ●既往歴
  - ・学校検尿などにおける検尿異常の有無
  - ・泌尿器疾患の有無
- ●家族歴
  - ・腎疾患患者の有無
- ●尿検査
  - ・尿タンパク（定性）
  - ・尿タンパク（半定量）
  - ・尿潜血（定性）
  - ・尿中クレアチニン
  - ・尿沈渣

　二次スクリーニングにおいては，尿タンパク・尿潜血の再検査や尿沈渣の観察を行い，泌尿器疾患や検尿異常の既往，腎疾患の家族歴，尿検査の年次変化などを考慮し，IgA腎症をはじめとした慢性糸球体腎炎の可能性を検討する．表5に検尿異常者に対して筆者らの施設が行っている二次スクリーニングを示す．一方，検尿異常は再現性がないことも多く，結果的には健診における検尿の結果が偽陽性であったと判断されることも多い．このため，受診者・施設側の双方からスクリーニングに関するコストなどを検討した上でスクリーニングを行うことが必要となる．

3　基幹病院におけるIgA腎症の診断

　表6にIgA腎症の診療基準を示す[2]．IgA腎症の確定診断は腎生検による糸球体の観察が唯一の方法であるが，尿検査における持続的顕微鏡的血尿および間欠的または持続的タンパク尿，血液検査における血清IgA値315 mg/dL以上のすべてが認められた場合，IgA腎症の可能性が高い．

　確定診断に必要な腎生検による組織診断は，IgA腎症のみならず糸球体腎炎の診断におけるゴールドスタンダードである．検尿異常，ネフローゼ症候群，急性腎不全，移植腎な

表6 IgA 腎症の診断基準

1. 臨床症状

　大部分の症例は無症候であるが，ときに急性腎炎様の症状を呈することもある．ネフローゼ症候群の発現は比較的稀である．

　一般に経過は緩慢であるが，20 年の経過で約 40％の患者が末期腎不全に移行する．

2. 尿検査成績

　尿異常の診断には 3 回以上の検尿を必要とし，そのうち 2 回以上は一般の尿定性試験に加えて尿沈渣の分析も行う．

　Ａ．必発所見: 持続的顕微鏡的血尿[注1]

　Ｂ．頻発所見: 間欠的または持続的タンパク尿

　Ｃ．偶発所見: 肉眼的血尿[注2]

3. 血液検査成績

　Ａ．必発所見: なし

　Ｂ．頻発所見: 成人の場合，血清 IgA 値 315 mg/dL 以上（標準血清を用いた多施設共同研究による）[注3]

4. 確定診断

腎生検による糸球体の観察が唯一の方法である．

　Ａ．光顕所見: 巣状分節性からびまん性全節性（球状）までのメサンギウム増殖性変化が主体であるが，半月体，分節性硬化，全節性硬化など多彩な病変がみられる．

　Ｂ．蛍光抗体法または酵素抗体法所見: びまん性にメサンギウム領域を主体とする IgA の顆粒状沈着[注4]

　Ｃ．電顕所見: メサンギウム基質内，特にパラメサンギウム領域を中心とする高電子密度物質の沈着

[付記事項]

1. 上記の 2-A，2-B，および 3-B の 3 つの所見が認められれば，本症の可能性が高い．ただし，泌尿器科的疾患の鑑別診断を行うことが必要である．

2. 本症と類似の腎生検組織所見を示しうる紫斑病性腎炎，肝硬変症，ループス腎炎などとは，各疾患に特有の全身症状の有無や検査所見によって鑑別を行う．

　注 1）尿沈渣で，赤血球 5〜6/HPF 以上

　注 2）急性上気道炎あるいは急性消化管感染症後に併発することが多い．

　注 3）全症例の半数以上に認められる．従来の基準のなかには成人の場合，半数以上の患者で血清 IgA 値は 350 mg/dL 以上を呈するとされていたが，その時点では IgA の標準化はなされていなかった．

　注 4）他の免疫グロブリンと比較して，IgA が優位である．

下線は第 3 版での改正部分

（IgA 腎症診療指針第 3 版. 日腎会誌. 2011; 53: 123-35 より一部改変）

どが適応とされており，検尿異常，中でも血尿とタンパク尿を認めた場合が糸球体疾患の可能性が高いため，より積極的な腎生検の適応となる．ただし，IgA 腎症の発症初期あるいは活動性の高い時期では顕微鏡的血尿が必発と考えられていること[3]や，尿潜血単独陽性の 350 例を検討した研究において 164 例（47.4％）が IgA 腎症であることが報告されており[4]，検尿で血尿のみ陽性だった場合も，腫瘍，結石，感染症などの尿路系疾患を除外した後に IgA 腎症を疑い腎生検を施行することが多い．

　2018 年 2〜3 月に腎臓学会研修施設（635 施設）を対象に行われたアンケート調査[5]（回答施設: 229 施設）では，血尿単独症例に対する腎生検の経験または適応について，さまざまなケースにおいて調査が行われている．「変形赤血球がある場合」は 61％の施設が，

「IgA 腎症の疑いがある場合」は 75% の施設が腎生検の経験または適応と回答している一方，25% の施設は「血尿単独では基本的に（腎生検を）施行しない」と回答していた．

腎生検は穿刺に伴う出血が必発であり，稀ではあるが検査後に重大な合併症を惹起する可能性がある侵襲的な検査である．このため血尿のみの検尿異常で腎生検を行うことは，腎生検の侵襲性などを考慮すると議論の余地がある．しかし，IgA 腎症の早期治療に対する効果も報告されており[6]，腎生検の侵襲性を理由に IgA 腎症の確定診断が遅れ，治療のタイミングを逃してしまうことは避けなければならない．今後，血中や尿中のバイオマーカーを用いた非侵襲的な診断方法の発達によって，本邦で行われている「生涯検尿」と組み合わせた早期発見・早期治療がスタンダードとなることが期待される．

診断後の対応の詳細は別項に譲るが，免疫抑制薬による治療終了後などに，基幹病院以外での経過観察が行われるケースも多い．治療後の経過観察にあたっては IgA 腎症の寛解[7]や再発・再燃を念頭におき，検尿を継続していく必要がある．このため，病院における検査のみならず，健康診断やかかりつけ医における検尿の結果を参照することも診療の一助となる．

4　パーソナル　ヘルス　レコード(Personal Health Record: PHR)への期待

近年，情報通信技術の発展により，個人の健康・医療・介護データ（Personal Health Record: PHR）を本人に還元し，スマートフォンなどを用いて本人の意思に基づいたデータの管理・流通・活用が可能となることが期待されている．ほとんどの場合 IgA 腎症の診断・治療は基幹病院において行われるが，スクリーニング時に過去の健康診断における検尿の結果を参考にすることや，経過観察時にかかりつけ医との連携を行うなど，施設や病院をまたいだ医療が行われることも多いことが特徴でもある．わが国の誇る検尿システムである「生涯検尿」の価値を最大限に発揮するためにも，今後 PHR と PHR を用いたサービスの発展が大いに望まれる．

● おわりに

成人の健康診断における検尿から二次スクリーニング，基幹病院における IgA 腎症の診断までの流れと，情報通信技術を用いたパーソナル・ヘルス・レコードへとそのサービスへの期待を述べた．本邦には，世界でも類をみない「生涯検尿」によって IgA 腎症の早期診断・早期治療介入が行われている．各施設における検査の意義を踏まえた正確な結果の解釈によって，「生涯検尿」のシステムを有効活用することが望ましい．

参考文献

1) 遠藤正之. IgA 腎症の疫学・症候・予後 日腎会誌. 2008; 50: 442-7.
2) 松尾清一，川村哲也，城謙輔，他: 厚生労働科学研究費補助金難治性疾患克服研究事業 進行性腎障害に関する調査研究班 IgA 腎症分科会. IgA 腎症診療指針第 3 版. 日腎会誌. 2011; 53: 123-35.
3) Philibert D, Cattran D, Cook T. Clinicopathologic correlation in IgA nephropathy. Semin

〔Ⅱ　疫学・症候・検査〕　3．症候・検査：③ バイオマーカーによる診断の可能性

Nephrol. 2008; 28: 10-7.
4）Lee HM, Hyun JI, Min JW, et al. The natural course of biopsy-proven isolated microscopic hematuria: a single center experience of 350 patients. J Korean Med Sci. 2016; 31: 909-14.
5）日本腎臓学会．腎生検ガイドブック 事前アンケート結果．
〈https://www.jsn.or.jp/data/20180618-enq.pdf〉（2019 年 7 月 12 日最終確認）
6）Ieiri N, Hotta O, Sato T, et al. Significance of the duration of nephropathy for achieving clinical remission in patients with IgA nephropathy treated by tonsillectomy and steroid pulse therapy. Clin Exp Nephrol. 2012; 16: 122-9.
7）Suzuki Y, Matsuzaki K, Suzuki H et al. Proposal of remission criteria for IgA nephropathy. Clin Exp Nephrol. 2014; 16: 481-6.

（松崎慶一）

③ バイオマーカーによる診断の可能性

はじめに

　IgA 腎症は治療未介入の場合，約 4 割が末期腎不全に至る予後不良の疾患である．しかし，近年では早期に適切な治療介入を行うことで一定の寛解が得られたとする報告も多く，早期発見・早期治療が重要な疾患と認識されている．

　本症の確定診断には腎生検による病理診断を要するが，侵襲的な検査であるため施行困難な症例や検査をためらう患者も多い．現実的に尿所見異常を指摘された患者全例に腎生検を行うことは難しく，尿所見異常を認めつつも IgA 腎症と診断されずに適切な治療介入がなされず，腎症が進行し寛解困難な慢性腎不全となってから専門医に紹介されるケースも存在する．

　こうした背景から，より簡便で低侵襲的な IgA 腎症の診断法の開発が望まれている．近年，血中や尿中の糖鎖異常 IgA1 およびその免疫複合体が IgA 腎症の診断バイオマーカーになりうるのではないかと注目されている．

　本稿では検査所見などのバイオマーカーから IgA 腎症を診断する試みについて述べる．

1　尿所見異常

　IgA 腎症の初発症状は血尿が主体で，本邦における発見機転は健診時の血尿あるいはタンパク尿が約 70％と大半を占める．顕微鏡的血尿やタンパク尿を大部分の症例で認めるが，本症に特異的な尿検査所見はない．尿中バイオマーカーの研究も行われているものの，今のところ確立した IgA 腎症の尿中バイオマーカーは存在しない．

A　持続的顕微鏡的血尿

　「IgA 腎症診療指針第 3 版」において，持続的顕微鏡的血尿はほぼ必発の所見とされている．採尿直後の新鮮尿において，尿中赤血球 5 個/HPF 以上を少なくとも 2 回以上確認

することで，持続的顕微鏡的血尿と診断できる．ただし，生理，外傷，運動，性活動など，他の外的要因が存在しないことを確認する必要がある．

糸球体性の血尿であるため，赤血球形態観察にて変形赤血球を多くの症例で認める．また赤血球円柱などの異常円柱の存在も参考になる．

ただし顕微鏡的血尿は，初期あるいは活動期のIgA腎症においては必発であるものの，自然寛解時，慢性期あるいは治療後に血尿が消失しタンパク尿のみ残存することもある．このため，疾患活動性がないか発症から長期経過したものでは，顕微鏡的血尿が消失しているケースも存在する．

B 肉眼的血尿

「IgA腎症診療指針第3版」において偶発所見として肉眼的血尿が挙げられている．コーラ様の色調であることが多く，まれに凝血塊を認める．肉眼的血尿を呈する患者の中には血清クレアチン上昇や高血圧などの急性腎炎症候群様の症状を呈するものもあり，赤血球円柱による尿細管閉塞と円柱からのヘモグロビンによる腎毒性が原因と考えられている．

C 間欠的または持続的タンパク尿

間欠的または持続的タンパク尿は「IgA腎症診療指針第3版」で頻発所見に挙げられている．ネフローゼレベルのタンパク尿を呈することはまれであるが，わが国では2.9％にネフローゼ症候群を合併すると報告されている．高度のタンパク尿を呈する症例は軽度のタンパク尿の症例と比べて，組織障害が高度であり腎予後が不良であることが報告されており，「IgA腎症診療指針第3版」臨床的重症度においても，1日タンパク尿が0.5g以上と未満で予後判定が層別化されている．

D その他尿中バイオマーカー

研究室レベルの検討で，IgA腎症患者の尿中にはIgA-IgG免疫複合体が有意に多いと報告されている[1]．また，タンパク尿を伴わない顕微鏡的血尿成人30例と健常成人20例の後ろ向き検討から，尿中liver-type fatty acid-binding protein（L-FABP）がIgA腎症で有意に高値であり，菲薄基底膜病は健常者と同等であったことから，尿中L-FABPは顕微鏡的血尿単独例でのIgA腎症と菲薄基底膜病の鑑別に有用であることが示唆されていると報告されている[2]．

しかし，確立したIgA腎症の尿中バイオマーカーは今のところ存在しない．

2 血液検査異常

A 血清IgA

IgA腎症患者は血清IgAが有意に高値となることが知られており，「IgA腎症診療指針

〔Ⅱ　疫学・症候・検査〕3. 症候・検査：**3** バイオマーカーによる診断の可能性

第3版」においても成人のIgA腎症患者の場合，血清IgA値が315 mg/dL以上を頻発所見としているが，必ずしも全例で高値を示すわけではない．

B 血清IgA/C3比

血漿蛋白国際標準品（CRM470）に基づいた検討で，IgA腎症患者はC3は正常範囲内ではあるがIgA腎症以外の腎炎に比し有意に低値であること，血清IgAをC3で除したIgA/C3比がIgA腎症とその他の腎炎を鑑別するのに有用であり，血清IgA/C3比が3.01以上を示すときIgA腎症の可能性が高いと報告されている[3]．

3 臨床項目からのIgA腎症診断予測の検討

IgA腎症の確定診断には腎生検を要する．しかし現実的に全例に腎生検を行うことは難しく，臨床所見からIgA腎症の診断を予測する試みが行われている．

CRM470に基づいた検討において，尿中赤血球5個/HPF以上，持続的タンパク尿0.3 g/日以上，血清IgA値315 mg/dL以上，血清IgA/C3比3.01以上の4項目をIgA腎症100例とその他の腎炎100例とで比較検討したところ，両者の鑑別に有用であることが示され，腎生検をしない場合はこれら臨床項目の3項目以上があればIgA腎症の診断に有用であることが示唆された[3]．またNakayamaらは腎生検前の尿中赤血球5個/HPF以上，血清IgA値315 mg/dL以上，血清IgA/C3比3.01以上の時，IgA腎症と他の腎炎との鑑別に有用であると報告した[4]．

「IgA腎症診療指針第3版」では，持続的顕微鏡的血尿，頻発所見として間欠的または持続的タンパク尿，血清IgA値315 mg/dL以上の3つが認められればIgA腎症の可能性が高い，ただし泌尿器科的疾患の鑑別診断を行うことが必要，としている．

4 新規バイオマーカーと臨床データを組み合わせた診断スコア法

IgA腎症患者の血中および腎糸球体に沈着しているIgA1分子は，ヒンジ部のガラクトースによる糖鎖修飾が減少・消失している糖鎖異常IgA1（galactose-deficient IgA1: Gd-IgA1）であることが報告されている[5]．さらにこの糖鎖異常IgA1を特異的に認識する自己抗体（糖鎖異常IgA1特異的IgG/IgA）も増加し，それによる免疫複合体形成もIgA腎症の病態に関与することも判明した[6]．

つまり，糖鎖異常IgA1が産生され（hit 1），それを特異的に認識する自己抗体を産生し（hit 2），これらが免疫複合体を形成し高分子となることで肝臓でのクリアランスが遷延し（hit 3），糸球体に沈着することで腎炎を惹起する（hit 4）とする，multi-hit説が提唱されている[7]．これらの病因に基づく分子をバイオマーカーとして診断・スクリーニングに用いる臨床応用が始められている．

IgA腎症患者の血清中のバイオマーカーをELISA法で測定したところ，血清中の糖鎖異常IgA1，糖鎖異常IgA1特異的抗体および糖鎖異常IgA1免疫複合体はいずれも健常

者やその他の腎疾患者と比べて高値を示す傾向があった．しかし健常者やその他の腎疾患患者の中にもこれらバイオマーカーが一部上昇している症例があり，各バイオマーカー単独では IgA 腎症と他の疾患と鑑別することは困難であった[8]．そこで複数のバイオマーカーと臨床データを組み合わせた診断スコア法の作成が試みられた．IgA 腎症 135 症例，その他の腎炎 79 例，健常者 106 例での予備研究で，これらのバイオマーカーと臨床データ（性別・年齢・血尿・尿タンパク量）も加味した logistic model を用いて検証したところ，IgA 腎症とその他の腎疾患を特異度 81％・感度 91％で鑑別できたとしている[9]．今後多施設大規模共同研究でのより精度の高い診断スクリーニングシステムの構築が期待される．

　また，これらのバイオマーカーが IgA 腎症の疾患活動性の評価にも有用との報告もある．Suzuki らは，扁摘ステロイドパルス療法で完全あるいは一定の寛解が得られた IgA 腎症患者で，治療後 3〜5 年の経過観察が可能であった症例 50 例の治療前後の血中バイオマーカーを測定したところ，血尿やタンパク尿の寛解が得られた症例ほど，血清糖鎖異常 IgA1 および IgA-IgG 免疫複合体の低下率が高い傾向を示したとしている[10]．これらの結果は IgA 腎症の活動性が高い症例ほど糖鎖異常 IgA1 およびその免疫複合体が血中に増加している可能性を示唆しており，IgA 腎症の疾患活動性の評価のためのバイオマーカーにもなりうると考えられる．

● おわりに
　わが国の検尿における尿潜血陽性の頻度は約 3〜5％とされ，1 次スクリーニングで年間 250〜300 万人程度に尿潜血陽性者がいる可能性がある．これら新規バイオマーカーによる診断法を用いて一般人口における潜在的 IgA 腎症患者の割合を調べることが可能となることにより，IgA 腎症の早期発見・診断・治療の行政施策に向けたエビデンス構築の基礎ができると考えられる．

参考文献

1) Matousovic K, Novak J, Yanagihara T, et al. IgA-containing immune complexes in the urine of IgA nephropathy patients. Nephrol Dial Transplant. 2006; 21: 2478-84.
2) Nakamura T, Sugaya T, Ebihara I, et al. Urinary liver-type fatty acid–binding protein: discrimination between IgA nephropathy and thin basement membrane nephropathy. Am J Nephrol. 2005; 25: 447-50.
3) Maeda A, Gohda T, Funabiki K, et al. Significance of serum IgA levels and serum IgA/C3 ratio in diagnostic analysis of patients with IgA nephropathy. J Clin Lab Anal. 2003; 17: 73-6.
4) Nakayama K, Ohsawa I, Maeda-Ohtani A, et al. Prediction of diagnosis of immunoglobulin A nephropathy prior to renal biopsy and correlation with urinary sediment findings and prognostic grading. J Clin Lab Anal. 2008; 22: 114-8.
5) Barratt J, Feehally J. IgA nephropathy. J Am Soc Nephrol. 2005; 16: 2088-97.

6) Suzuki H, Fan R, Zhang Z, et al. Aberrantly glycosylated IgA1 in IgA nephropathy patients is recognized by IgG antibodies with restricted heterogeneity. J Clin Invest. 2009; 119: 1668-77.

7) Suzuki H, Kiryluk K, Novak J, et al. The pathophysiology of IgA nephropathy. J Am Soc Nephrol. 2011; 22: 1795-803.

8) Yanagawa H, Suzuki H, Suzuki Y, et al. A panel of serum biomarkers differentiates IgA nephropathy from other renal diseases. PLoS One. 2014; 23: e98081.

9) 鈴木仁. 医学のあゆみ. 2015; 255: 1095-100.

10) Suzuki Y, Matsuzaki K, Suzuki H, et al. Serum levels of galactose-deficient immunoglobulin（Ig）A1 and related immune complex are associated with disease activity of IgA nephropathy. Clin Exp Nephrol. 2014; 18: 770-7.

11) 厚生労働科学研究費補助金難治性疾患克服研究事業 進行性腎障害に関する調査研究班報告 IgA 腎症分科会 IgA 腎症診療指針第 3 版.

〈柳川宏之〉

III 病態生理

1

発症の分子機構

① 粘膜免疫異常の関与

はじめに

Berger らによって疾患概念が提示された IgA 腎症は，その最初の報告から 50 年が経過する現在でも詳細な病因病態は不明である．一方で，上気道炎後に肉眼的血尿や腎炎の増悪を認めることや，IgA 腎症とセリアック病や潰瘍性大腸炎の合併が散見されることなどから，腎炎惹起性 IgA 抗体産生と粘膜免疫の関与が，1970 年代よりさかんに議論されてきた．本稿では，近年の基礎研究により明らかにされた病態に触れながら，IgA 腎症と粘膜免疫に焦点をあてて解説してみたい．

1 腎炎惹起性 IgA 産生における Mucosa-Bone marrow axis

IgA 抗体の 1 日産生量は，全グロブリンアイソタイプのなかで最大であり，体重 70 kg の場合，約 5 g の IgA が日々産生されており，その産生場所の大部分は粘膜であることが知られている．IgA 腎症においては，臨床的に上気道炎後に腎炎の増悪をみることや，本来ならば粘膜に存在する J 鎖を含んだ多量体 IgA が，IgA 腎症患者の腎メサンギウム領域で多く観察されることが報告されていることなどから，粘膜で誘導された IgA 産生細胞の関与が疑われている．一方，白血病を合併した IgA 腎症患者へ骨髄移植を行ったところ，白血病の寛解と併せて糸球体 IgA 沈着が消失し，IgA 腎症が治癒したという報告があること[1]，IgA 腎症自然発症モデルである ddY マウスに正常マウスの骨髄を移植すると IgA 腎症が消失すること，逆に発症マウス骨髄を正常マウスに移植すると IgA 腎症が再現されることなどから[2-3]，ヒトあるいはマウス腎炎惹起性 IgA 産生形質細胞の少なくとも一部は骨髄に存在することが推定されている．また，IgA 腎症患者の骨髄では，J 鎖を含んだ IgA 産生形質細胞が増加していることが報告されていること[4]，さらに IgA 腎症患者血清では粘膜面での産生が主であるはずの多量体 IgA 抗体が増加していることなどから，粘膜で誘導された腎炎惹起性 IgA 産生細胞が，骨髄に移行して機能し病態を形成しているとする「Mucosa-Bone marrow axis」仮説が 1980 年代に van den Wall Bake らにより提唱された[5]．近年の基礎研究から，ケモカインレセプターや接着分子と

〔Ⅲ　病態生理〕　1. 発症の分子機構：**1** 粘膜免疫異常の関与

の組み合わせによるホーミング機序が解明されつつあることにより，粘膜型 B 細胞が，骨髄を中心とした全身のリンパ組織を移動しながら機能していることがわかり，この仮説は現在では広く支持されつつある．

2 粘膜での IgA 産生

　パイエル板を含む小腸で誘導された IgA 産生 B 細胞は，同部位に存在する樹状細胞から供給されるレチノイン酸により，CCR9 と $\alpha 4\beta 7$ を発現し，小腸に homing することが知られている[6]．Specific pathogen free（SPF）下で飼育された B6 マウスの糞便中には，腸球菌に対する IgA 抗体が検出されるが，血清中には同細菌に対する IgA 抗体は検出されないことも報告されており[7]，腸管で誘導された IgA 産生細胞は，基本的には腸管粘膜にのみ homing し，骨髄や脾臓などの循環系には関与しないことが示唆されている．一方，扁桃を中心とした上気道で誘導された B 細胞は，小腸以外に存在する樹状細胞がレチノイン酸を誘導できないことから，主に上気道と骨髄に homing するとされる．IgA 腎症では，前述のごとく粘膜面で誘導された B 細胞が腎炎惹起性 IgA 抗体を産生することが想定されるが，どの粘膜系がこの異常 B 細胞の誘導場所であるかについては，いまだ多くの議論がなされている．鼻咽腔関連リンパ組織（nasal-associated lymphoid tissue: NALT）由来の形質細胞は，IgA1：IgA2＝9：1 で IgA を産生する一方で，消化管関連リンパ組織（gut-associated lymphoid tissue: GALT）由来の形質細胞は，IgA1：IgA2＝1：1 で産生している．腎炎惹起性 IgA のサブクラスが IgA1 であることは，扁桃を中心とした NALT で誘導された B 細胞の骨髄への移行が主であることを推察させる．

　また，IgA 腎症の治療として行われている扁桃摘出および扁桃摘出パルス療法による良好な治療効果を受けて，本邦で同治療が非常に多くの専門施設で行われている事実は[8]，扁桃粘膜を中心とした NALT の IgA 腎症病態への関与を強く支持する．

　一方，近年の GWAS（Genome-Wide Association Study）にて，粘膜免疫に関与する遺伝子が IgA 腎症発症の候補遺伝子として挙げられたことなどから[9]，欧州では IgA 腎症の GALT への関与が強く支持されている．1980～90 年代のフランスやドイツからの報告や，近年の VALIGA study のサブ解析で，扁摘療法の有効性が示されなかったことが，現在欧米では，限られた患者群でのみ扁桃が病態に関与していると結論される背景となっており[10]，扁摘療法は積極的に行われていない．しかしながら，この治療成績は治療介入時期（病期）による影響も多分に考えられ，病因・病態面からは慎重に考える必要がある．本邦では，健診などの機会に偶然に無症候性の血尿，あるいは血尿・タンパク尿（chance proteinuria and/or hematuria）で発見される患者が大多数（約 7 割）を占める．

　一方，健診・スクリーニングの制度の違いなどから，欧米では肉眼的血尿やネフローゼに伴う浮腫などの症候性所見により発見される患者が少なくない．スクリーニングが本邦のように発達していない欧米では前述のように発症から診断，治療介入までの期間が長くなることが，欧米における扁摘治療の有効性を否定する背景の一つとして考えられるかも

しれない．いずれにしても NALT を腎炎惹起性 IgA 抗体産生の誘導場所であると考える本邦と異なり，欧州では GALT の関与が長年議論されてきた．これまでも，潰瘍性大腸炎患者と IgA 腎症の合併は報告されているが，欧州ではセリアック病との合併の報告が比較的多く，IgA 腎症患者ではグルテンやガゼイン等の食物抗原に対する IgA 免疫複合体が増加し，これら抗原非含有の食事摂取は免疫複合体を減少させタンパク尿を改善することなどが欧州のグループから報告されている[11]．これらの報告が，欧州において IgA 腎症と腸管粘膜免疫の関連を疑う根拠となっている．また，それを支持するように近年欧州で行われた腸管選択的ステロイド（Nefecon）を IgA 腎症患者に用いた NEFIGAN TRIAL で，良好な成績が最近報告された[12]．しかし Nefecon の腸管からの吸収による全身作用も考慮する必要がある．

また，日本および近年では米国よりセリアック病の IgA 腎症への関与について否定的な報告[13, 14]がされていることも併せて，GALT の腎炎惹起性 IgA 抗体の産生への関与は慎重に議論されるべきである．

3 MyD88 と TLR の関与

我々は，IgA 腎症自然発症モデルである ddY マウスが早期発症，晩期発症，未発症の各々 1/3 ずつ存在することを見い出した．さらに，早期と晩期発症群を比較し，進行に関わる遺伝子について解析した結果，一部の Toll-like receptor（TLR）のシグナル伝達に必要とされるアダプタータンパク質である "MyD88" が関連遺伝子として連鎖することを報告した[15]．重症 ddY マウスと未発症 ddY マウス間で，脾臓細胞における MyD88 に会合する TLR の mRNA 発現を解析したところ，TLR9 のみに有意な発現量の差を認めた．さらに，TLR9 の ligand である非メチル化 DNA を模した人工ペプチド CpG DNA を早期発症 ddY マウスに経鼻および全身投与したところ，経鼻による粘膜刺激下でのみ腎炎が増悪したことから，マウス IgA 腎症の病態に上気道粘膜上の TLR9 の活性化が関与していることが考えられた．一方，IgA 腎症患者扁桃の TLR9 発現が，慢性扁桃炎患者扁桃と比べ有意に上昇し[16, 17]，さらに TLR9 発現強度が高い群では，扁摘後に尿所見異常が早期に改善し，血中 Gg-IgA1 が低下することも確認されたことから[18]，ヒト IgA 腎症においても上気道粘膜における TLR9 の関与が示唆された．TLR は，主に樹状細胞，マクロファージ，B 細胞などの抗原提示細胞に発現することが知られており，どの細胞の TLR が腎炎の増悪に関与するかを今後検討していく必要がある．

4 粘膜面における APRIL/BAFF の関与

B 細胞の生存，分化，抗体産生，および T 細胞非依存性の IgA 抗体産生に関わる分子として APRIL（a proliferation-inducing ligand）および BAFF（B cell-activating factor）が同定され，SLE や関節リウマチをはじめ多くの自己免疫疾患との関連が示唆され[19]，近年では IgA 腎症の発症および進展への関与も報告されている[20]．APRIL と

BAFF は TNF super family のメンバーであり，TACI（transmembrane activator and cyclophilin ligand interactor）と BCMA（B cell maturation antigen）の 2 つの受容体を共有し，BAFF-R（BAFF-Receptor）は BAFF のみを ligand として機能する．これらの受容体のうち，TACI は T 細胞依非存性の抗体産生に関わる受容体であり，BCMA は長期間生存形質細胞の生存機能を付与する受容体と考えられている．一方，IgA 腎症においては，BAFF を過剰発現したマウスで，IgA 腎症に似た病態を呈し，腎炎惹起性 IgA 抗体の増加とメサンギウム領域への IgA 沈着およびタンパク尿の出現が認められている[21]．IgA 患者における血清 APRIL 値と BAFF 値の上昇やそれらの予後との相関などからも，APRIL と BAFF の IgA 腎症の発症進展への関与が支持されている[22]．我々は近年，IgA 腎症患者では扁桃の胚中心における APRIL 発現が，慢性扁桃炎患者の扁桃と比較して極めて増強し，疾患重症度と相関することを報告した[17]．さらに，IgA 腎症患者の扁桃では，本来ならば APRIL を発現しないはずの B 細胞自身が APRIL を発現していることも見い出した[17]．これらの結果は扁桃における APRIL の IgA 腎症への病態への関与を強く示唆する所見と考えられ，今後さらなる解析が期待される．なお，APRIL および BAFF の病態への関与は，Ⅲ-1 ③「APRIL/BAFF の関与」にて詳細に解説する．

● おわりに

　本稿では，IgA 腎症と粘膜免疫の関わりについて述べた．IgA 腎症の発症と進展に粘膜免疫が関与する，と結論することは本邦と欧州で相違はないが，本邦ではその責任病変が NALT にあり，扁摘治療が積極的に行われている一方で，欧州では GALT への関与が強く支持されており，いまだ，どの粘膜系が腎炎惹起性 IgA 抗体を産生しているかは確定されていない．将来的にどの粘膜系の関与がより病態形成に関わるかが明らかにされることを期待したい．

参考文献

1) Iwata Y, Wada T, Uchiyama A, et al. Remission of IgA nephropathy after allogeneic peripheral blood stem cell transplantation followed by immunosuppression for acute lymphocytic leukemia. Intern Med. 2006; 45: 1291-5.

2) Aizawa M, Suzuki Y, Suzuki H. Uncoupling of glomerular IgA deposition and disease progression in alymphoplasia mice with IgA nephropathy. PLoS One. 2014; 9: e95365.

3) Suzuki H, Suzuki Y, Aizawa M, et al. Th1 polarization in murine IgA nephropathy directed by bone marrow-derived cells. Kidney Int. 2007; 72: 319-27.

4) Harper SJ, Pringle JH, Wicks AC, et al. Expression of J chain mRNA in duodenal IgA plasma cells in IgA nephropathy. Kidney Int. 1994; 45: 836-44.

5) Van den Wall Bake AW, Daha MR, Evers-Schouten J, et al. Serum IgA and the production of IgA by peripheral blood and bone marrow lymphocytes in patients with primary IgA nephropathy: evidence for the bonemarrow as the source of mesangial IgA. Am J Kidney Dis. 1988; 12: 410-4.

6) Mora JR, Iwata M, Eksteen B, et al. Generation of gut-homing IgA-secreting B cells by intestinal dendritic cells. Science. 2006; 314: 1157-60.

7) Macpherson AJ, Gatto D, Sainsbury E, et al. A primitive T cell-independent mechanism of intestinal mucosal IgA responses to commensal bacteria. Science. 2000; 288: 2222-6.

8) Matsuzaki K, Suzuki Y, Nakata J, et al. Nationwide survey on current treatments for IgA nephropathy in Japan. Clin Exp Nephrol. 2013; 17: 827-33.

9) Kiryluk K, Li Y, Scolari F, et al. Discovery of new risk loci for IgA nephropathy implicates genes involved in immunity against intestinal pathogens. Nat Genet. 2014; 46: 1187-96.

10) Mestecky J, Novak J, Moldoveanu Z, et al. IgA nephropathy enigma. Clin Immunol. 2016; 72: 72-7.

11) Coppo R. The intestine-renal connection in IgA nephropathy. Nephrol Dial Transplant. 2015; 30: 360-6.

12) Fellström BC, Barratt J, Cook H, et al. Targeted-release budesonide versus placebo in patients with IgA nephropathy (NEFIGAN) : a double-blind, randomised, placebo-controlled phase 2b trial. Lancet. 2017; 389: 2117-27.

13) Yagame M, Tomino Y, Eguchi K, et al. Levels of circulating IgA immune complexes after gluten-rich diet in patients with IgA nephropathy. Nephron. 1988; 49: 104-6.

14) Moeller S, Canetta PA, Taylor AK, et al. Lack of serologic evidence to link IgA nephropathy with celiac disease or immune reactivity to gluten. PLoS One. 2014; 9: e94677.

15) Suzuki H, Suzuki Y, Narita I, et al. Toll-like receptor 9 affects severity of IgA nephropathy. J Am Soc Nephrol. 2008 19: 2384-95.

16) Sato D, Suzuki Y, Kano T, et al. Tonsillar TLR9 expression and efficacy of tonsillectomy with steroid pulse therapy in IgA nephropathy patients. Nephrol Dial Transplant. 2012; 27: 1090-7.

17) Muto M, Manfroi B, Suzuki H, et al. Toll-like receptor 9 stimulation induces aberrant expression of a proliferation-inducing ligand by tonsillar germinal center B cells in IgA nephropathy. J Am Soc Nephrol. 2017; 28: 1227-38.

18) Nakata J, Suzuki Y, Suzuki H, et al. Changes in nephritogenic serum galactose-deficient IgA1 in IgA nephropathy following tonsillectomy and steroid therapy. PLoS One. 2014; 9: e89707.

19) Samy E, Wax S, Huard B, et al. Targeting BAFF and APRIL in systemic lupus erythematosus and other antibody-associated diseases. Int Rev Immunol. 2017; 36: 3-19.

20) Yu XQ, Li M, Zhang H, et al. A genome-wide association study in Han Chinese identifies multiple susceptibility loci for IgA nephropathy. Nat Genet. 2011; 44: 178-82.

21) McCarthy DD, Kujawa J, Wilson C, et al. Mice overexpressing BAFF develop a commensal flora-dependent, IgA-associated nephropathy. J Clin Invest. 2011; 121: 3991-4002.

22) Li W, Peng X, Liu Y, et al. TLR9 and BAFF: their expression in patients with IgA nephropathy. Mol Med Rep. 2014; 10: 1469-74.

（二瓶義人）

〔Ⅲ　病態生理〕　1．発症の分子機構：❷ 骨髄異常

❷ 骨髄異常

はじめに

　IgA 腎症の発症機序として，Mucosa-Bone Marrow Axis 異常仮説が存在する．本稿では，そのうちの bone marrow（骨髄）に，的を絞り記述する．骨髄異常が IgA 腎症の病態に関与している事を示す臨床的な事実を記すとともに，さらに，骨髄異常の関与につき行われた基礎的検討について紹介する．

1　IgA 腎症の病態に骨髄異常は関与するのか？

　IgA 腎症を原因として末期腎不全に至った症例に対し腎移植が施行された場合，IgA 腎症が再発する率は，病理組織学的な検討では 50～60％と高く，タンパク尿や血尿も伴うような臨床的な所見を含め再発と定義した場合には 13～50％と報告されている[1]．一方で，臨床的には腎症がないと判断されドナーとなったものの組織学的には IgA 腎症であった腎臓が，IgA 腎症を原疾患とせずに末期腎不全に至った症例に期せずしてドナー腎として移植された場合には，移植後にはメサンギウムへの IgA の沈着は消失する[2]．Choy らの病理学的な再発率と臨床的な再発率の差について考えたとき，もちろん断言はできないが，臨床的にタンパク尿や血尿を呈するような組織学的な変化まで起きるには腎臓自体に存在する発症促進因子あるいは発症抑制因子のようなものがあることを想像させる．一方で，IgA 腎症の発症，とくに IgA が沈着する過程には，腎臓自体ではなく腎臓に流れ込む何らかの circulating factor に病因があることを示唆すると考えられる．この circulating factor(s) については，古くは macromolecular IgA[3] が想定され，その後 macromolecular IgA を形成する IgA には糖鎖異常があることがわかり（詳細は他稿を参照いただきたい），さらにその異常 IgA 分子に対する自己抗体が産生され免疫複合体を作ることも報告され（詳細は他稿を参照いただきたい），現在も精力的に検討が続けられている．

　さて，この糖鎖異常をもつ IgA はどこから来るのであろうか？
　この問いは長く議論されてきた．ヒトの血中の IgA には IgA1 と IgA2 の 2 つのサブクラスが存在するが，IgA 腎症症例では，この IgA1 のヒンジ部の O 型糖鎖のガラクトースが欠損した糖鎖異常 IgA1 が血液中では増加し，またメサンギウムに沈着する IgA のサブタイプも IgA1 であることが知られている．血液中の IgA は大部分が骨髄 B 細胞由来の形質細胞から産生され，その 90％が IgA1（残り 10％が IgA2）であることから，糖鎖異常を有する IgA1 の由来は骨髄 B 細胞である可能性が挙げられる．しかし，IgA1 は骨髄のみならず，鼻粘膜などからも産生されている．IgA1 と IgA2 の比率は，腸管粘膜の回腸では 55％ vs 45％，結腸では 35％ vs 65％で IgA1 の比率は低いものの，例えば鼻腔

で 95% vs 5%，扁桃で 80〜90% vs 10〜20% と IgA1 の比率は骨髄と同程度に高く，サブクラスからはその由来を決定付けるのは難しい．また，骨髄由来の場合の IgA は J 鎖と呼ばれる接合ペプチドと secretory component を有さない（これらを有するのは粘膜からの分泌型 IgA）が，IgA 腎症症例で増えている 2 量体 IgA1 は J 鎖を有しているとも報告されており[4]，分泌型である可能性もある．また，免疫組織学的にもメサンギウムに沈着している IgA1 は J 鎖を有することは報告されているが，なぜか secretary component は検出されない．

2　骨髄異常の存在を示唆する症例と基礎研究

　ここで，筆者らが，IgA 腎症の病因論と骨髄異常を結びつけるきっかけとなった症例について記す．症例は 27 歳の男性．ネフローゼで発症し腎生検にて IgA 腎症と診断され免疫抑制療法施行中（約半年程度）に慢性骨髄性白血病（CML）を合併した．この時点でも尿タンパクが持続しており 2 回目の腎生検が行われた．この腎生検でもメサンギウムに IgA の沈着は持続していた．CML に対し，HLA 完全一致の実兄より同種骨髄移植を施行した後，リンパ球キメリズムの解析でドナー由来の移殖骨髄細胞による宿主の免疫学的再構築が確認され免疫抑制薬は中止された．免疫抑制薬中止後の 1 年 6 カ月（骨髄移植後 2.8 年）を経過した時点で，タンパク尿が持続していたため 3 回目の腎生検を施行したところ，糸球体への IgA 沈着が完全に消失しており，電顕上もメサンギウム領域の高密度沈着物は消失した[5]．この症例は IgA 腎症の成因を考える上で大きなインパクトをもたらした．またその後も，骨髄移植治療の適応がある血液疾患が合併した IgA 腎症患者に対して骨髄移植が施行され，その後 IgA 腎症が寛解したという報告が続いている．

　この際，当然のように，骨髄移植に伴い行われた免疫抑制療法が IgA 腎症治癒に効果があったのではないかという議論があった．そこで，筆者らはまず IgA 腎症の成因に骨髄異常が関与するのかを検討するために以下の実験を行った．使用したのは，IgA 腎症のモデルマウスである ddY マウスである．ddY マウスの骨髄細胞を全身放射線照射を行った C57BL/6j（B6）に移植を行った群（IgA →正常）と B6 マウスの骨髄細胞を移植した群（正常→正常）を比較するという単純な検討を行った．末梢リンパ球のクラス 1 MHC 分子発現解析からは，［IgA →正常］群での B6 骨髄由来リンパ球の率は全リンパ球の 10% 程度と推定されたが，［IgA →正常］群の血清中には 3 量体から 4 量体相当の多量体 IgA 分子が著明に増加し，メサンギウム領域には IgA と C3 の沈着を認めた[6] 図1．

　この検討から，IgA 腎症モデルマウスである ddY マウス骨髄由来の B 細胞からは多量体を形成する IgA が産生され，その IgA は糸球体への易沈着性を有している可能性が考察されるに至った．引き続き，逆，つまり前述した症例のように "正常骨髄細胞" を移植することにより，IgA 腎症モデルマウスの異常な骨髄由来 B 細胞を正常骨髄細胞由来 B 細胞へと完全に入れ替えることができれば，血中の多量体 IgA は減少し糸球体 IgA 沈着も減弱，あるいは消失するのかを検討した．この検討では，武曾らによって，血清中 IgA

〔Ⅲ　病態生理〕　1. 発症の分子機構：❷ 骨髄異常

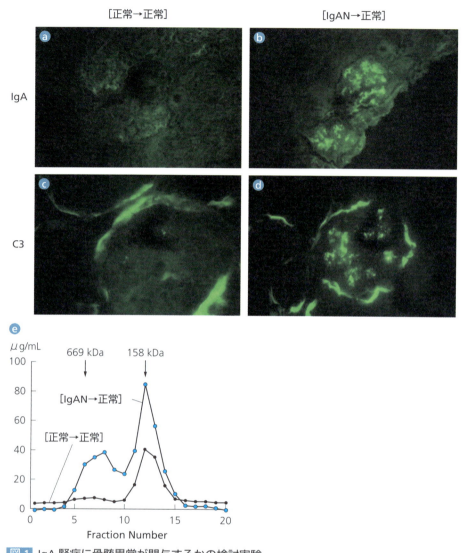

図1 IgA 腎症に骨髄異常が関与するかの検討実験
ⓐ, ⓑ：IgA 染色, ⓒ, ⓓ：C3 染色, ⓔ：血清の HPLC 分画中の IgA を ELISA 測定
(Imasawa T, et al. Biochem Biophys Res Commun. 1998; 249: 605-11 [6]) を改変)

　が特に高い ddY マウスを掛け合わせ続け樹立された high serum IgA ddY（HIGA）マウスを使用し実験を行った．また，正常 B6 マウスの骨髄を移植した HIGA マウスでは，骨髄移植後（26 週で検討）に，そのリンパ球の表面 MHC class I 抗原は B6 タイプとなっており，ほぼ完全に B6 マウス骨髄由来のリンパ球に置換していることを確認した（完全にリンパ球を置換でき，かつ致死量ではない放射線量を設定するために，この研究の大部分の時間を費やした）．
　その結果，正常マウス（B6）の骨髄を移植した HIGA マウス（[正常→IgAN]）と HIGA マウスの骨髄を移植したマウス（[IgAN→IgAN]）を比較すると，移植直後の血清 IgA 濃度は同等であったが，その後その差は経時的に拡がり，[正常→IgAN] 群にお

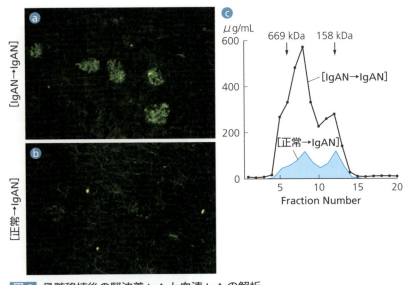

図2 骨髄移植後の腎沈着 IgA と血清 IgA の解析
ⓐ, ⓑ: IgA 染色, ⓒ: 血清の HPLC 分画中の IgA を ELISA 測定（Imasawa T, et al. Kidney Int. 1999; 56: 1809-17[7] を改変）

いて［IgAN → IgAN］群に比し有意に血清 IgA 濃度は低下した．その際に，多量体 IgA が［正常→ IgAN］群では特に顕著に低下していくことも確認できた 図2 ⓒ．その結果，骨髄移植 26 週後において，［正常→ IgAN］群では［IgAN → IgAN］群に比して，糸球体 IgA 沈着や C3 沈着は有意に減弱した 図2 ．しかし，ヒトの症例のように完全に IgA や C3 の沈着が消失するには至らなかった[7]．以上の，IgA 腎症モデルマウス由来の"異常骨髄"の移植にて正常マウスに IgA 腎症を誘導する研究と，そして対をなす"正常骨髄"の移植にて IgA 腎症モデルマウスの IgA 腎症を軽減させるという，両方向からの骨髄移植実験は，骨髄移植→リンパ球置換→多量体 IgA の量的変化→糸球体 IgA 沈着量の変化を通じ，IgA 腎症の病態に骨髄が関与する可能性を立証した．言い換えれば，IgA 腎症の発症に"IgA 腎症惹起性骨髄"が関与する可能性が示された．また，G-CSF の投与により潜在性の IgA 腎症が顕在化し発症した症例も複数報告されている[8]．理由は定かではないが，"IgA 腎症惹起性骨髄"が刺激を受け，多量体 IgA を産生するリンパ球が増加し，腎症を顕在化させたのかもしれない．骨髄移植実験を用い IgA 腎症発症に骨髄が関与することについては，その後順天堂大学の研究グループが精力的に進め[9]，さらに Mucosa-Bone Marrow Axis 異常仮説へと繋がっていったが，この詳細については他項に譲りたい．

3 骨髄由来細胞とメサンギウム細胞

筆者らは，我々が行ってきた骨髄移植実験の結果を受け，IgA 産生系から思考し，骨髄由来リンパ球の置換が多量体 IgA の多寡に影響を与えたと考える一方で，消費系についても考えた．

糸球体におけるIgAの消費系細胞はメサンギウム細胞である．当時，腎臓の構成細胞が骨髄から分化できるかどうか（つまり骨髄中の幹細胞から腎構成細胞へと分化できるのか）は全く検討されていなかったが，メサンギウム細胞が骨髄由来細胞により骨髄移植後に置換されるという全く新しい仮説を立てた．ちょうど，大阪大学でgreen fluorescent protein（GFP）を全身の細胞が発現するトランスジェニックマウス，GFPマウスが樹立されたため，筆者らはこのGFPマウスの骨髄を正常マウスに移植し，GFPマウス骨髄から分化する緑色の細胞を腎臓内で経時的にトレースしていった．

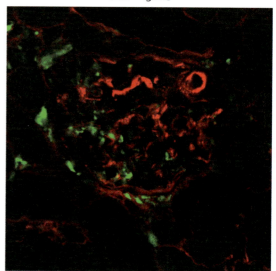

図3 GFPマウスの骨髄を移植後のIgA腎症マウスの糸球体
緑：GFP，赤：IgA染色

腎臓内では内皮細胞や血管平滑筋細胞が比較的早く緑色の細胞に一部置き換わっていったが，徐々にメサンギウム細胞も一部緑色の細胞に置き換わっていくことが確認され，世界で初めて骨髄由来細胞が腎構成細胞に分化しうることを視覚的に捉え報告した[10]．

この結果は骨髄移植後にIgAの消費系であるメサンギウム細胞が骨髄由来細胞で置換されることを示しており，骨髄とIgA消費系の関連についても考えるきっかけをもたらした．GFPマウスの骨髄をIgA腎症モデルマウスに移植した移植後の図を図3に示す．GFP陽性となった，言い換えれば骨髄由来細胞で入れ替わった部分にはIgAの沈着を認めていないことがわかる．しかし，この実験は条件検定中のものであり，これをもってIgA腎症のメサンギウム細胞ではIgAのhandling異常があるということはいえない．この時期に，それまで使っていたコバルト照射器の使用が不可能となり，他の放射線照射器で骨髄移植を試みたが良い条件設定ができず，我々の検討はここで残念ながら止まってしまった．現在，IgAの消費という観点からの研究はほとんど見られないが，IgA腎症の病態を理解する上でヒントを与えるかもしれないので，不十分な検討ではあるがここで紹介させていただいた．

● おわりに

我々や他グループからの報告からも，骨髄がIgA腎症の発症に関与していることが示されてきた．しかし，骨髄と血中糖鎖異常IgA増加・糸球体沈着を結びつけるには，本稿が担当する「骨髄異常」から説明するのは困難である．現在までの研究から想定されるIgA腎症の病因論を考えたとき，IgA腎症の発症・進展機序を説明するにはやはり

Mucosa-Bone Marrow Axis 異常を含めいくつかの"Hit"となる要素の積み重ねが必要である.

参考文献

1) Choy BY, Chan TM, Lai KN. Recurrent glomerulonephritis after kidney transplantation. Am J Transplant. 2006; 6: 2535-42.
2) Silva FG, Chander P, Pirani CL, et al. Disappearance of glomerular mesangial IgA deposits after renal allograft transplantation. Transplant. 1982; 33: 241-6.
3) Monterio RC, Halbwachs-Mecarelli L, Roque-Barreira MC, et al. Charge and size of mesangial IgA in IgA nephropathy. Kidney Int. 1985; 28: 666-71.
4) Bonner A, Furtado PB, Almogren A, et al. Implications of the near-planar solution structure of human myeloma dimeric IgA1 for mucosal immunity and IgA nephropathy. J Immunol. 2008; 180: 1008-18.
5) 宇都宮保典, 宮崎陽一, 浅野茂隆, 他. 骨髄移植後にメサンギウハへの IgA 沈着の消失を認めた慢性白血病(CML)合併 IgA 腎症の一例. 日腎会誌. 1997; 39: 62.
6) Imasawa T, Utsunomiya Y, Kawamura T, et al. Evidence suggesting the involvement of hematopoietic stem cells in the pathogenesis of IgA nephropathy. Biochem Biophys Res Commun. 1998; 249: 605-11.
7) Imasawa T, Nagasawa R, Utsunomiya Y, et al. Bone marrow transplantation attenuates murine IgA nephropathy: role of a stem cell disorder. Kidney Int. 1999; 56: 1809-17.
8) Lee JB, Billen A, Lown RN, et al. Exacerbation of IgA nephropathy following G-CSF administration for PBSC collection: suggestions for better donor screening. Bone Marrow Transplant. 2016; 51: 267-86.
9) Suzuki H, Suzuki Y, Aizawa M, et al. Th1 polarization in murine IgA nephropathy directed by bone marrow-derived cells. Kidney Int. 2007; 72: 319-27.
10) Imasawa T, Utsunomiya Y, Kawamura T, et al. The potential of bone marrow-derived cells to differentiate to glomerular mesangial cells. J Am Soc Nephrol. 2001; 12: 1401-9.

(今澤俊之)

3 APRIL/BAFF の関与

はじめに

B 細胞および形質細胞の分化, 延命に関わるサイトカインである APRIL, BAFF は, 近年 SLE などの自己免疫疾患に加え IgA 腎症の病因への関与が示唆されはじめているが, その詳細は依然明らかにされていない. IgA 腎症の病因に粘膜免疫異常の関与が示唆されているが, 我々は, IgA 腎症患者口蓋扁桃の B 細胞における APRIL を介した免疫異常の一部と, その程度が口蓋扁桃摘出術およびステロイドパルス療法による治療効果と関連している点を報告してきた. また, IgA 腎症モデルマウスに anti-APRIL monoclonal 抗体を投与し腎症が軽快することも報告した. 本稿では APRIL, BAFF に関する基礎, 我々の報告を含めた IgA 腎症に関する APRIL, BAFF の近年の知見と, 本邦および諸外国で進められている APRIL, BAFF をターゲットとした臨床試験について概要を述べる.

1 APRIL，BAFF の基礎

　B 細胞の刺激因子であり，The tumor necrosis factor（TNF）family の一つである APRIL（a proliferation-inducing ligand），BAFF（B cell activating factor）は，全身性エリテマトーデス（SLE: systemic lupus erythematosus）[1-5] やシェーグレン症候群[6-8] に加え，近年 IgA 腎症[9-12] を含めた自己反応性 B 細胞が関与する疾患の発症，進展に関与することが報告されている．APRIL，BAFF は好中球や樹状細胞，マクロファージ，単球などの骨髄系細胞により II 型膜貫通型タンパクとして産生され[13-16]，APRIL は骨髄系細胞だけでなく，腸管[17, 18] や扁桃[19]，乳腺[20]，皮膚[21] の上皮細胞から産生されることが報告されている．B 細胞の活性化と免疫グロブリン産生に関与する BAFF は[13, 15, 22]，3 量体または 60 量体（3 量体が flap region を介し重合し 60 量体を形成）の可溶性 BAFF，または膜結合型 BAFF として存在する[23, 24]．可溶性 APRIL はその遺伝子配列の 30 ％が可溶性 BAFF と同一であることが確認されている[25]．BAFF は細胞表面で切断され分泌されるのに対し[22]，APRIL は Golgi 体内で furin により切断され 3 量体の可溶性サイトカインとして分泌される[26]．

　BAFF は transitional stage 以降の B 細胞の分化に関与し，APRIL は抗原提示を受けた B 細胞の分化・生存に関わる[27-31]．事実，APRIL 欠損マウスにおいて免疫系の発達には異常がないことが確認されている[32]．APRIL と BAFF は共にクラススイッチに関与し，APRIL は骨髄において long-lived plasma cells（LLPC）の維持・生存に関わっている．APRIL は *in vitro* において，IL-10 または TGFβ の存在下で naïve B 細胞の IgA または IgG へのクラススイッチを誘導することが確認されており[14]，APRIL 欠損マウスは血清 IgA の値が低値を示し，外来抗原に対する IgA による免疫応答の障害が確認されている[33, 34]．また，APRIL はヒト memory B 細胞の増殖と形質芽細胞（plasmablast）への分化に関わっている他[35]，粘膜関連リンパ組織（mucosa associated lymphoid tissue: MALT）[19, 36, 37] や小腸[17, 38] において形質細胞の生存に不可欠であることが確認されてい

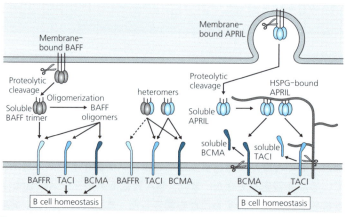

図4　APRIL，BAFF とレセプターの相互作用
（Samy E, Wax S, Huard B, et al. Targeting BAFF and APRIL in systemic lupus erythematosus and other antibody-associated diseases. Int Rev Immunol. 2017; 36: 3-19）

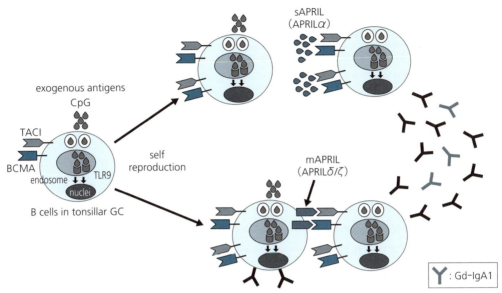

図5 IgA 腎症患者の口蓋扁桃胚中心 B 細胞における TLR/APRIL を介した免疫応答
(Muto M, et al. J Am Soc Nephrol. 2017; 28: 1227-38 [12])

る. in vivo において，APRIL または BAFF により骨髄形質細胞の分化，維持が誘導されているため，形質細胞の生存，維持抑制には，両者のサイトカイン抑制が必要と考えられている[39,40]．BAFF 欠損マウスを用いた in vivo の実験で，BAFF-R を介した BAFF のシグナル伝達が，T1 stage における immature B 細胞の mature B 細胞への分化と，その後の分化段階における mature B 細胞の生存および免疫応答に大きな役割を担っていることが示されている[27-31]．また，in vitro の実験において，IL-10 または TGFβ の存在下で，BAFF は naïve B 細胞の IgA へのクラススイッチを誘導する[14]．また，マウスの in vivo の実験により，BAFF は BAFF-R または TACI を介し IgG や IgA へのクラススイッチを誘導することも確認されている[17,41]．骨髄における LLPC の分化誘導に BAFF の役割は依然明らかにされていないが，in vitro および in vivo の実験で，BAFF が骨髄における LLPC の生存に関与していることが報告されている[40,42]．一方，BAFF knock out (KO) マウスを用いた実験で plasmablasts の分化に BAFF が必須でないことが確認されている[43]．

また，SLE や関節リウマチなどの一部の自己免疫疾患の患者血清中に BAFF と APRIL により形成される Heteromer が優位に高値であることが確認されているが，病因への関与は依然明らかにされていない[44,45]．Heteromer は 2 つの APRIL と 1 つの BAFF (BAA)，または 1 つの APRIL と 2 つの BAFF (ABB) から構成されており，後者は結晶化している[46]．生理作用の違いの詳細は明らかにされていないが，Heteromer が BAFF を含め構成されている場合，BAFF-R を介した生理作用は減弱することが確認されている[46]．一方，BAA，ABB はいずれも TACI および BCMA を介し特異的な誘導をかける可能性が示唆されている[46]．

〔Ⅲ　病態生理〕　1. 発症の分子機構: 3 APRIL/BAFF の関与

APRIL および BAFF のレセプターはいずれも Ⅲ 型膜貫通型タンパクで B 細胞系に発現しており，APRIL，BAFF は共に transmembrane activator and CAML interactor（TACI）および B cell maturation antigen（BCMA）に結合し，BAFF のみ BAFF-receptor（BAFF-R）に結合する[27, 47-51]．また，APRIL は，形質細胞などの細胞外マトリックスまたは細胞表面に存在するヘパラン硫酸プロテオグリカン（HSPG）を介して，抗体産生細胞のレセプターに結合し生理作用を発揮する[19, 39, 52, 53]．

BAFF-R，BCMA および TACI は，それぞれ B 細胞の異なった分化段階に発現し，生存と適応に関するシグナル伝達の役割を担っている[51]．BAFF-R は，transitional B 細胞の段階で発現しているが，naïve B 細胞や memory B 細胞など成熟 B 細胞においては発現レベルが低下している[54]．また，BAFF-R は short-lived plasma cells で発現が低下し，LLPC では発現が認められないことから，B 細胞の分化に伴い BAFF-R の発現が低下する可能性が考えられている[51, 55]．

BCMA，TACI は memory B 細胞や扁桃胚中心 B 細胞に発現している[51, 55]．TACI は，CD25 や CD80 などの活性化マーカーを発現している CD27-naïve B 細胞の一部に発現が確認されていることから，TACI が B 細胞の活性化に伴い発現が誘導されている点が示唆される[56]．BCMA は long-lived tonsillar plasma cells や long-lived BM plasma cells に発現していることが確認されているが，口蓋扁桃形質細胞における TACI の発現は依然明らかにされていない[51, 55]．

2 IgA 腎症と APRIL，BAFF

IgA 腎症患者において血清 BAFF および APRIL の値が高値であり，疾患活動性との関連も報告されている[9, 10]．血清 BAFF の値は，腎生検組織においてメサンギウム細胞増殖，メサンギウム基質増加を有する症例で高値であり，尿細管萎縮・間質線維化の程度と関連し，推算糸球体濾過値（eGFR）および血清クレアチニンと正の相関を示すことが報告されている[9]．また，血清 APRIL の値も血清クレアチニン，尿タンパク量と相関することが報告され[10]，さらには，Genome Wide Association Study（GWAS）により IgA 腎症の疾患感受性遺伝子領域として APRIL が同定されている[11]．しかしながら，IgA 腎症患者における APRIL や BAFF の産生臓器や，病因への関与の詳細は不明であった．また，IgA 腎症患者において，血清の糖鎖異常 IgA1 と糖鎖異常 IgA1 を含めた免疫複合体の値が高値であることが報告されてきたが[57-59]，それらの産生臓器や APRIL との関連は依然明らかにされていなかった．

IgA 腎症は上気道炎後に尿所見が悪化する点などから粘膜免疫異常の関与の他，粘膜や骨髄を中心としたいわゆる mucosa-bone marrow axis における全身の免疫異常が病因に関与している可能性が示唆されている[60, 61]．上気道炎後に尿所見が悪化することなどから鼻咽腔関連リンパ組織（NALT）の病因への関与が示唆され，近年日本を中心に口蓋扁桃摘出術（扁摘）およびステロイドパルス療法の治療効果が報告されている[62-65]．一方，腸管関連リンパ組織（GALT）の病因への関与も以前から議論されており，腸管のパイエル

板に存在する B 細胞が糖鎖異常 IgA1 の産生源であるとする報告もある[66]．事実，腸管を特異的にターゲットとしたステロイド治療により，尿タンパクの減少および腎機能の悪化速度が緩徐になった報告がある[67]．その背景に，IgA 腎症患者における免疫異常の主座が人種間で異なっている可能性も示唆され，近年議論されている．

　細胞表面に存在する受容体タンパク質で，自然免疫に関与する Toll-like receptor の一つである TLR9 は，細菌やウイルス由来の非メチル化 DNA を認識し，細菌やウイルス由来の外来抗原に対する自然免疫応答に関与する[68, 69]．TLR9 は IgA 腎症を含めた腎疾患の病因への関与が示唆されているが，その詳細は依然明らかにされていない[70-75]．我々は，IgA 腎症モデルマウスである grouped ddY（gddY）の粘膜を TLR9 の ligand で刺激することで，血清 IgA および血清の免疫複合体レベルの上昇を伴い，腎症悪化をきたすことを報告した[70]．また，IgA 腎症患者口蓋扁桃における TLR9 の発現の程度が疾患活動性と，口蓋扁桃摘出術の治療効果と関連していることを報告してきたが[73, 74]，病因における TLR9 関与の詳細は不明であった．

　そこで，我々は IgA 腎症患者口蓋扁桃における APRIL の発現を検証し，慢性扁桃炎患者と比較し APRIL の発現が亢進していることを報告した[12]．また，IgA 腎症患者口蓋扁桃胚中心の B 細胞で APRIL の発現が亢進し，発現の亢進した APRIL は wild type であり soluble form である APRIL α に加え，furin による cleavage site を有さない APRIL δ，APRIL ζ から構成されている可能性が高いことを明らかにした[12]．B 細胞自身からの APRIL の発現は，SLE などの自己免疫疾患や[76]，慢性リンパ性白血病，濾胞性リンパ腫，びまん性大細胞型リンパ腫など B 細胞の悪性腫瘍患者で報告されている[77-79]．APRIL δ などの発現亢進は，前駆 B 細胞急性リンパ性白血病患者の B 細胞で同様に報告されている[80]．TLR9 との関連についてさらに検証したところ，IgA 腎症患者口蓋扁桃 B 細胞における TLR9 の発現量は，APRIL α および APRIL δ/ζ の発現量と相関し，さらには，in vitro の実験において，TLR9 の ligand で口蓋扁桃 B 細胞を刺激することにより APRIL の発現亢進が誘導されることが確認された[12]．また，口蓋扁桃胚中心における APRIL の発現量が多い患者では，疾患重症度が高く，口蓋扁桃摘出術による治療効果（尿タンパク低下量，血清糖鎖異常 IgA1 の低下率）が大きいことが確認された[12]．以上より，IgA 腎症患者では，口蓋扁桃胚中心 B 細胞において，TLR9 を介し外来抗原を認識することで APRIL の発現が亢進し，糖鎖異常 IgA1 の産生に関与している可能性が強く示唆された．本実験結果は，扁摘術の理論的根拠，さらには APRIL をターゲットとした治療の理論的根拠となりえると考える．

3　APRIL，BAFF をターゲットとした IgA 腎症の新規治療

　APRIL，BAFF の IgA 腎症の病因における関与が示唆され始めるのと並行して，それらをターゲットとした治療が注目を集めている．我々は，IgA 腎症モデルマウスである gddY に APRIL に対する中和抗体を用いた実験で血清 IgA の低下，糸球体への IgA 沈着の低下，尿タンパクの減少，腎組織障害の低下を確認し[81, 82]，APRIL をターゲットとし

〔Ⅲ　病態生理〕　1. 発症の分子機構：**3** APRIL/BAFF の関与

た新規治療の有効性の可能性を示した.

　一方，APRIL，BAFF をターゲットとした IgA 腎症の臨床試験が既に開始されている. Atacicept（NCT02808429）は，ヒト IgG1 の Fc 領域に TACI の細胞外リガンド結合領域を結合させた可溶性のヒト遺伝子組み換え融合タンパクであり，APRIL および BAFF が各レセプターに結合するのを抑制し，免疫応答を抑制する[83]. B 細胞前駆細胞や memory B 細胞の分化に影響を及ぼすことなく，T1 transitional stage 以降の B 細胞の生存を抑制し，mature B 細胞や形質細胞の分化・生存に影響を及ぼす[84-87]. Atacicept 投与により，血清 IgG，IgA，IgM の低下と，末梢血中のトータルの B 細胞および mature B 細胞の低下が確認されている[86, 88]. ヒト IgG1 の Fc 領域に 4 つの BAFF 高親和性領域を結合させた blisibimod（NCT02062684）は，3 量体の可溶性 BAFF に結合し阻害作用を発揮するのみでなく，3 量体の可溶性 BAFF 同士の重合に関与する flap region と相互作用することにより 60 量体の可溶性 BAFF の形成を阻害することで，3 量体の可溶性 BAFF の形成を促すほか，膜結合型の BAFF にも結合しその生理作用を阻害する[89-91]. Atacicept と blisibimod は共に SLE や関節リウマチを含めた自己免疫疾患で PhaseⅡ/Ⅲ の臨床試験が行われている[85, 92]. SLE 患者における atacicept の PhaseⅡ/Ⅲ 試験において，atacicept 150 mg 投与群で肺胞出血を伴う肺炎で 2 例の死亡例が確認され，早期に臨床試験が打ち切られたが，atacicept は SLE 再燃率を低下させ，初回再燃までの期間を延長させることが報告された[93]. また，atacicept 75 mg 投与群および 150 mg 投与群において，血清抗 dsDNA 抗体価と血清免疫グロブリンレベル低下と，血清 C3 および C4 上昇が確認された[85]. 一方，blisibimod はプラセボと比較し安全性が確認されているが，blisibimod が結合する BAFF のペプチドが免疫原性を有し，BAFF に対する blisibimod の効果を減弱させる抗体産生を誘導させる可能性が懸念されている[92]. IgA 腎症患者に対する atacicept を用いた PhaseⅡ 試験は現在進行中で，blisibimod の PhaseⅡ 試験は終了を迎えたところであり，その結果が待たれる. 一方，ヒト化した APRIL 中和抗体（VIS649）をサルに投与した実験で，血清 IgA および腸管粘膜における IgA 陽性 B 細胞の低下を確認しており[82]，APRIL をターゲットとした新規治療の実臨床への応用も期待している.

● おわりに

　我々はヒト IgA 腎症における APRIL を介した免疫異常と，IgA 腎症モデルマウスを用いた APRIL ターゲティングの治療効果を明らかにしてきた. しかしながら，免疫異常の主座となる責任臓器や細胞分子レベルでの責任細胞など，未だ病因の全容解明には至っておらず，今後さらなる詳細な検討が必要と考える. 現在 APRIL，BAFF をターゲットとした臨床試験が行われており，安全性を含めた解析結果が待たれる.

参考文献

1) Salazar-Camarena DC, Ortiz-Lazareno PC, Cruz A, et al. Association of BAFF, APRIL serum levels, BAFF-R, TACI and BCMA expression on peripheral B-cell subsets with

clinical manifestations in systemic lupus erythematosus. Lupus. 2016; 25: 582-92.

2）Zhang J, Roschke V, Baker KP, et al. Cutting edge: a role for B lymphocyte stimulator in systemic lupus erythematosus. J Immunol（Baltimore, Md: 1950）. 2001; 166: 6-10.

3）Stohl W, Metyas S, Tan SM, et al. B lymphocyte stimulator overexpression in patients with systemic lupus erythematosus: longitudinal observations. Arthritis Rheum. 2003; 48: 3475-86.

4）Koyama T, Tsukamoto H, Miyagi Y, et al. Raised serum APRIL levels in patients with systemic lupus erythematosus. ARD. 2005; 64: 1065-7.

5）Hegazy M, Darwish H, Darweesh H, et al. Raised serum level of APRIL in patients with systemic lupus erythematosus: correlations with disease activity indices. Clin Immunol. 2010; 135: 118-24.

6）Groom J, Kalled SL, Cutler AH, et al. Association of BAFF/BLyS overexpression and altered B cell differentiation with Sjögren's syndrome. J Clin Invest. 2002; 109: 59-68.

7）Vosters JL, Roescher N, Polling EJ, et al. The expression of APRIL in Sjögren's syndrome: aberrant expression of APRIL in the salivary gland. Rheumatology（Oxford）. 2012; 51: 1557-62.

8）Jonsson MV, Szodoray P, Jellestad S, et al. Association between circulating levels of the novel TNF family members APRIL and BAFF and lymphoid organization in primary Sjögren's syndrome. J Clin Immunol. 2005; 25: 189-201.

9）Xin G, Shi W, Xu LX, et al. Serum BAFF is elevated in patients with IgA nephropathy and associated with clinical and histopathological features. J Nephrol. 2013; 26: 683-90.

10）McCarthy DD, Kujawa J, Wilson C, et al. Mice overexpressing BAFF develop a commensal flora-dependent, IgA-associated nephropathy. The Journal of Clinical Investigation. 2011; 121: 3991-4002.

11）Yu XQ, Li M, Zhang H, et al. A genome-wide association study in Han Chinese identifies multiple susceptibility loci for IgA nephropathy. Nature genetics. 2011; 44: 178-82.

12）Muto M, Manfroi B, Suzuki H, et al. Toll-like receptor 9 stimulation induces aberrant expression of a proliferation-inducing ligand by tonsillar germinal center B cells in IgA nephropathy. J Am Soc Nephrol. 2017; 28: 1227-38.

13）Moore PA, Belvedere O, Orr A, et al. BLyS: member of the tumor necrosis factor family and B lymphocyte stimulator. Science. 1999; 285: 260-3.

14）Litinskiy MB, Nardelli B, Hilbert DM, et al. DCs induce CD40-independent immunoglobulin class switching through BLyS and APRIL. Nat Immunol. 2002; 3: 822-9.

15）Nardelli B, Belvedere O, Roschke V, et al. Synthesis and release of B-lymphocyte stimulator from myeloid cells. Blood. 2001; 97: 198-204.

16）Scapini P, Nardelli B, Nadali G, et al. G-CSF-stimulated neutrophils are a prominent source of functional BLyS. J Exp Med. 2003; 197: 297-302.

17）Salzer U, Birmelin J, Bacchelli C, et al. Sequence analysis of TNFRSF13b, encoding TACI, in patients with systemic lupus erythematosus. J Clin Immunol. 2007; 27: 372-7.

18）Barone F, Patel P, Sanderson JD, Spencer J. Gut-associated lymphoid tissue contains the molecular machinery to support T-cell-dependent and T-cell-independent class switch recombination. Mucosal Immunol. 2009; 2: 495-503.

19）Huard B, McKee T, Bosshard C, et al. APRIL secreted by neutrophils binds to heparan sulfate proteoglycans to create plasma cell niches in human mucosa. The Journal of clinical investigation. 2008; 118: 2887-95.

20）Pelekanou V, Kampa M, Kafousi M, et al. Expression of TNF-superfamily members BAFF and APRIL in breast cancer: immunohistochemical study in 52 invasive ductal breast carcinomas. BMC cancer. 2008; 8: 76.

21) Alexaki VI, Pelekanou V, Notas G, et al. B-cell maturation antigen (BCMA) activation exerts specific proinflammatory effects in normal human keratinocytes and is preferentially expressed in inflammatory skin pathologies. Endocrinology. 2012; 153: 739-49.

22) Schneider P, MacKay F, Steiner V, et al. BAFF, a novel ligand of the tumor necrosis factor family, stimulates B cell growth. J Exp Med. 1999; 189: 1747-56.

23) Liu Y, Xu L, Opalka N, Kappler J, et al. Crystal structure of sTALL-1 reveals a virus-like assembly of TNF family ligands. Cell. 2002; 108: 383-94.

24) Zhukovsky EA, Lee JO, Villegas M, et al. TNF ligands: is TALL-1 a trimer or a virus-like cluster? Nature. 2004; 427: 413-4. discussion 4.

25) Wallweber HJ, Compaan DM, Starovasnik MA, et al. The crystal structure of a proliferation-inducing ligand, APRIL. Journal of molecular biology. 2004; 343: 283-90.

26) Lopez-Fraga M, Fernandez R, Albar JP, et al. Biologically active APRIL is secreted following intracellular processing in the Golgi apparatus by furin convertase. EMBO reports. 2001; 2: 945-51.

27) Thompson JS, Bixler SA, Qian F, et al. BAFF-R, a newly identified TNF receptor that specifically interacts with BAFF. Science (New York, NY). 2001; 293: 2108-11.

28) Schiemann B, Gommerman JL, Vora K, et al. An essential role for BAFF in the normal development of B cells through a BCMA-independent pathway. Science (New York, NY). 2001; 293: 2111-4.

29) Gross JA, Dillon SR, Mudri S, et al. TACI-Ig neutralizes molecules critical for B cell development and autoimmune disease. impaired B cell maturation in mice lacking BLyS. Immunity. 2001; 15: 289-302.

30) Gorelik L, Cutler AH, Thill G, et al. Cutting edge: BAFF regulates CD21/35 and CD23 expression independent of its B cell survival function. Journal of Immunology (Baltimore, Md: 1950). 2004; 172: 762-6.

31) Rauch M, Tussiwand R, Bosco N, et al. Crucial role for BAFF-BAFF-R signaling in the survival and maintenance of mature B cells. PLoS One. 2009; 4: e5456.

32) Varfolomeev E, Kischkel F, Martin F, et al. APRIL-deficient mice have normal immune system development. Molecular and Cellular Biology. 2004; 24: 997-1006.

33) Xiao Y, Motomura S, Podack ER. APRIL (TNFSF13) regulates collagen-induced arthritis, IL-17 production and Th2 response. Eur J Immunol. 2008; 38: 3450-8.

34) Castigli E, Scott S, Dedeoglu F, et al. Impaired IgA class switching in APRIL-deficient mice. Proceedings of the National Academy of Sciences of the United States of America. 2004; 101: 3903-8.

35) Avery DT, Kalled SL, Ellyard JI, et al. BAFF selectively enhances the survival of plasmablasts generated from human memory B cells. J Clin Invest. 2003; 112: 286-97.

36) Matthes T, Dunand-Sauthier I, Santiago-Raber ML, et al. Production of the plasma-cell survival factor a proliferation-inducing ligand (APRIL) peaks in myeloid precursor cells from human bone marrow. Blood. 2011; 118: 1838-44.

37) Chu VT, Beller A, Rausch S, et al. Eosinophils promote generation and maintenance of immunoglobulin-A-expressing plasma cells and contribute to gut immune homeostasis. Immunity. 2014; 40: 582-93.

38) Mesin L, Di Niro R, Thompson KM, et al. Long-lived plasma cells from human small intestine biopsies secrete immunoglobulins for many weeks in vitro. Journal of Immunology (Baltimore, Md: 1950). 2011; 187: 2867-74.

39) Ingold K, Zumsteg A, Tardivel A, et al. Identification of proteoglycans as the APRIL-

specific binding partners. The J Exp Med. 2005; 201: 1375-83.

40) Benson MJ, Dillon SR, Castigli E, et al. Cutting edge: the dependence of plasma cells and independence of memory B cells on BAFF and APRIL. Journal of immunology (Baltimore, Md: 1950). 2008; 180: 3655-9.

41) Castigli E, Wilson SA, Scott S, et al. TACI and BAFF-R mediate isotype switching in B cells. J Exp Med. 2005; 201: 35-9.

42) O'Connor BP, Raman VS, Erickson LD, et al. BCMA is essential for the survival of long-lived bone marrow plasma cells. J Exp Med. 2004; 199: 91-8.

43) Belnoue E, Pihlgren M, McGaha TL, et al. APRIL is critical for plasmablast survival in the bone marrow and poorly expressed by early-life bone marrow stromal cells. Blood. 2008; 111: 2755-64.

44) Roschke V, Sosnovtseva S, Ward CD, et al. BLyS and APRIL form biologically active heterotrimers that are expressed in patients with systemic immune-based rheumatic diseases. J Immunol (Baltimore, Md: 1950). 2002; 169: 4314-21.

45) Dillon SR, Harder B, Lewis KB, et al. B-lymphocyte stimulator/a proliferation-inducing ligand heterotrimers are elevated in the sera of patients with autoimmune disease and are neutralized by atacicept and B-cell maturation antigen-immunoglobulin. Arthritis Research & Therapy. 2010; 12: R48.

46) Schuepbach-Mallepell S, Das D, Willen L, et al. Stoichiometry of heteromeric BAFF and APRIL cytokines dictates their receptor binding and signaling properties. J Biol Chem. 2015; 290: 16330-42.

47) Gross JA, Johnston J, Mudri S, et al. TACI and BCMA are receptors for a TNF homologue implicated in B-cell autoimmune disease. Nature. 2000; 404: 995-9.

48) Yu G, Boone T, Delaney J, et al. APRIL and TALL-I and receptors BCMA and TACI: system for regulating humoral immunity. Nature Immunol. 2000; 1: 252-6.

49) Wu Y, Bressette D, Carrell JA, et al. Tumor necrosis factor (TNF) receptor superfamily member TACI is a high affinity receptor for TNF family members APRIL and BLyS. J Biol Chem. 2000; 275: 35478-85.

50) Marsters SA, Yan M, Pitti RM, et al. Interaction of the TNF homologues BLyS and APRIL with the TNF receptor homologues BCMA and TACI. Current biology: CB. 2000; 10: 785-8.

51) Darce JR, Arendt BK, Wu X, et al. Regulated expression of BAFF-binding receptors during human B cell differentiation. J Immunol (Baltimore, Md: 1950). 2007; 179: 7276-86.

52) Hendriks J, Planelles L, de Jong-Odding J, et al. Heparan sulfate proteoglycan binding promotes APRIL-induced tumor cell proliferation. Cell death and differentiation. 2005; 12: 637-48.

53) Schwaller J, Schneider P, Mhawech-Fauceglia P, et al. Neutrophil-derived APRIL concentrated in tumor lesions by proteoglycans correlates with human B-cell lymphoma aggressiveness. Blood. 2007; 109: 331-8.

54) Sims GP, Ettinger R, Shirota Y, et al. Identification and characterization of circulating human transitional B cells. Blood. 2005; 105: 4390-8.

55) Chiu A, Xu W, He B, et al. Hodgkin lymphoma cells express TACI and BCMA receptors and generate survival and proliferation signals in response to BAFF and APRIL. Blood. 2007; 109: 729-39.

56) Emsley P, Cowtan K. Coot: model-building tools for molecular graphics. Acta crystallographica Section D, Biological crystallography. 2004; 60: 2126-32.

57) Kokubo T, Hiki Y, Iwase H, et al. Evidence for involvement of IgA1 hinge glycopeptide in the IgA1-IgA1 interaction in IgA nephropathy. J Am Soci of Nephrol. 1997; 8: 915-9.

58) Tomana M, Matousovic K, Julian BA, et al. Galactose-deficient IgA1 in sera of IgA nephropathy patients is present in complexes with IgG. Kidney int. 1997; 52: 509-16.

59) Suzuki H, Kiryluk K, Novak J, et al. The pathophysiology of IgA nephropathy. J Am Soci of Nephrol. 2011; 22: 1795-803.

60) Suzuki Y, Suzuki H, Sato D, et al. Reevaluation of the mucosa-bone marrow axis in IgA nephropathy with animal models. Advances in Oto-Rhino-Laryngology. 2011; 72: 64-7.

61) Suzuki Y, Tomino Y. Potential immunopathogenic role of the mucosa-bone marrow axis in IgA nephropathy: insights from animal models. Seminars in Nephrol. 2008; 28: 66-77.

62) Komatsu H, Fujimoto S, Hara S, et al. Effect of tonsillectomy plus steroid pulse therapy on clinical remission of IgA nephropathy: a controlled study. Clin J Am Soci of Nephrol. 2008; 3: 1301-7.

63) Xie Y, Nishi S, Ueno M, et al. The efficacy of tonsillectomy on long-term renal survival in patients with IgA nephropathy. Kidney int. 2003; 63: 1861-7.

64) Kawamura T, Yoshimura M, Miyazaki Y, et al. A multicenter randomized controlled trial of tonsillectomy combined with steroid pulse therapy in patients with immunoglobulin A nephropathy. Nephrology, dialysis, transplantation: official publication of the European Dialysis and Transplant Association - European Renal Association. 2014.

65) Matsumoto K, Ikeda Y, Yamaguchi S, et al. Long-term outcomes of tonsillectomy for IgA nephropathy patients: A retrospective cohort study, two-centre analysis with the inverse probability therapy weighting method. Nephrol (Carlton, Vic). 2018; 23: 846-54.

66) Smith AC, Molyneux K, Feehally J, Barratt J. O-glycosylation of serum IgA1 antibodies against mucosal and systemic antigens in IgA nephropathy. J Am Soci of Nephrol. 2006; 17: 3520-8.

67) Fellstrom BC, Barratt J, Cook H, et al. Targeted-release budesonide versus placebo in patients with IgA nephropathy (NEFIGAN): a double-blind, randomised, placebo-controlled phase 2b trial. Lancet. 2017; 389: 2117-27.

68) Krieg AM. Therapeutic potential of Toll-like receptor 9 activation. Nature reviews Drug discovery. 2006; 5: 471-84.

69) Goodnow CC. Immunology. Discriminating microbe from self suffers a double toll. Science (New York, NY). 2006; 312: 1606-8.

70) Suzuki H, Suzuki Y, Narita I, et al. Toll-like receptor 9 affects severity of IgA nephropathy. J Am Soci of Nephrol. 2008; 19: 2384-95.

71) Kajiyama T, Suzuki Y, Kihara M, et al. Different pathological roles of toll-like receptor 9 on mucosal B cells and dendritic cells in murine IgA nephropathy. Clinical & Developmental immunol. 2011; 2011: 819646.

72) Maiguma M, Suzuki Y, Suzuki H, et al. Dietary zinc is a key environmental modifier in the progression of IgA nephropathy. PloS one. 2014; 9: e90558.

73) Nakata J, Suzuki Y, Suzuki H, et al. Changes in nephritogenic serum galactose-deficient IgA1 in IgA nephropathy following tonsillectomy and steroid therapy. PloS one. 2014; 9: e89707.

74) Sato D, Suzuki Y, Kano T, et al. Tonsillar TLR9 expression and efficacy of tonsillectomy with steroid pulse therapy in IgA nephropathy patients. Nephrology, dialysis, transplantation: official publication of the European Dialysis and Transplant Association - European Renal Association. 2012; 27: 1090-7.

75) Watanabe T, Kanamaru Y, Liu C, et al. Negative regulation of inflammatory responses by immunoglobulin A receptor (FcalphaRI) inhibits the development of Toll-like receptor-9 signalling-accelerated glomerulonephritis. Clin exp immunol. 2011; 166: 235-50.

76) Chu VT, Enghard P, Schurer S, et al. Systemic activation of the immune system induces aberrant BAFF and APRIL expression in B cells in patients with systemic lupus erythematosus. Arthritis and Rheumatism. 2009; 60: 2083-93.

77) Kern C, Cornuel JF, Billard C, et al. Involvement of BAFF and APRIL in the resistance to apoptosis of B-CLL through an autocrine pathway. Blood. 2004; 103: 679-88.

78) He B, Chadburn A, Jou E, et al. Lymphoma B cells evade apoptosis through the TNF family members BAFF/BLyS and APRIL. J Immunol (Baltimore, Md: 1950). 2004; 172: 3268-79.

79) Gupta M, Dillon SR, Ziesmer SC, et al. A proliferation-inducing ligand mediates follicular lymphoma B-cell proliferation and cyclin D1 expression through phosphatidylinositol 3-kinase-regulated mammalian target of rapamycin activation. Blood. 2009; 113: 5206-16.

80) Maia S, Pelletier M, Ding J, et al. Aberrant expression of functional BAFF-system receptors by malignant B-cell precursors impacts leukemia cell survival. PloS one. 2011; 6: e20787.

81) Kim YG, Alvarez M, Suzuki H, et al. Pathogenic role of a proliferation-inducing ligand (APRIL) in murine IgA nephropathy. PLoS One. 2015; 10: e0137044.

82) Myette JR, Kano T, Suzuki H, et al. A proliferation inducing ligand (APRIL) targeted antibody is a safe and effective treatment of murine IgA nephropathy. Kidney Int. 2019; s0085-2538: 30174-7.

83) Munafo A, Priestley A, Nestorov I, et al. Pharmacokinetics and pharmacodynamics of atacicept in healthy volunteers. Eur J clin pharmacol. 2007; 63: 647-56.

84) Harvey PR, Gordon C. B-cell targeted therapies in systemic lupus erythematosus: successes and challenges. BioDrugs: clinical immunotherapeutics, biopharmaceuticals and gene therapy. Bio Drugs. 2013; 27: 85-95.

85) Isenberg D, Gordon C, Licu D, et al. Efficacy and safety of atacicept for prevention of flares in patients with moderate-to-severe systemic lupus erythematosus (SLE): 52-week data (APRIL-SLE randomised trial). Ann Rheum Dis. 2015; 74: 2006-15.

86) Richez C, Truchetet ME, Schaeverbeke T, et al. Atacicept as an investigated therapy for rheumatoid arthritis. Expert opinion on investigational drugs. 2014; 23: 1285-94.

87) Dillon SR, Gross JA, Ansell SM, et al. An APRIL to remember: novel TNF ligands as therapeutic targets. Nature reviews Drug discovery. 2006; 5: 235-46.

88) Ginzler EM, Wax S, Rajeswaran A, et al. Atacicept in combination with MMF and corticosteroids in lupus nephritis: results of a prematurely terminated trial. Arthritis Research & Therapy. 2012; 14: R33.

89) Stohl W, Hilbert DM. The discovery and development of belimumab: the anti-BLyS-lupus connection. Nature Biotechnol. 2012; 30: 69-77.

90) Croft M, Benedict CA, Ware CF. Clinical targeting of the TNF and TNFR superfamilies. Nature reviews Drug discovery. 2013; 12: 147-68.

91) Shin W, Lee HT, Lim H, et al. BAFF-neutralizing interaction of belimumab related to its therapeutic efficacy for treating systemic lupus erythematosus. Nature communications. 2018; 9: 1200.

92) Lenert A, Niewold TB, Lenert P. Spotlight on blisibimod and its potential in the treatment of systemic lupus erythematosus: evidence to date. Drug Design, development and Therapy. 2017; 11: 747-57.

93) Cogollo E, Silva MA, Isenberg D. Profile of atacicept and its potential in the treatment of systemic lupus erythematosus. Drug Design, development and Therapy. 2015; 9: 1331-9.

（武藤正浩）

〔Ⅲ　病態生理〕　1．発症の分子機構：**4** IgA 腎症における細胞性免疫異常

4 IgA 腎症における細胞性免疫異常

はじめに

IgA 腎症ではメサンギウム領域に IgA の優位な沈着を認めるが，その過程に至るまでには B 細胞のみならず抗原提示細胞や T 細胞の関与も重要な一因である．一方，IgA 腎症は，その多くは孤発性に生じるものの発症に地域差や人種差を認めていることから，疾患感受性遺伝子が想定されている疾患である．近年，大規模な国際共同研究によるゲノムワイド関連解析により IgA 腎症患者では MHC 領域に感受性座位が認められた．本稿では，IgA 腎症における細胞性免疫に関して，MHC を中心とした遺伝的背景，γδT 細胞および T 細胞サブセットの IgA 産生への関与，IgA 腎症の症候への T 細胞の寄与について概説する．

1　遺伝的背景と細胞性免疫

IgA 腎症の多くは孤発性に生じるものの，約 10％が家族性に認められる[1, 2]．孤発性 IgA 腎症においても，アジア太平洋地域では腎生検により確定される糸球体疾患の 36.8〜54.2％は IgA 腎症であるのに対して，ヨーロッパでは 20〜30％，北米では 10％程度，南米全体では 6％程度と比較的少なく，明らかな地域差を認めている．北米においては白人には多いが，黒人では稀であることも知られている．このように孤発性 IgA 腎症において発症に地域差や人種差を認めており，何らかの遺伝的背景が示唆されている．成人・小児共に男性にやや多く，発見時の年齢は成人では 20 歳代，小児では 10 歳代が多いが，患者層は全ての年齢にわたっている[3]．一方，大規模な家族内集積例が存在していることや一卵性双生児における発症例があることなどから，慢性糸球体腎炎のなかで IgA 腎症は最も疾患感受性遺伝子が想定されている疾患である．

ヒトの主要組織適合遺伝子複合体（major histocompatibility complex: MHC）である白血球抗原（human leukocyte antigen: HLA）は第 6 染色体短腕（6p）に存在する．HLA 領域は長さ 360 万塩基対でその中に 128（クラスⅠ領域 54，クラスⅡ領域 34，クラスⅢ領域 43）の機能的遺伝子が含まれているとされる．ほとんどの有核細胞と血小板との表面に存在する MHC クラスⅠは内因性抗原と，樹状細胞・マクロファージ・B 細胞などに表出されている MHC クラスⅡは外来抗原と結合し，それぞれ CD8$^+$T 細胞と CD4$^+$T 細胞に抗原提示される．

通常，外来性の抗原は MHC クラスⅡと結合して抗原提示されるが，内因性抗原物質が遊離して樹状細胞・マクロファージなどに取り込まれ MHC クラスⅡ分子に結合して提示されることもある．この際，ウイルス抗原や自己構成成分の抗原のように細胞内で生成され細胞内に存在する抗原タンパクはユビキチン化され，細胞質に存在する proteasome により抗原ペプチドに分解される．抗原ペプチドは小胞体膜に結合している TAP（trans-

48

porter associated with antigen processing, MHC クラス II 遺伝子座内の遺伝子 tap-1, tap-2 が支配）分子によって小胞体内へ輸送され，ついでエンドソームに転送される．抗原ペプチドはエンドソーム内でリサイクルされる MHC クラス II と結合し，CD4$^+$T 細胞に cross presentation される[4]．

　孤発性 IgA 腎症において，日本人の IgA 腎症患者 313 人を対象としたケース・コントロール関連分析で，HLA-DRA 遺伝子の一塩基多型（single nucleotide polymorphisms: SNPs）が IgA 腎症のリスク増加と有意に関連することが報告され，HLA-DRA 遺伝子座のいくつかのハプロタイプが日本人患者における IgA 腎症の発生に関与することが示唆された[5]．また，欧州の IgA 腎症患者 431 例を対象としたゲノムワイド関連解析（genome wide association study: GWAS）では，6q 上の MHC 領域に疾患関連性を認め，HLA 領域が欧州の IgA 腎症の素因となる共通の感受性対立遺伝子を含むことが示唆された[6]．さらに，中国と欧州の IgA 腎症患者 3,144 例を対象とした GWAS では，6p21 上の MHC 領域に 3 カ所（HLA-DQB1/DRB1，HLA-DPA1/DPB2，PSMB9/TAP1 遺伝子座）に感受性座位が同定された[7]．この対象研究にさらにアジア人，ヨーロッパ人，アフリカ-アメリカ人の 8 つのコホートを追加した 12 のコホート（n＝10,755）を用いた GWAS では，HLA-DQB1/DRB1 領域に新たに 2 カ所の感受性座位が同定され，これらは日本を含む世界 85 の異なる地域，人種間においても認めることが確認された[8]．さらにヨーロッパ人と日本を含む東アジア人の大規模な国際共同研究（n＝20,612）の GWAS では新たに HLA-DQB1 領域に感受性 SNP が検出されるとともに，それまでに同定された HLA 領域の感受性が再現された[9]．

　前述の大規模 GWAS により，MHC 領域の遺伝子との関連は IgA 腎症の病因に細胞性免疫が関与することが示唆される．

2　IgA 産生と細胞性免疫

　ヒトの体内にある免疫グロブリンの 60％は IgA であるが，その多くは粘膜上に分泌されて存在する．IgA は気管支粘液・腸管粘液・尿などの中に最も多く含まれている免疫グロブリンである．IgA はそのほとんどが二量体で存在する．全 IgA の 10～20％が血清型 IgA で，他は分泌型 IgA である．血清型 IgA は単量体 IgA と二量体 IgA があり，多くが骨髄 B 細胞由来で，その 90％が IgA1 で主に単量体である．粘膜免疫に関与する粘膜型 IgA は二量体 IgA であり，粘膜下に存在する B 細胞由来で，その 50～70％が IgA1 である．

　一方，T 細胞には α 鎖と β 鎖で構成される T 細胞受容体（T cell receptor: TCR）を有する αβ 型 T 細胞と，γ 鎖と δ 鎖で構成される TCR を有する γδ 型 T 細胞とがある．αβ 型 T 細胞は一般のリンパ組織や血中の T 細胞の主体となっている．γδT 細胞は末梢血中には 3％以下で，皮膚や消化管などの上皮に多く分布している．γδT 細胞は TCR の遺伝子再構成を伴わず，固定型の TCR を発現する．ヒト γδT 細胞において，Vγ1Vδ1 T 細胞および Vγ2Vδ2 T 細胞の 2 種類が主体となっている．Vγ1Vδ1T 細

〔Ⅲ　病態生理〕　1. 発症の分子機構：4 IgA腎症における細胞性免疫異常

胞は皮膚・粘膜などの体表面に局在し，細菌の heat shock protein に反応して感染防御を行う一方，感染細胞や腫瘍細胞などのストレスを受けた上皮細胞を障害し排除する組織修復を担っていると考えられている．Vγ2Vδ2 T細胞は血液中やリンパ組織中に認められ，生体調整や免疫監視を担っている．腸管上皮内のγδT細胞は TGF-β や IL-5 を産生し，B細胞に IgA クラスの抗体産生を誘導するなど，粘膜での IgA 産生に重要な役割を果たしている[10, 11]．

　IgA 腎症ではメサンギウム領域への IgA を主体とする沈着物を認めるが，糸球体沈着 IgA は主に IgA1 で二量体または多量体である．一方，IgA 腎症では上気道感染時に症状の増悪を認めることがあり，粘膜免疫が病因に関与することが示唆されている．IgA 腎症患者の骨髄において単量体および多量体 IgA1 の増加を認める一方，粘膜内での多量体 IgA 産生形質細胞および多量体 IgA の増加を認めない[12-14]．近年，粘膜と骨髄とには抗原提示細胞と抗原特異的リンパ球の交通が存在するという粘膜骨髄連関（mucosa-bone marrow axis）がわかってきた[15]．IgA 腎症患者の末梢血単核細胞中において，γδT細胞の割合が高く IgA1 陽性 B 細胞数と相関するとともに，αβT細胞に比し TGF-β 産生能が高く B 細胞の IgA へのクラススイッチの増強に関与している可能性が報告された[16]．一方，粘膜および骨髄のγδT細胞の TCR 可変領域の異常パターンも報告されている[17]．粘膜上皮でのγδT細胞機能異常が IgA 腎症における糖鎖異常 IgA の産生に関与している可能性が考慮される．

3　IgA 腎症と T 細胞サブセット

　T 細胞の機能には，①細胞傷害作用，②サイトカイン産生，③他のリンパ球の機能調節の 3 つがある．これらの機能はある程度異なった T 細胞によって分担されていると考えられ，それら T 細胞の亜群を T 細胞サブセットという．CD4[+]T細胞はどのサイトカインを産生するかによって機能分担している．主なエフェクター T 細胞として，IL-2・IFN-γ を産生しマクロファージ活性化や CD8[+]T 細胞誘導することで細胞内寄生微生物の殺作用を担う Th1 細胞，IL-4・IL-5・IL-13 を産生し抗体産生の補助する一方で Ⅰ 型アレルギーを惹起する Th2 細胞，IL-17 を産生し好中球誘導やマクロファージ活性化をすることで炎症を惹起する Th17 がある．一方，免疫制御性 T 細胞として，TGF-β・IL-10 を産生し自己免疫反応を抑制する CD4[+]CD25[+]Foxp3[+]T 細胞がある．また，IL-21 を産生しリンパ濾胞で B 細胞補助を行う T_{FH} が存在する 図6 [18]．

　糸球体腎炎は遺伝的素因のみならず何らかの抗原に対する環境曝露により引き起こされることが示唆されている[19]．IgA 腎症の発症において衛生仮説が提唱されている．衛生仮説とは環境が清潔すぎるとアレルギー疾患が増えるというもので，乳幼児期における人口過密状態と貧しい衛生状態は微生物への曝露が Th1 優位の反応となるため，アトピー性疾患から保護されうる[20]．一方，先進国では衛生環境の改善により Th1 と Th2 の免疫バランスが Th2 優位となり，アレルギー疾患，IgA 腎症，微小変化型ネフローゼ症候群の相対的増加の原因と考えられている[21]．Th2 サイトカインである IL-5 は IgM の IgA

50

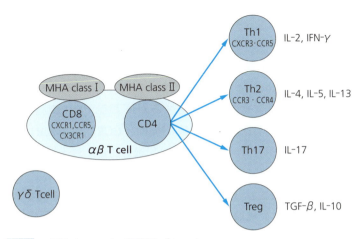

図6 T細胞とCD4⁺T細胞サブセット
T細胞はαβT細胞とγδT細胞の2群がある．αβT細胞はCD4⁺T細胞とCD8⁺T細胞では認識するMHCが異なる．CD4⁺T細胞は作用を受けるサイトカインにより各サブセットに分化誘導し，各種サイトカインを産生する．

へクラススイッチを誘導し，IgA産生細胞への分化を促進する．しかしながら，IgA腎症におけるTh1/Th2バランスに関して一致した見解は得られてはいない．

4　IgA腎症患者の腎組織と細胞性免疫

　ほとんどのヒトTCRはα鎖とβ鎖の2本のポリペプチド鎖からできており，いずれも可変（V）部と定常（C）部からなっており，2本の鎖の可変部で抗原およびMHC分子と結合する．β鎖は分子量40,000で，可変部は42種類のV領域遺伝子，2種類のD領域，12種類のJ領域遺伝子を組み合わせて作った活性遺伝子からなる．さらに結合部の挿入ヌクレオチドによる多様性などで，合計10^6種類が作られる．α鎖も可変部はV領域遺伝子とJ領域遺伝子を組合せた活性遺伝子からなり，同様に合計10^6種類が作られる．この結果，α鎖とβ鎖からなるTCRは理論上10^{10}種類以上が作られ，TCRの多様性が形成される．

　TCR可変部各領域遺伝子はその塩基配列の相同性から75％以上の相同性をもつものをファミリーとし，いくつかのサブファミリーに分けられる．β鎖V領域は138の遺伝子（Vβ1……Vβ138）が32のファミリー，65のサブファミリーに分けられる．特定の抗原に反応するT細胞は特定のサブファミリーのTCR遺伝子サブファミリーを用いることが多く，そのサブファミリーをもつT細胞が増加する．TCRの可変領域の中で特に多様性に富む超可変部は3カ所あり，相補性決定部 complementarity determining region（CDR）と呼ぶ．CDR1・CDR2でMHC分子に，CDR3で抗原ペプチドと結合するとされている[22]．

　IgA腎症患者において，腎組織に浸潤しているT細胞ではTCRVβ8の発現が高く，またCDR3領域にわたり高い一致を示すことが報告された[23]．このことはIgA腎症患者

〔Ⅲ　病態生理〕　1.　発症の分子機構：4 IgA 腎症における細胞性免疫異常

では特定の抗原を認識している可能性がある.

　好中球を遊走させるサイトカインの IL-8 と同じく構造中に 4 つのシステインを持つ分子構造が類似するサイトカインがあり，そのような白血球走化性ポリペプチドを総称してケモカイン（chemokine）と呼ぶ．ケモカインによりどの細胞が集積するかはその細胞がどのようなケモカインレセプターを有するかによる．Th1 細胞は CXCR3・CCR5，Th2 細胞は CCR3，CCR4，CD8$^+$T 細胞は CXCR1，CCR5，CX3CR1 を表出している．IgA 腎症患者の腎組織において，糸球体または尿細管間質におけるケモカインの産生と各種炎症細胞の腎組織へのホーミングに関する報告が散見される．MCP-1（monocyte chemoattractant protein-1: CCL2）は単球・血管内皮細胞・線維芽細胞などより産生され，マクロファージ・活性化 T 細胞などを遊走させ活性化する．IgA 腎症の糸球体において MCP-1 の発現の増加が報告されている[24]．また，IgA 腎症の尿細管間質において CXCR3 に対応するケモカインである IP-10，Mig の発現が亢進しており，間質における CXCR3 陽性 T 細胞数と腎機能，尿タンパク，硬化糸球体率とに相関があると報告された[25]．一方，肉眼的血尿を繰り返す IgA 腎症患者では抗原刺激に対する末梢血単核球の CX3CR1 の発現が増強するとともに，糸球体や尿中に CX3CR1 のリガンドである fractalkine（CX3CL1）が増量していることが報告された[26]．このことは，CX3CR1 陽性 CD8$^+$ T 細胞による糸球体係蹄壁の傷害により，IgA 腎症の主要徴候である血尿が呈される可能性が示唆される.

5　口蓋扁桃摘出と細胞性免疫

　IgA 腎症では，扁桃炎などの上気道炎を契機に尿所見の増悪を認めることがある．本邦において 1980 年代より IgA 腎症に対して口蓋扁桃摘出術（扁摘）が施行されるものの，普及はしなかった．しかし，2001 年に Hotta らが扁摘＋ステロイドパルス療法が IgA 腎症の尿所見を改善させることを報告して以降，本邦で扁摘＋ステロイドパルス療法を施行する施設が拡大した[27]．2011 年度の日本腎臓学会学術総会において，厚生労働省進行性腎障害調査研究班のランダム化比較試験において，扁摘＋ステロイドパルス療法はステロイドパルス単独療法より尿タンパク減少率に優位性を認める一方，尿所見の正常化率に両群間で統計学的有意差を認めないとの結果であった[28].

　扁桃免疫において，病原微生物には免疫応答する一方，扁桃常在菌には免疫寛容となる．IgA 腎症患者の扁桃 T 細胞では反復性扁桃炎患者に比し口蓋扁桃常在菌である *H. parainfluenzae* の菌体抗原刺激に対して TCRVβ6 陽性 T 細胞の増加を認める一方，末梢血 TCRVβ6 陽性 T 細胞数は IgA 腎症患者に多く，扁摘後有意に低下すると報告された[29]．今後，TCRVβ6 陽性 T 細胞の IgA 腎症における腎組織傷害への関与の検討が待たれる.

● おわりに

　IgA 腎症において MHC 領域の感受性遺伝子が判明する一方，細胞性免疫による腎組織

52

傷害の直接的証拠を示す報告は少ない．近年，複数の CD4$^+$T 細胞サブセットが発見され，各種サイトカインによる CD4$^+$T 細胞サブセットの相互抑制作用が判明してきた．さらに，粘膜免疫機構や innate lymphoid cells の機能が飛躍的に解明されてきた．新たな細胞性免疫の視点から IgA 腎症の病態を探索する時期なのかもしれない．

参考文献

1) Johnston PA, Brown JS, Braumholtz DA, et al. Clinico-pathological correlations and long-term follow-up of 253 United Kingdom patients with IgA nephropathy. A report from the MRC Glomerulonephritis Registry. Q J Med. 1992; 84: 619-27.

2) Rambausek M, Hartz G, Waldherr R, et al. Familial glomerulonephritis. Pediatr Nephrol. 1987; 1: 416-8.

3) Li M, Yu X. Genetic study of immunoglobulin A nephropathy: From research to clinical application. Nephrology (Carlton). 2018; 23 Suppl 4: 26-31.

4) Roche PA, Furuta K. The ins and outs of MHC class II-mediated antigen processing and presentation. Nat Rev Immunol. 2015; 15: 203-16.

5) Takei T, Iida A, Nitta K, et al. Association between single-nucleotide polymorphisms in selectin genes and immunoglobulin A nephropathy. Am J Hum Genet. 2002; 70: 781-6.

6) Feehally J, Farrall M, Boland A, et al. HLA has strongest association with IgA nephropathy in genome-wide analysis. J Am Soc Nephrol. 2010; 21: 1791-7.

7) Gharavi AG, Kiryluk K, Choi M, et al. Genome-wide association study identifies susceptibility loci for IgA nephropathy. Nat Genet. 2011; 43: 321-7.

8) Kiryluk K, Li Y, Sanna-Cherchi S, et al. Geographic differences in genetic susceptibility to IgA nephropathy: GWAS replication study and geospatial risk analysis. PLoS Genet. 2012; 8: e1002765.

9) Kiryluk K, Li Y, Scolari F, et al. Discovery of new risk loci for IgA nephropathy implicates genes involved in immunity against intestinal pathogens. Nat Genet. 2014; 46: 1187-96.

10) Fujihashi K, McGhee JR, Kweon MN, et al. gamma/delta T cell-deficient mice have impaired mucosal immunoglobulin A responses. J Exp Med. 1996; 183: 1929-35.

11) Zhao Y, Lin L, Xiao Z, et al. Protective role of $\gamma\delta$ T cells in different pathogen infections and its potential clinical application. J Immunol Res. 2018; 5081634.

12) van den Wall Bake AW, Daha MR, van der Ark A, et al. Serum levels and in vitro production of IgA subclasses in patients with primary IgA nephropathy. Clin Exp Immunol. 1988; 74: 115-20.

13) van den Wall Bake AW, Daha MR, et al. Elevated production of polymeric and monomeric IgA1 by the bone marrow in IgA nephropathy. Kidney Int. 1989; 35: 1400-4.

14) Harper SJ, Allen AC, Pringle JH, et al. Increased dimeric IgA producing B cells in the bone marrow in IgA nephropathy determined by in situ hybridisation for J chain mRNA. J Clin Pathol. 1996; 49: 38-42.

15) Kunkel EJ, Butcher EC. Plasma-cell homing. Nat Rev Immunol. 2003; 3: 822-9.

16) Toyabe S, Harada W, Uchiyama M. Oligoclonally expanding gammadelta T lymphocytes induce IgA switching in IgA nephropathy. Clin Exp Immunol. 2001; 124: 110-7.

17) Olive C, Allen AC, Harper SJ, et al. Expression of the mucosal gamma delta T cell receptor V region repertoire in patients with IgA nephropathy. Kidney Int. 1997; 52: 1047-53.

18) Krebs CF, Schmidt T, Riedel JH, et al. T helper type 17 cells in immune-mediated glomerular disease. Nat Rev Nephrol. 2017; 13: 647-59.

19) Coppo R, Roccatello D, Amore A, et al. Effects of a gluten-free diet in primary IgA

nephropathy. Clin Nephrol. 1990; 33: 72-86.
20) Strachan DP. Hay fever, hygiene, and household size. BMJ. 1989; 299: 1259-60.
21) Johnson RJ, Hurtado A, Merszei J, et al. Hypothesis: dysregulation of immunologic balance resulting from hygiene and socioeconomic factors may influence the epidemiology and cause of glomerulonephritis worldwide. Am J Kidney Dis. 2003; 42: 575-81.
22) La Gruta NL, Gras S, Daley SR, et al. Understanding the drivers of MHC restriction of T cell receptors. Nat Rev Immunol. 2018; 18: 467-78.
23) Wu H, Zhang GY, Clarkson AR, et al. Conserved T-cell receptor beta chain CDR3 sequences in IgA nephropathy biopsies. Kidney Int. 1999; 55: 109-19.
24) Ou ZL, Hotta O, Natori Y, et al. Enhanced expression of C chemokine lymphotactin in IgA nephropathy. Nephron. 2002; 91: 262-9.
25) Segerer S, Banas B, Wörnle M, et al. CXCR3 is involved in tubulointerstitial injury in human glomerulonephritis. Am J Pathol. 2004; 164: 635-49.
26) Cox SN, Sallustio F, Serino G, et al. Activated innate immunity and the involvement of CX3CR1-fractalkine in promoting hematuria in patients with IgA nephropathy. Kidney Int. 2012; 82: 548-60.
27) Hotta O, Miyazaki M, Furuta T, et al. Tonsillectomy and steroid pulse therapy significantly impact on clinical remission in patients with IgA nephropathy. Am J Kidney Dis. 2001; 38: 736-43.
28) Kawamura T, Yoshimura M, Miyazaki Y, et al. A multicenter randomized controlled trial of tonsillectomy combined with steroid pulse therapy in patients with immunoglobulin A nephropathy. Nephrol Dial Transplant. 2014; 29: 1546-53.
29) Fujieda S, Suzuki S, Sunaga H, et al. Induction of IgA against haemophilus parainfluenzae antigens in tonsillar mononuclear cells from patients with IgA nephropathy. Clin Immunol. 2000; 95: 235-43.

（小林政司）

IgA 腎症の発症に関わる抗原刺激
── 細菌・ウイルス抗原・食物抗原

はじめに

　メサンギウム増殖性糸球体腎炎は糸球体メサンギウム細胞の増殖と基質の増加を特徴とする慢性腎炎症候群の一つであり，主な症状は顕微鏡的血尿・タンパク尿および進行性の腎機能低下で，上気道炎症状の数日後に肉眼的血尿が認められることもある．上気道炎による尿所見の変化とIgA自体が粘膜免疫に強く関与することから，気道感染症，特に扁桃感染症に対する局所の免疫応答の異常との関連が示唆され，特異的な抗原探索が行われてきた．一方，気道と同様に食物という外部抗原に継続的に曝露される消化管も粘膜免疫の場であり，IgAが重要な役割を果たしている．欧米を中心に，グルテンアレルギーのセリアック病（celiac disease: CD）とIgA腎症の関連が多くなされており，食物抗原の関与も検討されている．
　本稿では，IgA腎症の病因を解明するためになされてきた「特異抗原の同定」研究の歴史的な変遷について述べる．

1　細菌・ウイルス抗原と IgA 腎症

A　扁桃病巣疾患としての IgA 腎症

　　身体のどこかに限局した慢性病巣（原病巣）があり，それ自体にはほとんど無症状か，軽度の症状を時折示すにすぎないが，遠隔臓器に反応性に引き起こされる器質的あるいは機能的な障害（二次疾患）を病巣疾患という．原病巣として扁桃（特に口蓋扁桃），副鼻腔，歯牙，虫垂，胆嚢などが挙げられるが，扁桃に起因するのが扁桃病巣疾患である．原病巣となる扁桃は病巣扁桃と呼ばれる．病巣扁桃の診断に行われる扁桃誘発試験では，口蓋扁桃をマッサージや超短波・極超短波照射などによって刺激することにより，体温・末梢血白血球数・赤沈・尿所見・皮膚・関節症状の変化をみる．IgA 腎症患者では，扁桃誘発試験により，タンパク尿や血尿の増悪がみられることがある．

　　扁桃病巣疾患として，掌蹠膿疱症や乾癬，多形滲出性紅斑などの皮膚疾患，溶連菌感染後糸球体腎炎，IgA 腎症などの腎疾患，胸肋骨過形成症・関節リウマチなどの関節疾患，微熱，ブドウ膜炎などが考えられているが，そのうち IgA 腎症，掌蹠膿疱症，胸肋骨過形成症は代表的な三大扁桃病巣疾患とされている[2]．このように，耳鼻科咽喉科領域における IgA 腎症は，扁桃病巣疾患として位置づけられている．「扁桃感染症が IgA 腎症の誘因である」という仮説は長きにわたり支持され，特異的な病原体を同定する努力がはらわれてきた．

B　細菌

　　細菌抗原と IgA 腎症の関連では，さまざまなグラム陽性・陰性菌が起因菌候補として示唆されてきた．

1　*Escherichia. coli*

　　Woodroffe らは，1980 年に IgA 腎症患者の血清中における *E. coli* serotype 07 株に対する抗体価の上昇を報告した[3]．

2　*Pseudomonas aeruginosa*

　　Endo と Hara は 1986 年に，肺疾患を有する 70 剖検例のうち，25 例に腎糸球体における IgA の沈着がみられ，特に慢性閉塞性気管支炎患者では，剖検肺検体のの培養で *P. aeruginosa* が検出された症例で高率に糸球体内の IgA 沈着が認められたと報告した[4]．

3　*Haemophilus parainfluenzae*

　　Suzuki らは 1994 年に，IgA 腎症における IgA 産生機序には扁桃および咽頭をはじめとする上気道の粘膜組織における細菌あるいはウイルス抗原に対する免疫応答が重要と考え，咽頭培養における常在菌の *H. parainfluenzae*（HP）の分離頻度が対照群と比べて有意に高率であることを見い出した．さらに，健常人の咽頭粘膜から分離・培養した HP を

破砕したものを抗原として，家兎抗 HP 抗体を作成し，IgA 腎症患者血清とともに HP 抗原との反応をウェスタンブロッティングで検討したところ，両者ともに 19.5，30，33，40.5kDa の HP 外膜成分を認識した．作成した 家兎抗 HP 抗体を用いて IgA 腎症患者糸球体における HP 菌体外膜構成成分の存在を蛍光抗体法で確認したところ，IgA 腎症患者では対照に比べて有意に高い割合で糸球体内 HP 菌体抗原の沈着が認められた[5]．

4 *Staphylococcus aureus*

Koyama らは 1995 年，メチシリン耐性黄色ブドウ球菌（MRSA）感染後の患者に急速進行性腎炎症候群（MRSA 感染後腎炎）が生じることを示した．MRSA 感染後腎炎の腎組織では IgA および補体 C3 の沈着が認められ，IgA 腎症との関連が示唆された[6]．MRSA 感染後腎炎患者血清を一次抗体とする *S. aureus* の細胞膜分画に対するウェスタンブロッティングにより，およそ 35kDa の特定抗原に対する IgG および IgA が存在することが明らかになった．*S. aureus* の細胞膜分画に対し，多種のモノクローナル抗体を作成し，同膜抗原タンパクに対するウェスタンブロッティングによるスクリーニングを行ったところ，35kDa バンドを形成する S1D6 という抗体が得られた．S1D6 は *S. aureus* の細胞膜状に存在する adhesin の一種であることが判明した．S1D6 を用いた MRSA 感染後腎炎患者腎組織に対する蛍光抗体法で同抗原が沈着しているだけでなく，IgA 腎症患者においても沈着が認められた[7]．

5 *Streptococcus mutans*

口腔には約 7,000 種の細菌が存在し，大腸と並び生体内で最も多くの細菌種が生息する器官である．う蝕（むし歯）と歯周病は歯科における 2 大疾患として知られており，それぞれを引き起こす口腔内細菌種が明らかになっている．う蝕や歯周病が進行すると，口腔内のバリア機構が破たんし，口腔細菌は血中に入り込み全身をめぐることが可能になる．近年，ある種の口腔細菌が血中に侵入し何らかの異常が認められる臓器に付着することで，全身疾患にも関係することが明らかになってきている．

う蝕病原細菌である *S. mutans* は，歯の硬組織に付着しう蝕を誘発する細菌であり，軟組織に付着するという報告は少なかったが，2004 年に *S. mutans* の菌体表層に存在する分子量 120kDa のコラーゲン結合タンパクである Cnm の詳細が明らかにされ，健常者の口腔においても，10〜20％の頻度でみられることが明らかになった．*S. mutans* は感染性心内膜炎の起因菌として知られているが，その他の疾患として脳出血・潰瘍性大腸炎・非アルコール性脂肪肝炎との関連が指摘されている．

Misaki らは 2015 年に，IgA 腎症患者の唾液中に含まれる Cnm 陽性 *S. mutans* の分布を解析したところ，IgA 腎症患者では 30％近くが Cnm 陽性で，健常者における頻度よりも有意に高いことを報告した[8]．同氏らは翌年 Cnm 陽性 *S. mutans* 保菌者や重度のう蝕を有する IgA 腎症患者では，非保菌者と比較して有意に高度のタンパク尿を呈することを示した[9]．

C ウイルス

1 Herpes simplex virus

Nagy らは 1984 年に，IgA 腎症患者血清中の抗 herpes virus 抗体が健常人に比べ有意に高いことおよび，herpes simplex type-2 抗原が IgA 腎症患者の糸球体内に検出されたと報告した[10]．

2 Adenovirus, herpes simplex virus, varicella zoster virus, parainfluenza virus

Tomino らは 1987 年に，扁桃炎を繰り返す IgA 腎症患者の扁桃および腎組織から，adenovirus および herpes simplex virus の抗原が検出されたと報告した[11]．同氏らは翌年，咽頭粘膜細胞抽出物と共培養したヒト線維芽細胞および腎組織から adenovirus，herpes simplex virus，varicella zoster virus，parainfluenza virus 3 が認められたことを示した[12]．

3 Cytomegalovirus

Gregory らは 1988 年に，IgA 腎症の腎生検組織を抗 cytomegalovirus 抗体による間接蛍光抗体法で観察したところ，31 検体のすべてが陽性となったことを報告した．しかしながら，同報告では本所見により cytomegalovirus が IgA 腎症の病因とはかならずしもいえないと結論づけられている[13]．1994 年に Park らによって，polymerase chain reaction（PCR）法およびモノクローナル抗体による同様の検討では，IgA 腎症だけでなく他の糸球体疾患においても，腎組織から cytomegalovirus 抗原が検出されたため，同ウイルスと IgA 腎症には特異的な関連はないと考えられている[14]．

4 Hepatitis B virus

Lai らは 1988 年に，慢性 B 型肝炎患者を合併する IgA 腎症患者 5 例を解析し，HBsAg が 4 例で糸球体内に沈着しており，同抗原が B 型肝炎患者における IgA 腎症に発症に関与していることを示唆した[15]．

5 EB virus

Iwama らは 1998 年に 12 人の IgA 腎症患者のうち，7 人（58％）の腎生検標本において EB virus 由来の DNA を PCR・サザンブロット法で検出し，同ウイルス陽性の群では，糸球体メサンギウム領域の障害・フィブリノーゲンおよび免疫グロブリン沈着が陰性例に比べ高いことを示した[16]．

2 食物抗原と IgA 腎症

IgA 腎症に関連する食物抗原として，小麦・大麦・ライ麦に含まれるグルテンおよびそのサブコンポーネントであるグリアジンが検討されている．その他，牛乳・大豆などにつ

いて研究がなされてきた.

A　セリアック病とは？

　セリアック病はグルテンに対する免疫反応の異常によって生じる自己免疫疾患である．小腸の上皮細胞損傷・脱落を伴うことから，栄養素の欠乏症と密接に関連する．欧米での有病率は1%とされるが，わが国では稀な疾患である．CD患者の99%以上がHLA-DQ8または-DQ2対立遺伝子を有することから，遺伝的素因が発症に重要と考えられている．自己免疫疾患の機構については，抗原提示分子であるHLA-DQ2または-DQ8に結合したグルテン由来ペプチド（エピトープ）が特異的なT細胞を刺激することに起因するものと考えられている[17]．CDには1型糖尿病，鉄欠乏性貧血，神経障害など多彩な合併症が認められ，また悪性リンパ腫のリスクとしても脚光を浴びている．CDの10%に疱疹状皮膚炎がみとめられ，四肢伸側や臀部に痒みの強い水泡が好発し，蛍光抗体法で真皮乳頭にIgAが顆粒状に沈着する[17]．

B　抗原となる食物

1　グルテン

　Coppoらは1989年にBalb/cマウスを3群に分け，グルテンフリー食，標準的なグルテン含有食，グルテン含有食にグリアジンを添加したものを与え，糸球体におけるIgA沈着量がグルテンフリー食＜標準的グルテン含有食≪グリアジン添加食の順に増加すること，および抗グリアジンIgA抗体がグルテン含有食・グリアジン添加食群のマウスの血中および糸球体抽出液中に認められたことを示した[18]．同氏は1992年に同様の所見をグリアジンにおいても報告した[19]．

　続いて，同氏は1990年に29人のIgA腎症患者にグルテンフリー食を6カ月摂取させる臨床研究を報告した．流血中のIgA免疫複合体濃度と1年後の尿タンパク排泄量は減少したが，4年後には有意な差がなくなり，腎機能低下速度には影響を及ぼさなかった[20]．

　一方，Yagameらは，IgA腎症患者にグルテンを高度に含有する食事を摂取させても，流血中のIgA免疫複合体濃度が上昇しなかったとの報告をしている[21]．また，Moellerらは，IgA腎症患者とセリアック病患者群における抗グリアジン抗体・抗組織トランスグルタミナーゼIgA抗体などのセリアック病関連のバイオマーカーおよびセリアック病患者で高頻度に検出されるHLA-DQ2/-DQ8陽性率を比較検討したところ，有意な関連がみられなかったことを示した[22]．

2　牛乳・大豆

　Satoらは1987年に，24人のIgA腎症患者に牛乳400mLを飲ませ，5名に流血中のIgA免疫複合体濃度の上昇が認められ，抗アレルギー薬によりIgA免疫複合体の上昇が

抑制されることを報告した[23].

Smerud らは 2010 年に 28 名の IgA 腎症患者に対し，mucosal patch 法にて，牛乳と大豆の直腸粘膜における過敏性を検定したところ，14 名に粘膜における過敏反応が認められた[24].

3 ガラクトース欠損 IgA1（Gd-IgA1）説の登場

1997 年頃から Alabama 大学のグループから，IgA 腎症患者では IgA1 ヒンジ部の O-結合型糖鎖においてガラクトースが欠損しており，この異常な糖鎖に対する IgA および IgG 型自己抗体が生じて免疫複合体を形成し，糸球体に沈着するという説が相次いで報告された[25-26]. このガラクトース欠損 IgA1（Gd-IgA1）は glycosyltransferase の発現ないし活性が低下した一部の IgA1 産生細胞から生じていることが示されている[27]. Gd-IgA1 を中心とする IgA 腎症病因論は，その後の多くの研究から支持されている.

A IgA 腎症の病因における Gd-IgA1 と細菌・ウイルス・食物抗原との関わり

IgA 腎症の IgA1 に関して，より特異度の高い Gd-IgA1 の存在が明らかになることで，細菌・ウイルス抗原・食物抗原と IgA 腎症の関係性はこれまでの直接的な病因論として説明が困難になった. この問題に対し，IgA 腎症の発症は，①局所（扁桃・消化管）で産生された Gd-IgA1 が糸球体に沈着，②感染・食物抗原による粘膜の炎症が Gd-IgA1 の産生を増強するという説明が考えられている[28].

Gd-IgA1 は健常人にも認められることから，Gd-IgA1 のみでは IgA 腎症を発症しないため，抗 Gd-IgA1 抗体が体内で産生されることが発症に重要と考えられる. EB virus, respiratory syncytial virus, herpes simplex virus, streptococci 由来の GalNAc（N-acetyl-D-galactosamine）が抗 Gd-IgA1 抗体産生の抗原となりうることが，Tomana らによって示されている[26]. 腸内細菌には免疫原性が高い T 抗原（Gal-GalNAc）および Tn 抗原（GalNAc）を発現するものがあり，これらの細菌に対する抗体が，Gd-IgA1 交差反応する可能性がある[29].

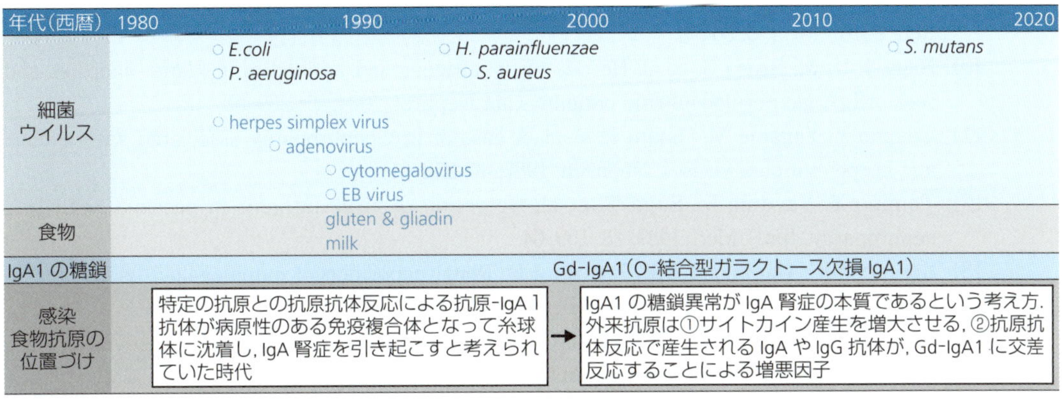

図7 IgA 腎症研究における外来抗原（感染・食物抗原）の位置づけ

〔Ⅲ　病態生理〕　1．発症の分子機構：5 IgA 腎症の発症に関わる抗原刺激

グルテンを中心とする食物抗原による消化管上皮細胞の脱落や透過性の亢進が，抗原自体の流血中への侵入を容易にさせ，Gd-IgA1 の産生を増加させるという仮説も存在する[30].

● おわりに

上気道感染症後の尿所見の変化や扁桃誘発試験などの事象から，特異抗原の探索に多くの努力が費やされてきたが，Gd-IgA1 の発見によって IgA 腎症における感染や食物抗原に対する免疫応答が及ぼす影響は，直接的な原因というよりも，増悪因子としての存在が大きくなってきている 図7．無論，感染・抗原曝露によって，局所炎症を繰り返すことは予後不良につながると考えられ，臨床上の重要性は決して小さくなったとはいえないと思われる．

参考文献

1）Berger J, Hinglais N. Intercapillary deposits of IgA-IgG. J Urol Nephrol（Paris）. 1968; 74: 694-5.

2）赤木博文. 扁桃病巣疾患を知っていますか？　岡山県医師会報. 2017; 1453: 270.

3）Woodroffe AJ, Gormly AA, McKenzie PE, et al. Immunologic studies in IgA nephropathy. Kidney Int. 1980; 18: 366-74.

4）Endo Y, Hara M. Glomerular IgA deposition in pulmonary diseases. Kidney Int. 1986; 29: 557-62.

5）Suzuki S, Nakatomi Y, Sato H, et al. Haemophilus parainfluenzae antigen and antibody in renal biopsy samples and serum of patients with IgA nephropathy. Lancet. 1994; 1; 343.

6）Koyama A, Kobayashi M, Yamaguchi N, et al. Glomerulonephritis associated with MRSA infection: a possible role of bacterial superantigen. Kidney Int. 1995; 47: 207-16.

7）Koyama A, Sharmin S, Sakurai H, et al. Staphylococcus aureus cell envelope antigen is a new candidate for the induction of IgA nephropathy. Kidney Int. 2004; 66: 121-32.

8）Misaki T, Naka S, Kuroda K, et al. Distribution of Streptococcus mutans strains with collagen-binding proteins in the oral cavity of IgA nephropathy patients. Clin Exp Nephrol. 2015; 19: 844-50.

9）Misaki T, Naka S, Hatakeyama R, et al. Presence of Streptococcus mutans strains harbouring the cnm gene correlates with dental caries status and IgA nephropathy conditions. Sci Rep. 2016. Nov 4; 6: 36455.

10）Nagy J, Uj M, Szücs G, et al. Herpes virus antigens and antibodies in kidney biopsies and sera of IgA glomerulonephritic patients. Clin Nephrol. 1984; 21: 259-62.

11）Tomino Y, Yagame M, Omata F, et al. A case of IgA nephropathy associated with adeno- and herpes simplex viruses. Nephron. 1987; 47: 258-61.

12）Tomino Y, Yagame M, Suga T, et al. Detection of viral antigens in patients with IgA nephropathy. Jpn J Med. 1989; 28: 159-64.

13）Gregory MC, Hammond ME, Brewer ED. Renal deposition of cytomegalovirus antigen in immunoglobulin-A nephropathy. Lancet. 1988; 1（8575-6）: 11-4.

14）Park JS, Song JH, Yang WS, et al. Cytomegalovirus is not specifically associated with immunoglobulin A nephropathy. J Am Soc Nephrol. 1994; 4: 1623-6.

15）Lai KN, Lai FM, Tam JS, et al. Strong association between IgA nephropathy and hepatitis

B surface antigenemia in endemic areas. Clin Nephrol. 1988; 29: 229-34.

16) Iwama H, Horikoshi S, Shirato I, et al. Epstein-Barr virus detection in kidney biopsy specimens correlates with glomerular mesangial injury. Am J Kidney Dis. 1998; 32: 785-93.

17) 星野浩子, 田所忠弘. セリアック病とグルテンフリー食品. 東京聖栄大学紀要. 2014; 6: 35-47.

18) Coppo R, Mazzucco G, Martina G, et al. Gluten-induced experimental IgA glomerulopathy. Lab Invest. 1989; 60: 499-506.

19) Coppo R, Amore A, Roccatello D. Dietary antigens and primary immunoglobulin A nephropathy. J Am Soc Nephrol. 1992; 2 (10 Suppl): S1.

20) Coppo R, Roccatello D, Amore A, et al. Effects of a gluten-free diet in primary IgA nephropathy. Clin Nephrol. 1990; 33: 72-86.

21) Yagame M, Tomino Y, Eguchi K, et al. Levels of circulating IgA immune complexes after gluten-rich diet in patients with IgA nephropathy. Nephron. 1988; 49: 104-6.

22) Moeller S, Canetta PA, Taylor AK, et al. Lack of serologic evidence to link IgA nephropathy with celiac disease or immune reactivity to gluten. PLoS One. 2014; 9: e94677.

23) Sato M, Takayama K, Wakasa M, et al. Estimation of circulating immune complexes following oral challenge with cow's milk in patients with IgA nephropathy. Nephron. 1987; 47: 43-8.

24) Kloster Smerud H, Fellström B, Hällgren R, et al. Gastrointestinal sensitivity to soy and milk proteins in patients with IgA nephropathy. Clin Nephrol. 2010; 74: 364-71.

25) Tomana M, Matousovic K, Julian BA, et al. Galactose-deficient IgA1 in sera of IgA nephropathy patients is present in complexes with IgG. Kidney Int. 1997; 52: 509-16.

26) Tomana M, Novak J, Julian BA, et al. Circulating immune complexes in IgA nephropathy consist of IgA1 with galactose-deficient hinge region and antiglycan antibodies. J Clin Invest. 1999; 104: 73-81.

27) Suzuki H, Fan R, Zhang Z, et al. Aberrantly glycosylated IgA1 in IgA nephropathy patients is recognized by IgG antibodies with restricted heterogeneity. J Clin Invest. 2009; 119: 1668-77.

28) Mestecky J, Novak J, Moldoveanu Z, Raska M. IgA nephropathy enigma. Clin Immunol. 2016; 172: 72-7.

29) Springer GF, Tegtmeyer H. Origin of anti-Thomsen-Friedenreich (T) and Tn agglutinins in man and in White Leghorn chicks. Br J Haematol. 1981; 47: 453-60.

30) Cheung CK, Barratt J. Gluten and IgA nephropathy: you are what you eat? Kidney Int. 2015; 88: 215-8.

（清水芳男）

III 病態生理
2

進行の分子機構

① 異常 IgA の沈着機序

はじめに

　IgA 腎症は，腎糸球体メサンギウム領域に IgA が有意に沈着するメサンギウム増殖性糸球体腎炎である．病理組織学的定義は単純であるが，その臨床および組織像は多彩であることから，この疾患が果たして「単一の疾患か？」ということが長年議論されてきた．この "heterogeneity" が，疾患の病因をより複雑にしている一因と考えられる．糸球体 IgA 沈着や血尿の出現が疾患の特徴であるものの，糸球体 IgA 沈着度合と疾患重症度は必ずしも相関しないことや，糸球体 IgA 沈着が果たして血尿を直接惹起しているのかなど，いまだ不明な点は多い．

　過去のさまざまな研究から，糸球体に沈着する IgA あるいは IgA 免疫複合体(IgA-IC)は，腎炎を惹起する直接的な "effector" と考えられている．臨床病理学的な "heterogeneity" は，おそらくメサンギウム領域に沈着する IgA/IgA-immune complex (IC) の性状，その産生部位や関連する細胞の活性化を含めた IgA 免疫系異常のバリエーションにも依存していると考えられる[1]．したがって，この多彩な臨床病理像を呈する疾患の理解には，"nephritogenic IgA" の産生機序と沈着および起炎性機序の解明が最も重要と考えられる．

　本稿では，異常 IgA の沈着機序について最近の知見を含め概説する．

1 Gd-IgA1 のもつ病的意義

　IgA 腎症患者における IgA1 分子の糖鎖不全については複数の研究者より報告されている[2]．Allen, Hiki らにより IgA 腎症患者の腎糸球体から抽出された IgA は，主にヒンジ部のガラクトース修飾が減少した糖鎖異常 IgA1（Gd-IgA1）であると示唆されたが，近年我々は Gd-IgA1 のヒンジ部を特異的に認識するモノクローナル抗体（KM55）を作成し，IgA 腎症では特異的に腎糸球体に Gd-IgA1 が沈着することを証明した[3]．また，KM55 を用いてヒト血清中 Gd-IgA1 を安定かつ簡便に測定できる ELISA 系を樹立し（Gd-IgA1 ELISA）[4]，Gd-IgA1 ELISA を用いて解析したところ，ヒト IgA 腎症ではその他の腎症または健常人と比べて Gd-IgA1 値が有意に高いことが確認された．

　IgA 腎症患者と健常人の末梢血よりクローニングした IgG 産生株での解析により，Gd-IgA1 特異的 IgG には，免疫グロブリン重鎖遺伝子（VH）の可変領域のアミノ酸配列

62

が変化していることが確認された[5]．Gd-IgA1 特異的 IgG 産生細胞株より産生された IgG を糖鎖異常 IgA1 と *in vitro* で反応させると，免疫複合体を形成するが，アミノ酸変異をもたない IgG は Gd-IgA1 と免疫複合体を形成しないことが認められた．また，IgA 腎症患者血清より抽出された IgA1-IgG 免疫複合体は Gd-IgA1 単量体よりも培養メサンギウム細胞を活性化し，TNF-α や IL-6 などのサイトカインを産生し，メサンギウム細胞の増殖を促すことが数多く報告されている．興味深いことに，同一患者で，肉眼的血尿がみられるなど病勢が活発な状態では，比較的安定した状態と比較して血中の Gd-IgA1-IgG 免疫複合体が増加し，またその血清は培養メサンギウム細胞をより強く活性化することも報告されている[9]．

　一方で，Kokubo らはヒンジ部から NeuNAc, Gal, GalNAc を外した Gd-IgA1 は正常 IgA1 と比べて自己凝集しやすく，また Ⅳ型コラーゲンや細胞接着に関わるフィブロネクチン，ラミニンをより活性化させることを報告している．さらに，近年我々は IgA 腎症自然発症モデルマウスである gddY マウスにおける血清 IgA は多量体形成しており，レクチン経路を含めた補体活性を強く誘導していることも明らかにしている．

　これらの結果より，IgA が多量体形成することが，糸球体沈着および沈着後の起炎性の病態に関与している可能性が考えられる．

2　Gd-IgA1 がどのように糸球体に沈着するか

　肝臓にはガラクトース受容体があり，免疫複合体の除去を促進する．血中の循環量よりも肝臓での除去能の方が上回る場合は血中より消失し，血中の循環量の方が多い場合には除去されなかった分が組織に沈着すると考えられている．1970〜80 年代から糸球体免疫複合体の沈着と障害進展は以下のように解釈されている．サイズの大きい免疫複合体はメサンギウム細胞に沈着し，貪食される．これによってメサンギウム細胞はサイトカインや成長因子を放出し，メサンギウム細胞の増加やメサンギウム基質の増多を促進すると考えられてきた．一方，免疫複合体の内皮細胞下への沈着は，メサンギウム領域の沈着が飽和時や，特殊な免疫複合体が内皮細胞との相互作用が生じた際，分子量が大きすぎて GBM を透過できない際，もとは小さな免疫複合体だったが量が多いために局所的濃度が上がり lattice formation を生じた場合，と古典的には考えられてきた．

　Gd-IgA1 および Gd-IgA1-IC においても上記と同様なメカニズムが想定されている．Gd-IgA1 が自己凝集体あるいは高分子の免疫複合体を形成することにより，肝臓でのクリアランスが遷延し，結果として糸球体に沈着することが推測されてきた．しかしながら，なぜ IgA1 が糸球体メサンギウムに高い親和性を有するのかは不明である．

3　モデルマウスにおける IgA の沈着

　我々は gddY マウス由来の nephritogenic IgA を Balb/c AJcl-nu/nu（nude）マウスに単回投与し，糸球体への IgA 沈着過程を real-time in vivo imaging で評価した．投与後 2 時間で肝臓への集積のピークがあり，その後消失する．一方，投与 1 分後より糸球体毛

細血管に沿いIgAは沈着し，2時間程で巣状分節性に沈着・集積するが，24時間後には消失することを確認した．なお，コントロールとしてBalb/c由来IgAの打込みでは，gddY由来IgAと比べて肝臓への沈着が強く，さらに糸球体IgA沈着は起こらなかった[6]（図1）．ちなみに，gddYマウスのIgAは，ヒトと同様に糖鎖修飾異常があり，おそらく自己凝集などを介して高分子化していることが確認されている[7]．これらの結果より，gddY由来nephritogenic IgAは正常IgAと比べて糸球体への強い親和性を有すること，分子量が大きいため，肝臓でクリアランスを免れ，腎臓に沈着しやすい傾向があると考えられた．また，一度沈着した糸球体Gd-IgA1はその後消失したことより，IgA腎症における糸球体IgAは沈着と除去のバランスの上で表現されていることが示唆された[6]．

また，我々は正常マウスの骨髄をgddYマウスに移植することで，糸球体IgA沈着の消失とともにIgA腎症が改善することを確認している[5]．興味深いことに，正常マウスの骨髄移植の際，recipientが若いgddYマウスの場合は糸球体IgA沈着は完全に消失したが，高週齢のgddYマウスでは尿タンパクは消失したものの糸球体IgA沈着は消失しなかった．この結果より，糖鎖異常腎炎惹起性IgAは糸球体沈着後に一定期間を過ぎると

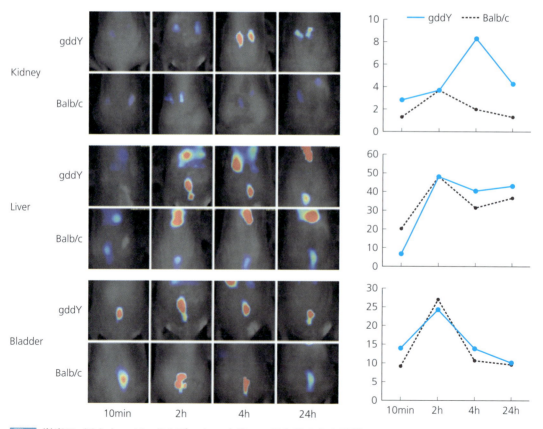

図1 蛍光ラベルしたgddYおよびBalB/c由来IgA投与後の血中動態

3. モデルマウスにおける IgA の沈着

メサンギウム基質との結合や器質化によりその分子構造や生化学的特性が変化し，起炎性を失っているものの糸球体 IgA として確認できる可能性が考えられる．言い換えれば，anti-IgA 抗体と結合しうるエピトープはまだ残存しているため，組織観察上は糸球体 IgA 沈着が認識されると考えられる．これらの結果から，IgA 腎症の糸球体 IgA に認められる沈着は，供給されたばかりの腎炎惹起性 IgA と非起炎性 IgA が混在して沈着していることが示唆される．これは，糸球体 IgA 沈着の度合いが必ずしも組織重症度と関連しないことと符合する．

gddY IgA を nude マウスに打ち込むとメサンギウム領域に沈着するが，巣状分節性に糸球体毛細血管に沿って沈着が確認される[6]．経時的解析により，内皮細胞下および上皮下に最初に沈着した IgA 上に重積するように IgA 沈着量が増大することがわかった（図2）．上皮/内皮下への IgA 沈着は局所的な糸球体毛細血管流量の減少や，糸球体基底膜の透過性亢進をもたらしながら，メサンギウム細胞以外の内皮細胞や上皮細胞といった糸球体既存細胞も活性化し，IgA の糸球体への親和性や起炎性に影響を及ぼしていることが示唆された．

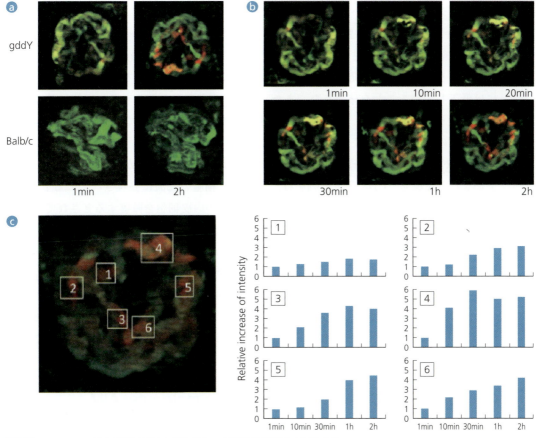

図2 gddY IgA は糸球体毛細血管に沿って巣状分節性に沈着する

〔Ⅲ 病態生理〕 2. 進行の分子機構: ■1 異常 IgA の沈着機序

4 糸球体 IgA 沈着と CX3CR1$^+$パトローリングモノサイトの関わり

前述のように，糸球体に沈着する IgA そのものが炎症を惹起しているであろうことが示唆されるが，具体的機序は不明である．近年フラクタルカイン（FKN）/ CX3CR1 と IgA 腎症の病態との関連が議論されている．FKN は，1997 年に発見された膜結合型ケモカインで，CX3CR1 の唯一のリガンドである．このケモカインは化学誘引物質として作用するばかりでなく，CX3CR1$^+$細胞に対して細胞接着分子としても機能する．通常の典型的なケモカインと異なり，FKN は膜結合型であるためインテグリンの活性化を介さずに CX3CR1 との直接結合により強固な細胞接着をなしうる．結合にシグナル伝達を必要としない CX3CR1/FKN は，今までにないリンパ球の輸送調節機構である．CX3CR1$^+$モノサイトは内皮細胞を這いながらパトロールを行い，炎症や感染制御に深く関わっていることが報告されている．この CX3CR1$^+$パトローリングモノサイトは，マウスでは LY6c（Gr1$^-$）/CD11b$^+$，ヒトでは CD14^{low}CD16$^+$ という表現型を有している．

我々は，gddY マウスでは LY6c（Gr1$^-$）/CD11b$^+$モノサイトが異常に増加していることを確認した[8]．また，興味深いことに，抗 APRIL 抗体を投与して糸球体 IgA の沈着を抑制すると，末梢血中のパトローリングモノサイト数が減少した．このモデルマウスの結果は，糸球体 IgA 沈着は持続的にパトローリングモノサイトを誘導し，これによりモノサイトーシスをきたしていることを示唆している[8]．

Sharon らは，ヒト IgA 腎症と CX3CR1$^+$パトローリングモノサイトの関連を報告している[9]．彼らは IgA 腎症患者群を肉眼的血尿期と顕微鏡的血尿期の両群で採血を行い比較したところ，CX3CR1 の発現レベルは肉眼的血尿群で有意に上昇し，肉眼的血尿消失後には低下していることを確認した．また，IgA 腎症患者群と健常者群の血液にそれぞれ LPS 刺激を加えたところ，IgA 腎症患者群では健常者群と比べて刺激の用量依存的に CX3CR1 の発現が増加していた．

CX3CR1$^+$細胞がどのように血尿を惹起するかは未だ不明であるが，CX3CR1$^+$モノサイトおよび NK 細胞，CD8 陽性 T 細胞は，血管内皮細胞の表面に表現されている FKN と強固に結合し，膜型 FKN により活性化されて周辺の内皮細胞を障害するとされている．これにより IFN-γ などを産生し Th1 細胞が活性化され，さらに IFN-γ は内皮細胞における FKN の発現を増加させるため，血管内皮障害がさらに進行すると解釈されている．

これらの報告より，IgA 腎症で特徴的な感冒時の肉眼的血尿は，外来抗原刺激が扁桃胚中心で異所性 APRIL 発現亢進を介して Gd-IgA1 産生増加が起こり，結果として糸球体への沈着量が増し，それにより CX3CR1$^+$パトローリングモノサイト数および腎における FKN 発現が急激に増強することで，炎症・内皮細胞障害が同時多発的に生じるのではないかと推察される．

5 Gd-IgA1-IC 形成および糸球体沈着の key molecule: AIM

AIM（apoptosis inhibitor of macrophage，別名 CD5L）はマクロファージが分泌する約 50kD 程のタンパクで，さまざまなアポトーシス誘発因子から自身を守る分子として報

告された[10]．近年，このAIMが全身でさまざまに重要な働きをしていることが明らかとなり注目されている．AIMは，マクロファージから分泌された後に血中へ移行し，ヒトおよびマウスにおいては5〜10μg/mLで存在している．IgMと強い親和性があり，血中では基本的に五量体を形成し安定している．AIMは脂肪細胞に取り込まれ，中性脂肪の分解を通して肥満および脂肪肝の抑制作用を示す．肝細胞癌の表面に結合し，補体活性を介して肝癌発症抑制に重要な働きがあることも判明している．さらに，腎臓領域においてもさまざまな検討が行われ，最新の報告では，尿細管に蓄積した死細胞除去を促進することで急性腎障害（acute kidney indury: AKI）の回復にも深く関わることが示された[11]．

　我々は現在IgA腎症の起炎性におけるAIMの関わりについて研究を進めている．異常IgAの沈着はAIMとは無関係に起こる事象であるが，異常IgA沈着にAIMが結合することでその後の炎症機序と深く関わることが示唆された．現在さらに解析を進めている．

● おわりに

　数多くの臨床および基礎研究によりIgA腎症の病態が明らかにされつつある．しかし，抗原性の多様性やIgAの免疫ネットワークの複雑性などから，その解明は容易ではない．これまでGd-IgA1が高値であっても腎機能が正常である例が存在することや，Gd-IgA1だけでは培養メサンギウム細胞を活性化しないという実験データなどより，Gd-IgA1だけではこの疾患の起炎性は説明ができなかった．この免疫複合体形成や糸球体沈着のメカニズムをさらに解明することは，IgA腎症の新たな治療戦略につながると考えられる．

参考文献

1) Suzuki Y, Tomino Y. The mucosa-bone marrow axis in IgA nephropathy. Contrib Nephrol. 2007; 157: 70-9.

2) Novak J, Julian BA, Tomana M, et al. Progress in molecular and genetic studies of IgA nephropathy. J Clin Immunol. 2001; 21: 310-27.

3) Suzuki H, Yasutake J, Suzuki Y, et al. IgA nephropathy and IgA vasculitis with nephritis have a shared feature involving galactose-deficient IgA1-oriented pathogenesis. Kidney Int. 2018; 93: 700-5.

4) Yasutake J, Suzuki Y, Suzuki H, et al. Novel lectin-independent approach to detect galactose-deficient IgA1 in IgA nephropathy. Nephrol Dial Transplant. 2015; 30: 1315-21.

5) Suzuki H, Fan R, Zhang Z, et al. Aberrantly glycosylated IgA1 in IgA nephropathy patients is recognized by IgG antibodies with restricted heterogeneity. J Clin Invest. 2009; 119: 1668-77.

6) Yamaji K, Suzuki Y, Suzuki H, et al. The kinetics of glomerular deposition of nephritogenic IgA. PLoS One. 2014; 9: e113005.

7) Okazaki K, Suzuki Y, Otsuji M, et al. Development of a model of early-onset IgA nephropathy. J Am Soc Nephrol. 2012; 23: 1364-74.

8) Kim YG, Alvarez M, Suzuki Y, et al. Pathogenic role of a proliferation-inducing ligand （APRIL） in murine IgA nephropathy. PLoS One. 2015; 8; 10: e0137044.

9) Cox SN, Sallustie K, Serino G, et al. Activated innate immunity and the involvement of CX3CR1-fractalkine in promoting hematuria in patients with IgA nephropathy. Kidney Int.

〔Ⅲ　病態生理〕　2．進行の分子機構：**2** メサンギウム細胞増殖・基質増加機序

2012; 82: 548-60.

10) Miyazaki T, Hirokami Y, Matsuhashi W, et al. Increased susceptibility of thymocytes to apoptosis in mice lacking AIM, a novel murine macrophage-derived soluble factor belonging to the scavenger receptor cysteine-rich domain superfamily. J Exp Med. 1999; 189: 413-22.

11) Arai S, Kitada K, Suzuki Y, et al. Apoptosis inhibitor of macrophage protein enhances intraluminal debris clearance and ameliorates acute kidney injury in mice. Nat Med. 2016; 22: 183-93.

（高畑暁子）

2 メサンギウム細胞増殖・基質増加機序

はじめに

　IgA腎症の病因はいまだ明らかではないが，上気道感染や消化管感染時に悪化する症例を認めることから，粘膜免疫が病因に関与すると考えられている．糸球体に沈着するIgA1の産生・増加，糸球体への沈着，沈着からメサンギウム細胞・基質の増殖，腎炎の継続，ポドサイトや尿細管とのクロストークを含めた腎症の進行など多くの機序が複雑に関与している．また，これらの病因機序には遺伝素因が関わることも報告されている．本稿では，免疫学的な機序を介したメサンギウム細胞の増殖および基質増加機序を中心にIgA腎症の病因および進展機序について概説する．

1　IgA腎症の病因および進展機序

　詳細は各項に譲るが，IgA腎症の病因および進展機序について図説する（次頁 図3）．

　IgA腎症は，種々の原因で糸球体沈着性のIgA1が血液中に増加し，メサンギウムに沈着し腎障害を生じると考えられている．外来抗原や食物などの抗原刺激，上気道・消化管感染によりT細胞依存性および非T細胞依存性にナイーブB細胞がAPRIL（proliferation inducing ligand）/BAFF（B-cell activating factor）を介してIgA抗体分泌B細胞にクラススイッチを起こす[1]．異常な感作を受けたB細胞は，骨髄やリンパ組織間を移動し血液中に糖鎖異常IgA1で特徴づけられる多量体IgA1を産生すると推測されている[2, 3]．多量体IgA1を含む高分子IgA1が糸球体メサンギウム細胞に沈着し，沈着したIgA1は補体系を活性化し炎症を惹起する．また，活性化されたメサンギウム細胞より放出された各種液性因子はメサンギウム細胞・基質の増殖，炎症細胞浸潤，ポドサイト障害，尿細管間質障害を起こし，腎炎の進展および腎障害に関与する．

2　IgA1のメサンギウム細胞への沈着機序

　IgA腎症の発症は，多量体IgA1あるいはIgA免疫複合体の糸球体メサンギウム細胞

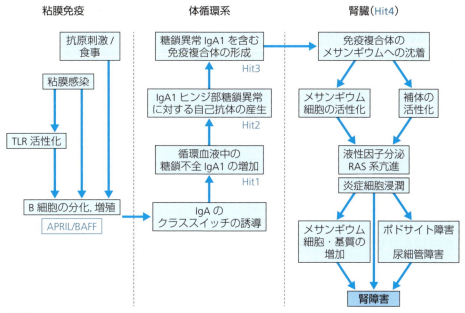

図3 IgA腎症の病因および進展機序仮説
IgA腎症は，外来抗原や食物などの抗原刺激，上気道・消化管感染によりT細胞依存性および非T細胞依存性にナイーブB細胞がAPRIL（proliferation inducing ligand）/BAFF（B-cell activating factor）を介してIgA抗体分泌B細胞にクラススイッチを起こす．異常な感作を受けたB細胞は，骨髄やリンパ組織間を移動し血液中に糖鎖異常IgA1で特徴づけられる多量体IgA1を産生する（Hit 1）．その後にヒンジ部糖鎖異常をもつIgA1に対する自己抗体が産生され（Hit 2），糖鎖異常IgA1を含む免疫複合体が形成される（Hit 3）．多量体IgA1を含む高分子IgA1が糸球体メサンギウム細胞に沈着し（Hit 4），沈着したIgA1は補体系を活性化し炎症を惹起する．また，活性化されたメサンギウム細胞より放出された各種液性因子は，メサンギウム細胞・基質の増加，ポドサイト障害や尿細管間質障害を起こし，腎炎の進展および腎障害に関与する．
(Suzuki H, et al. J Am Soc Nephrol. 2011; 22: 1759-803[17], Yeo SC, et al. Pediatr Nephrol. 2018; 33: 763-77[36])

への沈着が起点となる．

1 病因としてのIgA1の由来と性質

　本症は移植腎での再発（IgA再沈着）を高率に認める[4]．また本症以外で末期腎不全に陥った患者にIgA沈着を認める腎を移植すると，沈着IgAは消失する[5]．さらに本症患者で骨髄移植を行った症例では，沈着IgAが消失した[6]．以上の報告より糸球体沈着IgAは血液中のIgA由来と考えられる．しかしながら，本症患者では血清IgA値が必ずしも上昇せず，血清IgAが異常高値のIgA骨髄腫の患者でも本症の合併はまれであり[7]，ヒト血中IgAは多くが骨髄B細胞由来で，90％がIgA1で主に単量体である[8]．一方，糸球体沈着IgAは主にIgA1でJ鎖をもつ二量体または多量体である[9]．さらに，沈着IgAは必ずしも糸球体障害を生じず，沈着IgA量と糸球体障害および臨床所見に関連はない[9,10]．これらの報告からIgA側の量的異常ではなく質的異常であると考えられる．

〔Ⅲ　病態生理〕　2. 進行の分子機構：**2** メサンギウム細胞増殖・基質増加機序

2 糸球体への沈着 IgA1 の特徴

　本症では IgA1 の選択的な糸球体への沈着を認める．沈着した IgA1 はメサンギウムに親和性を示し[11]，血清 IgA より酸性でλ軽鎖をもち[12]，J 鎖を認める二量体または多量体 IgA1 である[9,13,14]．さらに沈着した IgA1 はヒンジ部 O 結合型糖鎖異常を認め[15,16]，血清中の多量体 IgA1 を含む高分子 IgA1 が糸球体に沈着する[9]．メサンギウムへの免疫複合体沈着を規定する因子は明らかではないが，免疫複合体のサイズ・量・局所の血行力学的因子が関与している[17]．また，細胞外基質に対して糖鎖異常 IgA1 は親和性が高く[14]，メサンギウムに受動的に捉えられ沈着が生じる[18-20]．ヒトメサンギウム細胞は陽イオン荷電よりも陰イオン荷電の多量体 IgA に強く結合し，陰イオン荷電が多量体 IgA1 のメサンギウム沈着に関与すると報告されている[21]．

3 血中 IgA クリアランスの障害

　IgA 腎症患者の約半数では血中 IgA 値が増加するが[22]，血中 IgA 値は IgA の産生増加[23]と白血球への取り込み，肝からの除去のバランスによって決定される．肝疾患において糸球体 IgA 沈着を高率に認めることは，IgA クリアランスの障害にて糸球体 IgA 沈着を生じることを示している[24]．

3　IgA1 沈着によるメサンギウム細胞の活性化

　IgA1 免疫複合体あるいは多量体 IgA1 が糸球体に沈着したのち，糸球体障害の第 1 段階として，補体の活性化やメサンギウム細胞への直接作用，また，局所での単球/マクロファージの活性化などが引き起こされる．その結果，メサンギウム細胞の増殖，メサンギウム基質の産生・拡大の促進，単球/マクロファージ，好中球を中心とした炎症細胞の浸潤が生じると考えられている．

　培養ヒトメサンギウム細胞を用いた成績から，本症患者血清由来の多量体 IgA1 または多量体 IgA1 を含む免疫複合体は，培養メサンギウム細胞に結合し[25]，細胞増殖と細胞外基質の分泌を促すこと[26]，また，メサンギウム細胞から tumor necrosis factor-α（TNF-α），IL-6[27]，IL-8[28]，transforming growth factor-β（TGF-β）[29]，マクロファージ遊走阻止因子[30]，血小板活性化因子[31]といった液性因子が自己分泌されることが知られている．さらには vascular endothelial growth factor-A の発現低下，一酸化窒素の増加[32]，可溶性 NO 合成酵素亢進[33]，アポトーシスの誘導[32]，アンジオテンシンⅡの発現増加を含むレニン-アンジオテンシン系（RAS）の亢進などを引き起こすことも報告されている[29,34]．このメサンギウム細胞から放出される液性因子はメサンギウム細胞の増殖，基質の増生，より重症例では半月体形成を引き起こし，ポドサイト障害，尿細管間質障害に重要な役割を果たす（糸球体-ポドサイト-尿細管クロストーク）と考えられている[17,35,36]．

　ヒトには，Fcα 受容体（FcαRI：CD89），アシアロ糖タンパク受容体（asialoglycoprotein receptor：ASGP-R），多量体免疫グロブリン受容体（pIgR），トランスフェリン受容体（CD71），Fcα/μ 受容体の計 5 つの IgA 受容体が存在する[37]．CD71[38] と Fcα/μ 受

容体[39]はメサンギウムに発現を認めるが，CD89，ASGP-R，pIgR の発現はない[25, 40-43]．また糖鎖異常 IgA1 が結合するメサンギウム細胞の新規受容体として，インテグリン α1/β1 および α2/β1 が報告された[44]．CD71 は多量体 IgA1，特に糖鎖不全 IgA1 と結合し，メサンギウム細胞の増殖・アポトーシスの誘発，VEGF 産生の減少，接着分子であるインテグリンの発現変化，細胞外基質の合成増加を引き起こす[45]．IgA1 糸球体沈着および腎炎の惹起には sCD89 を介した IgA1-CD89 複合体のメサンギウム CD71 への結合，それに誘導されるメサンギウムでの組織トランスグルタミナーゼ（TG2）発現亢進が必要であることも報告されている[46]．しかしながら，CD71 や TG2 はメサンギウム細胞以外にも存在しておりメサンギウム細胞特異的な IgA1 沈着を証明できていない．

　また，IgA 免疫複合体によるメサンギウム細胞の活性化は，TGF-β スーパーファミリーの１つである BMP-7（bone morphogenic protein-7）などの内因性因子によって調節されている．BMP-7 は TNF-α が誘発する炎症性サイトカインやケモカインの合成を抑制し，TGFβ の線維化作用を抑制する．メサンギウム細胞は，少なくとも５種類の異なる BMP 受容体を発現し，それらのすべては，IgA 腎症患者より抽出された IgA 免疫複合体の添加により発現が減少する．さらに，BMP-7 は，IgA 免疫複合体によってメサンギウム細胞により産生される TNF-α の発現を，PPAR-γ（peroxisome proliferator-activated reseptor-γ）の発現を上昇させることで減少させるだけでなく，Smad 6 とSmad 7 の発現を増やすことで TGF-β の放出を抑制すると報告されている[47]．

　培養メサンギウム細胞は 700～800 kDa の IgA1 を含む免疫複合体（IgA1-IC）では増殖せず，800～900 kDa の IgA1-IC で増殖する[26]．さらに肉眼的血尿を認める病勢が活発な状態のときの IgA1-IC は，同一患者の病勢が安定している状態の IgA1-IC に比し，メサンギウム細胞をより増殖させた[26]．このことは多量体 IgA1 を含む免疫複合体のサイズや性質によるメサンギウム細胞の反応性の違いを示している．また，IgA1 による培養メサンギウムの増殖は，mitogen-activated protein（MAP）キナーゼファミリーの extra-cellular signal-regulated kinase（ERK）活性化[48]，非受容体型チロシンキナーゼの spleen tyrosine kinase（Syk）活性化[49]，それに続く炎症性サイトカイン増加を介するとも報告されている．さらに，Syk 阻害薬が in vitro でメサンギウム細胞における細胞増殖や炎症を抑制すること，IgA 腎症症例において，免疫染色により糸球体での Syk の活性化が認められることが示されている[49, 50]．Syk 阻害薬については現在 phase 2 の治験が行われており，今後の結果が注目される．

4 IgA1 沈着による補体の活性化

　糸球体内での補体系の活性化は炎症を導き組織障害を起こす．補体の関与については不明な点も多いが，IgA 腎症患者の糸球体では，C3 の沈着が高頻度に観察され，古典経路の C1q 沈着はまれで，実際に C5b-9 が存在し[51]，血中での C3 split product の濃度が血尿やタンパク尿の程度と相関することが報告されていることから[52]，alternative pathway の関与が示唆されている．また，マンノース結合レクチン（mannose binding lectin:

MBL）は病原体などの糖鎖構造を認識して多量体 IgA に結合し，ficolin との結合を経て MBL 関連セリンタンパク質分解酵素活性化により，C4 分解とそれ以降の補体経路の活性化を生じる．多量体 IgA および IgA1 免疫複合体は，これらの経路を介して，C5b-9 を産生し，メサンギウム細胞から炎症誘導因子と基質タンパクの産生を促進する[28, 53-55]．Roos らは，IgA 腎症 60 例中，15 例に糸球体での MBL の沈着をたしかめ，MBL ならびに L-ficolin の沈着がみられた群では，みられなかった群と比べ，メサンギウム増殖，管外増殖性変化，糸球体硬化，間質細胞浸潤といった組織障害が重症であり，タンパク尿も有意に多く認めたことを報告している[55]．全身の補体活性の増加については一定の報告は得られていないが，血中 C3 が低い患者は血清クレアチニン（sCr）の 2 倍化が有意に多いことも報告されている[56]．これらの報告は MBL や L-ficolin を介した lectin pathway の活性が IgA 腎症の進行に何らかの関連を有している可能性を示唆している．

　症例報告ではあるが，急速進行性の IgA 腎症症例に補体成分の C5 に対するヒト化モノクローナル抗体であるエクリズマブが効果的であり，投与中止により急激な悪化を認めたことから IgA 腎症の治療に補体の制御が重要である可能性が示唆される[57, 58]．また，lectin pathway を抑制する薬剤の開発も行われており，今後の研究成果が待たれる．

● おわりに

　IgA 腎症の病因および進展機序についてメサンギウム細胞増殖と基質増加機序を中心に概説した．本症の病因や進展機序は，さまざまな要素が複雑に絡み合っておりいまだ不明な点が多い．メサンギウム細胞増殖・基質増加機序に関しては *in vitro* の研究によるものが多く，今後 *in vivo* 研究による研究の進展が望まれる．また，Syk 阻害薬やエクリズマブ，lectin-pathway 阻害薬など新たな薬剤も登場してきておりさらなる追加研究の結果が待たれる．

参考文献

1) Macpherson AJ, Geuking MB, McCoy KD. Homeland security: IgA immunity at the frontiers of the body. Trends Immunol. 2012; 33: 160-7.
2) Suzuki Y, Suzuki H, Nakata J, et al. Pathological role of tonsillar B cells in IgA nephropathy. Clin Dev Immunol. 2011; 2011: 639074.
3) Boyd JK, Cheung CK, Molyneux K, et al. An update on the pathogenesis and treatment of IgA nephropathy. Kidney Int. 2012; 81: 833-43.
4) Floege J. Recurrent IgA nephropathy after renal transplantation. Semin Nephrol. 2004; 24: 287-91.
5) Cuevas X, Lloveras J, Mir M, et al. Disappearance of mesangial IgA deposits from the kidneys of two donors after transplantation. Transplant Proc. 1987; 19: 2208-9.
6) Iwata Y, Wada T, Uchiyama A, et al. Remission of IgA nephropathy after allogenic peripheral blood stem cell transplantation followed by immunosuppression for acute lymphocytic leukemia. Intern Med. 2006; 45: 1291-5.
7) Floege J. The pathogenesis of IgA nephropathy: what is new and how does it change therapeutic approaches? Am J Kidney Dis. 2011; 58: 992-1004.

8) Mestecky J. Immunobiology of IgA. Am J Kidney Dis. 1988; 12: 378-83.

9) van der Boog PJ, van Kooten C, de Fijter JW, et al. Role of macromolecular IgA in IgA nephropathy. Kidney Int. 2005; 67: 813-21.

10) Suzuki K, Honda K, Tanabe K, et al. Incidence of latent mesangial IgA deposition in renal allograft donors in Japan. Kidney Int. 2003; 63: 2286-94.

11) Tomino Y, Endoh M, Nomoto Y, et al. Specificity of eluted antibody from renal tissues of patients with IgA nephropathy. Am J Kidney Dis. 1982; 1: 276-80.

12) Monteiro RC, Halbwachs-Macarelli L, Roque-Barreira MC, et al. Charge and size of mesangial IgA in IgA nephropathy. Kidney Int. 1985; 28: 666-71.

13) Conley ME, Cooper MD, Michael AF. Selective deposition of immunoglobulin A1 in immunoglobulin A nephropathy, anaphylactoid purpura nephritis, and systemic lupus erythematosus. J Clin Invest. 1980; 66: 1432-6.

14) Tomino Y, Sakai H, Miura M, et al. Detection of polymeric IgA in glomeruli from patients with IgA nephropathy. Clin Exp Immunol. 1982; 49: 419-25.

15) Hiki Y, Odani H, Takahashi M, et al. Mass spectrometry proves under-O-glycosylation of glomerular IgA1 in IgA nephropathy. Kidney Int. 2001; 59: 1077-85.

16) Allen AC, Bailey EM, Brenchley PE, et al. Mesangial IgA1 in IgA nephropathy exhibits aberrant O-glycosylation: observation in three patients. Kidney Int. 2001; 60: 969-73.

17) Suzuki H, Kiryluk K, Novak J, et al. The pathophysiology of IgA nephropathy. J Am Soc Nephrol. 2011, 22: 1795-803.

18) Hiki Y. O-linked oligosaccharides of the IgA1 hinge region: roles of its aberrant structure in the occurrence and/or progression of IgA nephropathy. Clin Exp Nephrol. 2009; 13: 415-23.

19) Coppo R, Amore A, Gianoglio B, et al. Serum IgA and macromolecular IgA reacting with mesangial matrix components. Contrib Nephrol. 1993; 104: 162-71.

20) Sano T, Hiki Y, Kokubo T, et al. Enzymatically deglycosylated human IgA1 molecules accumulate and induced inflammatory cell reaction in rat glomeruli. Nephrol Dial Transplant. 2002; 17: 50-6.

21) Leung JC, Tang SC, Lam MF, et al. Charge-dependent binding of polymeric IgA1 to human mesangial cells in IgA1 nephropathy. Kidney Int. 2001; 59: 277-85.

22) van del Wall Bake AW, Daha MR, Evers-Schouten J, et al. Serum IgA and the production of IgA by peripheral blood and bone marrow lymphocytes in patients with primary IgA nephropathy: evidence for the bone marrow as the source of mesangial IgA. Am J Kidney Dis. 1988; 12: 410-14.

23) van del Wall Bake AW, Daha MR, Haaijman JJ, et al. Elevated production of polymeric and monomeric IgA1 by the bone marrow in IgA nephropathy. Kidney Int. 1989; 35: 1400-4.

24) Pouria S, Barratt J. Secondary IgA nephropathy. Semin Nephrol. 2008; 28: 27-37.

25) Novak J, Vu HL, Novak L, et al. Interactions of human mesangial cells with IgA and IgA-containing immune complexes. Kidney Int. 2002; 62: 465-75.

26) Novak J, Tomana M, Matousovic K, et al. IgA1-containing immune complexes in IgA nephropathy differentially affect proliferation of mesangial cells. Kidney Int. 2005; 67: 504-13.

27) van del Dobbelsteen ME, van del Woude FJ, Schroeijers WE, et al. Binding of dimeric and polymeric IgA to rat renal mesangial cells enhances the release of interleukin 6. Kidney Int. 1994; 46: 512-9.

28) Oortwijn BD, Roos A, Royle L, et al. Differential glycosylation of polymeric and monomeric IgA: a possible role in glomerular inflammation in IgA nephropathy. J Am Soc Nephrol.

〔Ⅲ　病態生理〕　2.　進行の分子機構：❷ メサンギウム細胞増殖・基質増加機序

2006; 17: 3529-9.

29） Lai KN, Tang SC, Guh JY, et al. Polymeric IgA1 from patients with IgA nephropathy upregulates transforming growth factor-beta synthesis and signal transduction in human mesangial cells via the renin-angiotensin system. J Am Soc Nephrol. 2003; 14: 3127-37.

30） Leung JC, Tang SC, Chan LY, et al. Polymeric IgA increases the synthesis of macrophage migration inhibitory factor by human mesangial cells in IgA nephropathy. Nephrol Dial Transplant. 2003; 18: 36-45.

31） Coppo R, Fonsato V, Baleqno S, et al. Aberrantly glycosylated IgA1 induces mesangial cells to produce platelet-activating factor that mediates nephrin loss in cultured podocytes. Kidney Int. 2010; 77: 417-27.

32） Amore A, Cirina P, Conti G, et al. Glycosylation of circulating IgA in patients with IgA nephropathy modulates proliferation and apoptosis of mesangial cells. J Am Soc Nephrol. 2001; 12: 1862-71.

33） Amore A, Conti G, Cirina P, et al. Aberrantly glycosylated IgA molecules downregulate the synthesis and secretion of vascular endothelial growth factor in human mesangial cells. Am J Kidney Dis. 2000; 36: 1242-52.

34） Lai KN, Chan LY, Tang SC, et al. Mesangial expression of angiotensin II receptor in IgA nephropathy and its regulation by polymeric IgA1. Kidney Int. 2004; 66: 1403-16.

35） Lai KN. Pathogenesis of IgA nephropathy. Nat Rev Nephrol. 2012; 20: 275-83.

36） Yeo SC, Cheung CK, Barratt J. New insights into the pathogenesis of IgA nephropathy. Pediatr Nephrol. 2018; 33: 763-77.

37） Monteiro RC, Van De Winkel JG. IgA Fc receptors. Annu Rev Immunol. 2003; 21: 177-204.

38） Moura IC, Arcos-Fajardo M, Sadaka C, et al. Glycosylation and size of IgA1 are essential for interaction with mesangial transferrin receptor in IgA nephropathy. J Am Soc Nephrol. 2004; 15: 622-34.

39） McDonald KJ, Cameron AJ, Allen JM, et al. Expression of Fc alpha/mu receptor by human mesangial cells: a candidate receptor for immune complex deposition in IgA nephropathy. Biochem Biophys Res Commun. 2002; 290: 438-42.

40） Diven SC, Caflisch CR, Hammond DK, et al. IgA induced activation of human mesangial cells: independent of FcalphaR1 （CD 89). Kidney Int. 1998; 54: 837-47.

41） Leung JC, Tsang AW, Chan DT, et al. Absence of CD89, polymeric immunoglobulin receptor, and asialoglycoprotein receptor on human mesangial cells. J Am Soc Nephrol. 2000; 11: 241-9.

42） Westerhuis R, Van Zandbergen G, Verhagen NA, et al. Human mesangial cells in culture and in kidney sections fail to express Fc alpha receptor （CD89). J Am Soc Nephrol. 1999; 10: 770-8.

43） Barratt J, Greer MR, Pawluczyk IZ, et al. Identification of a novel Fc alpha receptor expressed by human mesangial cells. Kidney Int. 2000; 57: 1936-48.

44） Kaneko Y, Otsuka T, Tsuchida Y, et al. Integrin $\alpha 1/\beta 1$ and $\alpha 2/\beta 1$ as a receptor for IgA1 in human glomerular mesangial cells in IgA nephropathy. Int Immunol. 2012; 24: 219-32.

45） Barratt J, Feehally J. Primary IgA nephropathy: new insights into pathogenesis. Semin Nephrol. 2011; 31: 349-60.

46） Berthelot L, Papista C, Maciel TT, et al. Transglutaminase is essential for IgA nephropathy development acting through IgA receptors. J Exp Med. 2012; 209: 793-806.

47） Chan LY, Leung LC, Tsang AW, et al. Activation of tubular epithelial cells by mesangial-derived TNF-alpha: glomerulotubular communication in IgA nephropathy. Kidney Int. 2005; 67: 602-12.

48) Tamouza H, Chemouny JM, Raskova Kafkova L, et al. The IgA1 immune complex-mediated activation of the MAPK/ERK kinase pathway in mesangial cells is associated with glomerular damage in IgA nephropathy. Kidney Int. 2012; 82: 1284-96.

49) Kim MJ, McDaid JP, McAdoo SP, et al. Spleen tyrosine kinase is important in the production of proinflammatory cytokines and cell proliferation in human mesangial cells following stimulation with IgA1 isolated from IgA nephropathy patients. J Immunol. 2012; 189: 3751-8.

50) McAdoo SP, Bhangal G, Page T, et al. Correlation of disease activity in proliferative glomerulonephritis with glomerular spleen tyrosine kinase expression. Kidney Int. 2015; 88: 52-60.

51) Rauterberg EW, Lieberknecht HM, Wingen AM, et al. Complement membrane attack (MAC) in idiopathic IgA-glomerulonephritis. Kidney Int. 1987; 31: 820-9.

52) Zwirner J, Burg M, Schulze M, et al. Activated complement C3: a potentially novel predictor of progressive IgA nephropathy. Kidney Int. 1997; 51: 1257-64.

53) Matsuda M, Shikata K, Wada J, et al. Deposition of mannan binding protein and mannan binding protein-mediated complement activation in the glomeruli of patients with IgA nephropathy. Nephron. 1998; 80: 408-13.

54) Roos A, Bouwman LH, van Gijlswijk-Janssen DJ, et al. Human IgA activates the complement system via the mannan-binding lectin pathway. J Immunol. 2001; 167: 2861-8.

55) Roos A, Rastaldi MP, Calvaresi N, et al. Glomerular activation of the lectin pathway of complement in IgA nephropathy is associated with more severe renal disease. J Am Soc Nephrol. 2006; 17: 1724-34.

56) Kim SJ, Koo HM, Lim BJ, et al. Decreased circulating C3 levels and mesangial C3 deposition predict renal outcome in patients with IgA nephropathy. PLos One. 2012; 7: e40495.

57) Ring T, Pedersen BB, Salkus G, et al. Use of eculizumab in crescentic IgA nephropathy: proof of principle and conundrum? Clin Kidney J. 2015; 8: 489-91.

58) Rosenblad T, Rebetz J, Johansson M, et al. Eculizumab treatment for rescue of renal function in IgA nephropathy. Pediatr Nephrol. 2014; 29: 2225-8.

（福田顕弘，藤元昭一）

③ 上皮細胞障害

はじめに

　タンパク尿は，慢性腎臓病に限らず IgA 腎症でも有意な腎予後の規定因子とされている．一般にタンパク尿は，糸球体上皮細胞（ポドサイト）の足突起間に存在するスリット膜の破綻，またはポドサイトそのものの脱落によって生じることが知られており，IgA 腎症においてもそれは例外ではない．そこで本稿では，ポドサイトについて概略を示した上で，IgA 腎症とポドサイト障害の関連性について示し，ポドサイト障害の観点から IgA 腎症の腎障害進行のメカニズムを簡単に解説する．

1 糸球体上皮細胞（ポドサイト）

　腎臓の役割の一つである血液の濾過は，主に糸球体で行われている．この糸球体は，毛細血管の毛玉のような構造をしており，毛細血管とその毛細血管を束ねるメサギウム細胞によって主に構成されている 図4 ⓐ．糸球体毛細血管の係蹄壁は，内側から糸球体内皮細胞，糸球体基底膜，糸球体上皮細胞（ポドサイト）の3層からなる構造をしており，この3層構造が血清タンパクの尿中への漏れ出しを防いでいる．ポドサイトは，この3層構造の最も外側に位置する細胞として，糸球体基底膜を覆うようにして存在し，核や細胞内小器官が局在する大きな細胞体と，細胞体から伸び出した細い足突起で構成されている 図4 ⓑ [1]．その大きな細胞体と多くの足突起で構成されている外見が特徴的であることから，別名として糸球体足細胞とも呼ばれている．

　ポドサイトの足突起と足突起の間にはスリット膜が存在し，血液濾過の最終バリアとして働き，糸球体濾過障壁の最も重要な構成要素とされている 図4 ⓒ [2]．ポドサイトに障

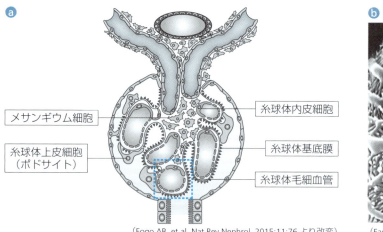
（Fogo AB, et al. Nat Rev Nephrol. 2015;11:76 より改変）

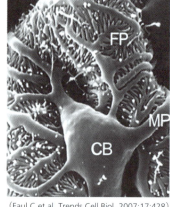
（Faul C, et al. Trends Cell Biol. 2007;17:428）

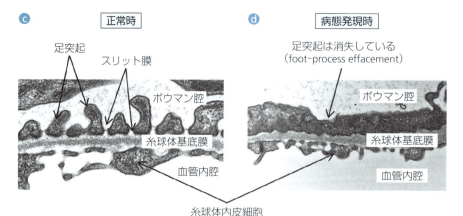
（淺沼克彦．日本臨床免疫学会会誌．2015;38:26 [2]）

図4 糸球体とポドサイトの構造
ⓐ糸球体を構成している細胞群　ⓑ走査電子顕微鏡で観察した糸球体表面のポドサイト．CB：細胞体，FP：足突起，MP：一次突起　ⓒ透過電子顕微鏡で観察したポドサイトの足突起の変化

害が起こると，スリット膜の分子構造の変化が認められ，足突起の細胞骨格の分布が変化し，足突起は消失（foot-process effacement）する．さらにポドサイト障害が持続すると，ポドサイトのアポトーシスを含む細胞死や，ポドサイトの糸球体基底膜からの脱落を引き起こす．これによりバリア機能は破綻し，血清タンパクが尿中に漏れ出てしまい，その糸球体は最終的には硬化糸球体へと進展していく．このポドサイト障害から糸球体硬化へと至る過程は，IgA 腎症に限らず多くの糸球体疾患に共通してみられる現象であり，持続的なポドサイト障害は末期腎不全へと導いていく．

2 IgA 腎症とポドサイト障害

　IgA 腎症とポドサイト障害の関連性については，これまでさまざまな研究で示されている．ポドサイト障害を定量化する方法の一つとして，尿中のポドカリキシンの測定が知られている．ポドカリキシンは，ポドサイトの細胞膜の表面に発現する膜貫通タンパクであり，ポドサイト障害が生じた際には，尿中に shedding してくることが知られている[3]．Asao らは，腎生検によって IgA 腎症と診断された 51 人の患者に対して，尿中のポドカリキシンを測定して，IgA 腎症の組織診断の重症度とどのように相関するか検討した[4]．IgA 腎症では，尿中のポドカリキシン濃度は尿タンパク量と有意な関連性がない一方で，急性管外性病変の重症度と尿中のポドカリキシン濃度は強く相関することが示された 図5 ⓐ-ⓑ．また，尿中のポドサイト数を測定した場合，分節性硬化を伴った IgA 腎症の症例では，硬化病変のない IgA 腎症と比較して尿中のポドサイト数が有意に多いことが示された 図5 ⓒ．これらの結果は，尿中のポドカリキシン濃度や尿中脱落ポドサイト数が IgA 腎症の組織学的重症度と相関することを示した．

　また，Kodama らは，IgA 腎症とスリット膜関連タンパクの一つであるデンドリンの局在変化との関連性について検証した．デンドリンは，ポドサイト障害時にスリット膜裏打ち部から核へ移行し，ポドサイトのアポトーシスを促進することが知られている．そこで

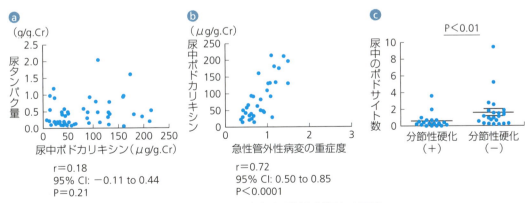

図5　尿中ポドカリキシンおよびポドサイトと臨床病理学的指標との関連
ⓐ IgA 腎症患者における尿中ポドカリキシンと尿タンパクとの相関について　ⓑ IgA 腎症患者における急性管外性病変と尿中ポドカリキシンの相関について　ⓒ IgA 腎症患者における分節性硬化病変の有無と尿中ポドサイト数の関連性について．（Asao R, et al. Clin J Am Soc Nephrol. 2012; 7: 1385[4] より改変）

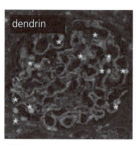 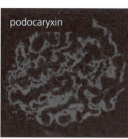 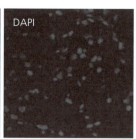 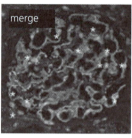

図6　IgA 腎症における尿中ポドカリキシンとデンドリンの局在
IgA 腎症患者の糸球体の蛍光免疫染色 デンドリンで染色された糸球体のうち，☆が核に移行したデンドリンを表している．（Kodama F, et al. Nephrol Dial Transplant. 2013; 28: 1762-72[5]）

IgA 腎症の症例に対して蛍光免疫染色でデンドリンの局在を検討したところ，デンドリンは糸球体の核に移行し，その核移行の割合と組織学的重症度は，有意に相関することがわかった 図6 [5]．そこで尿中脱落のポドサイトに対して，デンドリンの蛍光染色を行い，デンドリン陽性核数の割合を検討したところ，尿中脱落ポドサイトにおけるデンドリン陽性核数の割合は，IgA 腎症症例で微小糸球体障害症例と比較して有意に高値であった．実際，デンドリンが核移行した尿中のポドサイトでは，アポトーシスマーカーであるアネキシン V が陽性であった．以上のことから，IgA 腎症の発症から糸球体硬化に至る過程において，ポドサイトにおけるデンドリンの核移行が関連していることが示された．

3　メサンギウム細胞とポドサイトのクロストーク

　IgA 腎症は，何らかの原因で糸球体沈着性の IgA1 が血液中に増加し，メサンギウムに沈着することで，メサンギウム細胞の活性化および炎症性メディエータの放出を促すことで腎障害を生じると考えられている．一方で，メサンギウム細胞に起こった異常がどのようにしてポドサイト障害を経て糸球体硬化に至るのか，その分子メカニズムについては明らかになっておらず，現在もさまざまな基礎研究が行われている．
　現在，IgA 腎症において沈着すると考えられているガラクトース欠損型糖鎖異常 IgA1 は，ヒト培養メサンギウム細胞に対して高い結合親和性を示す一方で，ヒト培養ポドサイトには結合しないと報告されている[6]．また，メサンギウム細胞における IgA1 のレセプターとしては CD71，アシアロ糖タンパク質レセプター，CD89 などが報告されているが，ポドサイトにおける IgA1 のレセプターは未だ明らかなものは報告されていない[6]．以上からガラクトース欠損型糖鎖異常 IgA1 はポドサイトに対して直接的には作用しておらず，IgA 腎症によって生じるポドサイト障害は，ポドサイトとメサンギウム細胞のクロストークによって生じると考えられている．
　そこで Lai らは，IgA 腎症の患者から多量体 IgA1 を抽出し，その IgA1 をヒト培養メサンギウム細胞に投与して調整培養液を作成し，その培養液をヒト培養ポドサイトに投与することで，ポドサイトとメサンギウム細胞のクロストークについて検討した 図7 [7]．まず IgA 腎症の患者から抽出した多量体 IgA1 をヒト培養メサンギウム細胞に投与すると，

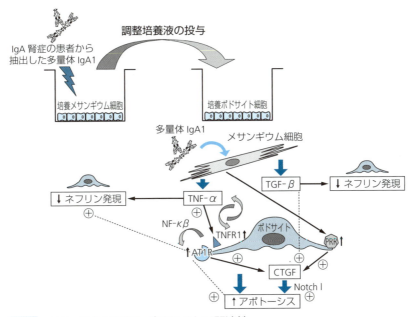

図7 メサンギウム細胞とポドサイトの関連性
IgA 腎症におけるメサンギウム細胞とポドサイトのクロストーク
(Leung JCK, et al. Semin Nephrol. 2018; 38: 485-95[7]) より改変)

トランスフォーミング増殖因子β（transforming growth factor-β：TGF-β）の合成が促進された．その調整培養液をヒト培養ポドサイトに投与すると，ネフリンやポドシンなどのポドサイトのスリット膜関連タンパクの発現が抑制された．加えて，このスリット膜関連タンパクの発現抑制は，TGF-βを培養ポドサイトに投与した場合でも，同様の現象を確認することができた．

また，Lai らは，同様の検討でサイトカインの一種である tumor necrosis factor-α（TNF-α）の関与についても報告している[7]．IgA 腎症症例由来の IgA1 をヒト培養メサンギウム細胞に投与して作成された調整培養液をヒト培養ポドサイトに投与した場合，TNF-αの発現は有意に増加した．TNF-αの発現上昇によって，TGF-βの場合と同様にネフリンなどのスリット膜関連タンパクの発現抑制が起きるだけでなく，TNF-α受容体1の発現も上昇させた．これにより，インターロイキン-6 などの炎症性サイトカインの産生が促進され，加えて nuclear factor κ light-chain enhancer of activated B cells（NF-κB）を通じて，アンジオテンシンⅡ受容体1（angiotensin Ⅱ receptor 1: AT1R）の発現を促進させることで，ネフリンの発現抑制やポドサイトのアポトーシスを誘導することが確認された．実際，IgA 腎症患者の糸球体と正常患者の糸球体に対して蛍光免疫染色で検討したところ，TNF-α受容体1およびネフリンの発現は，有意に低下していた．

その他，IgA 腎症におけるポドサイトとメサンギウム細胞のクロストークにおいて，connective tissue growth factor（CTGF）の重要性についても報告されている[7]．IgA1 の沈着によってメサンギウム細胞から放出された種々のメディエーターにより，プロレニ

ン受容体（prorenin receptor: PRR）や AT1R が活性化し，CTGF の発現が促進される．これにより，notch homolog 1, translocation-associated（Notch 1）シグナルが活性化し，ポドサイトをアポトーシスへと導くとされている．

　以上のように，IgA 腎症におけるポドサイト障害は，IgA1 のポドサイトに対する直接的作用というよりは，IgA1 によってメサンギウム細胞から放出された種々のメディエーターによって，ポドサイトのアポトーシスやスリット膜関連タンパクの発現抑制をきたすと考えられており，これらの詳細なメカニズム解明が期待される．

4 ポドサイトと尿細管のクロストーク

　IgA 腎症の Oxford 分類でも言及されているように，尿細管障害もまた IgA 腎症の予後規定因子とされている．健常の腎臓であれば，ポドサイトのスリット膜のバリアによって，血清タンパクは尿中に漏れ出ることはない．しかしながら，ポドサイト障害によってスリット膜が障害されると，血清タンパクが尿中に漏れて，尿細管において尿タンパクの再吸収を促すことになる．その尿細管に行き着いたタンパクの中には，血清アルブミンだけでなく，補体関連因子，サイトカイン，成長因子なども含まれている．これらが近位尿細管に対して，種々のサイトカイン，ケモカインの分泌を促進させ，近位尿細管において炎症性のカスケードを築き上げていく．結果的に，尿細管の萎縮，間質における炎症細胞の浸潤や線維化へと導くことが示唆されている．

　例えば，ポドサイトとメサンギウム細胞におけるクロストークで重要な役割を果たしていた TGF-β は，ポドサイト障害によって尿中に分泌されると，尿細管における TGF-β 受容体 1 を通じて，TGF-β シグナル伝達経路を活性化させる[7]．これによって，近位尿

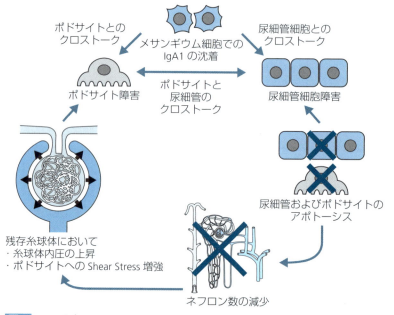

図8 IgA 腎症における尿細管細胞とポドサイトのクロストーク

細管細胞における脱分化，アポトーシス，ネクローシス，活性酸素の産生が生じる．また，TGF-βは，尿細管においてプロテオグリカンやフィブロネクチン，コラーゲンタイプⅣなどの細胞外マトリックスを増加に導くことが報告されている[7]．以上の結果から，IgA腎症において，ポドサイト障害から尿細管障害が誘発され，尿細管間質における炎症細胞の浸潤および線維化へと導かれていくと考えられている．

メサンギウム細胞-ポドサイト-尿細管のクロストークによって，ポドサイト障害，尿細管障害が惹き起こされると，ネフロン（ボウマン囊と糸球体を合わせた腎小体から尿細管を経て集合管に至るまでの機能単位）の減少につながる 図8 [7]．ネフロン数の減少が多くなると，残存している糸球体に対する血液濾過量を増加させ，糸球体内圧の上昇およびポドサイトに対する剪断応力（shear stress）の増加を導く．結果的に，さらなるポドサイト障害が引き起こされ，それらがタンパク尿を通じて尿細管障害を惹起し，さらにネフロン数の減少を招くという悪循環に陥り，不可逆的な腎機能障害へと至らせる．

● おわりに

IgA腎症によってタンパク尿が発症し腎不全へと進行するメカニズムについて，ポドサイトの観点を中心に解説した．IgA腎症の際にメサンギウム細胞に沈着するIgA1は，ポドサイトとの直接的な関与は示されておらず，IgA1が沈着したメサンギウム細胞とポドサイトとのクロストークによって，ポドサイト障害および尿タンパクを生じるとされている．加えて，尿タンパクによる尿細管障害ひいてはネフロンの減少へとつながり，糸球体硬化そして不可逆的な腎障害へと導く．

参考文献

1) Faul C, Asanuma K, Yanagida-Asanuma E, et al. Actin up: regulation of podocyte structure and function by components of the actin cytoskeleton. Trends Cell Biol. 2007; 17: 428-37.

2) 淺沼克彦. 慢性腎臓病におけるポドサイト障害の役割. 日本臨床免疫学会会誌. 2015; 38: 26-36.

3) Hara M, Yamamoto T, Yanagihara T, et al. Urinary excretion of podocalyxin indicates glomerular epithelial cell injuries in glomerulonephritis. Nephron. 1995; 69: 397-403.

4) Asao R, Asanuma K, Kodama F, et al. Relationships between levels of urinary podocalyxin, number of urinary podocytes, and histologic injury in adult patients with IgA nephropathy. Clin Am Soc Nephrol. 2012; 7: 1385-93.

5) Kodama F, Asanuma K, Takagi M, et al. Translocation of dendrin to the podocyte nucleus in acute glomerular injury in patients with IgA nephropathy. Nephrology, dialysis, transplantation : official publication of the European Dialysis and Transplant Association. European Renal Association. 2013; 28: 1762-72.

6) Menon MC, Chuang PY, He JC. Role of podocyte injury in IgA nephropathy. Contributions to nephrology. 2013; 181: 41-51.

7) Leung JCK, Lai KN, Tang SCW. Role of mesangial-podocytic-tubular cross-talk in IgA Nephropathy. Semin in Nephrol. 2018; 38: 485-95.

（山田博之，淺沼克彦）

4 ネフロン数

はじめに

　IgA腎症（IgAN）の予後は，個体間で大きな差があり，長期にわたり尿所見異常を呈するのみの症例がある一方で，比較的早期に末期腎不全に進行する症例もある．これまでの研究により，腎機能障害の進行に関連する独立した危険因子として，診断時のさまざまな臨床病理学的パラメータ（尿タンパク，診断時腎機能低下，高度糸球体硬化，高度尿細管間質性障害）が同定されている．これらの組織学的障害度と腎機能予後との関連性は，IgANに限定されず，他の慢性糸球体疾患に共通している．腎疾患の原因は多岐にわたるが，腎機能がある程度低下すると，その後は不可逆的に進行することが知られており，進行に関わる最終共通経路（final common pathway）が存在すると考えられている．各種腎疾患の病態別の解析が進む中，Brennerらは糸球体内血行動態変化に注目し，ネフロン数の減少に対する代償機転として腎不全の病態進行を説明した糸球体過剰濾過説（glomerular hyperfiltration theory）を提唱した 図9 ．ネフロン数の減少が腎疾患における糸球体過剰濾過説の一因であると考えられているが，ネフロン数は明らかな腎疾患を有さない人口においても最大で約13倍と大きな個体差があることが示されている．つまり，腎機能が正常な時期においても，潜在的なネフロン数の差異は，残存腎機能の差異を反映している可能性がある．このことから，ネフロン数の差異が，腎疾患患者において同様の臨床的背景特性を有するにも関わらず，個々が異なる腎予後を示す原因の1つとして認識されるようになった．

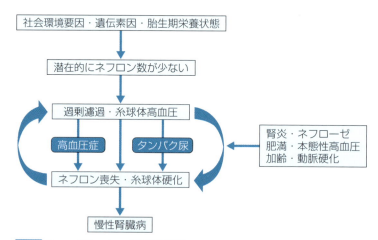

図9　Hyperfiltration仮説概念図
潜在的ネフロン数が少ないことや後天的に環境要因が加わり糸球体過剰濾過・糸球体高血圧が生じ，さらに全身性高血圧症，タンパク尿が惹起される．複数の因子がネフロンの喪失を誘発し，さらなる過剰濾過を呈することで慢性腎臓病が進行していく悪循環を示す．

1 日本人におけるネフロン数

　これまで，ネフロン数は人種・社会経済的に異なるグループにおいての差異が知られていたが，日本人では検討されていなかった．近年，我々はネフロン数測定の標準法であるdisector/fractionator 法を用いて日本人のネフロン数を測定し，腎機能正常の男性剖検例において，非硬化ネフロン数は約64万個であり，他人種よりも少ないことを報告した[1]．これらの結果から，個々のネフロン数を推定することは，腎疾患の将来の進行を評価するために臨床上有用と考えられる．しかし，disector/fractionator 法は，多大なコストと時間を必要とするだけでなく，剖検検体の腎臓を用いるため，各個体に適応して臨床応用することができない点に問題がある．生体におけるネフロン数の推定は困難であるが，ネフロン数の臨床病理学的サロゲートマーカーの一つとして糸球体容積と糸球体密度が報告されている．

2 ネフロン数のサロゲートマーカー

　剖検研究では，総ネフロン数と糸球体容積が逆相関すること，すなわちネフロン数の減少により糸球体腫大を呈することが明らかにされている．この所見は，ネフロン数の減少に応答して理想的なレベルで糸球体濾過量（GFR）を維持するために腎臓における代償性変化の存在を示す．そのような代償プロセスの下で，残存糸球体における単一ネフロンのGFR（SNGFR）が増加し，糸球体腫大が生じると考えられる．したがって，糸球体腫大は，ネフロン数の減少を示す所見と捉えられる．実際に，IgAN における糸球体腫大と腎機能障害の進展との関係性が報告されている．eGFR が $50 \, \mathrm{mL/min/1.73 m^2}$ 以上のIgAN 症例43 例を対象に糸球体係蹄の最大直径を測定した報告がある[2]．最大直径が大きい症例では，10 年の追跡調査で血清 Cr 1.5 倍化が有意に多かったことが示されている．小児領域においても同様の報告がなされ，低ネフロン数を示唆する先天性低形成腎などにIgA 腎症を合併した5 例において，糸球体腫大を認め，腎予後が不良であった[3]．さらに腎予後不良との関連が示されている間質線維化・尿細管萎縮度や糸球体硬化率と糸球体腫大が相関することが報告されている[4]．これらの知見から，糸球体腫大は低ネフロン数に関連し，腎予後を予測しうる臨床病理学的サロゲートマーカーであると考えられている．

　一方で，単位面積（または単位容積）当たりの糸球体の個数を表す糸球体密度 図10 もネフロン数の臨床病理学的サロゲートマーカーの一つと考えられている．我々は，腎機能正常時と腎機能障害出現後に二度の腎生検が施行された18 例のIgAN 患者を対象としたコホートにおいて，初回腎生検時の糸球体密度が早期の腎予後予測因子として有用である可能性を報告している[5]．初回腎生検時の糸球体密度が低い症例ほど糸球体は腫大しており，より大きな腎機能低下率を認めた．一方，糸球体密度が高い症例では，腎機能障害出現後の腎生検において糸球体が腫大すること，腎機能低下率が低いことから，代償機転が働いていることが示唆された．すなわち，糸球体密度が低い症例ではもともと糸球体腫大を呈しており，糸球体数減少に伴う糸球体のさらなる代償性腫大が困難なため，代償機転が働かず早期に腎機能障害の進行を認めたと考えられた．その後，腎生検時 eGFR≧

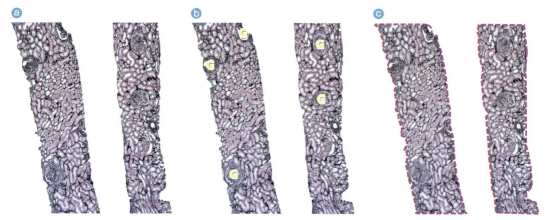

図10 糸球体密度の測定方法（自験例，29歳，女性，eGFR 72.6 mL/min/1.73m²）．
ⓐ測定範囲像．ⓑG（黄色）は非硬化糸球体を表し本図示内は5個．ⓒ破線（ピンク色）で囲まれた領域は測定皮質面積を表し，本図示内では 2.19 mm². これらを採取された標本の腎皮質全領域について行い，測定皮質面積で非硬化糸球体を除して算出する（本例は非硬化糸球体密度 2.39/mm²）．

60 mL/min/1.73m² 以上かつ腎生検から5年以上経過観察が可能であった IgAN 患者98例を対象とした解析を行った[6]．この解析結果において，①診断時の糸球体密度は細胞性・線維細胞性半月体形成と共に腎長期予後と関連する独立した因子であったこと，②糸球体密度の高低と細胞性・線維細胞性半月体形成の有無は相乗的に腎機能低下に寄与すること，③糸球体密度は平均糸球体容積（ネフロン数と逆相関する）と逆相関することを見い出した．これらの報告から，IgAN において低糸球体密度は低ネフロン数を反映する可能性があり，また IgAN における腎機能障害の進行に対する早期の予後予測因子であると考えられる．糸球体密度における検討は，IgAN 以外の原発性糸球体疾患においても行われており，糸球体密度との予後や寛解率の関連性が報告されている．特発性膜性腎症患者65例における検討では，腎機能が保持されている時点において低糸球体密度を認めることが eGFR の≧50%の減少または末期腎不全への進行と関連していた．加えて，微小変化型ネフローゼ症候群患者50例を対象とした検討では，糸球体密度が低い患者は巣状分節性糸球体硬化症と組織学的に診断された患者と同程度の糸球体腫大を有すること，ステロイドによる初期治療における完全寛解達成率が有意に低いことが報告されている．この結果は，腎生検標本における糸球体密度が糸球体サイズの変動性の重要な決定要因であり，微小変化型ネフローゼ症候群の臨床表現型に影響を与える可能性があることを示唆している．これらの事実から，IgAN を含む複数の原発性糸球体疾患において，低糸球体密度が低ネフロン数を部分的に反映し，腎予後やタンパク尿の寛解率に関連することが示唆されている．

　以上より，糸球体容積と糸球体密度は各種腎疾患においての予後や寛解率との関連が示されており，ネフロン数を反映する臨床病理学的サロゲートマーカーであると捉えられる．しかしながら，糸球体容積は代償性腫大だけでなく基質の沈着に影響される可能性が

あり，糸球体密度は糸球体の大きさや腎皮質全体量について考慮されていない．加えて，尿細管はネフロン数の減少に応答して腫大すると考えられているが，生検で尿細管サイズを推定することは技術的に困難であることから，尿細管の変化を加味できていない問題点も課題として挙げられる．そのため，臨床病理学的サロゲートマーカーとされている糸球体容積，糸球体密度は真にネフロン数を反映しているかどうかは，議論の対象となっている．

3 生体におけるネフロン数の推算

近年，腎移植ドナーにおいて造影CTにおける腎皮質容積と腎生検検体における体積あたりの糸球体密度を用いて，ネフロン数を推算した報告がある[7]．同方法で推算されたネフロン数は文献的比較においてdisector/fractionator法と同等に推算できると考えられた．加えて，糸球体濾過量とネフロン数から算出したSNGFRに関連する因子の検討が行われた．負荷の程度を反映すると考えられるSNGFRはドナーにおいて体格，性別，年齢などの因子に依存せず，ほぼ一定であることが示された．本研究は，ヒト生体におけるネフロン数とSNGFRの推算が行われたことが画期的であり，高い評価を得た．最近，我々は前記の方法を日本人腎移植ドナーに適応し，各種臨床所見との関連性および既報との相同性について検討を行った 図11 [8]．推算ネフロン数は約65万個であり，ネフロン数と関連性が報告されている糸球体容積，腎機能，年齢との相関が確認され，disector/fractionator法により計測された日本人の剖検例におけるネフロン数と同程度であった[1]．加えて，白人種に対する日本人のネフロン数の比率は剖検における検討と本検討において同等であったことから本方法の妥当性を確認した．本方法の問題点は腎皮質容積を測定する際に

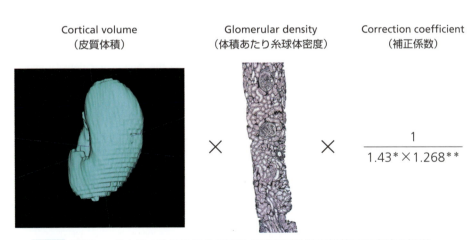

図11 造影CTおよび3次元糸球体密度から総糸球体数を推算する方法の概説
皮質体積と3次元の糸球体密度の積を係数で補正することにより総ネフロン数を算出する．
　*ホルマリン固定・パラフィン包埋による萎縮の補正係数．
　**灌流圧消失による萎縮の補正係数[7]
（Sasaki T, et al. Clin Exp Nephrol. 2019; 23: 629-37 [8]）

造影剤を使用するため，IgAN をはじめとした腎疾患患者に適用し難いことである．一方，腎皮質容積を MRI で直接測定する方法やエコー所見と臨床所見から推算する方法が報告されている．Nakazato らは身長，体重，推定糸球体濾過量，糖尿病の有無に腎臓エコー検査から得られる腎長径と腎短径を組み合わせる方法を用いて比較的正確に腎皮質容積が推算できることを報告している[9]．今後，ネフロン数を腎疾患患者にも適応できる方法を確立し，推算することができれば，IgAN を含む慢性腎疾患の進展機序の解明の一助となる可能性がある．

● おわりに

　ヒトネフロン数研究とその意義，さらに IgA 腎症における腎機能障害の進展機序との関連について概説した．ヒトにおける総ネフロン数の推算は，IgA 腎症をはじめとする多くの進行性腎疾患の長期腎予後予測に有用であるのみならず，ネフロン数の進行性減少に伴う残存ネフロンの代償機転やその破綻に深く関わる SNGFR の評価を可能とする．しかし，現状の腎生検を基にした評価法には検査自体の侵襲性やサンプルバイアスなどさまざまな課題がある．したがって，これらの指標の疾患腎へも応用可能な，より簡便かつ正確な推算方法が求められており，この分野のさらなる発展が期待される．

参考文献

1) Kanzaki G, Puelles VG, Cullen-McEwen LA. et al. New insights on glomerular hyperfiltration. a Japanese autopsy study. JCI Insight. 2017; 2: e94334.
2) Kataoka H, Ohara M, Honda K, et al. Maximal glomerular diameter as a 10-year prognostic indicator for IgA nephropathy. Nephrol Dial Transplant. 2011; 26: 3937-43.
3) Hotta O, Chiba S, Furuta T, et al. Clinicopathological study of IgA nephropathy in patients with congenitally reduced nephron mass. Clin Nephrol. 1995; 44: 362-6.
4) Tóth T, Takebayashi S. Glomerular hypertrophy as a prognostic marker in childhood IgA nephropathy. Nephron. 1998; 80: 285-91.
5) Tsuboi N, Kawamura T, Ishii T, et al. Changes in the glomerular density and size in serial renal biopsies during the progression of IgA nephropathy. Nephrol Dial Transplant. 2009; 24: 892-9.
6) Tsuboi N, Kawamura T, Koike K, et al. Glomerular density in renal biopsy specimens predicts the long-term prognosis of IgA nephropathy. Clin J Am Soc Nephrol. 2010; 5: 39-44.
7) Denic A, Mathew J, Lerman LO, et al. Single-nephron glomerular filtration rate in healthy adults. N Engl J Med. 2017; 376: 2349-57.
8) Sasaki T, Tsuboi N, Kanzaki G, et al. Biopsy-based estimation of total nephron number in Japanese living kidney donors. Clin Exp Nephrol. 2019; 23: 629-37.
9) Nakazato T, Kehira H, Imasawa T. et al. An equation to estimate the renal cortex volume in chronic kidney disease patients. Clin Exp Nephrol. 2018; 22: 603-12.

（佐々木峻也，神崎　剛，坪井伸夫）

Ⅲ 病態生理

3

バイオマーカー

1 糖鎖異常 IgA 分子の特徴

はじめに

IgA1 ヒンジ部には O 結合型糖鎖が集簇し結合しているが，IgA 腎症患者血清 IgA1 および糸球体抽出 IgA1 では，ガラクトース（Gal）が欠損した O 結合型糖鎖を持つ糖鎖異常 IgA1 の増加を認める．本稿では糖鎖異常 IgA1 の構造とその特徴について概説する．

1 IgA の構造

A IgA と糖鎖修飾

ヒト IgA は IgA1, IgA2 のサブタイプが存在する 図1 ⓐ．ヒト IgA1 および IgA2 はともに N 結合型糖鎖をもつ糖タンパク質であるが，ヒト IgA1 と IgA2 はヒンジ部の構造に大きな差異を認める[1]．IgA1 は IgA2 に比し長いヒンジ部に集簇した O 結合型糖鎖をもつが，IgA2 ヒンジ部は短く O 結合型糖鎖修飾部位はない．粘膜に存在する IgA は多くが粘膜の B 細胞から産生され，16kDa の J 鎖とジスルフィド結合することにより二量体となっており，polymeric immunoglobulin receptor（pIgR）由来の分泌片（secretary component: SC）を共有結合し，分泌型 IgA（secretary IgA: sIgA）と呼ばれる 図1 ⓑ．一方血中 IgA は多くが骨髄 B 細胞由来で一部が末梢リンパ組織で産生される．90％が IgA1 であり単量体 IgA が多い．

B IgA1 ヒンジ部糖鎖とその生合成

ヒト IgA1 ヒンジ部のアミノ酸配列は，豊富なプロリン（Pro）と O 結合型糖鎖が結合するセリン（Ser）またはスレオニン（Thr）から構成されている．9つの Ser/Thr のうち通常 3〜6 カ所に O 結合型糖鎖が結合しており，糖鎖結合はランダムではなく特定の部位に生じる[2,3]．図1 ⓒにヒンジ部アミノ酸配列を示し，糖鎖結合部位を下線で示す．IgA1 ヒンジ部 O 結合型糖鎖の特徴として，糖鎖結合数（主に 3〜6 個），糖鎖結合部位，糖鎖構造によるバラエティ（図1 ⓒ，O 結合型糖鎖のバラエティ）をもつ．

[Ⅲ 病態生理] 3. バイオマーカー：1 糖鎖異常 IgA 分子の特徴

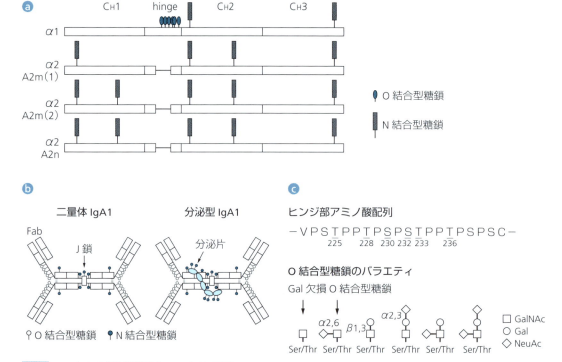

図1　IgA ヒンジ部の構造と IgA ヒンジ部
ⓐヒト IgA1, IgA2 は共に N 結合型糖鎖をもつ糖タンパク質であるが, IgA2 と異なり IgA1 はヒンジ部に O 結合型糖鎖をもつ. ⓑ二量体 IgA1 と分泌型 IgA1 の構造. J 鎖, 分泌片ともに N 結合型糖鎖をもつ. ⓒヒンジ部アミノ酸配列. 下線の Ser/Thr は O 結合型糖鎖の結合部位. IgA1 ヒンジ部糖鎖のバリエーション. Ser/Thr に GalNAc が結合しその外側に Gal, NeuAc が結合する. ヒンジ部糖鎖は, 糖鎖数, 糖鎖構造, 結合部位, にて多数のバラエティをもつ.

　この糖鎖化は IgA1 分泌形質細胞のゴルジ装置内で各糖転移酵素群にて段階的に行われ, IgA1 分子の O 結合型糖鎖構造には多様性を認める 図1ⓒ. IgA1 ヒンジ部 O 結合型糖鎖化は, N-アセチルガラクトサミン (GalNAc) 転移酵素2 (GalNAc-T2) により Ser また Thr に GalNAc が結合することにより始まる. その外側に Gal がガラクトース転移酵素 (C1GalT1) にて結合する. C1GalT1 安定化にその分子シャペロン Cosmc が働き, Cosmc が存在しないと C1GalT1 は速やかに変性失活し Gal が転移しなくなる. その外側にシアル酸 (NeuAc) がα2,3 シアル酸転移酵素 (ST3Gal1) を介し Gal に, α2,6 シアル酸転移酵素 (ST6GalNAc2) を介し GalNAc にそれぞれ結合する 図2. Gal が GalNAc に結合するよりも前に, GalNAc がα2,6 でシアル化されると, そのシアル化した GalNAc には Gal は結合できなくなる.

C　糖鎖異常 IgA1 とは？

　ヒンジ部に存在する3～6個の O 結合型糖鎖のうち, NeuAc, Gal が欠損し末端 GalNAc が露出した O 結合型糖鎖 (図1ⓒ, O 結合型糖鎖のバラエティ) をもつ IgA1 は, 糖鎖不全 IgA1 (underglycosylated IgA1), あるいは Gal 欠損 IgA1 (Gal-deficient

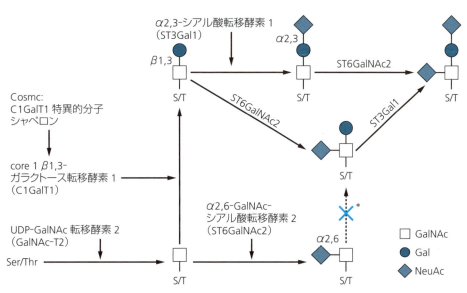

図2 IgA1 ヒンジ部糖鎖構造に関わる糖転移酵素群
IgA1 ヒンジ部 O 結合型糖鎖化は，N-アセチルガラクトサミン（GalNAc）転移酵素 2（GalNAc-T2）によりセリン（Ser）またはスレオニン（Thr）に GalNAc が結合することにより始まる．その外側にガラクトース（Gal）がガラクトース転移酵素（C1GalT1）にて結合する．C1GalT1 安定化にその分子シャペロン Cosmc が働き，Cosmc が存在しないと C1GalT1 は速やかに変性失活し Gal が転移しなくなる．その外側にシアル酸（NeuAc）が α2,3 シアル酸転移酵素（ST3Gal1）を介し Gal に，α2,6 シアル酸転移酵素（ST6GalNAc2）を介し GalNAc にそれぞれ結合する．糖鎖異常 IgA1 は IgA1 産生 B 細胞内での過程で生じるため，糖転移酵素の異常の関与が疑われている．
*Gal が GalNAc に結合するよりも前に，GalNAc が α2,6 でシアル化されると，そのシアル化した GalNAc には Gal は結合できない．

IgA1：Gd-IgA1）と呼ばれるが，NeuAc の増加を認めることがあり，IgA 腎症に出現するヒンジ部糖鎖異常をもつ IgA1 は糖鎖異常 IgA1（aberrantly glycosylated IgA1）と総称される．末端 GalNAc 特異的レクチンである *Helix Aspersa* agglutinin（HAA）を用いた ELISA にて Gd-IgA1 を検出する方法が確立され[4]，近年合成ヒンジ糖ペプチドに対するモノクローナル抗体（KM55[5]，35A12[6]）による検出法が開発された．さらに，IgA 腎症の沈着 IgA1 はこれらモノクローナル抗体により疾患特異的に染色されることから[7]，沈着 IgA1 は Gd-IgA1 を中心とした沈着であると考えられる．しかし，Gd-IgA1 とは HAA やモノクローナル抗体を用いて検出される IgA 腎症に健常者に比し多く存在する IgA1 を指し示すものであり，IgA 腎症に特異的なヒンジ部糖鎖構造はいまだ不明である．患者 IgA1 産生 B 細胞由来の IgA1 と，同じ患者の血清 IgA1 の HAA-ELISA 値は相関したことから，Gd-IgA1 は免疫複合体形成後の変化や血中での糖鎖切断ではなく，IgA1 産生 B 細胞内での過程で生じると考えられる[8]．この患者由来の IgA1 産生 B 細胞では C1GalT1 活性の低下と ST6GalNAc2 活性の増加を認めた．GalNAc のシアル化が Gal の GalNAc への結合を阻害することにより（premature sialylation）Gd-IgA1 が増加する可能性が指摘されている[8]．

〔Ⅲ 病態生理〕 3. バイオマーカー：1 糖鎖異常 IgA 分子の特徴

2　糖鎖異常 IgA1 の特徴

A　抗原性

患者血清中の糖鎖異常 IgA1 に反応する IgG または IgA1 抗体が同定されている[9-11]．IgA1 ヒンジ部糖鎖異常は IgA1 の 3 次元構造の変化を生じ，ヒンジ部糖鎖異常部位を新たなエピトープとして血清中の IgG 型または IgA 型の自己抗体が認識し，免疫複合体を形成すると考えられる．Suzuki らは IgA 腎症患者 B 細胞より IgA ヒンジ部糖鎖異常特異的 IgG 抗体が産生され，その重鎖遺伝子の可変領域内 complementarity-determining region 3 のアミノ酸配列の変化が Gd-IgA1 への結合に必要と報告した[11]．前述のように，健常者でも Gd-IgA1 は存在しており，Gd-IgA1 単独で IgA 腎症は発症しないと考えられる．腎炎惹起には Multi-hit が必要と考えられ，IgA 腎症の病因に Multi-hit mechanism が提唱されている 図3 [12, 13]．

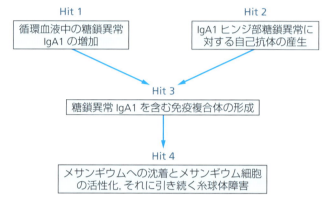

Hit 1: 循環血中に分子異常（IgA1 ヒンジ部 O 結合型糖鎖異常）を伴った多量体 IgA1 が増加する．
Hit 2: ヒンジ部糖鎖異常を持つ IgA1（糖鎖異常 IgA1）に対し糖鎖異常特異的な自己抗体が形成される．
Hit 3: 循環血中に糖鎖異常 IgA1 を含む免疫複合体が形成される．
Hit 4: 糖鎖異常 IgA1 を含む免疫複合体がメサンギウムに沈着し，メサンギウム細胞を活性化し糸球体障害を起こす．

図3　IgA 腎症の病因仮説：Multi-hit mechanism
IgA 腎症では，糖鎖異常 IgA1 とそれに対応する自己抗体の形成を認めると報告されている．糖鎖異常 IgA1 単独で腎炎は生じず，腎炎惹起には Multi-hit が必要と考えられ，IgA 腎症の病因に Multi-hit mechanism が提唱されている[12, 13]．

B　分子複合体の形成

糖鎖の役割の一つにタンパク質の立体構造や親水性の保持がある．IgA1 から酵素処理で NeuAc と Gal を除去すると IgA1 が凝集する．糖鎖異常 IgA1 は分子脆弱性であり凝集高分子 IgA1 が非免疫学的に生成され，糸球体に沈着する可能性が示されている[14]．酵素的に NeuAc と Gal を除去した IgA1 は，IgA1，IgG1，IgG3，IgM，C3 との非免疫学的に結合すると報告され，糖鎖異常 IgA1 は細胞外基質に対しても親和性が高く，メサンギウムに受動的に捉えられ沈着が生じる可能性も示唆されている．

C　補体反応性

本症では，高率に C3 が沈着し，C5b-9 も存在することから補体が腎炎発症に関与すると考えられる．古典経路の C1q 沈着は稀であり，副経路またはマンノース結合レクチン

（mannose-binding lectin: MBL）経路が本症における補体系の活性化に関与している．単量体 IgA は補体活性化を示さないが，二量体および多量体 IgA は補体を活性化し糸球体障害を引き起こす．多量体 IgA および IgA1 免疫複合体は補体副経路とレクチン経路を介し C5-9b を産生し，メサンギウム細胞から炎症誘導因子と基質タンパクの産生を促進する．多量体 IgA1 は単量体 IgA1 に比し MBL により強く結合し MBL 経路を誘導する[15]．糖鎖と免疫複合体の大きさは補体活性化に重要な因子であり，MBL は N 結合型糖鎖のマンノースまたは N アセチルグルコサミン残基と結合するため，IgA1 の糖鎖異常との関連が疑われる．

D　クリアランス異常

IgA 腎症患者の約半数では血中 IgA 値の増加を認めるが，血中 IgA 値は IgA の産生増加と白血球への取り込み，肝からの除去のバランスによって決定される．肝疾患において糸球体 IgA 沈着を高率に認めることは IgA クリアランスの障害にて糸球体 IgA 沈着を生じることを示唆する．IgA は通常循環中から肝と白血球の受容体を介した細胞内の取り込みにてクリアされる．アシアロ糖タンパク受容体（ASPG-R）は IgA を含む幅広い糖タンパクのアシアロ体を認識するため，シアル酸を多く含む IgA は受容体の結合性は低下しクリアランスが低下すると考えられる．

E　臨床的意義

HAA-ELISA で検出される Gd-IgA1 値が臨床所見と関連があるかは結論が出ていない[16]．扁桃摘出術後，リツキシマブ治療後の HAA-ELISA 値には差を認めていないが，いずれも少数例であり，Gd-IgA1 の臨床的意義については今後の検討を待つ必要がある．

● おわりに

IgA 腎症では，血液中 Gd-IgA1 が増加しており，沈着 IgA1 もモノクローナル抗体で疾患特異的に染色されることから，血液中の Gd-IgA1 の増加とその沈着により本症は特徴付けられることが明らかとなった．近年糖鎖異常 IgA1 の検出法の確立，糖転移酵素異常の同定，遺伝的な検討が進み，IgA 腎症の病因における重要性がさらに注目されている．しかし，血液中の IgA1 を含む免疫複合体のメサンギウムへの沈着機序，炎症惹起における役割の解明は十分とはいえない．IgA 腎症における糖鎖異常 IgA1 の成因，正確な構造，その nephritogenicity を明らかにすることで，本症の病因解明・診断・新規治療法の開発が進むことが期待される．

参考文献

1）Mattu TS, Pleass RJ, Willis AC, et al. The glycosylation and structure of human serum IgA1, Fab, and Fc regions and the role of N-glycosylation on Fc alpha receptor interactions. J Biol Chem. 1998; 273: 2260-72.

2) Takahashi K, Wall SB, Suzuki H, et al. Clustered *O*-glycans of IgA1: Defining macro- and micro-heterogeneity by use of electron capture/transfer dissociation. Mol Cell Proteomics. 2010; 9: 2545-57.

3) Takahashi K, Smith AD, Poulsen K, et al. Naturally occurring structural isomers in serum IgA1 *O*-glycosylation. J Proteome Res. 2012; 11: 692-702.

4) Moldoveanu Z, Wyatt RJ, Lee JY, et al. Patients with IgA nephropathy have increased serum galactose-deficient IgA1 levels. Kidney Int. 2007; 71: 1148-54.

5) Yasutake J, Suzuki Y, Suzuki H, et al. Novel lectin-independent approach to detect galactose-deficient IgA1 in IgA nephropathy. Nephrol Dial Transplant. 2015; 30: 1315-21.

6) Hiki Y, Hori H, Yamamoto K, et al. Specificity of two monoclonal antibodies against a synthetic glycopeptide, an analogue to the hypo-galactosylated IgA1 hinge region. J Nephrol. 2015; 28: 181-6.

7) Suzuki H, Yasutake J, Makita Y, et al. IgA nephropathy and IgA vasculitis with nephritis have a shared feature involving galactose-deficient IgA1-oriented pathogenesis. Kidney Int 2018; 93: 700-5.

8) Suzuki H, Moldoveanu Z, Hall S, et al. IgA1-secreting cell lines from patients with IgA nephropathy produce aberrantly glycosylated IgA1. J Clin Invest. 2008; 118: 629-39.

9) Tomana M, Matousovic K, Julian BA, et al. Galactose-deficient IgA1 in sera of IgA nephropathy patients is present in complexes with IgG. Kidney Int. 1997; 52: 509-516.

10) Tomana M, Novak J, Julian BA, et al. Circulating immune complexes in IgA nephropathy consist of IgA1 with galactose-deficient hinge region and antiglycan antibodies. J Clin Invest. 1999; 104: 73-81.

11) Suzuki H, Fan R, Zhang Z, et al. Aberrantly glycosylated IgA1 in IgA nephropathy patients is recognized by IgG antibodies with restricted heterogeneity. J Clin Invest. 2009; 119: 1668-77.

12) Suzuki H, Kiryluk K, Novak J, et al. The pathophysiology of IgA nephropathy. J Am Soc Nephrol. 2011; 22: 1795-803.

13) Wyatt RJ, Julian BA. IgA nephropathy. N Engl J Med. 2013; 368: 2402-14.

14) Hiki Y. *O*-linked oligosaccharides of the IgA1 hinge region: roles of its aberrant structure in the occurrence and/or progression of IgA nephropathy. Clin Exp Nephrol. 2009; 13: 415-23.

15) Oortwijn BD, Roos A, Royle L, et al. Differential glycosylation of polymeric and monomeric IgA: a possible role in glomerular inflammation in IgA nephropathy. J Am Soc Nephrol. 2006; 17: 3529-39.

16) Sun Q, Zhang Z, Zhang H, et al. Aberrant IgA1 glycosylation in IgA nephropathy: A systematic review. PLoS One. 2016; 11: e0166700.

〈髙橋和男〉

② 免疫複合体の特徴・成因

はじめに

IgA 腎症が提唱されて 50 年余りが経過し，IgA 腎症の病因・病態が少しずつ明らかになってきている．疾患特異的バイオマーカーや分子レベルの解析も進んでおり，病態に基づく適切な治療戦略を立てることで，IgA 腎症患者の透析移行率ゼロ化をめざすことが現実的になってきている．本症では，糖鎖異常 IgA1 やその関連免疫複合体が病因に深く関与していると考えられる．ここでは，糖鎖異常 IgA1 免疫複合体の特徴と成因について概説する．

1 IgA1 分子異常

IgA 腎症で腎移植を受けた患者の半数以上に IgA 腎症が再発することから，IgA 腎症の病因の本質は腎固有細胞ではなく，全身の IgA 免疫系にあることが示唆されている．ヒトの血中 IgA には，IgA1 と IgA2 の 2 種のサブクラスが存在するが，IgA 腎症患者では，IgA1 が選択的に糸球体に沈着する．IgA 腎症患者の血中には，多量体 IgA1 が増加しているが，多量体 IgA は主に消化器系や呼吸器系といった粘膜面で産生されていること，扁桃炎や上気道の粘膜感染で IgA 腎症患者の尿所見異常が増悪すること，扁桃摘出で腎症が改善する症例がみられるといった事実は[1,2]，粘膜免疫の関与を裏付けるものと考えられる．IgA1 と IgA2 分子の構造上の最大の違いは，IgA1 分子にはアミノ酸に富んだ長いヒンジ部を有すること，両者でヒンジ部位のアミノ酸組成が異なり，IgA1 のヒンジ部位には，O-結合型糖鎖が結合している点である．詳細は前項（糖鎖異常 IgA 分子の特徴）を参照されたいが，各糖鎖修飾酵素の働きによって個々の IgA1 分子の O-結合型糖鎖構造には多様性がみられ，IgA 腎症患者では，糖鎖修飾異常 IgA1 が増加していることが明らかとなっている[3,4]．

2 糖鎖異常 IgA1 と免疫複合体形成

血中糖鎖異常 IgA1 は IgA 腎症患者で高値を示すことが多施設より報告されているが，健常人の値とかなりオーバーラップしている[5,6]．Ali らの報告によると，IgA 腎症患者の複数の家系を調査し，IgA 腎症患者のみならず，腎症を発症していない血縁者においても血中の糖鎖異常 IgA1 が増加していることより，糖鎖異常 IgA1 の産生は，一部は遺伝因子によって規定されていることが示唆される[7]．つまり，血中糖鎖異常 IgA1 値が高値でも IgA 腎症を発症しない症例が認められることより，この疾患の病態は糖鎖異常 IgA1 の関与だけでは説明できない．

IgA 腎症患者血中には，糖鎖異常 IgA1 免疫複合体が増加しており，これらの免疫複合

〔Ⅲ　病態生理〕3. バイオマーカー：**2** 免疫複合体の特徴・成因

体は，免疫複合体を形成しない糖鎖異常 IgA1 単体に比し，培養メサンギウム細胞の増殖を誘導することが示されている．糖鎖異常 IgA1 が，多量体もしくは免疫複合体を形成することが，病態に深く関与していると考えられる．

3 糖鎖異常 IgA1 特異的抗体

　我々は，糖鎖異常 IgA1 を抗原とした ELISA 測定系にて，糖鎖異常 IgA1 を特異的に認識する IgG が IgA 腎症患者血中で増加していることを明らかにした[8]．患者と健常人の末梢血よりクローニングした IgG 産生細胞株での解析により，糖鎖異常 IgG には，免疫グロブリン重鎖遺伝子（V_H）の可変領域内 complementarity determining region 3（CDR3）のアミノ酸配列が変化していることが同定された[8]．この糖鎖異常 IgA1 特異的抗体の形成機序は不明だが，somatic mutation による変化が報告されている[9]．糖鎖異常 IgA1 特異的抗体には，IgG だけではなく IgA 抗体も同定されており[6]，各々の病態における意義，また IgA 抗体の糖鎖修飾パターンについて，現在解析がすすめられている．

4 IgA1 分子の自己凝集

　糖鎖の役割の一つとして，タンパクの立体構造維持と親水性の保持がある．実際に IgA1 分子からガラクトースとシアル酸を除去すると IgA1 が凝集しやすい[10]．熱に抵抗性をもつ IgA1 と熱で凝集する IgA1 の O–結合型糖鎖を比較すると，熱凝集 IgA1 では熱抵抗性 IgA1 よりも糖鎖含有量が減少していた[11]．よって，糖鎖異常 IgA1 は分子脆弱性があり，凝集による高分子 IgA1 が非免疫学的に生成される可能性があると考えられる．

5 IgA1–IgA 受容体複合体

　ヒト IgA の受容体のひとつとして，FcαR（CD89）があげられるが，ヒト CD89 を発現させたマウスでは，単球上の CD89 に IgA が結合し，IgA と可溶性 CD89（sCD89）複合体が血中に増加し，IgA 腎症様の腎炎が発症すると報告されている[12]．しかしマウス IgA はヒト sCD89 には in vitro で結合せず，sCD89 を移入してもメサンギウムにマウス IgA の沈着は認められなかった[13]．ヒトにおいても，IgA–sCD89 複合体量は患者と健常者で差がないことから，CD89 を介した機序の存在には議論の余地がある．

　多量体 IgA と結合するトランスフェリン受容体（CD71）は，増殖したメサンギウム細胞の表面上に発現している[14]．糖鎖異常 IgA1 免疫複合体と結合することで，メサンギウムの CD71 発現がさらに促進する[14]．ヒト IgA1 とヒト CD89 をともに発現させたトランスジェニックマウスの解析から，IgA1 の糸球体沈着には，IgA1–sCD89 複合体がメサンギウム上の CD71 と結合し，メサンギウムでの組織トランスグルタミナーゼ（TG）の発現が亢進することが重要であるとの報告がある[15]．しかし，CD71 および TG はメサンギウム細胞以外にも発現しており，メサンギウム特異的な IgA1 沈着を説明できないため，さらなる検証が必要である．

94　JCOPY 498-22446

6 糖鎖異常 IgA1 免疫複合体の病態における重要性

　上述のように，なぜ，IgA1 が糸球体メサンギウムに沈着するのか，いまだ詳細な機序は不明である．しかし，糖鎖異常 IgA1 が凝集体を形成する，IgG あるいは IgA と高分子の免疫複合体を形成することにより，肝臓でのクリアランスが遷延し，糸球体に沈着すると示唆されている．血中 IgA のクリアランスには，肝臓でのアシアロ糖タンパク受容体（ASGPR）による取り込みが重要であるが，糖鎖異常 IgA1 免疫複合体は高分子であり，肝のディッセ腔を通過できずクリアランスされにくい[16]．また，シアル酸を多く含む IgA1 分子は，陰性荷電により肝からのクリアランスが低下する[16]．

　前述のように，糖鎖異常 IgA1 免疫複合体の産生亢進が IgA 腎症の病態において重要であるといえるが，実際に，IgA 腎症患者の血中糖鎖異常 IgA1 特異的 IgG 抗体値は尿タンパク量と相関を認め[8]，診断時の糖鎖異常 IgA1 特異的 IgG 抗体値が，腎不全や死亡の予測リスクになることが報告されている[17]．また，IgA 腎症患者血清より抽出された IgA1-IgG 免疫複合体は，TNF-α や IL-6 などのサイトカインを産生し，メサンギウム細胞の増殖を促すことが数多く報告されている．興味深いことに，同一患者で，肉眼的血尿がみ

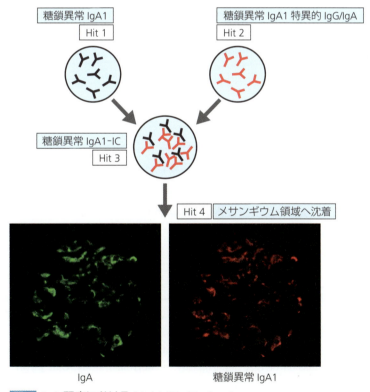

図4　IgA 腎症における Multi-Hit Mechanisms
IgA 腎症の病態として，まず糖鎖異常 IgA1 が産生されること（Hit 1），そして，糖鎖異常 IgA1 特異的抗体が産生され（Hit 2），糖鎖異常 IgA1 と高分子免疫複合体を形成し（Hit 3），メサンギウム領域へ沈着（Hit 4）すると考えられる．近年糖鎖異常 IgA1 が IgA 腎症特異的に腎糸球体に沈着することが証明された．

〔Ⅲ　病態生理〕　3. バイオマーカー：　2 免疫複合体の特徴・成因

られるなど病勢が活発な状態では，寛解した状態と比較し，血中の糖鎖異常 IgA1-IgG 免疫複合体が増加することが報告されている．糖鎖異常 IgA1 免疫複合体がメサンギウム細胞を活性化し，上皮細胞障害性の TNF-α，TGF-β や CTGF といったサイトカインを放出することで，メサンギウム細胞のみならず，上皮細胞，尿細管の障害も引き起こすという，腎炎の増悪におけるクロストークが示唆されている[18]．

7 IgA 腎症における Multi-Hit Mechanisms

　前述のことから，血中糖鎖異常 IgA1 が多量体や免疫複合体を形成することが IgA 腎症の病態に深く関与している．糖鎖異常 IgA1 が IgA 腎症患者の血中に増加しているだけではなく，IgA 腎症特異的に腎糸球体に沈着することが証明されたことから[19]，IgA 腎症の発症・進展の鍵を握っていると考えられている．糖鎖異常 IgA1 は，IgA1 産生 B 細胞における特異的糖鎖修飾酵素の異常によって産生される（Hit 1）[3]．一方で，糖鎖異常 IgA1 特異的抗体（IgG および IgA）の産生が亢進し（Hit 2）[8]，糖鎖異常 IgA1 と免疫複合体を形成する（Hit 3）．この高分子免疫複合体は，肝臓でのクリアランスが遷延するためメサンギウム領域への沈着し，組織障害を誘導すると考えられる（Hit 4）[20]　図4 参照．この病態背景をふまえ，これらのバイオマーカーを利用した国際的な臨床研究が進んでいる．

● おわりに

　IgA 腎症が Berger らによって報告されてから 50 年近く経過し，数多くの臨床研究と基礎的研究により IgA 腎症の病態が明らかに解明されつつあり，糖鎖異常 IgA1 免疫複合体が病因に深く関与していることが明らかとなった．これらの病態に基づくバイオマーカーを用いた IgA 腎症の診断・疾患活動性評価・予後評価に関する臨床試験の報告が増え，実用化されつつある．今後，糖鎖異常 IgA1 産生細胞がどのように分化・誘導されるのか，糖鎖異常 IgA1 免疫複合体がどのようにして形成されるかなどを解明することが，新規特異的治療法の開発に重要である．

参考文献

1) Hotta O, Miyazaki M, Furuta T, et al. Tonsillectomy and steroid pulse therapy significantly impact on clinical remission in patients with IgA nephropathy. Am J Kidney Dis. 2001; 38: 736-43.

2) Komatsu H, Fujimoto S, Hara S, et al. Effect of tonsillectomy plus steroid pulse therapy on clinical remission of IgA nephropathy: a controlled study. Clin J Am Soc Nephrol. 2008; 3: 1301-7.

3) Suzuki H, Moldoveanu Z, Hall S, et al. IgA1-secreting cell lines from patients with IgA nephropathy produce aberrantly glycosylated IgA1. J Clin Invest. 2008; 118: 629-39.

4) Takahashi K, Wall SB, Suzuki H, et al. Clustered O-glycans of IgA1: defining macro- and microheterogeneity by use of electron capture/transfer dissociation. Mol Cell Proteomics. 2010; 9: 2545-57.

5) Moldoveanu Z, Wyatt RJ, Lee JY, et al. Patients with IgA nephropathy have increased serum galactose-deficient IgA1 levels. Kidney Int. 2007; 71: 1148-54.

6) Yanagawa H, Suzuki H, Suzuki Y, et al. A panel of serum biomarkers differentiates IgA nephropathy from other renal diseases. PLoS One. 2014; 23: e98081.

7) Gharavi AG, Moldoveanu Z, Wyatt RJ, et al. Aberrant IgA1 glycosylation is inherited in familial and sporadic IgA nephropathy. J Am Soc Nephrol. 2008; 19: 1008-14.

8) Suzuki H, Fan R, Zhang Z, et al. Aberrantly glycosylated IgA1 in IgA nephropathy patients is recognized by IgG antibodies with restricted heterogeneity. J Clin Invest. 2009; 119: 1668-77.

9) Huang ZQ, Raska M, Stewart TJ, et al. Somatic mutations modulate autoantibodies against galactose-deficient IgA1 in IgA nephropathy. J Am Soc Nephrol. 2016; 27: 3278-84.

10) Kokubo T, Hiki Y, Iwase H, et al. Protective role of IgA1 glycans against IgA1 self-aggregation and adhesion to extracellular matrix proteins. J Am Soc Nephrol. 1998; 9: 2048-54.

11) Hiki Y, Iwase H, Kokubo T, et al. Association of asialo-galactosyl β 1-3N-acetylgalactosamine on the hinge with a conformational instability of Jacalin-reactive immunoglobulin A1 in immunoglobulin A nephropathy. J Am Soc Nephrol. 1996; 7: 955-60.

12) Launay P, Grossetête B, Arcos-Fajardo M, et al. Fc α receptor (CD89) mediates the development of immunoglobulin A (IgA) nephropathy (Berger's disease). Evidence for pathogenic soluble receptor-IgA complexes in patients and CD89 transgenic mice. J Exp Med. 2000; 191: 1999-2009.

13) van der Boog PJ, van Kooten C, van Zandbergen G, et al. Injection of recombinant Fc alphaRI/CD89 in mice does not induce mesangial IgA deposition. Nephrol Dial Transplant. 2004; 19: 2729-36.

14) Moura IC, Arcos-Fajardo M, Sadaka C, et al. Glycosylation and size of IgA1 are essential for interaction with mesangial transferrin receptor in IgA nephropathy. J Am Soc Nephrol. 2004; 15: 622-34.

15) Berthelot L, Papista C, Maciel TT, et al. Transglutaminase is essential for IgA nephropathy development acting through IgA receptors. J Exp Med. 2012; 209: 793-806.

16) Mestecky J, Tomana M, Moldoveanu Z, et al. Role of aberrant glycosylation of IgA1 molecules in the pathogenesis of IgA nephropathy. Kidney Blood Press Res. 2008; 31: 29-37.

17) Berthoux F, Suzuki H, Thibaudin L, et al. Autoantibodies targeting galactose-deficient IgA1 associate with progression of IgA nephropathy. J Am Soc Nephrol. 2012; 23: 1579-87.

18) Leung JCK, Lai KN, Tang SCW. Role of mesangial-podocytic-tubular cross-talk in IgA Nephropathy. Semin Nephrol. 2018; 38: 485-95.

19) Suzuki H, Yasutake J, Makita Y, et al. IgA nephropathy and IgA vasculitis with nephritis have a shared feature involving galactose-deficient IgA1-oriented pathogenesis. Kidney Int. 2018; 93: 700-5.

20) Suzuki H, Kiryluk K, Novak J, et al. The pathophysiology of IgA nephropathy. J Am Soc Nephrol. 2011; 22: 1795-803.

(鈴木　仁)

〔Ⅲ　病態生理〕　3．バイオマーカー：❸ その他のバイオマーカー

❸ その他のバイオマーカー

はじめに

　IgA 腎症は腎生検により確定診断されるが，入院を要する侵襲性のある検査であり，活動性評価のために同一患者で頻回に行うことは容易ではない．IgA 腎症は発症からの 20 年間で約 40％の症例が末期腎不全に至る予後不良の疾患であり，早期発見や疾患活動性を評価できる簡便なバイオマーカーの確立が求められている．

1　血清 IgA/C3 比

　IgA 腎症ではこれまで多くのバイオマーカーが報告されている．約 30〜40％の IgA 腎症患者は血清 IgA 値 315 mg/dL 以上の高値を示し，血清 IgA/C3 高値であることが報告されている．①顕微鏡的血尿（赤血球 5/HPF 以上），②持続的タンパク尿（0.3 g/日以上），③血清 IgA 値 315 mg/dL 以上，④血清 IgA/C3 比≧3.01 の 4 項目のうち 3 項目以上を満たせば IgA 腎症の診断に有用であることが報告されている[1]．また Zhang らによると，血清 IgA/C3 比≧3.32 の症例では腎生存率が低いことから予後予測因子になると報告している[2]．

2　サイトカイン

　腎障害が強い症例では，尿中 EGF（epidermal growth factor）/MCP-1（monocyte chemotactic protein-1）比が低下し[3]，進行例では尿中 MCP-1 や尿中 IL-6（interleukin-6）の増加が報告され[4]，IgA 腎症の予後予測因子の指標の一つとして考えられている．また補体活性も IgA 腎症の疾患活動性や進行に関連していると考えられている．尿中補体 H 因子（complement factor H）は，腎組織障害重症群で高値を示していることから，疾患活動性の指標になると報告されている[5]．また，尿中 MBL（mannose-binding lectin）も腎障害が進行するとともに増加傾向にあることから，疾患重症度評価および予後予測因子になりうるとの報告もある[6]．しかしながら，これらのバイオマーカーに疾患特異性はなく，他の糸球体腎炎と共通しているものが多い．

3　micro RNA

　micro RNA（miRNA）とは 21〜25 塩基長の 1 本鎖 RNA であり，遺伝子発現調節に関与するとされる．近年，この miRNA は発生や細胞の分化のみならず疾患の発症にも重要な役割を果たしているとされ，さまざまな分野で研究が進められている．

98

A　診断における有用性

1 miR-25-3p と miR-144-3p, miR-486-5p

　　Duan ら[7]は，miR-25-3p と miR-144-3p, miR-486-5p と IgA 腎症の関係を検証した．IgA 腎症（n＝93）と健常人（n＝82）の尿中 miRNA を測定し比較したところ，miR-25-3p と miR-144-3p, miR-486-5p が IgA 腎症に有意に増加していた 図5 ．また，この 3 つの miRNA を用いると，IgA 腎症の診断において感度・特異度がともによい ROC 曲線が得られた．

　　miR-25-3p と miR-144-3p は，eGFR の変化と正の相関を示しており腎機能改善と関係していると考えられたが，フォローアップ研究では完全寛解に至った群と至らなかった群で miRNA に差は認められなかった．以上のことから，疾患活動性の評価には至らないが，低侵襲の診断バイオマーカーとして有用である可能性が示されている．

2 miR-3613-3p と miR-4668-5p

　　Wang ら[8]は，IgA 腎症患者（n＝18），健常人（n＝14），微小変化型ネフローゼ症候群（n＝4），膜性腎症（n＝4）の尿中の miRNA を測定し比較検討した．その結果，miR-3613-3p と miR-4668-5p が IgA 腎症患者において他の疾患と比較し低値を示し，診断に有用であると報告している．

B　疾患活動性の評価

1 miR-146a と miR-155

　　Wang ら[9]は，miR-146a と miR-155 が IgA 腎症患者において腎組織・尿中で増加していることを報告した．43 名の IgA 腎症患者と，20 名の腎摘した正常部分の腎検体，13 名の健常人の尿沈渣を使用して比較検討したところ，IgA 腎症患者では健常人のものと比較し腎組織・尿中ともに miR-146a と miR-155 の高値を認めた．また臨床データとの関

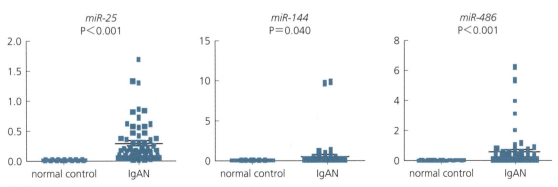

図5　IgA 腎症患者と健常人の尿中 miRNA の比較

連も示されており，腎組織中の *miR-146a* と *miR-155* は eGFR と負の相関，尿タンパクと正の相関を認めた．腎組織中の *miR-155* は，尿細管障害の程度とも正の相関を示した．これらの結果から，*miR-146a* と *miR-155* は IgA 腎症の疾患活動性および組織学的重症度評価の指標になりうる可能性がある．

② *miR-3613-3p* と *miR-4668-5p*

Wang ら[8]は，*miR-3613-3p*，*miR-4668-5p* と IgA 腎症の臨床所見の関係を調べたところ，ともに eGFR とは負の相関，Lee's grade とは正の相関を認めた．また Oxford 分類別で比較すると，S0 の症例では *miR-3616-3p* と *miR-4668-5p* はともに低値であった．これらの結果から，この 2 つの miRNA は IgA 腎症の重症度評価に活用できる可能性がある．

● おわりに

近年，miRNA と IgA 腎症の診断および疾患活動性との相関性を示唆する報告が増えている．今後のさらなる研究により miRNA が，低侵襲なバイオマーカーとして IgA 腎症の早期発見，早期治療介入や治療評価に利用されることが期待される．

参考文献

1) Tomino Y. Relationship between the Serum IgA/C3 ratio and the progression of IgA Nephropathy. Intern Med. 2004; 43: 1011.
2) Zhang J, Wang C, Tang Y, et al. Serum immunoglobulin A/C3 ratio predicts progression of immunoglobulin A nephropathy. Nephrol (Carlton). 2013; 18: 125-31.
3) Torres DD, Rossini M, Manno C, et al. The ratio of epidermal growth factor to monocyte chemotactic peptide-1 in the urine predicts renal prognosis in IgA nephropathy. Kidney Int. 2008; 73: 327-33.
4) Stangou M, Alexopoulos E, Papagianni A, et al. Urinary levels of epidermal growth factor, interleukin-6 and monocyte chemoattractant protein-1 may act as predictor markers of renal function outcome in immunoglobulin A nephropathy. Nephrol (Carlton). 2009; 14: 613-20.
5) Zhang JJ, Jiang L, Liu G, et al. Levels of urinary complement factor H in patients with IgA nephropathy are closely associated with disease activity. Scand J Immunol. 2009; 69: 457-64.
6) Liu LL, Jiang Y, Wang LN, et al. Urinary mannose-binding lectin is a biomarker for predicting the progression of immunoglobulin (Ig) A nephropathy. Clin Exp Immunol. 2012; 169: 148-55.
7) Duan ZY, Cai GY, Bu R, et al. Selection of urinary sediment miRNAs as specific biomarkers of IgA nephropathy, Scientific Reports. 2016; 6: 23498.
8) Wang N, Bu R, Duan Z, et al. Profiling and initial validation of urinary micro RNAs as biomarkers in IgA nephropathy. Peer J. 2015; 3: e990.
9) Wang G, Kwan BC, Lai FM, et al. Elevated levels of miR-146a and miR-155 in kidney biopsy and urine from patients with IgA nephropathy. Dis Markers. 2011; 30: 171-9.

（中山麻衣子）

III 病態生理

4 遺伝解析

① 疾患感受性遺伝子

はじめに

IgA 腎症の感受性遺伝子は，主に発症機序に関与する遺伝子として研究されている．IgA 腎症は糖鎖不全 IgA1 を含む免疫異常が背景に存在すると考えられるが，共生細菌・感染症などの環境要因との相互作用もあり発症までには多段階のステップが存在していると考えられる．この感受性遺伝子の同定に，全ゲノム関連解析（genome-wide association study; GWAS）が果たした役割は大きい．本稿では，最近 10 年間に行われた GWAS により明らかにされた感受性遺伝子群とそれらに基づいた研究について概説する．

1 IgA 腎症と GWAS

多因子疾患の病態を理解する上で，GWAS より同定された遺伝子座は非常に有用な情報を与える．GWAS は，十分なサンプル数，厳格な統計解析，集団の構造化をコントロールすることで，従来の知識ベースによる候補遺伝子解析とは異なり，バイアスが排除された解析が可能となる．GWAS では，約 100 万の SNP が搭載されたアレイが用いられるが，インピュテーション法を用いることで約 1000 万の SNP を決定することが可能であり，ほぼゲノム上のハプロタイプは網羅される．SNP の多重比較の面から通常，5×10^{-8} の有意差水準が用いられる．頻度が高い SNP の効果サイズは一般的には高くなく，上記の有意水準で検出されるためには数千以上のサンプル数が必要となる．

IgA 腎症については，現在までに 5 つの大規模な GWAS が報告されている[1-3]．すべての GWAS で最も強いシグナルは HLA 領域で検出され，異なるハプロタイプを形成している．HLA 以外の領域については，複数の人種で検出されている遺伝子座として，1p13：*VAV3*，1q32：*CFH・CFH-related gene*，8p23：*DEFA1,3*，9q34：*CARD9*，17p13：*TNFSF13*，16p11：*ITGAM・ITGAX*，22q12：*LIF・OSM*，が報告され，中国のコホートのみに検出されている遺伝子座については，3q27.3：*ST6GAL1*，8q22.3：*ODF1-KLF10*，11p11.2：*ACCS*，が報告されている．GWAS によって明らかにされた遺

〔Ⅲ　病態生理〕　4. 遺伝解析：■1 疾患感受性遺伝子

伝子座は，疾患リスク変動について，欧州コホートで6％，アジアコホートで8％を説明し得るとされる．

2　IgA 腎症と HLA 領域の遺伝子群

　IgA 腎症の GWAS では，第6染色体短腕に位置する HLA 領域で最も有意なシグナルを認める．HLA 領域は高度に多形性に富む領域であり，主要組織適合遺伝子群を含む．これらの遺伝子群は抗原提示を通じて細菌やウイルスなどの外的病原体の排除や移植免疫などに関与する．HLA 遺伝子は主にクラスⅠ（HLA-A, B, C），クラスⅡ（HLA-DR, DQ, DP）に分かれ，クラスⅠ遺伝子はほぼすべての細胞に発現し，内因性抗原を提示する一方，クラスⅡ遺伝子は主に免疫細胞に発現し，外来抗原を細胞内に取り込んだ後のペプチド断片と結合し，T 細胞へ抗原提示を行う．HLA と自己免疫疾患との関連が多数報告されており，IgA 腎症では，HLA-DR，HLA-DQ 領域で最もオッズ比が高く，すべての GWAS の報告で検出されている．また HLA 以外では，TAP2-PSMB9 遺伝子領域においても有意なシグナルを認める．

　TAP は細胞内ペプチドを ER へ輸送する働きをもち，PSMB8 や PSMB9 はプロテアソームのサブユニットを形成し，抗原提示の際のタンパク分解のプロセスに関わることが知られている．IgA 腎症の発症には，感染などの環境要因に対する免疫反応に遺伝要因が関与し，発症機序として重要なステップであることが推測される．HLA 領域は，種々の感染症の GWAS でも関連する遺伝子座として同定されるが[4]，ゲノム配列は非常に多形性に富むため詳細なハプロタイプ解析による評価が重要である．

3　IgA 腎症と補体制御遺伝子

　IgA 腎症の GWAS では異なる人種で，1q32 の SNP（rs6677604）が有意差を示す．rs6677604 は CFH 遺伝子のイントロン領域に存在し，CFHR3 と CFHR1 遺伝子の欠失多型（CFHR3, 1Δ）と高度に連鎖不平衡にある．連鎖不平衡を示す領域内では CFHR3, 1Δ が最も強い有意差を示して IgA 腎症と関連する．CFHR3 と CFHR1 遺伝子によってコードされるタンパク質（FHR-3, FHR-1）は補体制御タンパクとして補体 H 因子（FH）と競合するが，CFHR3, 1Δ は血中 FH 濃度の上昇と関連することが知られている．近年，IgA 腎症患者は，健常者に比較して血清 FHR-1 濃度が上昇しており，FHR-1/FH 比も高値を示すことが報告された．また CFHR3, 1Δ のホモ接合体を有する例では，IgA 腎症は認められなかったとされる．さらに，CFHR3, 1Δ をヘテロあるいはホモ接合体で有する IgA 腎症患者はメサンギウム領域への IgA や C3，IgG の沈着がより軽度であることも示された[5]．以上より，CFHR3, 1Δ は，補体制御メカニズムを通じて，IgA 腎症の発症に防御的に作用することが想定されている．

4　IgA 腎症の感受性遺伝子座と重複する疾患　図1

　IgA 腎症の GWAS で得られた遺伝子座は，HLA 領域では，関節リウマチ，全身性強

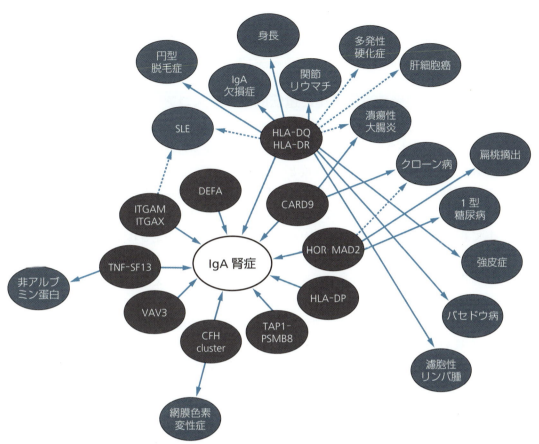

図1 IgA腎症の感受性遺伝子座を共有する疾患群
(Kiryluk K, et al. Nat Genet. 2014; 46: 1187-96[1]) より改変)

皮症，バセドウ病，濾胞性リンパ腫，1型糖尿病，IgA欠損症などが重複する．1q32の *CFHR3, 1Δ* は，全身性エリテマトーデスや炎症性腸疾患と重複し，22q12では，炎症性腸疾患と1型糖尿病で共有する．自己免疫・炎症性疾患に関連するSNPsについて，IgA腎症のGWASで得られたデータで検討すると全体の15％のSNPsがsuggestiveレベル（$P<0.05$）の有意差を示す．さらにこれらのSNPsを用いてパスウェイ解析（KEGG）を行うと，自然免疫に関連するパスウェイ（NF-kBシグナルや補体活性化，腸管免疫維持やIgA産生に関わる粘膜免疫など）が検出される．IgA産生における腸管免疫ネットワークがIgA腎症の病態に関与することを支持する結果といえる．

一方で，FeenstraらはデンマークのR健常人コホートから扁桃摘出術（扁桃炎など）が行われた1,464例を抽出し，12,000名以上のコントロールとのGWASを行い，22q12にIgA腎症と一致するSNP（rs2412971）に最も強い有意差を認めた．このSNPは *HORMAD2* 遺伝子のイントロン領域に存在し，17p13とともに血清IgA値と関連があり，炎症性腸疾患でもリスクアレルとして検出されている．このSNPと連鎖不平衡を示す領域には免疫制御と炎症に関連するIL-6ファミリー分子である *LIF* や *OSM* が存在する．

〔Ⅲ　病態生理〕　4. 遺伝解析：**1** 疾患感受性遺伝子

また米国で20万人以上のコホートを対象に行った種々の感染症に対するGWASでも，やはり扁桃摘出術の施行の有無について22q12に有意差が認められた．扁桃も含めた粘膜における免疫制御機構がIgA腎症の病態に重要であることを示している．

5　IgA 腎症の感受性遺伝子座と遺伝的リスクスコア

Kirylukらは，IgA腎症のGWASの感受性遺伝子座から世界各地の集団を対象に遺伝的リスクスコアを算出し比較した[1]．アフリカから東あるいは北へ離れるほど遺伝的リスクスコアは上昇し，IgA腎症の頻度と一致する．また，遺伝的リスクスコアは環境要因として地域の病原体多様性（特に蠕虫）と有意な相関関係を示す．ヒトへの寄生虫感染はかつて高率であったと考えられるが，IgAを中心とする粘膜免疫システムによる感染防御として適応の結果，現在の遺伝背景が形成されたという説が想定されている．

臨床的には，この遺伝的リスクスコアは，特に小児・若年者では発症時の年齢と相関しており，IgA腎症の中では遺伝背景が強く影響する年代と考えられる．IgA腎症の遺伝的リスクスコアを用いて腎機能予後との関連も検討されている．Shiらは，中国のIgA腎症コホート613名を対象に感受性遺伝子座と腎機能予後を解析した[6]．このコホートの腎機能予後の解析モデルとして最も有用であると選択されたSNPsは，rs11150612（*ITGAM-ITGAX*），rs7634389（*ST6GAL1*），rs2412971（*HORMAD2*），rs2856717（*HLA-DQ/DR*）であり，これらを用いて遺伝的リスクスコアが算出された．3群に分類し，Cox回帰ハザードモデルで解析すると低スコア群に比べて中スコア群は2.2倍，高スコア群は3.6倍，腎機能低下のリスクが高まることが見い出された．臨床病理所見とは独立したリスク因子として，今後の検証が期待される．

6　家族性 IgA 腎症のゲノム解析

IgA腎症の発症に遺伝要因が強く関与するサブタイプとして，家族内で複数の罹患者が認められる家族性IgA腎症があげられる．IgA腎症の家族集積は，1980年代頃から主に米国，イタリア，オーストラリアなどで報告され，現在では，IgA腎症の発症頻度が高い各地域で観察される．その遺伝様式は，不完全な浸透度を伴う常染色体優性遺伝様式が想定されている．家族性IgA腎症でも発症年齢はそれぞれの家系で異なり，さまざまな遺伝要因に環境要因も加わりIgA腎症が発症することが推測される．IgA腎症の家族内に紫斑病性腎炎や菲薄基底膜病が合併する例も報告されており，遺伝背景として共通の病態が存在する可能性がある．

家族性IgA腎症の原因遺伝子については，2000年代から全ゲノム連鎖解析による探索が試みられた．いくつかの原因遺伝子座（2q36, 4q26-31, 6q22, 17q12-22）が報告されたが原因遺伝子の単離までは至っていない．その後，シークエンス技術の革新により全エクソン配列解析が可能となり，2014年にフランスから*SRPY2*変異を有するIgA腎症1家系が報告された．この家系にプライベートな変異と考えられるが，リンパ球におけるIgAの産生にMAPK/ERK1/2経路の抑制が関与することが報告されている．2016年には欧

州のIgA腎症コンソーシアムが家族性IgA腎症を対象として，16家系の全ゲノム連鎖解析と8家系のエクソーム解析を行った．IgA腎症患者のみに認められる24の変異・レアバリアントが検出され，その多くがステロイド受容体（*NR3C1*）を含む免疫ネットワークに属すると報告した．しかし複数の家系に共通する原因遺伝子は同定されていない．以上の報告からも，家族性IgA腎症は遺伝的異質性が高度であり，個々の家系でエクソーム解析あるいは全ゲノムシークエンスを進める一方，孤発例の網羅的シークエンスと合わせて統合的に解析を行う必要があると思われる．

● おわりに

　IgA腎症のゲノム解析はGWASにより大きく進歩したといえる．IgA腎症と多くの免疫疾患で感受性遺伝子座を共有することは，その病態と遺伝子を解析することで，他の疾患で適応のある既存薬の再開発・新規効能につながる可能性がある．一方，他の自己免疫・炎症性疾患に比較してIgA腎症のGWASサンプルサイズは小さく，IgA腎症の病態に関わる多くの感受性遺伝子座がまだ検出されていないとも考えられる．国際共同研究により多様な地域の集団をリクルートし，さらに大規模なGWASを行うことでより詳細にIgA腎症の病態が解明されると期待される．IgA腎症の発症にはマルチヒット仮説が提唱されており，IgA腎症の発症までに多くのSNPs・レアバリアントが関与する可能性がある（図2）．影響力の強い遺伝子を同定できれば，IgA腎症の治療につながる創薬のターゲットとなり得ると想定される．

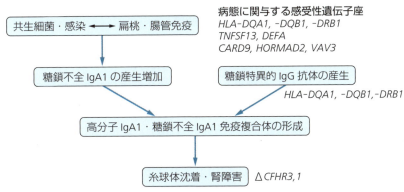

図2 IgA腎症の発症機序と感受性遺伝子座

参考文献

1) Kiryluk K, Li Y, Scolari F, et al. Discovery of new risk loci for IgA nephropathy implicates genes involved in immunity against intestinal pathogens. Nat Genet. 2014; 46: 1187-96.
2) Neugut YD, Kiryluk K. Genetic determinants of IgA nephropathy: Western perspective. Semin Nephrol. 2018; 38: 443-54.
3) Li M, Yu XQ. Genetic determinants of IgA nephropathy: Eastern perspective. Semin

〔Ⅲ 病態生理〕 4. 遺伝解析：**2** 糖鎖異常に関する遺伝的素因

Nephrol. 2018; 38: 455-60.
4) Tian C, Hromatka BS, Kiefer AK, et al. Genome-wide association and HLA region fine-mapping studies identify susceptibility loci for multiple common infections. Nat Commun. 2017; 8: 599.
5) Jullien P, Laurent B, Claisse G, et al. Deletion variants of CFHR1 and CFHR3 associate with mesangial immune deposits but not with progression of IgA nephropathy. J Am Soc Nephrol. 2018; 29: 661-9.
6) Shi M, Ouyang Y, Yang M, et al. IgA nephropathy susceptibility loci and disease progression. Clin J Am Soc Nephrol. 2018; 13: 1330-8.

（後藤　眞）

2 糖鎖異常に関する遺伝的素因

はじめに

　IgA腎症の発症や進展には環境要因だけでなく，遺伝的背景が重要であることは，これまでの家族集積例や一卵性双生児間での発症例の報告，また人種間や地域間での発症率の差から明らかである．一方，本症の患者血清には糖鎖修飾異常を有するIgA1が健常人と比較して多く存在し糸球体に沈着することが，動物モデルを用いた検討や後述する異常糖鎖構造を認識するレクチンや抗体を用いた解析により，明らかとなってきている．本稿では，こうした糖鎖異常と遺伝的素因について，最近の知見を中心に概説する．

1 糖鎖異常IgA1の遺伝性に関する報告

　IgA1の糖鎖異常は，IgA1分子ヒンジ部のO結合型糖鎖のガラクトース（Gal）の欠損（galactose-deficient: Gd）またはシアル酸（NeuAc）の付着異常に伴い，N-アセチルガラクトサミン（GalNAc）が露出した糖鎖構造を指す．こうした糖鎖異常IgA1の検出には，質量分析計（マルチスペクトロメトリー：MS）や露出したGalNAc（Tn抗原）に特異的に結合するHerix Aspersa（HAA）やHerix pomatia（HPA）などのレクチンを用いたELISA法が主に用いられてきた．2007年に，アラバマ大学バーミングハム校のMoldoveanuらは，HAAを用いたELISAにより，血清糖鎖異常IgA1（Gd-IgA1）の定量測定を健常者とIgA腎症患者を対象に行い，同測定方法が比較的感度・特異度が高く，再現性のある検出方法であることを報告した[1]．同方法を用いて，2008年にGharaviらは，アメリカのアラバマ州とケンタッキー州の大規模な家族性IgA腎症2家系（患者5人とその血縁45人，非血縁19人の計64人），孤発性IgA腎症患者（84人），その血縁（202人）および健常者（141人）を対象とした，血清Gd-IgA1の定量測定調査を行った 図3 [2]．その結果，家族性IgA腎症患者の全員および孤発性患者の78%が，健常者の血清Gd-IgA1値の95パーセンタイル以上を示した．さらに，家族性IgA腎症の血縁家族の47%（孤発性は25%）が，健常者のGd-IgA1値の95パーセンタイル以上を示してい

106

1. 糖鎖異常IgA1の遺伝性に関する報告

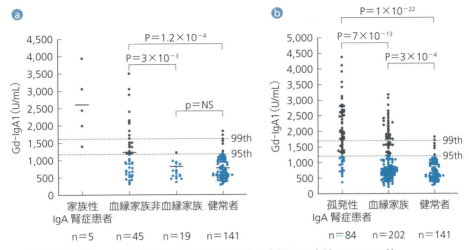

図3 家族性IgA腎症家族と孤発性IgA腎症と血縁での血清Gd-IgA1値
ⓐ：家族性IgA腎症家族の血清Gd-IgA1値
ⓑ：孤発性IgA腎症とその血縁家族の血清Gd-IgA1値
（Gharavi AG, et al. J Am Soc Nephrol. 2008; 19: 1008-14[2]）より改変）

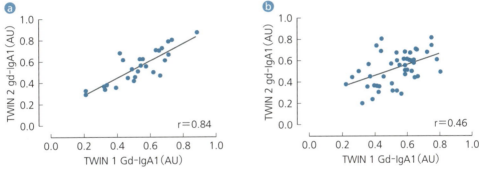

図4 一卵性双生児間と二卵性双生児間での血清Gd-IgA1値の一致性
ⓐ：一卵性双生児間での血清Gd-IgA1値の相関
ⓑ：二卵性双生児間での血清Gd-IgA1値の相関
（Lomax-Browne HJ, et al. J Am Soc Nephrol. 2017; 28: 64-8[5]）

た．一方，家族性IgA腎症の非血縁家族は，一般健常者と同様の血清Gd-Ig1値の分布を示した．以上の結果は，血清Gd-IgA1値が，家族性IgA腎症および孤発性IgA腎症のいずれにおいても，比較的高い遺伝性を有し，常染色体優性遺伝様式をとることを示唆した．また，血清Gd-IgA1高値例にも，非発症例が多数存在することから，本症の発症には，他の因子が必要であるというmulti-hit mechanismを支持する結果だった．本報告はCaucasianを対象としたものだったが，ついで，中国人[3]やアフリカ系アメリカ人[4]でも同様に，IgA腎症患者の血縁家族で，血清Gd-IgA1値が高値を示すことが報告された．2016年に，Lomax-Browneらは，英国の健常な成人女性双生児148人（一卵性27組，二卵性47組）を対象として，HAAレクチンELISAによる血清Gd-IgA1値の双生児間の一致性と経時的安定性を検討した 図4 [5]．その結果，一卵性双生児間での相関係数は，

0.84（P＜0.001）と二卵性双生児の 0.46 と較べ高い相関性を認めた．その遺伝率は 80％（95％信頼区間 66-89％）と高く，健常者間でも血清 Gd-IgA1 値は，高い遺伝性を有していることが示された．また，血清 Gd-IgA1 値は経時的変化が少なく環境因子の影響が比較的低いことも報告された．

2 血清 Gd-IgA1 値に関連する遺伝子多型

　2010 年に英国の Feehally らのグループから IgA 腎症の発症と一塩基多型（single nucleotide polymorphism: SNP）の関連性をみたゲノムワイド関連解析（genome-wide association study: GWAS）が報告されて以降，世界で大規模の GWAS が行われ，複数の IgA 腎症感受性遺伝子座が同定されてきた[6-10]．この中には，B 細胞の成熟や分化を促す APRIL（TNFSF13）や抗体産生刺激となる LIF や OSM などの遺伝子領域が含まれていたが，糖鎖異常 IgA の産生に直接関係する遺伝子座は同定されていなかった．2017 年に Kiryluk らは，漢民族を祖先に持つ中国人とヨーロッパ系アメリカ人の 2,633 人を対象に，HAA レクチン ELISA による血清 Gd-IgA 値を量的形質（quantitative trait: QT）とした初めての GWAS の結果を発表した[11]．この報告内で，過去の GWAS で同定された IgA 腎症感受性遺伝子座と，血清 Gd-IgA1 値間に有意な関連は認められなかったが，新規に

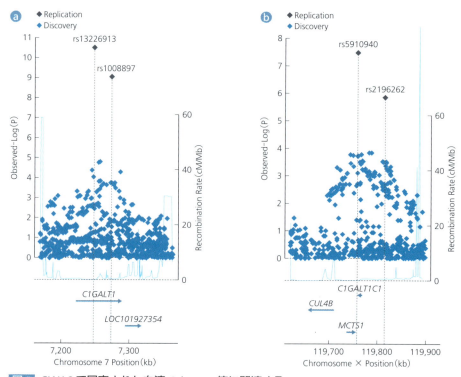

図5 GWAS で同定された血清 Gd-IgA1 値に関連する SNPs
ⓐ : *C1GALT1* 遺伝子領域で検出された SNPs（rs13226913 と rs1008897）
ⓑ : *C1GALT1C1* 遺伝子領域近傍で検出された SNP（rs5910940）
（Kiryluk K, et al. PLoS Genet. 2017; 13: e1006609[11] より引用）

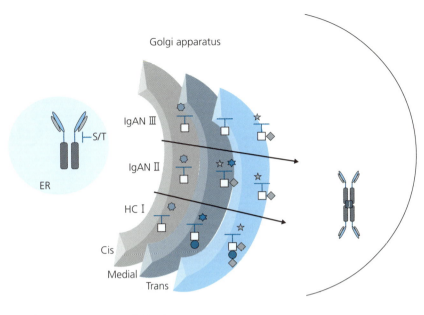

図6 IgA1 ヒンジ部への O 結合型糖鎖の修飾様式
IgA1 ヒンジ部への O 結合型糖鎖の修飾は，B 細胞のゴルジ装置で行われる．ゴルジ装置は，シス嚢（Cis），中間嚢（Medial），トランス嚢（Trans）の3つのコンパートメントに分かれ，各糖転移酵素は異なるコンパートメントに局在し，段階的な糖鎖修飾が行われる．経路Ⅰ（HCI）は，正常なヒンジ部への O 結合型糖鎖修飾を示し，N-アセチルガラクトサミン（GalNAc），ガラクトース（Gal）およびシアル酸（NeuAc）は，それぞれ特異的な糖転移酵素である GalNAc 転移酵素，Core 1β1,3-ガラクトース転移酵素 1（C1GalT1），α-2,6-GalNAc-シアル酸転移酵素 2（ST6GalNAc Ⅱ），α-2,3 シアル酸転移酵素（ST3Gal1）のもと，段階的に結合する．経路Ⅱ（IgAN Ⅱ）および Ⅲ（IgAN Ⅲ）は，IgA 腎症患者で推察される糖鎖修飾異常の機序を示している．経路Ⅱでは，ST6GalNAc Ⅱ の局在変化により，早期に GalNAc に NeuAc が結合するため，Gal が結合できなくなり欠損する．経路Ⅲでは，C1GalT1 の発現低下や活性低下に伴い，Gal の欠損が生じる．
（Reily C, et al. Immuno Res. 2014; 2014: 197548[14]）より改変・引用）

2つの血清 Gd-IgA1 値と相関する遺伝子座が同定された 図5．1つは，7p21.3 上に位置し，*C1GALT1* 遺伝子の領域だった 図5 ⓐ．詳細は他項に譲るが，IgA1 ヒンジ部への O 結合型糖鎖の修飾は，B 細胞のゴルジ装置で各糖転移酵素による触媒の下，段階的に行われる 図6．Suzuki らは，IgA 腎症患者由来の IgA 産生細胞株において，Gal 転移酵素である Core 1β1,3-ガラクトース転移酵素 1（C1GalT1）の活性が低下し，*C1GALT1* 遺伝子の発現が低下していること，C1GalT1 のシャペロンタンパクである *C1GALT1C1* 遺伝子の発現も低下していること，また，Neu 転移酵素である α-2,6-GalNAc-シアル酸転移酵素 2（ST6GalNAc Ⅱ）の活性が上昇し，*ST6GALNAC2* 遺伝子の発現が上昇していることを報告している[12]．今回検出された *C1GALT1* 遺伝子領域上のシグナル rs13226913

〔Ⅲ 病態生理〕 4. 遺伝解析：2 糖鎖異常に関する遺伝的素因

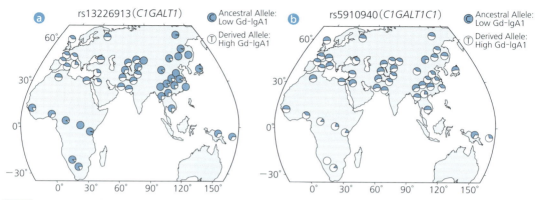

図7 GWAS で同定された血清 Gd-IgA1 値と関連するリスクアレル頻度の地域集団での多様性
ⓐ：rs13226913（C1GALT1）アレルの地域集団での多様性
ⓑ：rs5910940（C1GALT1C1）アレルの地域集団での多様性
(Kiryluk K, et al. PLoS Genet. 2017; 13: e1006609[11] より引用)

（$P=3.2\times10^{-11}$）と rs1008897（$P=9.1\times10^{-11}$）は，血清 Gd-IgA1 値と有意な相関を示し，ヨーロッパ系アメリカ人における血清 Gd-IgA1 値の分散の 4.2% を，中国人の 0.9% を説明することが報告された．強い相関を示した rs13226913 は，C1GALT1 遺伝子領域のイントロンに位置し，ENCODE や Roadmap で同定された EBV 不死化 B 細胞や CD19 陽性細胞などの免疫細胞における同遺伝子のエンハンサー領域やプロモータ領域に存在する多型と連鎖不平衡の関係にあった．さらに，SNP と細胞内遺伝子発現の関連をみた expression Quantitative Trait Locus（eQTL）データベース上で，末梢血球細胞における rs13226913 の T アレルが，C1GALT1 mRNA の低発現と関係していた．

2つめに検出されたシグナルは，Xq24 上の C1GALT1C1 遺伝子領域の 3´末端の下流に位置する rs5910940（$P=2.7\times10^{-8}$）だった 図5 ⓑ．rs5910940 は，C1GALT1C1 遺伝子のプロモーター領域に位置する 2 塩基挿入と連鎖不平衡があり，C1GALT1C1 遺伝子の発現調節に関係している可能性が示唆された．さらに，本報告では，7p13 上に位置し E3 ユビキチンリガーゼをコードする HECW1 遺伝子（rs978056, $P=3.3\times10^{-5}$）も候補遺伝子として挙げられている．E3 ユビキチンリガーゼが C1GalT1 の分解に直接関与しているかどうか現時点では不明だが，タンパク質間相互作用データベース上，両者は近傍に位置しており，そのさらなる検討が期待される．

興味深い点として，本解析で同定された SNPs のアレル頻度は，地域集団間で大きな差が認められた 図7．rs13226913 のリスクアレル（T アレル）は，欧州では半数程度で観察される頻度の高いものだったが，アジアでは，稀なアレルだった．一方，rs5910940 のリスクアレル（T アレル）は，欧州とアジアでほぼ同様に認められた．こうした，地域集団間でのリスクアレル頻度の違いが，血清 Gd-IgA1 値への影響の違いとなっている可能性が指摘された．

● おわりに

　以上，糖鎖異常 IgA1 と遺伝性に関する報告について概説した．Kiryluk らの GWAS で同定された遺伝子座は，ガラクトースの代謝に直接関与するタンパクであり，Gd-IgA1 の産生機序を説明する上で理解しやすい．一方，今回同定された遺伝子座を合わせても，血清 Gd-IgA1 値の分散への影響は，ヨーロッパ系アメリカ人で 7％，中国人においてはわずか 2％程度であり，これまでに報告された血清 Gd-IgA1 の遺伝性を十分に説明できるものではない．今後，特に日本人を含む東アジア集団においては，対象者を増やし，レアな多型を含む解析を行うなどの課題が残されている．

参考文献

1) Moldoveanu Z, Wyatt RJ, Lee JY, et al. Patients with IgA nephropathy have increased serum galactose-deficient IgA1 levels. Kidney Int. 2007; 71: 1148-54.
2) Gharavi AG, Moldoveanu Z, Wyatt RJ, et al. Aberrant IgA1 glycosylation is inherited in familial and sporadic IgA nephropathy. J Am Soc Nephrol. 2008; 19: 1008-14.
3) Lin X, Ding J, Zhu L, et al. Aberrant galactosylation of IgA1 is involved in the genetic susceptibility of Chinese patients with IgA nephropathy. Nephrol Dial Transplant. 2009; 24: 3372-5.
4) Hastings MC, Moldoveanu Z, Julian BA, et al. Galactose-deficient IgA1 in African Americans with IgA nephropathy: serum levels and heritability. Clin J Am Soc Nephrol. 2010; 5: 2069-74.
5) Lomax-Browne HJ, Visconti A, Pusey CD, et al. IgA1 glycosylation is heritable in healthy twins. J Am Soc Nephrol. 2017; 28: 64-8.
6) Feehally J, Farrall M, Boland A, et al. HLA has strongest association with IgA nephropathy in genome-wide analysis. J Am Soc Nephrol. 2010; 10: 1791-7.
7) Gharavi AG, Kiryluk K, Choi M, et al. Genome-wide association study identifies susceptibility loci for IgA nephropathy. Nat Genet. 2011; 43: 321-7.
8) Yu XQ, Li M, Zhang H, et al. A genome-wide association study in Han Chinese identifies multiple susceptibility loci for IgA nephropathy. Nat Genet. 2011; 44: 178-82.
9) Kiryluk K, Li Y, Sanna-Cherchi S, et al. Geographic differences in genetic susceptibility to IgA nephropathy: GWAS replication study and geospatial risk analysis. PLoS Genet. 2012; 8: e1002765.
10) Kiryluk K, Li Y, Scolari F, et al. Discovery of new risk loci for IgA nephropathy implicates genes involved in immunity against intestinal pathogens. Nat Genet. 2014; 46: 1187-96.
11) Kiryluk K, Li Y, Moldoveanu Z, et al. GWAS for serum galactose-deficient IgA1 implicates critical genes of the O-glycosylation pathway. PLoS Genet. 2017; 13: e1006609.
12) Suzuki H, Moldoveanu Z, Hall S, et al. IgA1-secreting cell lines from patients with IgA nephropathy produce aberrantly glycosylated IgA1. J Clin Invest. 2008; 118: 629-39.
13) Kiryluk K, Li Y, Moldoveanu Z, et al. GWAS for serum galactose-deficient IgA1 implicates critical genes of the O-glycosylation pathway. bioRxiv. 2016: 076414.
14) Reily C, Ueda H, Huang ZQ, et al. Cellular signaling and production of galactose-deficient IgA1 in IgA nephropathy, an autoimmune disease. J Immunol Res. 2014; 2014: 197548.

（上田裕之）

III 病態生理

5

環境因子

1 衛生仮説

はじめに

> アレルギー疾患の有病率は，地域，大陸，国，人種ごとに多様に偏りが存在している．アレルギー疾患の発症機序に関して衛生仮説（Hygiene hypothesis）という概念が，1989年 Strachan らによって初めて提唱された[1]．これは，乳幼児期までの感染や非衛生環境が，その後の花粉症や喘息，アトピーといったアレルギー疾患の発症を減らすといった仮説である．年長の兄弟が3人以上いる子供や，生後6カ月未満で保育園に行った子供はアトピーや喘息になりにくかったこと，生後1年以内に犬や猫を2匹以上室内で飼育していた環境で育った子供は，アレルギー性疾患の頻度が有意に少なかったことなどはこの仮説を支持する[2]．

　ヒトの免疫機構を司るTリンパ球は，$\alpha\beta$T細胞と$\gamma\delta$T細胞に分類され，$\alpha\beta$T細胞はTh，Tc，Treg，$\gamma\delta$T細胞は，Vδ1またはVδ2遺伝子のいずれかを発現する2つのサブセットから構成される．成熟Th細胞はCD4を発現し，Th1，Th2，Th9，Th17，Th22，Tfhに分化する．この中でも特にTh1とTh2の2つのサブセットはヘルパーT細胞において中心的な役割を担う．Th1はIL-2やIFN-γ，TNF-βなどの産生を介して細胞性免疫に重要な役割を果たし，Th2は，免疫グロブリンによって媒介される液性免疫を制御し，IL-4，IL-5，IL-6，IL-10，IL-13などの産生を担う．一般的に，幼少時にはTh2が免疫応答において優位になっているが，細菌・ウイルス感染に対するサイトカインの反応によりTh1応答へ次第にシフトしていく．逆に無菌的環境でToll-like receptor（TLR）が強く刺激されない場合は，ナイーブT細胞はTh2へ分化する．そのため，日本などの比較的衛生環境の整った先進国ではTh2サブセットへの免疫バランスの偏りにより，アレルギー疾患が増加するとされる 図1．

　糸球体疾患に関しても，遺伝的背景の差異や，抗原・薬剤などの環境曝露によって引き起こされるなど多彩な疫学的特徴を示すことがこれまで報告されており，その背景としてT細胞のバランス変化が注目されている．前記に挙げたようなアレルギー疾患と同様にTh2への優位な応答は，IgA腎症（IgAN）や微小変化型ネフローゼなど一部の免疫原性

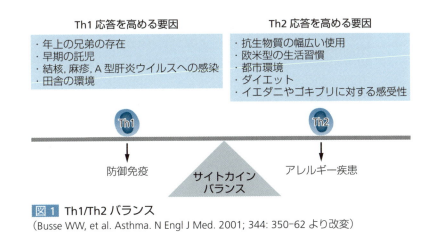

図1 Th1/Th2バランス
(Busse WW, et al. Asthma. N Engl J Med. 2001; 344: 350-62 より改変)

糸球体疾患の発症にも深く関与するとされている[5,6].

これまでIgA腎症の発症には地域差が存在することが指摘されてきた．アジア諸国やヨーロッパに多い一方で，アフリカや中南米に少ないとされる．その病因には糖鎖異常IgA1（Gd-IgA1）やその関連免疫複合体が深く関与している．本症患者のB細胞では，IgAヒンジ領域の糖鎖修飾に必要であるβ1,3-galactosyltransferaseとその分子シャペロンであるCosmcの発現・活性が低下し，α2,6-sialyltransferaseの発現活性が亢進することでGd-IgA1の産生に関与していることが知られている[3].これら酵素群の発現に人種差があることから，地域差の一因としてこういった糖鎖修飾酵素に関する遺伝的偏りが指摘されている[4].その一方で，アレルギー疾患と同様に，発症の分布と国民総生産（GNP）の相関がみられる 表1[5,6] ことから，IgA腎症にも衛生仮説が成り立つ可能性が示唆され，その背景として粘膜における外来抗原に対する異常な応答性が推測されている.

つまり，日本を含め良好な衛生環境下では，幼小期に細菌，ウイルスなどの抗原による粘膜感染に曝される頻度が低下し，その結果，外来抗原と血中の抗原特異的IgA抗体，並びに補体の複合体が腎糸球体に沈着して発症すると古典的には理解されてきた．事実，免疫複合体を形成している外来性抗原として食物や細菌，ウイルスなどさまざまな抗原が報告されている[7].しかし，多くの例でそれらの再現性が確認されていない．我々もIgA腎症患者の血清よりIgA/IgA免疫複合体分画を抽出し，IgA結合タンパク中の特異的抗原の有無をmass spectrometryを用いて検討したが，特異的外来抗原は確認されず，むしろIgAに結合するIgG量が治療により変動することが確認されたのみであった.

TLRは細菌やウイルスなどの外来抗原を認識する自然免疫や粘膜免疫において重要な働きを担う．我々はIgA腎症自然発症モデルであるgddYマウスの解析から，細菌やウイルスの非メチル化DNA（CpG-ODN）をリガンドとして認識するTLR9の関与を明らかにした．CpG-ODNの鼻腔投与により血清IgA，IgG-IgA免疫複合体レベルの上昇や糸球体IgA沈着の増強を誘導することがこれまで示されている．さらに，ヒトIgA腎症

〔Ⅲ　病態生理〕　5. 環境因子：■1 衛生仮説

表1　一次性糸球体疾患と社会経済的ステータスの疫学

Countries	IgA (%)	MCD (%)	MPGN (%)	GNP (US$)
Nigeria（N＝41）	–	9	51	770
Peru（N＝1263）	1	5	23	4,480
Paraguay（N＝678）	3	1	25	4,380
South Africa（N＝104）	5	1	22	8,710
Japan（N＝1,850）	30	26	7	25,170
Spain（N＝7,016）	17	19	4.3	17,850
France（N＝1,990）	36	10.7	2.3	23,020
Italy（N＝13,835）	37	7	6.3	22,000
Australia（N＝2,030）	34	4.4	2.2	23,850
United States（N＝2,000）	9	15	2	31,910

Abbreviations are, GN: glomerulonephritis, IgA: immnuoglobulin A, MCD: minimal change disease, MPGN: membranoproliferative GN, GNP: gross national product.
(Hurtado A, Johnson RJ. Hygiene hypothesis and preva lence of glomerulonephritis. Kidney Int Suppl. 2005; 97: S62-7 より改変)

患者では，TLR9 の特定の一塩基配列の多型は，IgA 腎症の予後に深く関係することも確認された[8]．最近では，TLR4 の関与も報告されている[9]．これらのことは，外来抗原の曝露が，特定抗原によらない腎症の増悪に関与している可能性を示唆している．

　しかしながら，本疾患における Th1/Th2 バランスについてこれまで一致した見解は得られていない．本稿ではこの衛生仮説に関してそれを支持，またはそれに反するデータを交えて解説する．

　IgA 腎症患者の PBMC 中の T リンパ球にでは Th2，Tfh，Th17，Th22，γδT 細胞の割合が高く，一方で Th1 および Treg の割合が低い[10]．さらに，IgA 腎症患者では扁桃リンパ球の Th1 / Th2 比が腎疾患のない慢性扁桃炎患者と比較して低く，さらに 24 時間尿タンパク量との間に負の相関が認められることが報告されている[11]．ある家系関連研究では，Th1 型サイトカインである IFN-γ は，IgA 腎症の発生に対して防御的役割を果たす可能性が示唆されている[12]．

　IgA 腎症のマルチヒット仮説における 1st hit は，IgA ヒンジ領域のガラクトース欠損 O-グリカンを有する異常 IgA1 の出現である．IL-4，IL-6 などの Th2 サイトカインは B 細胞における Cosmc や β1,3-galactosyltransferse の発現低下を誘導し，その結果，エピジェネティック的に IgA1 のガラクトシル化を妨げ，糖鎖異常 IgA1 産生に寄与することが証明されている[13, 14]．そもそも一般的な免疫応答においては B 細胞の IgA へのクラススイッチと IgA 産生細胞への分化には Th2 サイトカインが不可欠であることも Th2 分極の存在を想定させる[15]．このように IgA 腎症患者血液中 T 細胞は多くは Th2 優位とされるものの，一方でいくつかの研究では Th1 分極が支持されている．Sallustio F らは，PBMC から分離した T リンパ球の培養上清において，IL-2（Th1 サイトカイン）/IL-5

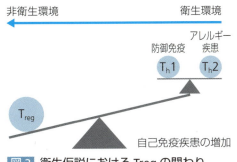

図2 衛生仮説における Treg の関わり

（Th2 サイトカイン）比が，IgA 腎症患者において顕著に高いことを報告した[16]．また，我々の行った ddY マウスでの検討でも，骨髄由来の Th1 細胞が腎炎発症を誘導し[17]，それが自然免疫の異常もしくは Th2 分極により抗原に対する IgA の反応を変化させると報告した．いずれも in vitro ないしは疾患モデル動物に基づいた研究ではあった．このように，本症での Th1/Th2 バランスに関してはいまだ統一された見解はなく，病態により異なっている可能性はあり，また末梢血を用いた Th1/Th2 バランスの評価が果たして妥当かを含め議論の余地がある．

最近では，Th1 の活性化により発症するとされる自己免疫性疾患が，Th2 への免疫応答の偏りが原因とされるアレルギー性疾患と同様に衛生的な国で増加していることが報告されており，これまでの解釈との矛盾が示唆されている．それを説明しうるものとして Th1 と Th2 の両者の応答を抑制する制御性 T 細胞（Treg）の存在が注目され，アレルギー疾患の予防に寄与しているとする報告が相次いでいる．概念図を図2に示す．しかし，乳児期の感染症がどのように Treg を増加させるか，TLR 刺激で Treg が増加するのかなどの不明な点がいまだ多い．

● おわりに

IgA 腎症における Treg の関与についてもこれまで複数報告されているが総じて IgA 腎症においては Treg の活性は低下するとする報告が多い．また，本症における Treg の活性化は eGFR と正の相関，尿タンパク量・血圧と負の相関を示している[18]．これらのことをまとめると，Th1/Th2 や Treg は，IgA 腎症の病因や臨床的重症度を考える上で重要なキーとなる可能性がある．

現在使用されている IgA 腎症治療用の免疫抑制薬は，総 T 細胞集団を標的としており，非特異的である．IgA 腎症における最適な免疫療法は，Treg 機能を改善すると同時に，サイトカインまたはサイトカイン受容体を阻害することによって，特定の T 細胞集団の活性を低下させるものであるべきである．そのためにも今後の衛生仮説における Th1/Th2 バランスのさらなる検証と Treg の役割などの解明が必要である．

〔Ⅲ 病態生理〕 5. 環境因子：1 衛生仮説

参考文献

1) Strachan DP. Hay fever, hygiene, and household size. DPBMJ. 1989; 299: 1259-60.

2) Ownby DR, Johnson CC, Peterson EL, et al. Exposure to dogs and cats in the first year of life and risk of allergic sensitization at 6 to 7 years of age. JAMA. 2002; 288: 963-72.

3) Suzuki H, Kiryluk K, Novak J, et al. The pathophysiology of IgA nephropathy. J Am Soc Nephrol. 2011; 22: 1795-803.

4) Kiryluk K, Novak J, Gharavi AG, et al. Pathogenesis of immunoglobulin A nephropathy: recent insight from genetic studies. Annu Rev Med. 2013; 64: 339-56.

5) Johnson RJ, Hurtado A, Merszei J, et al. Hypothesis: dysregulation of immunologic balance resulting from hygiene and socioeconomic factors may influence the epidemiology and cause of glomerulonephritis worldwide. Am J Kidney Dis. 2003; 42: 575-81.

6) Hurtado A, Johnson RJ, et al. Hygiene hypothesis and prevalence of glomerulonephritis. Kidney Int Suppl. 2005; 97: 62-7.

7) Suzuki Y, Tomino T. The mucosa-bone-marrow axis in IgA nephropathy. Contrib Nephrol. 2007; 157: 70-9.

8) Suzuki H, Suzuki Y, Narita I, et al. Toll-like receptor 9 affects severity of IgA nephropathy. J Am Soc Nephrol. 2008; 19: 2384-95.

9) Coppo R, Camlla R, Amore A, et al. Toll-like receptor 4 expression is increased in circulating mononuclear cells of patients with immunoglobulin A nephropathy. Clin Exp Immunol. 2010; 159: 73-81.

10) Yang L, Zhang X, Pang W, et al. MicroRNA-155-induced T lymphocyte subgroup drifting in IgA nephropathy. Int Urol Nephrol. 2017; 49: 353-61.

11) He L, Peng Y, Liu H, et al. Th1/Th2 polarization in tonsillar lymphocyte form patients with IgA nephropathy. Ren Fail. 2014; 36: 407-12.

12) Schena FP, Ceullo G, Torres DD, et al. Role of interferon-gamma gene polymorphisms in susceptibility to IgA nephropathy: a family-based association study. Eur J Hum Genet. 2006; 14: 488-96.

13) Suzuki H, Rasha M, Yamada K, et al. Cytokines alter IgA1 O-glycosylation by dysregulating C1GalT1 and ST6GalNAc-II enzymes. J Biol Chem. 2014; 89: 5330-9.

14) Yamada K, Kobayashi N, Ikeda T, et al. Down-regulation of core $1\beta1,3$-galactosyltransferase and Cosmc by Th2 cytokine alters O-glycosylation of IgA1. Nephrol Dial Transplant. 2010; 25: 3890-7.

15) Mora JR, von Andrian VH. Differentiation and homing of IgA-secreting cells. Mucosal Immunol. 2008; 1: 96-109.

16) Sallustio F, Serino G, Cox SN, et al. Aberrantly methylated DNA regions lead to low activation of CD4＋T-cells in IgA nephropathy. Clin Sci（Lond）. 2016; 130: 733-46.

17) Suzuki H, Suzuki Y, Aizawa M, et al. Th1 polarization in murine IgA nephropathy directed by bone marrow-derived cells. Kidney Int. 2007; 72: 319-27.

18) Lin FJ, Jiang GR, Shan JP, et al. Imbalance of regulatory T cells to Th17 cells in IgA nephropathy. Scand J Clin Lab Invest. 2012; 72: 221-9.

（深尾勇輔）

1. *Hemophilus* 属と IgA 腎症

2 常在細菌叢（上気道・腸管）

はじめに

IgA 腎症患者において，急性扁桃炎時に肉眼的血尿が呈する症例がしばしばあることはよく知られている．また，クローン病や潰瘍性大腸炎に後天的に IgA 腎症が発症してくることも知られている．これは扁桃を含む上気道あるいは腸管の細菌叢が IgA 腎症の発症に何らかの関連がある可能性を示している．

上気道の感染としては，古典的には Suzuki らが *Hemophilus parainfluenzae* が高率に扁桃より分離され，この菌体成分が腎臓でも確認されることが報告されている[1]．この報告では培養法が用いられており，嫌気性菌は検討されにくいという欠点がある．近年，培養を経ない細菌叢の検討が可能になり，いくつかの口腔内細菌が注目されるに至っている．口腔内の細菌としては，齲蝕菌と歯周病菌，そしてこれらと直接関与するわけではないが口腔内に定着している細菌に分けられる．これらの中で歯周病菌は，歯周ポケットが嫌気環境であることから，嫌気性菌が多く含まれ，従来の培養法では十分な検討が難しかった．近年，遺伝子工学的な手法が進歩し培養を経ない細菌叢の検討が可能になり，IgA 腎症と細菌との関わりが再考されるようになっている．検討の対象としては，扁桃を対象とした検討，唾液を対象とした検討に分けられる．現在までに注目された細菌について詳述する．

1 *Hemophilus* 属と IgA 腎症

Hemophilus parainfluenzae が高率に扁桃より分離され，この菌体成分が腎臓でも確認されることが Suzuki らにより報告されている[1]．また，マウスにこの菌体成分を長期投与することで IgA の沈着を惹起できることも報告されており，IgA 腎症の病原性があると考えられた．その後，Nagasawa らの扁桃の細菌叢での検討では，*Hemophilus sgenis* が有意に検出されており[2]，細菌の同定が属レベルから種レベルまで特異的に行うことは困難であることを考えると同一の菌を指している可能性が高い．比較的，曝露される頻度の高い *Hemophilus* 属は，IgA 腎症の基礎的な感染の可能性がある．

2 齲蝕菌と IgA 腎症

扁桃を含む口腔内の細菌としては，齲蝕菌は非常に重要な位置を占めている．近年，齲蝕菌が多くの疾患との関連が強いことが報告されている．代表的な齲蝕菌であるミュータンス菌の中でも，コラーゲン結合能を上昇させる *cnm* 遺伝子をもつものは，コラーゲンに強く結合することで病原性が高まることが報告されている[3-5]．さらにこの *cnm* 遺伝子をもつ齲蝕菌が，脳出血[6,7]・感染性心内膜炎[8,9]・非アルコール性肝炎[10]・潰瘍性大腸炎[11,12]と関連していることが報告されている．近年，この *cnm* 遺伝子陽性ミュータンス

〔Ⅲ　病態生理〕　5. 環境因子：2　常在細菌叢（上気道・腸管）

菌をもつものが IgA 腎症患者で多く[13]，またこの感染があると IgA 腎症患者でもタンパク尿が多いことが報告されており[14]，IgA 腎症の病原性が高いことが示唆されている．

3　歯周病と IgA 腎症

　細菌叢の検討としては従来から培養法が多用されてきているが嫌気性菌が検出しにくいことやターゲットに対して対応する培養液を用意する必要などがあり網羅的な検討には適さない欠点があった．最近の分子生物学的な手法を応用した DGGE（denaturing gradient gel electrophoresis）法はこれらの欠点を克服したものとなる．この DGGE 法では細菌の ribosomal RNA の共通領域にプライマーを用意し PCR により増幅後変性ゲルで電気泳動することで，細菌毎に異なる ribosomal RNA にそれぞれ対応したバンドが得られる．このバンド一つひとつが細菌に対応することとなり，このバンドを TA クローニングすることで培養することなく細菌の菌種も同定することができる．われわれのグループでは理化学研究所の福田真嗣・大野博司のグループと共同し，IgA 腎症患者と慢性扁桃炎の患者の扁桃の細菌叢を DGGE 法を用いて網羅的に検討を行い比較した．DGGE 法での結果そのものはゲルのバンドであるので，これを位置情報と Intensity（バンドの濃さ，おおよそ菌の量を反映することになる）によって，デジタル情報とした 図3 b．この情報をもとに，IgA 腎症扁桃と慢性扁桃炎による扁桃の特徴の違いを検討し，3つのバンドが IgA 腎症患者に特異的な細菌を特徴付けていることがわかった 図3 a．このバンドを切り出し TA クローニングした後シーケンスを行い，データベースで一致するものを検索

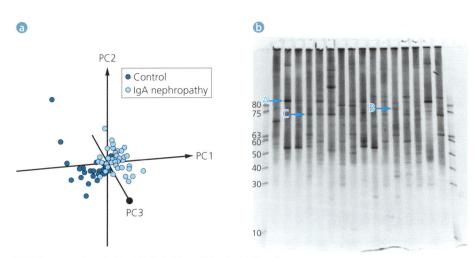

図3　IgA 患者と慢性扁桃炎患者の扁桃の細菌叢の違い
（Nagasawa Y. Plos One. 2014; 9: e81636[2]）
a：IgA 腎症患者と慢性扁桃炎患者では3種類の菌の陽性率が異なるため3次元的に異なる分布を示す．
b：扁桃の細菌叢の DDGE 法での解析．黒いバンドは各細菌を示し濃度はおおむね菌量を示している．A, B, C の3種類の菌が IgA 腎症患者で多いことがわかる．このバンドを TA クローニングすると菌種が同定できる．

することで菌種の同定を行った．その結果，*Treponema denticola*, *Hemophilus sgenis*, *Campylobacter rectus* と判明した[2]．新たに検出された *Treponema denticola* と *Campylobacter rectus* は共に嫌気性菌であり，従来の培養法での検討では報告されてこなかったのはそのためと考えられる．この結果は，IgA 腎症患者の唾液サンプルを用いた検討で検証されており，*Campylobacter rectus* は，やはり IgA 腎症患者で陽性率が高く，IgA 腎症患者の中でもこの感染が陽性であると尿タンパクが多いことが報告されている．

　扁桃を検討対象として用いた報告では，新潟大学から細菌のリボゾーマル RNA を用意された菌種同定用のプライマーを用いてシーケンスすることで細菌の種類と検出頻度を同定する方法が用いられている[15]．本研究では，従来より報告の多い *Hemophilus* 属が，むしろ少ない点，あまり報告のない *Prevotella* 属が多い点など違いが顕著である．これは，この研究では属レベルの菌種の同定に留まっているために，IgA 腎症患者に特異的な菌種を同定するに至っていないと考えられる．その一方で，扁桃肥大・慢性扁桃炎・IgA 腎症で異なる細菌叢を示すことは示唆しており，口腔内の細菌叢と扁桃の状態に密接な関係があることを暗示していると考えられる．

4　口腔内細菌叢の重複感染と IgA 腎症

　扁桃の細菌叢の検討では，*Campylobacter rectus* と *Treponema denticola* の重複感染では，扁桃摘出＋ステロイドパルス時の寛解率が，それぞれの単独感染より高いことが報告されている[2] 図4．cnm 陽性ミュータンス菌保持者で，齲蝕歯が多いと尿タンパクが多いことも報告されている[14] 図5 ⓐ．また唾液での歯周病およびミュータンス菌の検討でも，*Campylobacter rectus* と cnm（＋）ミュータンス菌の重複感染では，有意に尿タンパクが多いことが報告されている[16] 図5 ⓑ．これらの報告はいくつかの菌の重複感染が病

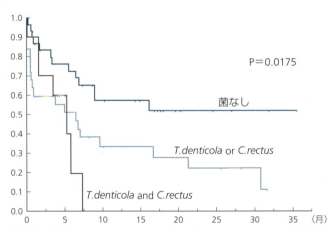

図4　扁桃摘出＋ステロイドパルス後のタンパク尿の非寛解率
T. denticola と *C. rectus* がともに陰性であると扁桃摘出後のタンパク尿の寛解率は悪く，どちらかが陽性であると寛解率がよくなり，両方が陽性であると全例寛解する．
（Nagasawa Y. Plos One. 2014; 9: e81636[2]）

〔Ⅲ 病態生理〕 5.環境因子: ❷ 常在細菌叢（上気道・腸管）

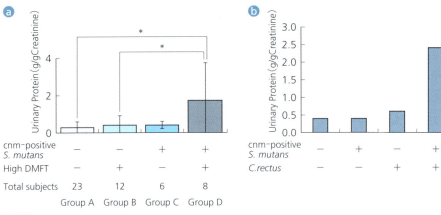

図5 IgA患者における多重細菌感染とタンパク尿
（Misaki T, et al. Nephron. 2018; 139: 143-9 [16]）
ⓐ: IgA患者でcnm陽性ミュータンス菌が陽性でかつ，齲蝕歯の多さを示すDMFTが高値である群ではタンパク尿が有意に多い．(Misaki T, et al. Sci Report. 2016; 6: 36455 [14])
ⓑ: IgA患者でC. rectusが陽性でかつcnm陽性ミュータンス菌が陽性であるとタンパク尿が有意に多い．

原性を高めることを示唆している．扁桃および口腔内の領域は外界と直接接しているため，無菌状態ではなく多くの常在菌が存在する環境下にある．この中でIgA腎症の病原性をもつ菌が重複感染をするとより病原性が増すことが想定される．病原性の高い菌の重複感染を起こす口腔内の状況，すなわち衛生状態・免疫の状態・栄養状態なども関連している可能性もあるが，細菌の量を減らすことにつながる口腔内ケアはIgA腎症の治療としても重要であると考えられる．

5 ウィルス感染とIgA腎症

上気道に感染するものには，細菌のほかにウィルスもある．インフルエンザのように一過性に強い炎症を起こし，肉眼的な血尿の契機になると考えられるものもあるが，通常ウィルス感染は比較的早期に改善するので持続性感染によるIgA腎症の病因となっている可能性は低いと考えられる．上気道も感染の場として考えらえるウィルス感染とIgA腎症との関連はEB virusで報告がある[17]．扁桃を含む上気道での検討はないが，血清学的な感染の成立の証拠とともに，ウィルス抗原が腎生検より検出されている．EB virusは全身的な感染を示すため，上気道感染とは限定できないがウィルス感染とIgA腎症の関連の可能性を示唆している．今後，さらなる検討が必要である．

6 腸内細菌叢とIgA腎症

潰瘍性大腸炎やクローン病など炎症性腸疾患患者でしばしばIgA腎症が合併することが知られている．また，腹痛など消化器症状と共に腎臓にIgA腎症と共通の所見を呈する紫斑病性腎症もよく知られており，これにも腸内細菌叢が関与している可能性がある．cnm陽性ミュータンス菌のように潰瘍性大腸炎とIgA腎症で共に陽性率が高い菌も報告

されており[11-14]，腸管が主要な感染の場となりIgA腎症を惹起している菌がある可能性はある．しかしながら，腸管の細菌叢を網羅的に調べることは容易ではなく，現在のところ網羅的な検討の報告はない．

近年，マウスモデルではあるが腸内細菌叢を変化させることで血中の尿毒素性物質の濃度が大きく変化することも報告されており[18]，IgA腎症患者の発症にかかわる病原性と共に進行に関わる因子に関しても腸内細菌叢が関与している可能性がある．

7 扁桃の持続刺激としての喫煙とIgA腎症の関わり　図6

喫煙がIgA腎症患者の腎障害進展の強いリスクになっていることが報告されている[19, 20]．喫煙者が，高率にIgA腎症を発症することが報告されていないことから喫煙がIgA腎症の病原性を持つとは考えにくい．一方で，喫煙が多くの化学物質を扁桃にもたらすのはたしかであり，IgA腎症の病原性のある細菌感染がある場合，一種のアジュバンドとして働き，病巣感染の場として扁桃応答をより病原性の高いものへ変えている可能性がある．これらも含めて，IgA腎症患者において禁煙はより強く勧められると考えられる．

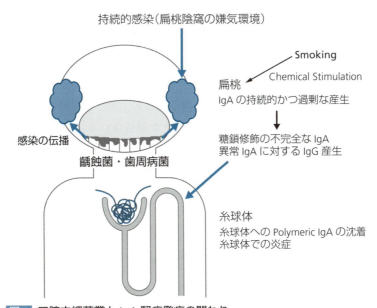

図6　口腔内細菌叢とIgA腎症発症の関わり

cnm陽性ミュータンス菌のような齲蝕菌や*T. denticola*や*C. rectus*のような歯周病が感染が持続すると，その感染が嫌気環境の扁桃陰窩に伝播したり，抗原が扁桃に持続刺激を与えたりすることになる．この持続的刺激に感作された扁桃の免疫応答細胞がIgAを産生することになるが，これが持続すると糖鎖異常をもつIgAを産生する状態に至る．この過程で喫煙はアジュバンド的な役割を果たしている可能性がある．扁桃で産生された糖鎖異常のIgAに対するIgGも産生されるようになり，これらが凝集して免疫複合体として糸球体に沈着しIgA腎症を発症するに至ると考えられる．

〔Ⅲ　病態生理〕　5. 環境因子：❷ 常在細菌叢（上気道・腸管）

8　口腔内感染と病巣扁桃感染との関わり

　伊藤らは，IgA 腎症患者の扁桃では，習慣性扁桃炎などの患者の扁桃に比べて cnm 抗原の陽性率が高く，さらに IgA 腎症患者の中で扁桃の cnm 抗原陽性患者では，陰性の IgA 腎症患者に比べて，腎臓での糖鎖異常 IgA の沈着率がより高いことを見い出している[21]．このことは，扁桃への cnm（＋）ミュータンス菌の感染あるいは刺激が糖鎖異常 IgA 産生につながり，IgA 腎症を惹起することを強く示唆している．扁桃の陰窩は嫌気環境であるので，歯周病菌が直接的に定着することが可能であり，また持続的な cnm（＋）ミュータンス菌の歯牙への定着は，その cnm を含む菌体成分が扁桃に流れ続けるのでいずれも，慢性的で持続的な扁桃への刺激となると考えられる．ここで感作され刺激を受け続ける B 細胞は IgA を産生し続けることになるが，やがて糖鎖異常をもつ IgA を作ることになる．その状態になった扁桃は IgA 腎症の病巣扁桃になったと考えられる．さらに，この糖鎖異常 IgA に対する IgG なども産生されるようになり，IgA 腎症の病原性はより高まっていくことになる．この病巣扁桃を摘出することは比較的根治的な治療となりうる．しかし，口腔内の衛生状態が悪く病原性の高い菌の繁殖が続くと，口蓋扁桃以外の扁桃や，上咽頭などの扁桃相当の免疫細胞などの感作が進み，IgA 腎症の病原性は保たれてしまうことになる．IgA 腎症の根治治療としては，扁桃摘出は有効と考えられるが[22-24]，合わせて総合的な口腔内ケアも重要であると考えられる．

● おわりに

　近年，さまざまな常在菌や病原性を有する菌が，それぞれ固有の免疫応答を中心にした応答を人間に引き起こしていることが明らかになってきている．口腔内には齲蝕菌・歯周病菌を中心に多くの菌が存在し，IgA 腎症発症の上流の因子になっていることが，今後メカニズムを含めて明らかになっていくことが期待される．その一方で，現時点では IgA 腎症に罹患している患者には，齲蝕菌治療や歯周病治療を含む口腔および上咽頭領域の細菌の感染状態を良好に維持するように指導していくことが重要であると考えられる．

参考文献

1) Suzuki S, Nakatomi Y, Sato H, et al. *Haemophilus parainfluenzae* antigen and antibody in renal biopsy samples and serum of patients with IgA nephropathy. Lancet. 1994; 343: 12-6.

2) Nagasawa Y, Iio K, Fukuda S, et al. Periodontal disease bacteria specific to tonsil in IgA nephropathy patients predicts the remission by the treatment. PLoS One. 2014; 9: e81636.

3) Lapirattanakul J, Nomura R, Nemoto H, et al. Multilocus sequence typing of *Streptococcus mutans* strains with the cbm gene encoding a novel collagen-binding protein. Arch Oral Biol. 2013; 58: 989-96.

4) Nomura R, Nakano K, Naka S, et al. Identification and characterization of a collagen-binding protein, Cbm, in *Streptococcus mutans*. Mol Oral Microbiol. 2012; 27: 308-23.

5) Nakano K, Nomura R, Taniguchi N, et al. Molecular characterization of *Streptococcus mutans* strains containing the cnm gene encoding a collagen-binding adhesin. Arch Oral Biol. 2010; 55: 34-9.

6) Nakano K, Hokamura K, Taniguchi N, et al. The collagen-binding protein of *Streptococcus mutans* is involved in haemorrhagic stroke. Nat Commun. 2011; 2: 485.

7) Tonomura S, Ihara M, Kawano T, et al. Intracerebral hemorrhage and deep microbleeds associated with cnm-positive Streptococcus mutans; a hospital cohort study. Sci Rep. 2016; 6: 20074.

8) Nomura R, Naka S, Nemoto H, et al. Potential involvement of collagen-binding proteins of *Streptococcus mutans* in infective endocarditis. Oral Dis. 2013; 19: 387-93.

9) Nomura R, Otsugu M, Naka S, et al. Contribution of the interaction of *Streptococcus mutans* serotype k strains with fibrinogen to the pathogenicity of infective endocarditis. Infect Immun. 2014; 82: 5223-34.

10) Naka S, Nomura R, Takashima Y, et al. A specific *Streptococcus mutans* strain aggravates non-alcoholic fatty liver disease. Oral Dis. 2014; 20: 700-6.

11) Kojima A, Nakano K, Wada K, et al. Infection of specific strains of *Streptococcus mutans*, oral bacteria, confers a risk of ulcerative colitis. Sci Rep. 2012; 2: 332.

12) Kojima A, Nomura R, Naka S, et al. Aggravation of inflammatory bowel diseases by oral streptococci. Oral Dis. 2014; 20: 359-66.

13) Misaki T, Naka S, Kuroda K, et al. Distribution of *Streptococcus mutans* strains with collagen-binding proteins in the oral cavity of IgA nephropathy patients. Clin Exp Nephrol. 2015; 19: 844-50.

14) Misaki T, Naka S, Hatakeyama R, et al. Presence of *Streptococcus mutans* strains harbouring the cnm gene correlates with dental caries status and IgA nephropathy conditions. Sci Rep. 2016; 6: 36455.

15) Watanabe H, Goto S, Mori H, et al. Comprehensive microbiome analysis of tonsillar crypts in IgA nephropathy. Nephrol Dial Transplant. 2017; 32: 2072-9.

16) Misaki T, Naka S, Wato K, et al. Campylobacter rectus in the oral cavity correlates with proteinuria in immunoglobulin A nephropathy patients. Nephron. 2018; 139: 143-9.

17) Iwama H, Horikoshi S, Shirato I, et al. Epstein-Barr virus detection in kidney biopsy specimens correlates with glomerular mesangial injury. Am J Kidney Dis. 1998; 32: 785-93.

18) Mishima E, Fukuda S, Mukawa C, et al. Evaluation of the impact of gut microbiota on uremic solute accumulation by a CE-TOFMS-based metabolomics approach. Kidney Int. 2017; 92: 634-45.

19) Yamamoto R, Nagasawa Y, Shoji T, et al. Cigarette smoking and progression of IgA nephropathy. Am J Kidney Dis. 2010; 56: 313-24.

20) Nagasawa Y, Yamamoto R, Rakugi H, et al. Cigarette smoking and chronic kidney diseases. Hypertens Res. 2012; 35: 261-5.

21) Ito S, Misaki T, Naka S, et al. Presence of *Streptococcus mutans* with collagen-binding protein in tonsil is associated with IgA nephropathy. in Submission, 2018.

22) Hotta O, Miyazaki M, Furuta T, et al. Tonsillectomy and steroid pulse therapy significantly impact on clinical remission in patients with IgA nephropathy. Am J Kidney Dis. 2001; 38: 736-43.

23) Kawamura T, Yoshimura M, Miyazaki Y, et al. A multicenter randomized controlled trial of tonsillectomy combined with steroid pulse therapy in patients with immunoglobulin A nephropathy. Nephrol Dial Transplant. 2014; 29: 1546-53.

24) Liu LL, Wang LN, Jiang Y, et al. Tonsillectomy for IgA nephropathy: a meta-analysis. Am J Kidney Dis. 2015; 65: 80-7.

（長澤康行）

〔Ⅲ　病態生理〕　5．環境因子：❸ 病巣感染

❸ 病巣感染

はじめに

　　扁桃病巣感染症とは，「扁桃が原病巣となり，扁桃から離れた臓器に反応性の器質的また機能的傷害を引き起こす疾患」をいう．扁桃病巣感染症や病巣性扁桃炎という呼称が現在も使われているが，その病態は感染症ではなく自己免疫学的機序が明らかになってきているため，最近では扁桃病巣疾患と呼ばれるようになりつつある．現在 IgA 腎症は扁桃摘出術（扁摘）の有効性が報告されており，代表的な扁桃病巣疾患と考えられている．本稿ではその科学的根拠を示した報告を当科での知見も含め紹介する．

1 パラインフルエンザ菌に対する免疫寛容の破綻

　　口腔，咽頭，消化管には常在菌が存在し，粘膜免疫はそれに過剰に反応しないように免疫寛容機構が働いていると考えられている．しかし，Suzuki ら[1] は IgA 腎症扁桃の細菌培養にて高率に常在細菌であるパラインフルエンザ菌（*H. parainfluenzae*: HP）が検出され，その血清にて特異的 IgA 抗体が上昇し，腎組織において細菌抗原が存在することを証明した．また，Fujieda ら[2] は，IgA 腎症扁桃リンパ球への HP 刺激により，特異的 IgA 産生が亢進する事を報告した．この事から IgA 腎症扁桃リンパ球は常在菌である HP に対して過剰反応を示すと考えられる．

2 病巣扁桃における抗体産生

　　IgA 腎症例において，扁桃リンパ球の polymeric IgA の過剰産生[3] が認められ，扁摘後に有意な血清 IgA 値の低下[4] を認めることから，扁桃由来の IgA が腎炎に関与している可能性がある．我々は，Toll-like receptor（TLR）-9 のリガンドである細菌由来 DNA に含まれる CpG-oligodeoxynucleotide（ODN）が IFN-γ，B cell activating factor belonging to the TNF family（BAFF）を介して IgA 腎症扁桃リンパ球からの IgA 産生亢進を促していることを報告した 図7 [5]．実際，CpG-ODN の経鼻投与により IgA 腎症モデルマウスの血清 IgA，腎糸球体の IgA 沈着が増加し，腎炎の増悪が認められること[6]，扁桃での TLR-9 発現が扁摘ステロイドパルス療法の治療効果と相関関係にあること[7] も報告されている．したがって，扁桃での TLR-9 を中心とした自然免疫が IgA 腎症の病因に関与している可能性が示唆される．

　　また IgA 腎症では循環 IgA の質的異常も報告されており，IgA 腎症患者の血中および糸球体に沈着する IgA1 には糖鎖不全 IgA1 が増加していることが知られている[8,9]．最近になり糖鎖不全の一因となる糖修飾酵素の発現低下が IgA 腎症扁桃において認められたとの報告があり[10]，その発生母地が扁桃である可能性がある．前述した BAFF は Bcl-2

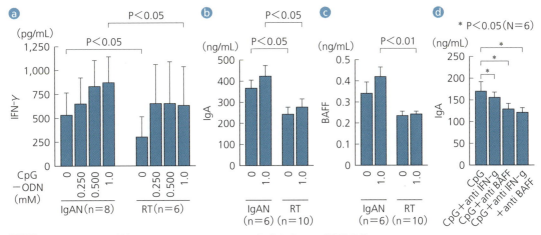

図7 IgA腎症患者扁桃におけるIFN-γ, BAFFを介したIgA過剰産生
IgA腎症（IgAN）および反復性扁桃炎（RT）由来扁桃単核球におけるCpG-ODN刺激による ⓐ INF-γ, ⓑ IgA, ⓒ BAFFの産生とCpG-ODN刺激下での抗INF-γ抗体, ⓓ 抗BAFF抗体によるIgA産生の推移を示す．IgA腎症（IgAN）群は反復性扁桃炎（RT）群に比較して，刺激下での産生が増加した（ⓐⓑⓒ）．また，抗INF-γ抗体，抗BAFF抗体によりそのIgA産生亢進は抑制された（ⓓ）．

を介して糖鎖不全IgAの産生を亢進させることが報告されており[11,12]，IgA腎症扁桃でのCpG-ODNによるBAFF過剰産生がIgAの量的異常および質的異常に関与している可能性がある．

3 病巣扁桃におけるT細胞の関与

　IgA腎症患者の扁桃リンパ球において活性化マーカーを発現するHLA class II陽性，CD29陽性T細胞を多く認める[13]．T細胞の過剰な活性化は自己免疫反応の地盤になりうるため，扁桃病巣疾患の病態に関与している可能性は高い．

　近年，IgA腎症の病態に関して，尿細管間質へのT細胞の浸潤も腎炎の発症，進行に関与していることが明らかになっている[14]．IgA腎症での腎浸潤T細胞は20種あるTCR Vβレパトア内でVβ6, 8の発現が高い事が報告されている[15]．興味深いことに，IgA腎症扁桃T細胞でのレパトア解析においてもVβ6陽性T細胞が多く，パラインフルエンザ菌体抗原で刺激したところ，TCR Vβ6陽性T細胞の頻度が増加していた 図8 ⓐ．さらに末梢血T細胞のTCR Vβ6発現を検討したところ，IgA腎症群は習慣性扁桃炎群に比較して増加しており，扁摘によって発現が低下した 図8 ⓑ．パラインフルエンザ菌によって選択増殖したTCR Vβ6陽性扁桃T細胞が，体循環を経て腎臓にて腎炎発症に関わる可能性が示唆された[16]．その後，ホーミングを担う種々のケモカインレセプターの一つとしてCX3CR1が報告された．CX3CR1はIgA腎症患者末梢血中のCD8陽性T細胞上に強発現し，血尿の程度と相関し，リガンドであるフラクタルカインは腎糸球体に発現している[17]．本受容体はIgA腎症扁桃でのCD8陽性T細胞上においても強発現し，その発現にはCpG-ODNへの過剰免疫応答が関与している可能性が示唆され

〔Ⅲ 病態生理〕 5. 環境因子：3 病巣感染

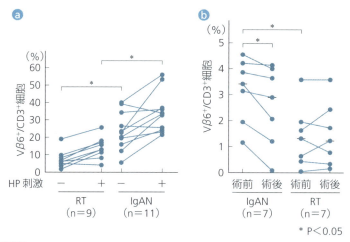

図8 IgA 腎症患者扁桃 T 細胞におけるパラインフルエンザ菌体抗原刺激による TCR Vβ6 陽性細胞の増加と扁桃摘出後の末梢血 T 細胞における TCR Vβ6 陽性細胞の低下

ⓐ反復性扁桃炎群（RT），IgA 腎症群（IgAN）ともにパラインフルエンザ菌（HP: *H. parainfluenzae*）菌体抗原刺激によって T 細胞中の TCR Vβ6 陽性細胞の割合が有意に増加したが，その割合は刺激前，刺激後ともに IgA 腎症が有意に高かった．ⓑ末梢血 TCR Vβ6 陽性 T 細胞数の割合は IgA 腎症にて多く，扁桃摘出後有意に低下した．

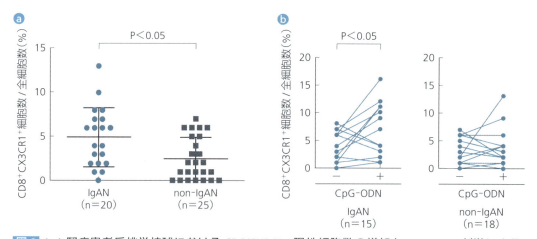

図9 IgA 腎症患者扁桃単核球における CD8/CX3CR1 陽性細胞数の増加と CpG-ODN 刺激による CX3CR1 の発現亢進

ⓐ IgA 腎症群（IgAN）では非 IgA 腎症群（non-IgAN）に比較して扁桃単核球における CD8/CX3CR1 陽性細胞数が増加していた．ⓑ IgA 腎症群（IgAN）では CpG-ODN 刺激にて CD8 陽性細胞における CX3CR1 の発現亢進が認められたが，非 IgA 腎症群（non-IgAN）では認められなかった．

た[18] 図9．

4 扁桃病巣疾患として捉えた IgA 腎症の発症機序 図10

　扁桃常在菌であるパラインフルエンザ菌，あるいは細菌由来 DNA（CpG-ODN）に対

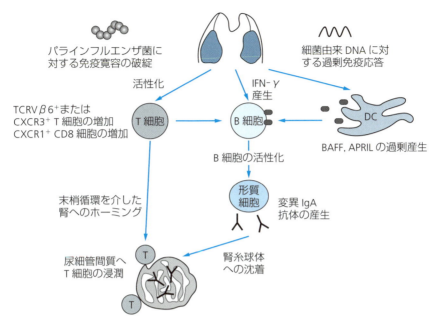

図10 扁桃病巣疾患として捉えたIgA腎症の発症機序(仮説)
研究結果をもとにIgA腎症の発症機構を考察した.

して免疫寛容の破綻が起きているIgA腎症患者の扁桃リンパ球では,これらの菌に対して過剰な免疫応答し,活性化する.それによりそれらと共通抗原性をもった糖鎖不全などの異常抗体が産生される.また,前記細菌により活性化を受けたT細胞がホーミング受容体を発現し,腎糸球体に遊走し組織障害をもたらすと考えられる.

● おわりに

扁桃病巣疾患としてのIgA腎症における発症機序を今までの報告結果から考察した.無論これは仮説であり,扁桃由来の他の要因や扁桃以外の要因も多数存在すると考えられる.将来的に病態の全貌が明らかになることが期待される.

参考文献

1) Suzuki S, Nakatomi Y, Sato H, et al. Haemophilus parainfluenzae antigen and antibody in renal biopsy samples and serum of patients with IgA nephropathy. Lancet. 1994; 343: 12-6.
2) Fujieda S, Suzuki S, Sunaga H, et al. Induction of IgA against *Haemophilus parainfluenzae* antigens in tonsillar mononuclear cells from patients with IgA nephropathy. Clin Immunol. 2000; 95: 235-43.
3) Egido J, Blasco R, Lozano L, et al. Immunological abnormalities in the tonsils of patients with IgA nephropathy: inversion in the ratio of IgA: IgG bearing lymphocytes and increased polymeric IgA synthesis. Clin Exp Immunol. 1984; 57: 101-6.
4) Tamura S, Masuda Y, Inokuchi I, et al. Effect of and indication for tonsillectomy in IgA nephropathy. Acta Otolaryngol Suppl. 1993; 508: 23-8.

5) Goto T, Bandoh N, Harabuchi Y, et al. Increase in B-cell-activation factor（BAFF）and IFN-gamma productions by tonsillar mononuclear cells stimulated with deoxycytidyl-deoxyguanosine oligodeoxynucleotides（CpG-ODN）in patients with IgA nephropathy. Clin Immunol. 2008; 126: 260-9.

6) Suzuki H, Suzuki Y, Narita I, et al. Toll-like receptor 9 affects severity of IgA nephropathy. J Am Soc Nephrol. 2008; 19: 2384-95.

7) Sato D, Suzuki Y, Kano T, et al. Tonsillar TLR9 expression and efficacy of tonsillectomy with steroid pulse therapy in IgA nephropathy patients. Nephrol Dial Transplant. 2012; 27: 1090-7.

8) Hiki Y, Odani H, Takahashi M, et al. Mass spectrometry proves under-O-glycosylation of glomerular IgA1 in IgA nephropathy. Kidney Int. 2001; 59: 1077-85.

9) Coppo R, Amore A. Aberrant glycosylation in IgA nephropathy（IgAN）. Kidney Int. 2004; 65: 1544-7.

10) Inoue T, Sugiyama H, Hiki Y, et al. Differential expression of glycogenes in tonsillar B lymphocytes in association with proteinuria and renal dysfunction in IgA nephropathy. Clin Immunol. 2010; 136: 447-55.

11) Marquina R, Diez MA, Lopez-Hoyos M, et al. Inhibition of B cell death causes the development of an IgA nephropathy in（New Zealand white × C57BL/6）F（1）-bcl-2 transgenic mice. J Immunol. 2004; 172: 7177-85.

12) Saito Y, Miyagawa Y, Onda K, et al. B-cell-activating factor inhibits CD20-mediated and B-cell receptor-mediated apoptosis in human B cells. Immunol. 2008; 125: 570-90.

13) 高原幹.〔シンポジウム：今，明らかにされた扁桃と IgA 腎症を結びつけるエビデンス　腎臓内科学，病理学，耳鼻咽喉科学のアプローチから〕IgA 腎症の病態における扁桃 T 細胞の役割. 口腔・咽頭科. 2014; 27: 25-8.

14) Segerer S, Banas B, Wornle M, et al. CXCR3 is involved in tubulointerstitial injury in human glomerulonephritis. Am J Pathol. 2004; 164: 635-49.

15) Wu H, Zhang GY, Clarkson AR, et al. Conserved T-cell receptor beta chain CDR3 sequences in IgA nephropathy biopsies. Kidney Int. 1999; 55: 109-19.

16) Nozawa H, Takahara M, Harabuchi Y, et al. Selective expansion of T cell receptor（TCR）V beta 6 in tonsillar and peripheral blood T cells and its induction by in vitro stimulation with Haemophilus parainfluenzae in patients with IgA nephropathy. Clin Exp Immunol. 2008; 151: 25-33.

17) Cox SN, Sallustio F, Serino G, et al. Activated innate immunity and the involvement of CX3CR1-fractalkine in promoting hematuria in patients with IgA nephropathy. Kidney Int. 2012; 82: 548-60.

18) Otaka R, Takahara M, Harabuchi Y, et al. Up-regulation of CX3CR1 on tonsillar CD8-positive cells in patients with IgA nephropathy. Human immunol. 2017; 78: 375-83.

（高原　幹）

Ⅳ 腎予後と関連する臨床的指標

1

タンパク尿と血尿

はじめに

これまで多くの研究がIgA腎症の予後予測に関する臨床指標を検討した．病理所見以外では，年齢，血圧，腎機能，血清IgA・C3，脂質，尿酸，肥満，そしてタンパク尿と血尿が代表的である．なかでもタンパク尿と血尿にはいくつかの利点が知られている．低侵襲で安価に測定できること，観察期間中に反復して測定できること，多様な糸球体病変に関連することなどである．一方，介入前後や全観察期間中を含めてどの測定時期の予測能が優れるのか，治療の要素と絡めて考えた場合の目標レベルはどこなのか，といったことについてはさらなる知見が希求される．

1 腎予後との関連からみたさまざまな時相におけるタンパク尿 表1

タンパク尿と腎予後との関連性を前向き観察デザインで検討したバイブル的なものにカナダ・トロントのReichらが2007年に報告した約500例のIgA腎症を対象としたレジストリー研究がある[1]．Reichらはフォローアップ中の尿タンパク量と腎予後との関係に注目した．半年ごとにフォローアップした観察期間中の尿タンパク量の平均値をtime-average proteinuria（TAP）と定め，診断時の尿タンパク量で調整してもTAPが重要な予後関連因子であると報告した．TAP 1 g/日未満の末期腎不全の発生に比べて，ハザード比は1 g/日台で約3.5，2 g/日台で約5，3 g/日以上で約10と階段状に上昇した．一方，TAP 1 g/日未満を3つのランクに小分けし相互に比較した解析において，1 g/日未満内で予後に違いのなかったことも報告している．以上よりReichらはフォローアップのタンパク尿で1 g/日未満を腎予後良好な臨床指標と提言した．微小変化型ネフローゼ症候群の管理目標であるタンパク尿の完全寛解と違い，タンパク尿陽性を含むカテゴリーであるTAP 1 g/日未満をReichらは"partial remission"と標記した．後に，1000例以上のIgA腎症を対象とした香港のLeらの後ろ向き観察研究や欧州のCoppoらのVALIGA研究はpartial remissionの閾値として0.5 g/日の可能性を報告している[2,3]．長期に経過するIgA腎症においてタンパク尿の寛解目標を提起し，未踏の研究課題である再燃へ繋がる方向性を持たせた点でこれらの研究には意義があった．

TAPを扱った研究の解釈には1つの欠点を伴っている．それは，TAPは治療を含めたフォローアップが終了しないと算出できず，結果の要素を含んだパラメーターであるため，診断時の予後予測因子とは言えなかったことである．その点，先に触れたLeらやCoppoらの後方視的観察研究はもう1つ大事なことを述べていた．それは，TAPで調整

〔IV 腎予後と関連する臨床的指標〕 1. タンパク尿と血尿

表1 蛋白尿と腎予後との関係を解析した観察研究

著者・年	症例数	診断時		治療選択		フォローアップ	
		eGFR, ml/min/1.73m²	尿タンパク量, g/日	RASi, %	ステロイド薬, %	期間, 年	尿タンパク量, g/日
Reich, et al. 2007	542	77.0±33.0 (Ccr)	2.37±2.50	53.0	12.5	6.5±4.9	TAP 2.19±1.94
Nam, et al. 2014	500	87.3±28.5	0.5（0.1-1.5）	78.0	11.0	5.4 (1.0-12.8)	TAP 0.4 (0.1-1.0)
Le, et al. 2012	1,155	89±33	0.89 (0.51-1.59)	90.0	10.8	5.4 (4.1-7.2)	TAP 0.54 (0.31-0.96)
Coppo, et al. 2014	1,147	73±30	1.3（0.6-2.6）	86.0	43.0	4.7 (2.4-7.9)	TAP 0.8 (0.4-1.6)
Berthoux, et al. 2011	332	74.7±28.3	0.97±1.44 (中央値0.41)	46.1	高組織障害群で 72.4	12.9±9.5 (発症〜)	P-final 0.51±1.15 (中央値0.15)
Lee, et al. 2012	1,364	67.6±27.6	1.30 (0.56-2.50)	30.6	12.7	8.0 (4.8-15.7)	—
Moriyama, et al. 2014	1,012	78.5±26.2	1.19±1.61	28.9	26.9	7.9±7.1	—
Szeto, et al. 2001	72	全例≧100 (Ccr)	全例＜0.4	—	—	7.0 (全範囲 1.2-15.0)	—
Shen, et al. 2008	177	100.0±23.0	0.24±0.11	78.0	29.4	9.3±3.6	—
Knoop, et al. 2017	145	101±18.8	0.3 (0-0.5)	39.7	0.0	22 (19-25)	—
Kim, et al. 2012	100	69.4±17.5	5.80 (3.67-16.1)	95.0	65.0	3.6 (全範囲 0.8-9.0)	48.0%がタンパク尿の寛解
Hirano et al. 2012	141	72.8±28.0	1.00 (0.65-1.70)	44.0	100.0	3.8 (2.5-5.3)	P-1y 0.24 (0.11-0.40)

値は平均±標準偏差，中央値（4分位範囲）または％で示す．略語：eGFR：estimated glomerular filtration rate，RASi：レニン・アンジオテンシン系阻害薬，Ccr：クレアチニンクリアランス，TAP：時間平均タンパク尿，ESRD：末期腎不全，HR：ハザード比，―：記載なし，P-final：最終観察タンパク尿，RR：相対リスク比，UACR：尿中微量アルブミン・クレアチニン比，Cr：血清クレアチニン，P-1y：治療1年後のタンパク尿.

アウトカム定義 （発生%）	タンパク尿とアウトカムとの関連		有益な尿タンパク量の提言
	診断時のタンパク尿	フォローアップのタンパク尿	
ESRD（27.7）	多変量解析で関連性なし	TAP 1 g/日未満に対して，TAP 1-2 g/日はHR 3.5，TAP 2-3 g/日はHR 5.2，TAP 3 g/日以上はHR 9.9であった．なお，TAP 1 g/日未満群内の比較で，予後に違いはなかった．	フォローアップで1 g/日未満を目安とする．
ESRD/eGFR 50%減（18.8）	―	TAP 0.3 g/日未満に対して，TAP 0.3-0.99 g/日は予後に有意差なかったが，TAP 1-3 g/日はHR 25.0であった． TAPで1 g/日増加当たり，HR 1.8であった．	
ESRD/eGFR 50%減（14.1）	1 g/日未満に比して，1 g/日以上はHR 3.2であった．	TAP 0.5 g/日未満に比し，TAP 0.5-1.0 g/日はHR 10.7，TAP 1.0 g/日以上はHR 75.0であった．	診断時で1 g/日未満，フォローアップで0.5〜1.0 g/日未満が良好な予後と関連する．
ESRD/eGFR 50%減（16.0）	腎機能，血圧，フォローアップの蛋白尿と独立して，ベースラインのタンパク尿は腎予後と関連した．1 g/日の増加当たり，RR1.62であった．	左記に加えて，TAP 0.5 g/日未満はそれ以上のTAPカテゴリーよりも腎予後は良好であった．診断時と経過中のいずれも1 g/日未満であればアウトカムは3%と低かった．	
ESRD/死亡（13.6）	1 g/日未満のアウトカムに比べて，1 g/日以上のそれは高率であった（10年観察：17% vs 3%）．	診断時は1 g/日以上でも，経過中2年以上で1 g/日未満であればアウトカムは2%と低かった．診断時と経過中のいずれも1 g/日以上だとアウトカムは29%と高かった．	診断時とフォローアップ，いずれの時期でも1 g/日未満を目安とする．
ESRD/死亡（25.5）	多変量解析で関連性なし	―	単変量でみると診断時1 g/日未満は予後が良い可能性がある．
ESRD（10年で15.7）	1 g/日の増加当たり，HR 1.34であった．	―	診断時の尿タンパク量は低いほど予後は良い．
尿タンパク≧1 g/日（33.3），Ccr<70（6.9）	単変量解析で関連性なし	腎機能が低下した症例はすべてタンパク尿が1 g/日以上を呈してから腎機能が低下した．	
腎機能低下（24）	多変量解析で関連性なし	46%でタンパク尿が増加し，24%で腎機能が低下した．	診断時に軽症な（0.4 g/日未満など）タンパク尿の症例は，長期観察におけるタンパク尿を含めた追跡評価が重要である．
eGFR 50%減（16.6）	関連性なし	16.6%がUACR≧30 mg/mmolを示した．これは診断時の血圧と関連してアウトカムと関係する可能性がる．	
Cr値の倍化（24.0）	多変量解析で関連性なし	最終観察の完全寛解に対して，部分寛解はHR 14.5，非反応はHR 216であった．	診断時ネフローゼ症候群でもタンパク尿の寛解を目指す．
Cr値の1.5倍化（9.2）	多変量解析で関連性なし	ステロイド療法後にP-1y 0.4 g/日未満の群はP-1y 0.4 g/日以上に対してHR 0.06であった．	ステロイド療法1年後に0.4 g/日未満を目安とする．

〔Ⅳ　腎予後と関連する臨床的指標〕　1. タンパク尿と血尿

しても，診断時の尿タンパク量は腎予後と関連していたことである．特に Le らは，診断時の尿タンパク 1 g/日未満に比べて，尿タンパク 1 g/日以上は約 3 倍のリスクがあると述べた．これらのことは前向き研究でも確認された．フランスの Berthoux らは 332 例の IgA 腎症を対象に前向きに観察し，診断時の尿タンパクが 1 g/日未満の症例では透析導入または死亡率が 10 年で 3％，20 年で 10％であったが，1 g/日以上の症例では 10 年で 17％，20 年で 41％であった[4]．本邦の Moriyama らや他のグループも診断時のタンパク尿が長期的な腎予後と関連することを 1,000 例以上の IgA 腎症を対象とした研究で報告している[5,6]．このような背景から，腎生検で診断時の尿タンパク，とりわけ 1 g/日以上は悪い腎予後と関連する臨床指標として受け入れられている．

　診断時の尿タンパク量が 1 g/日未満であれば常に予後が良好とは限らない．香港の Szeto らは腎機能が正常で尿タンパクが 0.4 g/日以下であった 72 例を中央値で 7 年観察し，33％で尿タンパク量が 1 g/日を超え，その後 6.9％で腎機能の低下を認めた[7,8]．ノルウェーの Knoop らは診断時に中央値で 0.3 g/日の軽症タンパク尿である 145 例を対象として後方視的に解析した[9]．この研究は中央値で 22 年もの長期の観察期間を確保したことに特徴がある．その結果，約 17％もの症例が eGFR 50％減のアウトカムに達していたことを明らかにした．逆に，診断時ネフローゼ症候群レベルの高度タンパク尿を呈するIgA 腎症は末期腎不全に至ると確定しているわけではない．韓国の Kim らはネフローゼ症候群の IgA 腎症 100 例を対象に中央値で約 6 年間，後方視的に観察したところ，約 95％にレニン・アンジオテンシン系阻害薬，約 65％にステロイド薬が導入され，約半数はタンパク尿が寛解し，クレアチニン値が倍化してしまった症例は約 4 分の 1 に留まったことを報告した[10]．以上のような軽症タンパク尿，または高度タンパク尿 IgA 腎症を対象とした研究は「IgA 腎症は長期に多彩な経過と介入効果を受容する疾患であるため，診断時のタンパク尿単独の予測能には限界がある」ことを示唆している．むしろ初期のタンパク尿を念頭に，長期的フォローの中で血圧，タンパク尿，腎機能，組織像の推移をフォローし，治療選択をその都度アセスメントをする診療姿勢の意義を間接的に示している．

　治療介入後の至適タンパク尿レベルはどこにあるのであろうか．先に触れた Berthoux らは興味深いデータを報告している．Berthoux らのコホートでは半数弱にレニン・アンジオテンシン系阻害薬，組織障害が高度なケースの 7 割にステロイド薬が介入されている．診断時，フォローアップ時のいずれも 1 g/日以上のタンパク尿であったケースでは末期腎不全または死亡のアウトカムが平均 13 年の観察期間で 30％近く発生していた．それに対して，診断時のタンパク尿が 1 g/日以上であっても，フォロー中 2 年以上に 1 g/日未満が認められたケースのアウトカムは 2％であった．さらに，診断時とフォロー中のいずれも 1 g/日未満であったケースのアウトカムも 3％であった．初めに触れた TAP を扱った研究結果とも合わせて，IgA 腎症の診療において，介入後の至適タンパク尿レベルは少なくとも 1 g/日未満であると考えられる．診療者としてはさらに下のレベルにあるというのが実感である．実際，ドイツで行われた強化支持療法に上乗せするステロイド治療の有用性を検証する無作為比較試験（STOP-IgAN 研究）ではステロイドの追加介入レ

132

ベルのタンパク尿として 0.75 g/日が採用された[11]．本邦の Hirano らはステロイド治療で介入した IgA 腎症を対象に，ステロイド治療 1 年後のタンパク尿レベルと腎予後との閾値解析を行い，0.4 g/日未満に至適レベルがあることを報告している[12]．

　タンパク尿の取扱いで，予後判断と診療判断とのギャップを触れておく．表にも記されているように，予後判断において確立された尿タンパク量の基準値は 1 g/日付近にありそうである．では，1 g/日になってからでないと検査・治療などの診療行為の新規介入に入らないかというと，実態はそうではない．同じ病名「IgA 腎症」の診療でありながら，国際的に差異がある．本邦の診療判断において重視される尿タンパク量は 0.5 g/日のことが多い．日本の「IgA 腎症診療指針第 3 版」において，生検時の尿タンパクは臨床的重症度の構成要素の 1 つとなっているが，0.5 g/日を群分けのカットオフ値として採用している[13]．最近，既報のさまざまな研究コホートを統合し，多人種で多様な診療実態を反映した国際的な IgA 腎症診療コホートが出来上がり，腎生検時の eGFR，血圧，年齢，Oxford 分類，既存の免疫抑制療法の有無，そして尿タンパク量を WEB 上で入力すれば，5 年以内の eGFR 50 % 減の可能性がパーセンテージで算出されるに至った[14]．コホートデータの意義がここまで汎用化されたことに大きな意義がある．しかしながら，これも治療選択などの診療判断に有用か，というとまだ課題が残されている．今後，さらに高度な研究デザインを用いた解析によりリスク判断と診療判断とのギャップを埋める研究が求められる．

2　腎予後との関連からみた血尿の意義

　IgA 腎症で血尿を生じる機序として，糸球体基底膜の限局的な菲薄化[15]，断裂，係蹄壊死などが考えられている．そのような係蹄を通過する際に生じる変形赤血球は細胞質内のヘモグロビンやヘム，鉄を放出する．タンパク質に結合しないヘムは細胞毒性をもつほか，ケモカインを誘発しさらに腎障害を誘発するとされる．また，尿細管上皮細胞に取り込まれたヘモグロビンはヘムとグロビンに分解され，ヘムが一酸化窒素活性の低下，毛細血管収縮により虚血を引き起こすとされる[16, 17]．このように血尿は糸球体の炎症を示すだけでなく，さらに腎障害を引き起こす可能性がある．

　血尿は IgA 腎症において高頻度で認められ，腎障害に寄与する機序が想定されているにも関わらず，血尿が腎予後に与える影響を体系的に分析した研究は少ない．かつ，腎生検時の血尿所見は予後に影響しない因子と考えられている．本邦の Moriyama らが 1,012 例の IgA 腎症を平均約 8 年フォローした報告では，単変量解析で診断時の尿中赤血球数は独立した危険因子とはならなかった[5]．同じグループの Tanaka らはタンパク尿が 0.5 g/日以下の IgA 腎症 88 例を平均 96 カ月観察し，診断時の尿中赤血球数が 20 個未満の群と 20 個以上の群を比較したところ，両群で腎生検所見に有意差はなく，タンパク尿の増加・20 年の腎死をエンドポイントとした予後にも有意差は認められなかった[18]．かつ，1 g/日以上のタンパク尿を認める症例においても，尿中赤血球数が 20 個未満と 20 個以上の群では，腎生検所見・ステロイド治療によるタンパク尿減少効果・20 年予後において

〔Ⅳ　腎予後と関連する臨床的指標〕　1. タンパク尿と血尿

有意差を認めなかったとする報告もされている[19]．一方で，フォロー中持続する血尿は悪い腎予後と関連する可能性が示唆されている．Sevillano らはベースラインで血尿を認めた IgA 腎症 112 例において，尿中赤血球数が 5 個以上を持続的に認めた症例と 5 個未満となった症例の 2 群で検討し，持続的血尿を認めた群では末期腎不全もしくは eGFR の 50％減となる割合が有意に高く，また経過中に血尿が消失した例では腎機能の低下が有意に緩徐になったとしている[20]．今後，血尿所見をどのように定量化するのか，といった課題が解決されるに伴い，血尿と腎予後や治療判断との関係性がさらに明らかになると思われる．

● おわりに

　診断時，またその後の経過中における尿タンパク量 1 g/日未満が腎予後を予測する上で一つの指標ではあると考えられるが，タンパク尿単独の予測能には限界があり，血圧，腎機能，組織像の推移などの総合的なアセスメントが重要である．また治療介入後の至適タンパク尿レベルは 1 g/日未満よりさらに低い閾値の可能性がある．血尿も今後の研究にて腎予後との関連性が明確になってくると思われる．

参考文献

1) Reich HN, Troyanov S, Scholey JW, et al. Toronto glomerulonephritis registry. Remission of proteinuria improves prognosis in iga nephropathy. J Am Soc Nephrol. 2007; 18: 3177-83.

2) Le W, Liang S, Hu Y, et al. Long-term renal survival and related risk factors in patients with IgA nephropathy: results from a cohort of 1155 cases in a Chinese adult population. Nephrol Dial Transplant. 2012; 27: 1479-85.

3) Coppo R, Troyanov S, Bellur S, et al. Validation of the Oxford classification of IgA nephropathy in cohorts with different presentations and treatments. Kidney Int. 2014; 86: 828-36.

4) Berthoux F, Mohey H, Laurent B, et al. Predicting the risk for dialysis or death in IgA nephropathy. J Am Soc Nephrol. 2011; 22: 752-61.

5) Moriyama T, Tanaka K, Iwasaki C, et al. Prognosis in IgA Nephropathy: 30-Year Analysis of 1,012 Patients at a Single Center in Japan. PLoS One. 2014; 9 (3) : e91756.

6) Lee H, Kim DK, Oh K-H, et al. In: Baradaran HR, ed. Mortality of IgA nephropathy patients: A single center experience over 30 Years. PLoS One. 2012; 7: e51225.

7) Szeto C-C, Lai FM-M, To K-F, et al. The natural history of immunoglobulin a nephropathy among patients with hematuria and minimal proteinuria. Am J Med. 2001; 110: 434-7.

8) Shen P, He L, Huang D. Clinical course and prognostic factors of clinical early IgA nephropathy. Neth J Med. 2008; 66: 242-7.

9) Knoop T, Vikse BE, Mwakimonga A, et al. Long-term outcome in 145 patients with assumed benign immunoglobulin A nephropathy. Nephrol Dial Transplant. 2017; 32: 1841-50.

10) Kim J-K, Kim JH, Lee SC, et al. Clinical features and outcomes of IgA nephropathy with nephrotic syndrome. Clin J Am Soc Nephrol. 2012; 7: 427-36.

11) Rauen T, Eitner F, Fitzner C, et al. Intensive supportive care plus immunosuppression in IgA Nephropathy. N Engl J Med. 2015.

12) Hirano K, Kawamura T, Tsuboi N, et al. The predictive value of attenuated proteinuria at

1 year after steroid therapy for renal survival in patients with IgA nephropathy. Clin Exp Nephrol. 2013; 17: 555-62.

13) 松尾清一, 川村哲也, 他. IgA 腎症治療指針第 3 版. 日本腎臓学会誌. 2011; 53: 123-35.

14) Barbour SJ, Coppo R, Zhang H, et al. Evaluating a new international risk-prediction tool in IgA Nephropathy. JAMA Intern Med. April 2019. doi: 10.1001/jamainternmed.2019.0600

15) Cosio FG, Falkenhain ME, Sedmak DD. Association of thin glomerular basement membrane with other glomerulopathies. Kidney Int. 1994; 46: 471-4.

16) Moreno JA, Martín-Cleary C, Gutiérrez E, et al. Haematuria: the forgotten CKD factor? Nephrol Dial Transplant. 2012; 27: 28-34.

17) Deuel JW, Schaer CA, Boretti FS, et al. Hemoglobinuria-related acute kidney injury is driven by intrarenal oxidative reactions triggering a heme toxicity response. Cell Death Dis. 2016; 7: e2064.

18) Tanaka K, Moriyama T, Iwasaki C. Effect of hematuria on the outcome of IgA nephropathy with mild proteinuria. Clin Exp Nephrol. 2015; 19: 815-21.

19) Iwasaki C, Moriyama T, Tanaka K, et al. Effect of hematuria on the outcome of immunoglobulin A nephropathy with proteinuria. J Nephropathol. 2016; 5: 72-8.

20) Sevillano AM, Gutiérrez E, Yuste C, et al. Remission of hematuria improves renal survival in IgA nephropathy. J Am Soc Nephrol. 2017; 28: 3089-99.

（河内瑠李，平野景太）

血清 IgA/C3 の有用性

Ⅳ 腎予後と関連する臨床的指標

2

はじめに

　IgA 腎症の診断は腎糸球体のメサンギウム細胞の増殖・メサンギウム基質の増生とメサンギウム領域への IgA 沈着を根拠とする形態学的な特徴が重要であり，確定診断には組織所見が必須である．腎生検は侵襲のある検査であり，実施に際しては身体的・時間的・経済的負担が求められる．そこで今日まで診断や病勢評価に参考になるさまざまな非侵襲的なバイオマーカーが検討されているところではあるが，以前より頻用されている項目の一つとして血清 IgA/C3 がある．本稿ではこの血清 IgA/C3 の診断に関する有用性，進展との関連性について概説する．

1 診断に関する有用性

　IgA 腎症は免疫組織学的に糸球体メサンギウム領域への IgA の沈着を特徴とし，確定診断は腎生検による組織所見が必須である．組織診断前の検査所見として，IgA 腎症診療指針第 3 版の IgA 腎症の診断基準 表1 にあるとおり，持続する顕微鏡的血尿，間欠的または持続的タンパク尿の存在，偶発所見として肉眼的血尿に加え，頻発所見として約 50％の症例に血清 IgA 315 mg/dL 以上があることが挙げられる．血清 IgA/C3 は診断基準には含まれないが，高値を示すことが報告されており[1]，その有用性について報告が散見される．IgA/C3 の上昇とはすなわち，①血清 IgA の上昇，②血清 C3 の低下が関与している．

A 血清 IgA の上昇

　Tomino ら[1] の報告で，成人健常例 418 名，非ネフローゼ症候群の IgA 腎症 195 例，非 IgA 腎症 100 例で血漿タンパク国際標準品（CRM470）に基づいて測定した血清 IgA 値は，IgA 腎症で有意に高値であり，全体の中央値が 315 mg/dL であることが示された．IgA 腎症で約 50％が血清 IgA 値 315 mg/dL 以上であった．血清 IgA 増加の機序は確定されていないが IgA 腎症患者の末梢血中のリンパ球による IgA 産生亢進していることは確認されており，病的 IgA 産生 B 細胞が増加している可能性がある．近年わが国において，IgA 腎症に対する，口蓋扁桃摘出術＋ステロイドパルス療法（扁摘パルス）が行われており，われわれの施設で行った検討では 49 名の IgA 腎症患者を対象として，診断後に扁桃摘出を行うことで血清 IgA 値が約 8％低下したことを確認した．さらに血清 IgA 値の低下率の大きい群でその後の治療での尿所見寛解率が高い[2] ことを報告した．IgA 腎

表1 IgA 腎症の診断基準

1. 臨床症状

大部分の症例は無症候であるが，ときに急性腎炎様の症状を呈することもある．ネフローゼ症候群の発現は比較的稀である．

一般に経過は緩慢であるが，20 年の経過で約 40% の患者が末期腎不全に移行する．

2. 尿検査成績

尿異常の診断には 3 回以上の検尿を必要とし，そのうち 2 回以上は一般の尿定性試験に加えて尿沈渣の分析も行う．

- A. 必発所見: 持続的顕微鏡的血尿[注1]
- B. 頻発所見: 間欠的または持続的タンパク尿
- C. 偶発所見: 肉眼的血尿[注2]

3. 血液検査成績

- A. 必発所見: なし
- B. 頻発所見: 成人の場合，血清 IgA 値 315 mg/dL 以上（標準血清を用いた多施設共同研究による）[注3]

4. 確定診断

腎生検による糸球体の観察が唯一の方法である．

- A. 光顕所見: 巣状分節性からびまん性全節性（球状）までのメサンギウム増殖性変化が主体であるが，半月体，分節性硬化，全節性硬化など多彩な病変がみられる．
- B. 蛍光抗体法または酵素抗体法所見: びまん性にメサンギウム領域を主体とする IgA の顆粒状沈着[注4]
- C. 電顕所見: メサンギウム基質内．特にパラメサンギウム領域を中心とする高電子密度物質の沈着

[付記事項]

1. 上記の 2-A，2-B，および 3-B の 3 つの所見が認められれば，本症の可能性が高い．ただし，泌尿器科的疾患の鑑別診断を行うことが必要である．
2. 本症と類似の腎生検組織所見を示しうる紫斑病性腎炎．肝硬変症．ループス腎炎などは，各疾患に特有の全身症状の有無や検査所見によって鑑別を行う．

注1）尿沈渣で，赤血球 5〜6/HPF 以上

注2）急性上気道炎あるいは急性消化管感染症後に併発することが多い．

注3）全症例の半数以上に認められる．従来の基準のなかには成人の場合，半数以上の患者で血清 IgA 値は 350 mg/dL 以上を呈するとされていたが，その時点では IgA の標準化はなされていなかった．

注4）他の免疫グロブリンと比較して，IgA が優位である．

下線は第 3 版での改正部位

（厚生労働科学研究費補助金難治性疾患克服研究事業 進行性腎障害に関する調査研究班報告．IgA 腎症分科会，編．IgA 腎症診療指針第 3 版．日腎会誌．2011; 53: 123-35 より抜粋）

症では血清多量体 IgA1 濃度が上昇している．IgA 腎症の血清 IgA1 は，ヒンジ部の O 結合型糖鎖のうちガラクトース数の減少した糖鎖異常 IgA1 が有意に存在することが示されており病因との関連が示唆されているが，IgA 腎症患者であっても糖鎖異常 IgA1 が高くない症例や，家族性 IgA 腎症患者の血縁者で糖鎖異常 IgA1 が高値だが発症してない例があるなど，異常 IgA のみでは説明しきれない部分もあり今なお議論がなされているところである．

B 血清 C3 の低下

IgA 腎症患者の血液中の補体成分を健常者と比較すると，多くの成分が健常人よりも増加している．慢性的な経過をたどることが多い本症では軽微な慢性炎症による肝臓での急性反応物質の産生増加を反映していると考えられる．ところが，第二経路（alternative pathway: AP）とレクチン経路（lectin pathway: LP）の発端の分子である C3 と mannose-binding lectin は低下しており補体経路の活性化による消費が産生を上回っている可能性が考えられる．その結果，本症は臨床的に補体 C3・C4 が基準範囲内に収まっているものと考えられる．C3 は正常範囲内であるが，IgA 腎症以外の腎炎に比較して有意に低値であるとの報告もある[2]．ただし，補体の欠損症や低栄養状態では補体の値が臨床経過と一致しないことがあるので注意が必要である．低栄養では補体の産生が低下し糖代謝異常や肥満などの過栄養状態では補体産生は増加する．また，補体成分の一部は肝以外でも産生されており，腎も C3 の 5％程度を産生しているとされる．一方，脂肪細胞は C3，factor D，factor B を産生し AP の活性化が起こる．したがって IgA 腎症患者の補体の評価には栄養状態の変化による補体値の変化も留意する必要がある[3]．

C　小　括

Maeda らは 2003 年に血清 IgA 315 mg/dL 以上または，血清 IgA/C3 が 3.01 以上であることは非 IgA 腎症から IgA 腎症を鑑別するのに有用であると報告した（それぞれ Odds 比 2.33，4.74）．また尿沈渣で 5/HPF 以上の赤血球，持続的タンパク尿 0.3 g/日以上，血清 IgA 315 mg/dL 以上，血清 IgA/C3 3.01 以上の 4 項目を IgA 腎症 100 例と非 IgA 腎症 100 例とで比較検討したところ両者の鑑別に有用であること，腎生検をしない場合はこれら臨床項目の 3 項目以上があれば IgA 腎症の診断に有用であることも報告された[4]．Nakayama らはさらに症例数を増やし腎生検前の IgA 腎症の診断予測の検討を IgA 腎症 364 例と他の腎疾患 289 例で行い，これら 4 つの臨床項目が IgA 腎症と他疾患との鑑別に有用であることを報告した[5]．

児玉らは腎生検で IgA 腎症と診断され，平均 6.82 年の経過を追えた 81 名の患者の血清 IgA/C3 比を経時的にフォローした．血清 IgA/C3 比の平均直は診断時 4.33±1.67 から観察終了時 3.32±097 へと低下（P＜0.0001），血清 IgA は 367.89±129.03 mg/dL から 328.69±100.36 mg/dL へと低下し（P＜0.0001），血清 C3 は 88.127±18.57 mg/dL から 100.14±16.69 mg/dL へと上昇した（P＜0.0001）ことを報告した[6]．組織所見別，尿所見別，ステロイド治療の有無別ではどの群においても時間経過後血清 IgA/C3 は有意に低下したが，いずれも 3.01 以上を示した．ただし，血清 Cr 値が 30％以上上昇した腎機能増悪群では，血清 C3 は上昇することなく，腎機能不変群に比して低値を示した．このことにより，発症初期の血清 IgA 産生亢進は何らかの理由で時間の経過とともに低下することが考えられた．また腎機能が悪化している状態では C3 消費が強い可能性が考えられた．IgA 腎症に対する非侵襲的な予備診断に有用であることを示唆している．

2　進展との関連性

診断のみならず，IgA 腎症の進展との関連も報告されている．Komatsu らは血清 IgA/C3 が，病理学的な重症度との関連があり，本症との進展と関連があることを報告した[7]．IgA 腎症診療指針第 2 版の病理学的重症度分類で予後良好群，予後比較的良好群を IgAN with mild lesions（N＝29）とし，予後比較的不良群，予後不良群を IgAN with severe lesions（N＝57）と定義し，non IgAN 群（N＝32）と 3 群間での比較を行った．血清 IgA/C3 比はそれぞれ 2.47±0.96，3.63±1.44，4.72±1.86 であり病理学的重症度と血清 IgA/C3 比は有意差をもって相関することを報告した．また IgA 腎症患者を血清 IgA/C3 比 4.5 以上の群（N＝26）と，それ未満の群（N＝31）に分けて 5 年間のフォローを行ったところ renal survival rate は 84.4％ vs 100％であり，血清 IgA/C3 比は IgA 腎症の腎予後との関連も示唆されることを報告している．

　中国の Zhang らの報告では，IgA 腎症患者の eGFR の 50％以上の低下，または末期腎不全への進展をエンドポイントとした場合，タンパク尿 1g/日以上，高血圧症，病理所見に加えて，血清 IgA/C3 比が 3.32 以上であることが予後因子になるとしている[8]．血清 IgA/C3 の値そのものに違いはあるものの，予後因子として重要であることを示唆している．

　また，Shimizu らは 43 名の IgA 腎症患者を対象として検討し，年次での ΔIgA/C3 は血清クレアチニン値と正の相関をしていること，また年次の ΔIgA/C3 は病理学的重症度，臨床的重症度，末期腎不全に進展するリスクが影響を与えていると報告した．さらに年次の ΔIgA/C3 は，IgA 腎症患者の扁桃摘出の有無で比較すると，有意差をもって扁桃摘出群で減少しており（−0.19±0.15 vs −0.05±0.18，P＜0.05），またステロイドパルス療法を受けた患者群が受けてない患者群に比して，ΔIgA/C3 が減少している傾向を示した[9]．病勢評価のための指標であるのみならず治療効果，特に扁桃摘出術の有用性を示唆するものとしている．

● おわりに

　血清 IgA/C3 は IgA 腎症における非侵襲的な予備診断として有用であり，また病勢評価，予後因子としても有用な指標である．腎生検が実施不可能な症例については，参考になると考えられる．

参考文献

1）Tomino Y, Suzuki S, Imai H, et al. Measurement of serum IgA and C3 may predict the diagnosis of patients with IgA nephropathy prior to renal biopsy. J Clin Lab Anal. 2000; 14: 220-3.

2）Sato D, Suzuki Y, Kano T, et al. Tonsillar TLR9 expression and efficacy of tonsillectomy with steroid pulse therapy in IgA nephropathy patients. Nephrol Dial Transplant. 2012; 27: 1090-7.

3）大澤勲. 補体からみた IgA 腎症の病態の解明. 医学の歩み. 2016; 257. 832-6.

4）Maeda A, Gohda T, Funabiki K, et al. Significance of serum IgA levels and serum IgA/C3 ratio in diagnostic analysis of patients with IgA nephropathy. J Clin Lab Anal. 2003; 17: 3: 73-6.

5）Nakayama K, Ohsawa I, Maeda-Ohtani A. et al. A Prediction of diagnosis of immunoglobulin A nephropathy prior to renal biopsy and correlation with urinary sediment findings and prognostic grading. J Clin Lab Anal. 2008; 22: 114-8.

6) 児玉史子, 大澤勲, 山路研二, 他. IgA 腎症における血清 IgA/C3 比の経過とその意義. 順天堂医学. 2008; 54: 337-43.

7) Komatsu H, Fujimoto S, Hara S, et al. Relationship between serum IgA/C3 ratio and progression of IgA nephropathy. Intern Med. 2004; 43: 1023-8.

8) Zhang J, Wang C, Tang Y, et al. Serum immunoglobulin A/C3 ratio predicts progression of immunoglobulin A nephropathy. Nephrology (Carlton). 2013 18: 125-31.

9) Shimizu Y, Kobayashi T, Suzuki H, et al. Chronological change of the serum IgA/C3 ratio indicates the efficacy of tonsillectomy for IgA nephropathy. J Clin Diagn Res. 2016; 4-132.

〈佐藤大介〉

IV 腎予後と関連する臨床的指標

3

血 圧

はじめに

IgA 腎症は，糖鎖異常 IgA が糸球体メサンギウム領域へ沈着することにより発症する疾患と考えられている．しかし，IgA 腎症の進展には，疾患の本質に関わる免疫学的機序のみならず，高血圧症や糸球体内圧上昇を含む血行動態異常などの非免疫学的機序も重要な役割を担っている．本稿では，IgA 腎症の自然経過，腎予後，治療介入と血圧異常との関連について概説する．

1 IgA 腎症の自然経過

IgA 腎症は比較的緩徐な臨床経過をたどる症例が多いことから，従来は予後良好な疾患と捉えられていた．しかし，長期の経過においては，20 年で 33〜6％，30 年で 50％が末期腎不全に至り，必ずしも予後良好といえないことが明らかになった．

比較的発症早期あるいは軽症と考えられた IgA 腎症患者の臨床経過を観察することにより，IgA 腎症の自然経過や腎障害進展のパターンが明らかになっている．Szeto ら[1] は，診断時に正常血圧かつ腎機能低下がなく，血尿および軽度タンパク尿（≦0.4 g/日）を呈した IgA 腎症 72 例について 長期臨床経過を観察し，平均 7 年の経過観察において，24 例（33％）で尿タンパク排出量＞1 g/日，19 例（26％）で高血圧（血圧 130/80 mmHg 以上あるいは降圧薬使用），5 例（7％）で腎機能低下を認めた．Shen ら[2] は，診断時，正常血圧かつ腎機能低下がなく，顕性タンパク尿を認めない（＜0.3 g/日）IgA 腎症 135 例について報告している．平均 7.7 年の経過観察において 39 例（29％）が顕性タンパク尿（≧0.3 g/日）を呈し，43 例（32％）に高血圧，27 例（20％）に腎機能低下を認めた．また，診断時に微量アルブミン尿を認めた群では，正常アルブミン尿であった群と比較し，顕性タンパク尿への移行や腎機能低下を認める症例が多かったとともに，高血圧発症が有意に多かった．これらの結果は，診断時に正常血圧かつ腎機能低下がなく，軽微な尿所見を呈する患者であっても，緩徐に進行する症例があり，腎障害進展とともに高血圧が顕性化してくることを示唆している．

この考えを支持するエビデンスとして，IgA 腎症における血圧異常と腎病理組織の関連が報告されている．Konishi ら[3] は，正常血圧あるいは正常高値血圧の IgA 腎症患者 38 例に減塩食（5 g/日）および通常食（12 g/日）をクロスオーバーで割り付けた検討により，尿中食塩排出の増加と血圧上昇の比で定義される食塩感受性が全節性糸球体硬化率や尿細管間質障害度といった慢性病理所見と有意に相関したことを報告した．Suzuki ら[4]

は，腎生検診断後レニン-アンジオテンシン系（RAS）阻害薬を含む降圧治療を開始した IgA 腎症 42 例について連続 12 回の外来蓄尿所見を観察した．尿中食塩排出量と尿タンパク排出量の相関を認める患者群では，腎機能低下例が有意に多く，全節性糸球体硬化率や尿細管間質病変などの慢性病変が高度であり，食塩摂取量の増加に伴って RAS 阻害薬の抗タンパク尿効果が減弱することが示唆された．また，著者ら[5]の検討においても，IgA 腎症患者 111 例の腎生検時に施行した 24 時間自由行動下血圧値と尿細管間質障害度は有意な相関を示し，年齢，性別，腎機能，尿タンパク排出量，降圧薬使用の有無とも独立していた．このように，IgA 腎症における血圧異常は，糸球体硬化や尿細管間質障害などの慢性腎病理所見と密接に関連し，腎障害進展の過程において徐々に進展するものと考えられる．本態性高血圧が合併した可能性は常に否定できないが，高血圧合併 IgA 腎症では，すでに発症から長期が経過し慢性病変が既に進展している可能性，いわゆるリードタイムバイアスについても留意が必要だと考えられる．

2　高血圧と腎予後との関連

　　IgA 腎症の腎予後に関する臨床病理学的因子についてはこれまで多くの検討がなされてきている．D'Amico は，23 の研究についてレビューし，血清クレアチニン高値，高度タンパク尿，血圧高値，高度な全節性糸球体硬化および尿細管間質障害が腎予後不良と関連したと結論している[6]．これ以降に報告された前向き研究においても同様に診断時の高血圧が腎予後不良因子であることが報告されている．Berthoux ら[7]は，IgA 腎症患者 332 例を前向きに追跡し，診断時高血圧（＞140/90 mmHg）を認めなかった群では末期腎不全あるいは全死亡が 10 年で 3%，20 年 6% であったのに対して，診断時高血圧を認めた群では 10 年で 15%，20 年 41% と予後不良と関連することを報告した．Toronto Glomerulonephritis Registry に登録された IgA 腎症患者 542 例においても診断時血圧高値は腎予後不良と関連した．ただし，同研究において，血圧高値の患者では尿タンパク排出量も高度であったことが指摘されている．

　　一方で，診断時の高血圧が腎予後と関連しなかったとの報告も散見されるが，これらは主に解析対象患者，特に発症からの期間あるいは重症度の差異により，結果に乖離を生じた可能性がある．前記したように IgA 腎症における血圧異常は，診断時における腎障害および慢性病変進展の結果を反映している可能性があり，リードタイムバイアスに留意する必要がある．実際，Shen らや Tanaka ら[8,9]により報告された正常血圧かつ腎機能低下がなく，軽微な尿所見（尿タンパク＜0.3-0.5 g/日）を呈した IgA 腎症患者を対象とした検討では，診断時血圧が予後因子となっていない．IgA 腎症は，診断時には軽微な尿所見であっても緩徐に腎障害が進展する症例が一定の頻度であること，高血圧を含む主要な予後因子は相互に強く関連し交絡することについて，IgA 腎症診断時の長期予後を検討する際に注意が必要である．

　　診断時あるいは腎生検時のみならず，経過観察中の臨床因子と腎予後との関連にも着目した研究がある．経過観察中の時間平均尿タンパク排出量（Time-averaged proteinuria）

に関する検討が最も代表的であるが，血圧に関しても同様の検討がある．Kobayashi ら
は，10 年以上経過観察した IgA 腎症 155 例に関して，経過観察期間中の尿タンパク排出
量 1 g/日以上だった期間の割合および血圧 150/90 mmHg 以上だった期間の割合が透析導
入リスクと関連したことを報告した．Toronto Glomerulonephritis Registry に登録され
た IgA 腎症 298 例では，時間平均尿タンパク排出量および時間平均血圧がクレアチニン
クリアランス変化率と有意に関連する因子であった．Le ら[10] は，IgA 腎症患者 1,155 例
を経過観察し，時間平均血圧 130/80 mmHg 以上群では，130/80 mmHg 未満群と比較し，
有意に腎予後不良であり，多変量解析では，診断時 eGFR のほか，時間平均化した尿タ
ンパク排出量，血圧値，尿中赤血球数が予後因子となることを報告した．標準治療として
約 96 ％がレニン–アンジオテンシン系阻害薬を受けた IgA 腎症患者 703 例を対象とした
観察研究においても，診断時腎機能，時間平均尿タンパク排出量および時間平均血圧が末
期腎不全あるいは eGFR 50 ％減と関連する因子であった．これらの結果は，診断時の臨
床因子よりも，適切な血圧への治療介入による是正，あるいは治療介入に対する反応性あ
るいは抵抗性が腎予後をより強く規定すると解釈できる．

3　腎予後予測モデル

Goto らは，IgA 腎症患者 2,283 例の前向きコホート観察研究により，10 年以内の末期
腎不全への進行をエンドポイントとし，腎予後に関連する臨床病理学的因子に重み付けを
したスコアリングシステムを提唱した 表1 [11]．同研究では，血圧値を 3 段階に分類して
いる．また，ノルウェーの IgA 腎症コホートに同予測モデルを適応した検討により，良

ⓐ各予後因子のスコア

	スコア
男性	6
年齢 30 歳未満	12
収縮期血圧（mmHg）	
＜130	0
131〜160	4
＞160	11
尿タンパク	
－，±	0
＋	12
2＋	21
3＋	25
軽度血尿（RBC 1〜29/HPF）	8
血清アルブミン＜4.0 g/dL	
eGFR	7
＞90	0
60〜90	7
30〜60	22
15〜30	42
＜15	66
厚労省組織重度度ⅢまたはⅣ	5

ⓑ総スコアによる 10 年後の末期腎不全への予測リスク

総スコア	予測リスク（％）
0〜26	0〜1
27〜43	1〜5
44〜50	6〜10
51〜58	11〜20
59〜63	21〜30
64〜70	31〜50
71〜75	51〜70
76〜82	71〜90
83〜140	91〜100

表1 腎予後因子と末期腎不全への進展予測
スコアリングシステム
（Goto M, et al. Nephrol Dial Transplant. 2009; 24:
3068-74 [11] より引用）

表2 Absolute renal risk（ARR）スコアと10年後および20年後の末期腎不全あるいは全死亡リスク

ARR スコア	10 年後リスク (%)	20 年後リスク (%)
0	2	4
1	2	9
2	7	18
3	29	64

（Berthoux F, et al. J Am Soc Nephrol. 2011; 22: 752-61[7] より作成）

好に予後予測が可能であることが確認されている.

　Berthoux ら[7] は，IgA 腎症患者 332 例を平均 12 年間追跡した前向きコホート観察研究により，10 年および 20 年後の時点での末期腎不全あるいは全死亡に関する予後予測モデルを提唱した．この予測モデルでは，高血圧（血圧＞140/90 mmHg または降圧薬使用），尿タンパク排出量≧1 g/日，腎病理スコア高値の 3 因子を有する数を Absolute renal risk（ARR）スコアと定義し，予後を予測する簡便な方式を提唱した 表2.

　2011 年に発表された厚生労働科学研究費補助金難治性疾患克服研究事業進行性腎障害に関する調査研究班 IgA 腎症分科会による「IgA 腎症診療指針第 3 版」では，臨床的因子による C-Grade および病理学的因子による H-Grade の組み合わせによるリスク分類を決定するシステムを提唱し，透析導入リスクが予測可能であることを報告した[12, 13]．C-Grade を分類する臨床因子としては，多変量解析の結果，eGFR と尿タンパク排泄量が採用され，高血圧は含まれていない.

4 血圧への治療介入

　高血圧を合併する IgA 腎症において降圧療法の重要性は，前述のように経過観察中の血圧値が腎予後に強く関連することから示唆されるものの，IgA 腎症患者のみを対象として至適な降圧目標値を比較検討した前向き研究や randomized controlled trial（RCT）がなく，明確な降圧目標値は未だ定まっていない.

　2012 年に発表された KDIGO Clinical Practice Guideline for Glomerulonephritis では，IgA 腎症を含む CKD 患者の降圧目標値として血圧 130/80 mmHg 以下を推奨している．2015 年に IgA 腎症に対する免疫抑制療法の上乗せ効果を検証した RCT である STOP-IgAN 試験においては，支持療法として RAS 系阻害薬投与を含む降圧治療により，血圧 125/75 mmHg 以下を目指すプロトコールが採用された.

● おわりに

　IgA 腎症における高血圧に関して概説した．多くの研究で診断時あるいは経過観察中の血圧が腎予後と関連することを報告しているが，腎障害進展の結果としての高血圧である可能性についても常に留意すべきと考える．一方で，血圧値は，IgA 腎症患者の長期経過観察において最も簡便に評価可能なパラメータともいえる．今後，IgA 腎症患者における

降圧下限値を含む至適降圧目標値，正常血圧患者，高齢者や尿タンパク寛解を維持している患者などある特定の患者群での血圧目標値，心血管イベントをエンドポイントにした場合の妥当性の検証，あるいは血圧測定モダリティに関する比較検討などは，実地臨床においても有用であると考えられ，今後明らかにすべき課題であると考えられる．

参考文献

1) Szeto CC, Lai FM, To KF, et al. The natural history of immunoglobulin a nephropathy among patients with hematuria and minimal proteinuria. Am J Med. 2001; 15: 434-7.

2) Shen P, He L, Li Y, et al. Natural history and prognostic factors of IgA nephropathy presented with isolated microscopic hematuria in Chinese patients. Nephron Clin Pract. 2007; 106: c157-61.

3) Konishi Y, Okada N, Okamura M, et al. Sodium sensitivity of blood pressure appearing before hypertension and related to histological damage in immunoglobulin a nephropathy. Hypertension. 2001; 38: 81-5.

4) Suzuki T, Miyazaki Y, Shimizu A, et al. Sodium-sensitive variability of the antiproteinuric efficacy of RAS inhibitors in outpatients with IgA nephropathy. Clin Nephrol. 2009; 72: 274-85.

5) Haruhara K, Tsuboi N, Koike K, et al. Ambulatory blood pressure and tubulointerstitial injury in patients with IgA nephropathy. Clin Kidney J. 2015; 8: 716-21.

6) D'Amico G. Natural history of idiopathic IgA nephropathy and factors predictive of disease outcome. Semin Nephrol. 2004; 24: 179-96.

7) Berthoux F, Mohey H, Laurent B, et al. Predicting the risk for dialysis or death in IgA nephropathy. J Am Soc Nephrol. 2011; 22: 752-61.

8) Shen P, He L, Huang D. Clinical course and prognostic factors of clinical early IgA nephropathy. Neth J Med. 2008; 66: 242-7.

9) Tanaka K, Moriyama T, Iwasaki C, et al. Effect of hematuria on the outcome of IgA nephropathy with mild proteinuria. Clin Exp Nephrol. 2015; 19: 815-21.

10) Le W, Liang S, Hu Y, et al. Long-term renal survival and related risk factors in patients with IgA nephropathy: results from a cohort of 1155 cases in a Chinese adult population. Nephrol Dial Transplant. 2012; 27: 1479-85.

11) Goto M, Wakai K, Kawamura T, et al. A scoring system to predict renal outcome in IgA nephropathy: a nationwide 10-year prospective cohort study. Nephrol Dial Transplant. 2009; 24: 3068-74.

12) 厚生労働省科学研究費補助金難治性疾患克服研究事業：進行性腎障害に関する調査研究班報告．IgA 腎症分科会．IgA 診療指針第 3 版．日腎会誌．2011; 53: 123-35.

13) Okonogi H, Kawamura T, Joh K, et al. A grading system that predicts the risk of dialysis induction in IgA nephropathy patients based on the combination of the clinical and histological severity. Clin Exp Nephrol. 2019; 23: 16-25.

（春原浩太郎，坪井伸夫）

IV 腎予後と関連する臨床的指標

4

代謝性因子
──脂質異常，尿酸，肥満──

はじめに

　近年の本邦腎生検レジストリー（J-RBR）によると，IgA 腎症の腎生検診断時年齢分布は女性では 20〜30 歳代に緩やかなピークを認め，男性では 10〜60 歳代にかけてまんべんなく分布している[1]．IgA 腎症診療では，治療期間がしばしば長期間となり，さらに高齢発症患者も存在することから，免疫系の異常のみならず動脈硬化および腎硬化症的病態による増悪進展機序も検討されている．

　本稿では慢性腎臓病（CKD）および IgA 腎症における代謝性因子（脂質異常，尿酸，肥満）の臨床的意義を概説する．

1 脂質異常

　CKD は心血管疾患（CVD）の高リスク病態であり，脂質異常症が動脈硬化性 CVD 発症の危険因子であることは CKD においても同様と考えられている[2]．CKD では古典的危険因子（血圧，脂質，糖代謝など）の併存頻度や程度が増すことに加え，進展した病期の CKD では非古典的危険因子（リン・カルシウム代謝異常など）が加わり動脈硬化性疾患リスクファクターの関与の程度が変化することが知られており，Tonelli らによる LDL-C と動脈硬化性疾患の関連は eGFR が低いほど弱くなり eGFR 15 mL/min/1.73m^2 未満では有意な関連が認められなくなるとの報告がある[3]．

　CKD における脂質低下療法では，尿所見改善と腎機能増悪抑制が治療目標として重要である．脂質低下薬ではスタチンのエビデンスが豊富であり，スタチン投与と CKD 進展抑制との関連に関するメタ解析として，Zhang ら[4] は 23 文献・非末期腎不全 CKD 患者 39,419 名を対象として，スタチンはタンパク尿/アルブミン尿と全死亡を有意に抑制するが，Cr 倍化あるいは末期腎不全（ESKD）への進展抑制効果は認められなかったと報告している．また Su ら[5] はスタチンを 6 カ月以上投薬している 57 文献・非透析 CKD 患者 143,888 名を対象として，スタチン投与により CVD イベント抑制，タンパク尿/アルブミン尿減少と eGFR 低下抑制を認めたが，腎不全イベントは抑制できなかったことを，さらに腎保護効果はスタチンの種類によって異なる可能性があることを報告している．スタチンの腎保護効果の機序としては，コレステロール低下，脂質プロファイルの改善効果に加えて，抗炎症作用，酸化ストレス抑制，AGE 産生抑制，尿細管障害抑制などが報告されている[2]．

　対象を IgA 腎症に限定してスタチンの効果を検討した報告としては，Buemi ら[6] は，

21名（平均タンパク尿0.8 g/24hr, CCr 90 mL/min, TC 5.1 mmol/L, TG 1.2 mmol/L）を対象として，投与群13名にfluvastatin 40 mgを6カ月間投与したところ，タンパク尿減少，血清アルブミン増加と，腎機能保持効果が認められたと報告した．Moriyamaら[7]は24名（平均タンパク尿0.5 g/gCr, eGFR 55.8 mL/min, LDL-C 151.5 mg/dL）を対象としてスタチン投与前後1年間の臨床所見の変化を検討し，タンパク尿と血尿に対する効果は認めなかったがeGFR低下率が改善した（-5.9% → +2.4%）と報告している．タンパク尿減少効果がみられなかった結果は既報と異なるが，抗炎症効果などスタチンのpleiotropic effectsによる臨床的な腎保護効果が想定されると考察している．対象をIgA腎症に限定した脂質低下療法の報告は小規模であり，大規模試験による検証は今後の課題と考えられる．

　脂質異常とCVDとの関連について，近年ではLDL-C以外の脂質である中性脂肪，RLP-C, HDL-Cとの関連も注目されている．n-3系多価不飽和脂肪酸（n-3PUFA）（魚油，α-リノレン酸）の摂取量の増加は冠動脈疾患発症抑制とTG低下に有効で[3]，機序としてn-3PUFAによる脂質代謝改善作用，抗炎症作用，内皮機能改善作用等が考えられている．IgA腎症に対するn-3PUFAの有効性について[1]，Millerらによる17文献・626名を対象としたメタ解析の中で，IgA腎症のみを対象とした5文献228名のメタ解析では尿タンパク減少効果と腎機能増悪抑制効果は認められなかった．本解析に含まれる研究は小規模試験が多いが，対象症例が最も多数であるDonadioら（Mayo Nephrology Collaborative Group）による多量のタンパク尿（平均2.8 g/日）を伴うIgA腎症106例を対象としたRCTでは，2年間のn-3PUFA投与により尿タンパク減少効果は認められなかったが腎機能増悪抑制が認められている．またFerraroらによる30名のIgA腎症患者を対象とした，RA系阻害薬（ラミプリル10 mg＋イルベサルタン300 mg）併用時のn-3PUFAの効果に関するRCTでは，n-3PUFA併用により6カ月後の有意なタンパク尿減少効果を報告している．しかし，n-3PUFAに関するRCTは未だ少数で，尿タンパク減少効果と腎予後改善効果についてはさらなる検討が必要であると考えられている．

　脂質管理目標値はCKD合併患者では一次予防でも高リスク（LDL-C＜120 mg/dL）である[3]．CKD診療ガイドライン2018において，脂質異常症を有するCKD患者に対するスタチン，およびスタチンとエゼチミブ併用による脂質低下療法は，CVDイベント発症ならびに再発，尿タンパク増加および腎機能悪化を抑制する可能性があり，実施が提案されている[8]．またフィブラート系薬による治療は，CVDイベント発症ならびに再発の抑制において有用な可能性はあるが，中～高度腎障害患者では慎重投与，もしくは禁忌である[8]．

2 　尿酸

　尿酸値の上昇は，腎疾患，高血圧およびメタボリック症候群と関連することが近年の研究により示されている．尿酸は腎臓において，酸化ストレス，炎症，NO産生障害などの機序により，内皮細胞障害，糸球体硬化，尿細管間質線維化を惹起し構造・機能的障害を

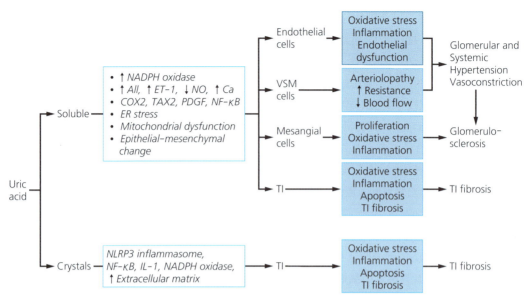

図1 尿酸による腎障害の発症機序（Johnson RJ, et al. Am J Kidney Dis. 2018; 71: 851-5[9])
TI：尿細管間質，VSM：血管平滑筋

生じると考えられている図1[9)]．
　高尿酸血症とCKDは相互に密接に関連し，高尿酸血症はCKDの発症・進展因子となる可能性が示唆されている[2)]．IsekiらはC日本人48,177名のコホート研究で，血清尿酸値は血清Cr値の上昇と有意に関連し，特に女性において尿酸値6 mg/dL以上の高尿酸血症は末期腎不全の危険因子であることを報告している．Obermayrらも一般住民21,475名を対象として，尿酸値高値（男性で7～8 mg/dL，女性で6～7 mg/dL以上）ではCKD stage 3への進展と関連することを報告している．一方，Choncholらは65歳以上の5,808名を対象として尿酸値はCKD発症とは関連しなかったと報告し，Maderoらは838名を対象として，血清尿酸値の上昇は全死亡率や心血管死亡率と関連するがCKD進展とは関連がなかったと報告している．このように報告により結論の相違もみられるが，高尿酸血症は腎障害やCKD発症進展との関連があるとする報告が多い傾向がみられる[10)]．一方，低尿酸血症は健常人における腎障害および入院患者における急性腎障害との関連が報告されている．
　対象をIgA腎症に限定して尿酸の意義を検討した報告として，Ohnoら[11)]は5年以上予後を観察し得た748名を対象として，尿酸は腎生検時タンパク尿，低CCr，高血圧，尿細管間質障害および糸球体病変と関連し，腎機能増悪の危険因子であると報告した．Nagasawaら[12)]は935名を対象として，尿酸値は女性において腎機能増悪（血清Cr 50%増）の独立した危険因子であることを報告した．またMatsukumaら[13)]は1,218名を対象として腎生検時尿酸値3分位でのESKDへの進展を検討し，尿酸高値群（男性：＞7 mg/dL，女性：＞5.3 mg/dL）は男女ともにESKDへの進展との関連を認めたが，低値群（男性：＜6.1 mg/dL，女性：＜4.4 mg/dL）は女性のみESKDへの進展との関連（J-

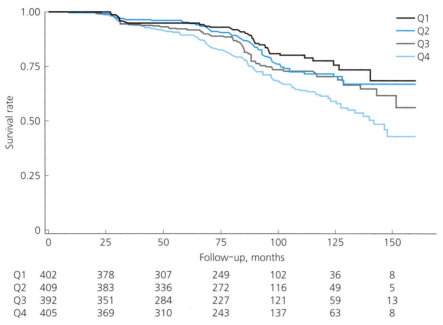

図2 血清尿酸値による腎予後の比較（P＜0.0001）
尿酸値（mg/dL）；Q1：＜4.05，Q2：4.05〜5.17，Q3：5.17〜6.42，Q4：≧6.42．複合アウトカム；全死亡あるいは腎不全（eGFRベースラインより40％低下，透析導入，腎移植）．

形の関連性）が認められたことを報告している．この結果について，低値群ではBMIが低値であったためタンパク摂取量低下や低栄養によるプリン体/核酸の摂取不足，抗酸化作用の低下，女性低尿酸血症群における糖尿病の高有病率等を原因として考察している．一方Zhuらは1,965名のIgA腎症患者を対象とした平均観察期間7年間の研究で，尿酸は腎機能増悪（eGFR 40％低下）の危険因子である 図2 が男女同様の傾向であったことを報告しており，本研究では尿酸低値群のBMIは他群と比較して低値ではなかったと考察している[14]．

　尿酸低下薬のCKD進展抑制効果に関するメタ解析として[10]，BoseらはアロプリノールCKD患者476名を対象として，5文献ではアロプリノール投与群のeGFRは対照群と変わらず，3文献ではCr増加を打ち消していたと報告した．一方Kanjiらは19文献・CKD stage 3〜5患者992名を対象として，アロプリノールにより尿酸値と血圧は低下し，eGFRも対照群よりも良好な値であったと報告している．既報には研究デザインの問題点がありアロプリノールの腎機能増悪抑制効果の解釈には注意が必要である[8]．またESKDへの進展抑制のための尿酸低下療法の目標値は今後の検討課題であるが，6.0 mg/dL以下を目標値とする報告がある[10]．他の尿酸低下薬としてフェブキソスタットは，アロプリノールとの直接比較で優位性を示した報告があり，アロプリノールよりも有効性が高い可能性がある．タンパク尿減少効果については，アロプリノールと比較してフェブキソスタットおよびトピロキソスタットの有効性が高いとの報告がある．

〔IV　腎予後と関連する臨床的指標〕　4. 代謝性因子

CKD 患者に対する尿酸低下療法は，高血圧，腎障害進展抑制，CVD 予防における有用性，および尿タンパク減少効果の可能性が示唆されていることから，CKD 診療ガイドライン 2018 では実施が推奨されている[8]．対象を IgA 腎症に限定した尿酸低下療法の臨床的意義については今後の検討課題と考えられる．

3　肥満

内臓脂肪の過剰蓄積がありかつ心血管リスクが複数存在した状態であるメタボリックシンドローム（MetS）は，CKD 患者において，死亡，CVD，ESKD，CKD 進展の危険因子となる可能性があると考えられている．一方，肥満は MetS とは異なり，CKD 患者において死亡，CVD，末期腎不全，CKD 進行の明らかな危険因子とはいえず，死亡・CVD に関しては肥満の方が予後が良い可能性があるとも考えられている[8]．

対象を IgA 腎症に限定して肥満の意義を検討した報告として[1]，Bonnet らは 162 名を対象として，BMI 25 以上の過体重/肥満群では 1 日尿タンパク量が多く（中央値 0.34 vs 0.19 g/24h）腎組織スコアが高値で，さらに高血圧，高コレステロール血症，高トリグリセリド血症合併例が多いことを報告した．彼らはその後 331 名を対象として，肥満群では CKD3 以上に進展する割合が有意に高い（平均観察期間 5.8 年）ことも報告している．Tanaka らは 74 名を対象として，肥満群は非肥満群に比較して尿タンパク量が多く，組織学的には糸球体肥大と糸球体基底膜肥厚が認められることを報告している．また Shimamoto ら[15] は 193 名を対象として，BMI 高値の O 群（L 群；BMI 15.6〜20.1 kg/m², M 群；BMI 20.2〜23.0 kg/m², O 群；BMI 23.1〜31.9 kg/m²）では血圧，LDL コレステロール，尿酸，補体が高値であったがタンパク尿は 3 群間に有意差は認められず（平均 L 群 1.0，M 群 1.2，O 群 0.9 g/g creatinine），組織学的には M 群と O 群で細動脈硬化が認められる傾向がみられたことを報告している．彼ら[15] はさらに 5 年間の観察期間において，O 群ではタンパク尿の改善が遅延していることも報告している．このように，IgA 腎症において肥満はタンパク尿や腎生検所見に関連し，高血圧，脂質異常症等の生活習慣病とも関連することが示唆される．IgA 腎症における肥満治療のエビデンスは乏しいが，肥満（BMI 25 以上）解消への取り組みはガイドラインにて推奨されている[1]．

● おわりに

本稿で概説したように，各々の臨床指標ごとに CKD および IgA 腎症の病態・長期予後との関連が検討されガイドラインが整備されつつある．一方，個々の患者の臨床像には複数のリスク因子がさまざまな重みで反映されている．複数の因子の複合的な作用はどのように評価するのが適切であろうか．包括的な指標および複数因子の管理状況を考慮したアウトカムの検討は，今後の課題と思われる．

参考文献

1) 厚生労働省難治性疾患克服研究事業進行性腎障害に関する調査研究班, 編. エビデンスに基づく IgA 診療ガイドライン 2014. 東京: 東京医学社; 2015.

2) 日本腎臓学会, 編. エビデンスに基づく CKD 診療ガイドライン 2013. 東京: 東京医学社; 2013.

3) 日本動脈硬化学会, 編. 動脈硬化性疾患予防ガイドライン 2017 年版. 日本動脈硬化学会; 2017.

4) Zhang Z, Wu P, Zhang J, Wang S, et al. The effect of statins on microalbuminuria, proteinuria, progression of kidney function, and all-cause mortality in patients with non-end stage chronic kidney disease: A meta-analysis. Pharmacol Res. 2016; 105: 74-83.

5) Su X, Zhang L, Lv J, et al. Effect of statins on kidney disease outcomes: A systematic review and meta-analysis. Am J Kidney Dis. 2016; 67: 881-92.

6) Buemi M, Allegra A, Corica F, et al. Effect of fluvastatin on proteinuria in patients with immunoglobulin A nephropathy. Clin Pharmacol Ther. 2000; 67:427-31.

7) Moriyama T, Oshima Y, Tanaka K, et al. Statins stabilize the renal function of IgA nephropathy. Ren Fail. 2014; 36:56-360.

8) 日本腎臓学会, 編. エビデンスに基づく CKD 診療ガイドライン 2018. 東京: 東京医学社; 2018.

9) Johnson RJ, Bakris GL, Borghi C, et al. Hyperuricemia, acute and chronic kidney disease, hypertension, and cardiovascular disease: Report of a scientific workshop organized by the National Kidney Foundation. Am J Kidney Dis. 2018; 71: 851-5.

10) Uchida S, Kumagai T, Chang WX, et al. Time to target uric acid to retard chronic kidney disease progression. Contrib Nephrol. 2018; 192: 56-68.

11) Ohno I, Hosoya T, Gomi H, et al. Serum uric acid and renal prognosis in patients with IgA nephropathy. Nephron. 2001; 87:333-9.

12) Nagasawa Y, Yamamoto R, Shoji T, et al. Serum uric acid level predicts progression of IgA nephropathy in females but not in males. PLoS ONE. 2016; 11:e0160828.

13) Matsukuma Y, Masutani K, Tanaka S,et al.A J-shaped association between serum uric acid levels and poor renal survival in female patients with IgA nephropathy. Hypertens Res. 2017; 40:291-7.

14) Zhu B, Yu Dr, Lv Jc, et al. Uric acid as a predictor of immunoglobulin A nephropathy progression: A cohort study of 1965 cases. Am J Nephrol. 2018; 48: 127-36.

15) Shimamoto M, Ohsawa I, Suzuki H,et al.Impact of body mass index on progression of IgA nephropathy among Japanese patients.J Clin Lab Anal. 2015; 29:353-60.

（小此木英男）

IV 腎予後と関連する臨床的指標

5 高齢発症

はじめに

　世界的な平均寿命の延伸により，わが国では 1970 年に全人口に対する 65 歳以上の人口が 7％を超える「高齢化社会」に突入した．その後も高齢化は加速度的に進行し，超高齢社会に突入するとともに，2017 年には高齢者人口割合は過去最高の 27.7％に達した．将来的にも高齢者人口割合は増加することが予測されており，2065 年には 38.4％に達すると推計されている．高齢化の影響は腎疾患においても顕著に現れ，2007 年から 2010 年に腎生検レジストリー（J-RBR）に登録された 10,218 例中，2,802 例（27.4％）が 65 歳以上で，276 例（2.7％）が 80 歳以上であり[1]，実臨床において高齢者の腎疾患を診断・治療する機会が格段に増加している．また IgA 腎症においても，1985 年から 1993 年の全国調査では 60 歳以上の IgA 腎症患者は全 IgA 腎症患者のうちの 1.0％に過ぎなかったが[2]，2007 年から 2013 年までの J-RBR からのデータでは 16.4％と著明に増加しており，高齢者の一次性糸球体疾患のなかでは膜性腎症に次いで頻度が高い[1]．こうした高齢化進展の背景から，IgA 腎症においても高齢者にフォーカスした研究がいくつか報告されている．

　本稿では高齢 IgA 腎症患者の特徴や IgA 腎症の腎予後における加齢の影響，治療介入について最近の文献をもとに解説を行う．

1 加齢に伴う腎臓の変化

　加齢が IgA 腎症に与える影響を考えるうえで，まずは腎臓の加齢に伴う生理的な変化について理解しておくことが肝要である．一般的に 50 から 60 歳以降より腎容積は減少傾向となる．全腎実質容積のうち腎皮質が約 70％，腎髄質が約 30％を占めるとされる．腎皮質容積は加齢に伴い減少するが，腎髄質容積は 50 歳前後までは増加し，以降減少に転ずる．この腎髄質容積の代償肥大機構の消失により高齢期に腎容積が減少することとなる．腎容積減少の要因としては加齢に伴う腎血流，特に腎皮質血流の減少が挙げられる．腎皮質血流量が低下することで糸球体は虚脱し，最終的には糸球体硬化に至る．一方で，糸球体硬化の形成過程において糸球体血管極部の輸入細動脈と輸出細動脈の間に短絡路が形成され，aglomerular arterioles として腎髄質血流は維持される．硬化糸球体の増加により，残存する機能ネフロン数は減少するが，糸球体濾過量（glomerular filtration rate: GFR）維持のために残存糸球体が代償機構として輸出細動脈を相対的に収縮させ，結果として残存糸球体の過剰濾過が生じる．糸球体過剰濾過に加え，加齢に伴う動脈硬化の進行による輸出入細動脈の自動調節能破綻が加わることで糸球体高血圧が生じ，この経路か

152

表 1 高齢 IgA 腎症研究の比較

項目	Frimat L, et al.[3]	Wen YK, et al.[4]	Cheungpasitporn W, et al.[5]	Oshima Y, et al.[6]	Okabayashi Y, et al.[7]
高齢 IgA 腎症患者数	33	17	45	31	87
高齢の定義	≧50 歳	≧60 歳	≧65 歳	≧60 歳	≧60 歳
国・地域	フランス	台湾	アメリカ	日本	日本
診断時臨床所見					
年齢（歳）	62	72±5	71±5	65	65±5
性別（%男性）	82	65	69	45	76
BMI（kg/m²）	NA	NA	30.1±5.7	21.4	23.3±3.0
血清アルブミン（mg/dL）	3.6±1.6	NA	3.6±0.6	3.4	3.5±0.6
血清 Cr（mg/dL）	2.1±0.3	NA	2.6±1.3	1.2	1.4±0.8
eGFR（mL/min/1.73 m²）	NS	NA	29±17	43±14	47±21
尿タンパク量（g/day）	3.1±0.9	5.1±4.2	2.9±3.8	2.1	1.9±1.8
高血圧（%）	66	88	42	61	71
ネフローゼ症候群（%）	NA	41	NA	13	9
ステロイド投与（%）	NA	NA	31	52	45
病理所見					
メサンギウム細胞増殖[M1]（%）	6.2	NA	87	49	39
管内細胞増多 [E1]（%）	NA	0	11	37	21
分節性硬化 [S1]（%）	NA	6	54	70	61
尿細管萎縮/間質線維化[≧T1]（%）	NA	NA	45	60	61
全節性硬化（%）	NA	21±15	27±24	NA	24±20
細胞性半月体（%）	NA	NA	3.2±11	NA	0.6±1.8
線維細胞性半月体（%）	NA	NA		NA	1.9±5.1
観察期間（月）	41	14	36±42	58±51	48±32
eGFR 年次低下（mL/min/1.73m²）	NA	NA	−1.8	NA	−1.3
末期腎不全への進行（%）	15	18	NA	26	15
死亡（%）	15	24	NA	NA	2

らも最終的には糸球体硬化に至ると推測されている．糸球体硬化は加齢腎の代表的な組織変化であるが，実際には前述したとおり糸球体虚脱による硬化と，糸球体代償破綻による硬化が存在していると考えられる．糸球体硬化により，さらにその下流のネフロンを構成する組織である尿細管の萎縮や間質の線維化が惹起され，腎機能の低下をきたす．加齢に伴う腎機能の低下には前記の機序以外にも，長期間の高血圧の合併や急性腎障害（acute kidney injury: AKI）の併発，レニン-アンジオテンシン系の活性化，酸化ストレスなどさまざまな要因の関与が指摘されており，糸球体腎炎の合併はこれらの因子による腎障害を相加的，または相乗的に増悪させる可能性がある．

2　高齢 IgA 腎症の特徴

　高齢 IgA 腎症を対象とした研究に関して，その内容を 表1 にまとめた[3-7]．すべての研究に共通し，高齢 IgA 腎症は非高齢 IgA 腎症と比較して診断時に腎機能障害が強く，また高度のタンパク尿を呈している重症例を多く認める．タンパク尿の評価においては，高齢者では筋肉量低下により尿中クレアチニン排泄量の低下をきたすことから，尿タンパ

〔IV　腎予後と関連する臨床的指標〕　5. 高齢発症

表2　年齢と腎生検検体中に含まれる糸球体数別の硬化糸球体数の上限

年齢（歳）	糸球体数							
	1	2	3-4	5-8	9-16	17-32	33-48	49-64
18-29	0.5	0.5	0.5	0.5	1	1	1	1
30-34	0.5	0.5	0.5	0.5	1	1	1	1.5
35-39	0.5	0.5	0.5	0.5	1	1.5	2	2
40-44	0.5	0.5	0.5	1	1	2	2.5	3
45-49	0.5	0.5	1	1	1.5	2	3	4
50-54	1	1	1	1.5	2	3	4	5
55-59	1	1	1.5	1.5	2	3.5	4.5	6
60-64	1	1.5	1.5	2	2.5	4	5.5	7
65-69	1	2	2	2.5	3	4.5	6.5	8
70-74	1	2	2.5	3	4	5.5	7.5	9
75-77	1	2	2.5	3	4	6	8	9.5

（Kremers WK, et al. Nephrol Dial Transplant. 2015; 30: 2034-9[9]）を一部改変）

ク・クレアチニン比（g/gCr）を用いると尿タンパク量を過大評価してしまう恐れがある．そのため蓄尿による1日尿タンパク量（g/day）で評価することが望ましい．

　IgA腎症の発症様式としては，非高齢IgA腎症と比較してネフローゼ症候群や急速進行性糸球体腎炎（rapidly progressive glomerulonephritis: RPGN）を呈する例を多く認める．さらには高血圧有病率が高く，診断時にすでに心血管疾患や糖尿病，悪性疾患などさまざまな腎外合併症を有している場合が多い．病理組織学的には，非高齢IgA腎症と比較して糸球体硬化や尿細管萎縮・間質線維化といった慢性病変を高頻度に認める．この糸球体硬化はIgA腎症の進展によっても生じるが，前述したように加齢によっても生じうる腎臓組織変化であり，その評価には注意が必要である．生理的に正常範囲の硬化糸球体数の評価としては，Smithら[8]が作成した「（患者年齢/2）－10（%）」の計算式が古くから知られている．しかし実際に病理組織を評価する際には，腎生検検体内に含まれる糸球体数には各症例間で大きなばらつきがあり，この数式を一様に適用するのは困難である．そこで2015年にRuleら[9]は，明らかな腎疾患のない生体腎移植ドナーの腎生検所見をもとに，腎生検検体内に含まれる糸球体数ごとに，年齢階層別に生理的に認めうる糸球体硬化数の上限値を提案した．糸球体硬化の評価において，IgA腎症を含む腎疾患合併による影響を考える上での参考になる 表2．一方，高齢IgA腎症においても非高齢IgA腎症と同程度に急性病変（細胞性・線維細胞性半月体）を認めることが報告されており，慢性病変が高度であることに加え，IgA腎症の疾患活動性が強い例も存在していることにも注意しなければならない．

3　IgA腎症の腎予後における加齢の影響

　D'Amico[10]は1984年から2002年までに報告された21の研究を解析し，腎予後不良因子として診断時の腎機能低下，診断時・経過中の高度タンパク尿や高血圧，男性といった因子に加え，weak predictorとして高齢発症をあげている．一方，高齢は予後予測因子

とならないといった報告や，逆に若年であることが腎予後不良因子であるとした報告も認め，一定の見解は得られていない．

Duan ら[11]は，1980年から2010年までに報告された9つの研究を用いたメタ解析で，研究ごとに患者背景の違いはあるものの，非高齢IgA腎症と比較して高齢IgA腎症では末期腎不全への進行リスクが1.95倍高いと報告した．さらにIgA腎症において加齢が腎予後に及ぼす影響は，ヨーロッパ地域よりもアジア地域においてより大きかったと報告している（相対危険度：1.11 vs. 2.56）．これはIgA腎症の人種間における危険対立遺伝子の保有頻度の差異が関与する可能性が考えられている．しかしこのメタ解析では，病理組織所見と腎予後についての解析は未施行であった．

Cheungpasitporn ら[5]は，1994年から2013年までにIgA腎症と診断された1084例のうち，診断時65歳以上の高齢群45例について，ランダムに選考された18-64歳の162例との後ろ向き比較検討を行った．両群間での治療介入（RAS阻害薬，ステロイドなど）は同等であったが，腎機能低下速度は高齢群で有意に高く，診断6カ月後のCr値2倍化，透析導入リスクも対照群と比較し有意に高かった（ハザード比：5.36，5.51）．さらに5年生存率も高齢群で有意に低く（67.2% vs. 91.8%，P＜0.001），腎予後不良に関する多変量解析では年齢が独立関連因子として同定された（ハザード比：2.31）．また病理組織所見としては，高齢IgA腎症では壊死性病変や半月体の頻度が多いと腎予後不良であったと報告している．

Oshima ら[6]は，600例のIgA患者を60歳以上（31例），40~59歳（162例），20~39歳（407例）の3群に分けて後ろ向きに比較検討を行い，治療背景に高齢群で扁摘＋ステロイドパルス療法施行例が有意に少ないという差はあるものの，腎生存率は高齢群で有意に低く予後不良であることを報告した（60歳以上：22.9%/19年，40~59歳：69.2%/20年，20~39歳：84.9%/20年）．

Goto ら[12]は1995~2005年までの日本国内97施設，2,283例のIgA腎症の前向きコホート研究を報告し，10年以内の末期腎不全への進行リスクを予測するスコアリングシステムを作成した．単変量解析では年齢の上昇に伴い末期腎不全の進行リスクが増加していたが，多変量解析では年齢の上昇は有意な末期腎不全への進行のリスク因子とは同定されなかった．一方，30歳未満であることが末期腎不全への進行と有意に関連しており，scoring systemにも末期腎不全への進行のリスク因子として診断時年齢が30歳未満であることが採用されている．しかしMagistroniらが報告した予後予測スコアでは，Gotoらの報告とは逆に，年齢が30歳以上であることが予後予測因子として採用されており，見解は一定していない[13]．

このように，さまざまな研究からもIgA腎症において加齢は腎予後に影響を及ぼすものと考えられるが，それを支持しない研究結果も報告されており，結果の解釈にはlead-time biasの存在も考慮しなければならない．

4 高齢 IgA 腎症の治療

　高齢 IgA 腎症においては現在確立された治療ガイドラインが存在しないことから，その治療は非高齢例と同様にレニン-アンジオテンシン系阻害薬や副腎皮質ステロイド薬の投与が主体である．前述した通り高齢 IgA 腎症においても診断時に活動性の高い例が多いことから，副腎皮質ステロイド薬の適応となる例も実際に多い．しかし高齢者は診断時にさまざまな腎外合併症を有しており，また加齢の影響で免疫機能が低下しており，潜在的に免疫不全の状態であると考えられる．そのため個々の症例に応じて副腎皮質ステロイ

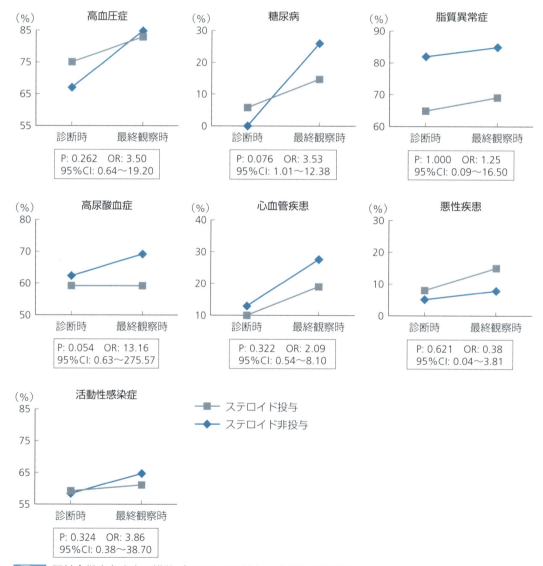

図1 腎外合併症有病率の推移（ステロイド投与と非投与の比較）
高齢 IgA 腎症患者は診断時よりさまざまな腎外合併症を有しているが，副腎皮質ステロイド投与によっても非投与群と比較して腎外合併症の有意な増加は認めなかった．
(Okabayashi Y, et al. Clin Exp Nephrol. 2016; 20: 910-7[7])を一部改変)

ド薬の適応を慎重に評価する必要がある．近年報告された STOP-IgA trial や TESTING study では，ステロイド投与は有害事象の発症率を増加させたという結果が示され，対象患者やステロイド使用量，観察期間の妥当性に関して議論はあるものの，副腎皮質ステロイド療法の是非が問われている[14, 15]．

　筆者らは高齢 IgA 腎症における副腎皮質ステロイド療法を含む治療介入の有用性に関して，87 例の高齢 IgA 腎症患者を対象とした後ろ向き研究を報告した[7]．平均 48 カ月の観察期間中に 39 例（45％）に副腎皮質ステロイド薬が投与された．副腎皮質ステロイド薬投与群は診断時タンパク尿・血尿が高度で急性病変の多い，強い疾患活動性を有する症例であったが，1 年後の尿タンパク量は顕著に低下した（2.4 g/day → 0.4 g/day）．また副腎皮質ステロイド薬投与により，重篤な有害事象含む腎外合併症の増加は認めなかった 図1 ．一方で，RAS 阻害薬を含む支持療法群 48 例（55％）においても，1 年後の尿タンパク量は有意な減少を認めており（1.4 g/day → 0.8 g/day），治療法によらず 1 年後の尿タンパク量が腎予後と最も強く関連する因子であった．この結果から，高齢 IgA 腎症患者においても副腎皮質ステロイド薬を含む治療介入は重大な有害事象の発生なく尿タンパク量を減少させ，腎予後を改善する可能性があることが示唆された．

● おわりに

　高齢 IgA 腎症は増加する一方であるが，現時点では高齢発症が IgA 腎症の腎予後に及ぼす影響に関してはまだ一定の見解が得られておらず，治療に関してもエビデンスが不足している．実際の臨床現場においては，主治医が治療に伴う患者側のリスクを総合的に判断して，ステロイドなどを用いた寛解導入療法を施行するか，あるいは RAS 阻害薬などで保存的加療を行うのかを決定していることがほとんどである．今後高齢 IgA 腎症を対象とした研究が増加し，さらなるエビデンスの蓄積により治療指針が構築され，それぞれの高齢 IgA 腎症患者へ適切な治療を提供できるよう，研究の進展を期待したい．

参考文献

1) Yokoyama H, Sugiyama H, Sato H, et al. Renal disease in the elderly and the very elderly Japanese: analysis of the Japan Renal Biopsy Registry（J-RBR）. Committee for the Standardization of Renal Pathological, Diagnosis for Renal Biopsy Disease Registry of the Japanese Society of Nephrology the Progressive Renal Disease Research of the Ministry of Health Labour Welfare of Japan. Clin Exp Nephrol. 2012; 16: 903-20.

2) Koyama A, Igarashi M, Kobayashi M. Natural history and risk factors for immunoglobulin a nephropathy in Japan. Am J Kidney Dis. 1997; 29: 526-32.

3) Frimat L, Hestin D, Aymard B, et al. IgA nephropathy in patients over 50 years of age: a multicentre, prospective study. Nephrol Dial Transpl. 1996; 11: 1043-7.

4) Wen YK, Chen ML. Differences in new-onset IgA nephropathy between young adults and the elderly. Renal Failure. 2010; 32: 343-8.

5) Cheungpasitporn W, Nasr SH, Thongprayoon C, et al. Primary IgA nephropathy in elderly patients. Nephrology. 2015; 20: 419-25.

〔Ⅳ　腎予後と関連する臨床的指標〕　5. 高齢発症

6）Oshima Y, Moriyama T, Itabashi M, et al. Characteristics of IgA nephropathy in advanced-age patients. Int Urol Nephrol. 2015; 47: 137-45.

7）Okabayashi Y, Tsuboi N, Haruhara K, et al. Reduction of proteinuria by therapeutic intervention improves the renal outcome of elderly patients with IgA nephropathy. Clin Exp Nephrol. 2016; 20: 910-7.

8）Smith SM, Hoy WE, Cobb L, et al. Low incidence of glomerulosclerosis in normal kidneys. Arch Pathol Lab Med. 1989; 113: 1253-5.

9）Kremers WK, Denic A, Lieske JC, et al. Distinguishing age-related from disease-related glomerulosclerosis on kidney biopsy: the Aging Kidney Anatomy study. Nephrol Dial Transplant. 2015; 30: 2034-9.

10）D'Amico G. Natural history of idiopathic IgA nephropathy and factors predictive of disease outcome. Semin Nephrol. 2004; 24: 179-96.

11）Duan ZYY, Cai GYY, Chen YZZ, et al. Aging promotes progression of IgA nephropathy: a systematic review and meta-analysis. Am J Nephrol. 2013; 38: 241-52.

12）Goto M, Wakai K, Kawamura T, et al. A scoring system to predict renal outcome in IgA nephropathy: a nationwide 10-year prospective cohort study. Nephrol Dial Transpl. 2009; 24: 3068-74.

13）Magistroni R, Furci L, Leonelli M, et al. A validated model of disease progression in IgA nephropathy. J Nephrol. 2006; 19: 32-40.

14）Rauen T, Eitner F, Fitzner C, et al. Intensive supportive care plus immunosuppression in IgA nephropathy. N Engl J Med. 2015; 373: 2225-36.

15）Lv J, Zhang H, Wong MG, et al. Effect of oral methylprednisolone on clinical outcomes in patients with IgA nephropathy: The TESTING randomized clinical trial. JAMA. 2017; 318: 432-42.

（岡林佑典）

V

IgA 腎症の病理

1

典型例から鑑別診断まで

はじめに

　IgA 腎症は，IgA のメサンギウム領域への沈着を特徴とする原発性糸球体腎炎で，病変の主座はメサンギウム領域にある．一方で，疾患の活動性や慢性化により多彩な病理像を呈することも知られている．さらに，IgA 腎症には多くの鑑別疾患や，他の糸球体疾患を合併する症例もあり，その診断には注意が必要である．IgA 腎症の病理診断には IgA 腎症の確定診断とともに，独立して予後に影響を及ぼす病変を MESTC と規定した国際 IgA 腎症臨床病理組織分類（いわゆる Oxford 分類）や[1,2]，予後を予測するわが国の IgA 腎症診療指針第3版の組織学的重症度分類（H-grade A/C）を用いて[3]，炎症の活動性や慢性化を病理学的に評価することが重要である．

1　IgA 腎症の病理

A　光学顕微鏡所見（光顕）

1 糸球体病変

　IgA 腎症では傍メサンギウム領域からメサンギウム領域に IgA と C3 を主体とした免疫複合体沈着物（deposit）が認められる．典型例では傍メサンギウム領域からボウマン嚢腔内に突出する半球状の沈着物（hemispherical deposit）を認める 図1．メサンギウム領域では，メサンギウム基質増加（increased mesangial matrix）とメサンギウム細胞増多（mesangial hypercellularity）によるメサンギウム増殖性病変を形成する．Oxford 分類では mesangial hypercellularity は MESTC の M として病理パラメータの1つであるが[1,2]，日本の組織学的重症度分類では予後に関連する因子としては扱われていない[3]．IgA 腎症の病理像はメサンギウム増殖性病変に特徴付けられるが，実際は多彩な病理所見を形成する．

a 微少変化群の範囲の症例

　メサンギウム増殖性病変が目立たない場合は糸球体腎炎として捉えることが難しい症例がある．これらの症例ではメサンギウム領域が deposit により拡大している場合，hemispherical deposit を認める場合，また蛍光抗体法により IgA と C3 が沈着していることで IgA 腎症と診断されることが多い．ネフローゼレベルの高度タンパク尿を認める場合には，微小変化型ネフローゼ症候群との鑑別が必要であり，また IgA 腎症と微小変化型ネ

159

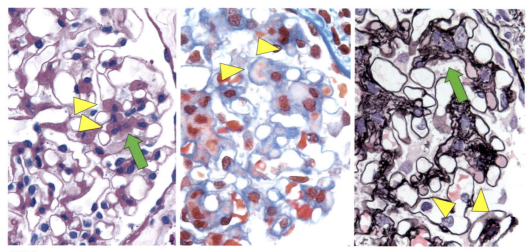

図1 メサンギウム細胞増多と hemispherical deposit
1つのメサンギウム領域に基質の増加を伴いメサンギウム細胞核を3個以上認める（メサンギウム細胞増多）（矢印）．傍メサンギウム領域の基底膜直下にPAS染色陽性，Masson染色で赤染，PAM染色陰性の半球状に突出する沈着物（hemispherical deposit）の沈着を認める（矢頭）．

フローゼ症候群が合併している症例もある．

b 管内細胞増多（endocapillary hypercellularity）

炎症の活動性が高い場合には，係蹄腔への炎症細胞浸潤により係蹄腔内が狭小化し管内細胞増多を呈する．この病変は巣状・分節性に分布することが多い．炎症が強い場合には，管内細胞増多に核破砕像やフィブリンの析出がみられ壊死性病変を形成し，係蹄基底膜は断裂する 図2．その後にボウマン嚢上皮細胞の増生により細胞性半月体が形成される．管内細胞増多はOxford分類ではMESTCのEとして病理パラメータの1つに挙げられ，治療に反応するパラメータとして捉えられている[1,2]．日本の組織学的重症度分類では治療に反応するため予後関連因子としては扱われていない[3]．

c 半月体形成

炎症の活動性が高い場合には壊死性病変が形成され，係蹄基底膜が破綻すると細胞性半月体が形成される．細胞性半月体は器質化が進むと線維細胞性半月体へ移行する 図3．これは，半月体内の細胞成分が10％以上50％未満を占めるものと定義され，さらに慢性化すれば細胞成分が10％未満となり線維性半月体へ移行する．IgA腎症における半月体は巣状の分布を示すことが多く，Oxford分類ではボウマン嚢の全周の10％以上を占める大きさの管外性病変と定義されている．半月体の形成は独立した予後不良因子とされ，Oxford分類の2016年改定において，MESTCのCとしてスコア化することになった[1]．C0（no crescent），C1（crescent in at least 1 glomerulus），C2（crescents in at least 25％ of glomeruli）にスコア化し，C0とC1は治療を行えば予後に差はないものの，C2は治療を行っても予後不良と報告されている．日本の組織学的重症度分類では細胞性半月体と線維細胞性半月体は急性病変として，線維性半月体は慢性病変として予後関連因子と

1. IgA腎症の病理

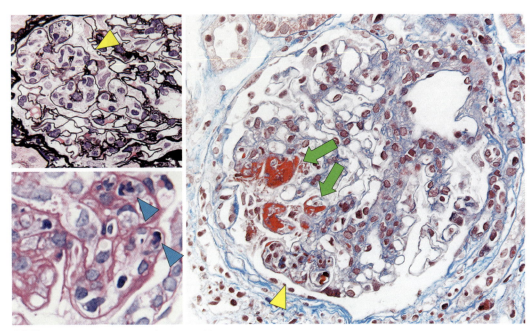

図2 管内細胞増多とフィブリノイド壊死
糸球体毛細血管腔内に炎症細胞浸潤を認め，血管腔は狭小化している（黄矢頭）．分葉核をもつ好中球（青矢頭）や単核球による管内細胞増多がみられる．管内細胞増多病変とともに，Masson染色で赤く染まるフィブリンの析出を伴い壊死性病変を形成し（矢印），周囲には核破砕像を認めている．

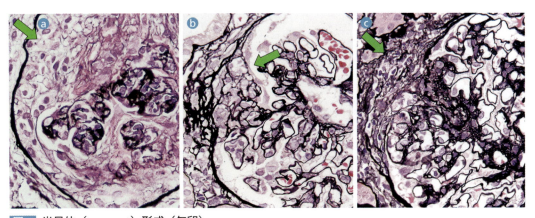

図3 半月体（crescent）形成（矢印）
フィブリンの析出とともに細胞性半月体を認めるⓐ．ボウマン嚢内に3層以上の上皮細胞の増生を認め，細胞性半月体を形成している．時間経過とともに線維細胞性半月体に移行するⓑ．半月体内に細胞外基質の増加を認め，細胞成分は＜50％である．さらに時間が経過すると線維性半月体へ移行する．糸球体には分節性硬化病変も形成されるⓒ．

して評価している．

d 膜性増殖性糸球体腎炎（MPGN）の所見

末梢係蹄壁にIgAが沈着すると係蹄壁の肥厚や管内細胞増多がみられ，慢性化するとメサンギウム細胞間入による係蹄基底膜の2重化を形成しMPGNの病理像を呈するよう

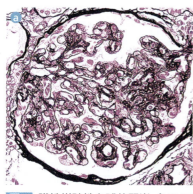
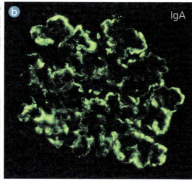

図4 膜性増殖性糸球体腎炎（MPGN）の糸球体所見
メサンギウム増殖性病変とともにメサンギウム細胞間入により係蹄基底膜は2重化し，MPGN所見を呈する場合がある．IF ⓑ では IgA がメサンギウム領域と係蹄に顆粒状に沈着し，fringe パターンを呈している．

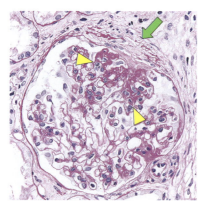

図5 分節性硬化
毛細血管腔は閉塞・消失し，同部を細胞外基質の増加が占める糸球体硬化病変を分節性に認める（矢頭）．周囲に小さな線維性半月体（矢印）を認めているが，ボウマン嚢との癒着病変がみられたり，また，それらを認めないこともある．

になる 図4．この所見が目立つ症例では高度タンパク尿のことが多い．

ⓔ 慢性病変

　慢性化した炎症の瘢痕として分節性糸球体硬化を形成することが多く 図5．癒着病変とともに Oxford 分類の MESTC の S として，予後に関連する病理パラメータに選ばれている．日本の組織学的重症度分類でも，ボウマン嚢との癒着病変は評価項目には入っていないが，分節性糸球体硬化病変や全節性糸球体硬化病変は線維性半月体とともに慢性病変の1つとして，予後に関連する因子として評価されている．分節性糸球体硬化病変は炎症の瘢痕像としてばかりではなく，IgA 腎症においても糸球体上皮細胞障害による巣状分節性糸球体硬化症の segmental lesion としての分節性糸球体硬化病変の存在についても検討されている[4]．Oxford 分類への podocyte hypertrophy/tip lesions の追加についても議論されている．

2 尿細管・間質病変

　IgA 腎症の尿細管・間質の変化は，糸球体障害による二次的なものが多く，障害を受け

1. IgA腎症の病理

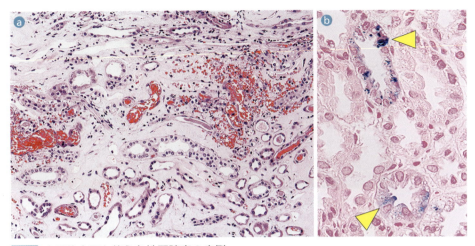

図6 肉眼的血尿を伴う急性腎障害の症例
尿細管腔内に赤血球円柱や赤血球を認め，尿細管上皮細胞障害や周囲に炎症細胞浸潤を認める．尿細管の外（間質）にも出血している．血尿が持続する場合には尿細管上皮細胞内にヘモジデリンが沈着し，ベルリン青染色 b で青色の鉄の沈着（矢頭）として確認される．

た糸球体の周囲を主体に，炎症細胞浸潤を伴う尿細管の萎縮や間質の線維化を認める．これらの尿細管間質病変の程度は Oxford 分類では MESTC の T として予後と相関することが報告されている[1,2]．また，血尿を反映して，尿細管内には赤血球や赤血球円柱が確認される．IgA 腎症の 1.2％の症例では肉眼的血尿を伴う急性腎障害（AKI associated with macroscopic hematuria）も発症する[5]．IgA 腎症でも尿細管間質病変を主体とした病態もあることに留意する必要がある 図6．

3 血管病変

血管壁への IgA の沈着はみられず，IgA 腎症に特徴的な血管病変はない．動脈硬化性病変として，筋性動脈には elastofibrosis を伴う内膜の肥厚がみられる肥厚性細動脈硬化病変が，細小動脈には硝子化を伴う硝子様細小動脈硬化病変が形成される．IgA 腎症にみられる荒廃化糸球体も，IgA 腎症の糸球体病変の進展よりも，むしろ動脈硬化性病変に伴う糸球体荒廃化が優位と思われる症例も存在する．

B 蛍光抗体法（IF）所見

メサンギウム領域に，びまん性かつ全節性に顆粒状の IgA が沈着する 図7．IgG や IgM の沈着もしばしばみられるが IgA と C3 の沈着が主体である．沈着している IgA は IgA1＞IgA2 で軽鎖も λ＞κ であることが多い．また，尿所見のない健常者においても一定の割合で IgA が沈着する IgA 沈着症が知られており，過剰な診断とならないように注意する．IgA 腎症に関連するガラクトース欠損型糖鎖異常 IgA1（Gd-IgA1）を KM55 抗体で同定している．

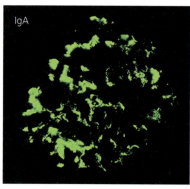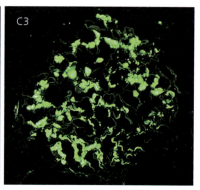

図7 蛍光抗体法（IF）所見
IgAとC3がメサンギウム領域全体に顆粒状に沈着している．IgA血管炎，肝性・肝硬変性糸球体硬化症，関節リウマチに伴う糸球体疾患やIgA dominant IRGNなど鑑別すべき疾患も多い．

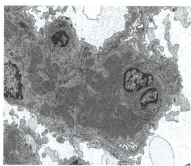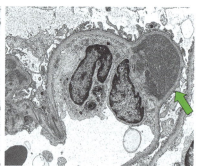

図8 電子顕微鏡（電顕）所見
傍メサンギウム領域からメサンギウム領域に高電子密度沈着物（electron dense deposit）が沈着している．典型像では傍メサンギウム領域の基底膜直下に半球状のhemispherical deposit（矢印）を形成している．

C 電子顕微鏡（電顕）所見

傍メサンギウム領域からメサンギウム領域にかけて高電子密度沈着物が認められる 図8．傍メサンギウム領域のhemispherical depositも高電子密度沈着物からなる．係蹄基底膜の障害によるmembranolysisを伴う菲薄化を認めることもある[6]．係蹄基底膜に加えて糸球体内皮細胞障害や糸球体上皮細胞障害も認められる[7]．

2 IgA腎症の鑑別疾患

糸球体にIgAの沈着を認める疾患との鑑別が必要になる．

A IgA血管炎

IgA腎症と同様にメサンギウム領域にIgAが沈着するため，腎組織のみでの鑑別は困難である．皮膚の紫斑や腹痛などの全身症状が重要である．皮膚の血管では好中球の浸

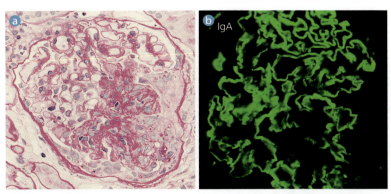

図9 IgAが係蹄基底膜に線状の沈着を認める抗糸球体基底膜抗体腎炎
光顕ⓐでは半月体形成性糸球体腎炎を示している．IF ⓑではIgAが係蹄壁に線状に沈着している．この症例ではIgGは陰性で，C3もIgAと同様に沈着していた．IgAによる抗糸球体基底膜抗体腎炎の症例も存在する．

潤，白血球由来の核破片（核塵）を伴う血管炎で，時にフィブリンが析出する白血球破砕性血管炎（leukocytoclastic vasculitis）を特徴とする．皮膚の小血管にIgAの沈着を認めるが，実際にはIgA沈着を欠く症例もしばしば経験される．

B IgAの沈着する抗糸球体基底膜抗体腎炎

IgAによる抗糸球体基底膜抗体腎炎の症例も報告されている[8]．抗糸球体基底膜抗体腎炎は，IgGとC3が係蹄基底膜に線状に沈着するが，IgAとC3が沈着する症例もある 図9 ．

C ブドウ球菌感染関連糸球体腎炎

感染関連糸球体腎炎（infection-related glomerulonephritis: IRGN）の中で，糖尿病を背景にもつ高齢者のブドウ球菌感染によるIgA-dominant IRGNは独立した疾患概念になっている．特別な疾患群としてメチシリン耐性黄色ブドウ球菌（MRSA）によるMRSA関連腎炎も知られている．組織学的には，好中球浸潤を伴う管内増殖性病変や係蹄壁のhumpがみられ，IFでC3の他にIgAの沈着を伴い，メサンギウム領域に加え係蹄壁にもdepositを認める．感染症やその既往の病歴を含め臨床病理学的にIgA腎症との鑑別を行う．

D Antineutrophil cytoplasmic antibody（ANCA）関連血管炎

半月体を形成するIgA腎症は，IgA沈着を伴うANCA関連血管炎との鑑別が問題となる．IgA腎症でも2％の症例で血中にIgG-ANCAが陽性であり[9]，これらの症例はANCA陰性のIgA腎症と比較してフィブリノイド壊死の頻度が高いことが報告されている[10]．

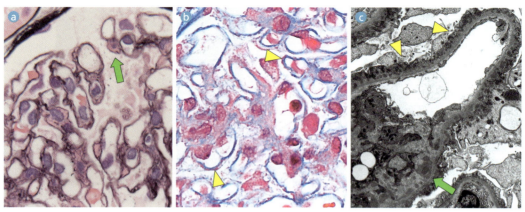

図10 IgA 腎症と膜性腎症の合併例
PAM 染色ⓐでは，糸球体の係蹄基底膜に spike の形成や 点刻像（stippling）をびまん性に認めている．メサンギウム領域には hemispherical deposit（矢印）もみられる．Masson 染色ⓑでは基底膜の上皮下に赤色の免疫複合体の沈着（矢頭）を認める．メサンギウム細胞増多とメサンギウム基質増加とともに赤色の mesangial deposit もみられる．電顕ⓒでも mesangial deposit（矢印）や，係蹄基底膜の上皮下にびまん性の subepithelial deposit（矢頭）の沈着を認める．

E　膜性腎症

　膜性腎症では，IgG が基底膜に顆粒状に沈着するが，同時に 1〜54％の症例では IgA の沈着もみられる．IgA が単独で係蹄壁に顆粒状に沈着する膜性腎症の症例も報告されている[11]．IgA 腎症と膜性腎症の合併例も知られている[12] 図10．

F　単クローン性の IgA 沈着

　単クローン性免疫グロブリンやその成分が糸球体に沈着する疾患群には Randall 型の単クローン性免疫グロブリン沈着症（MIDD）や proliferative glomerulonephritis with monoclonal IgG deposits（PGNMID）が含まれる．MIDD に IgA 沈着が関連した重鎖沈着症（HCDD）の報告もある[13]．PGNMID でも単クローン性 IgA が沈着した PGN with monoclonal IgA deposits の症例も報告されている[14]．血清や尿検査で単クローン性 IgA が証明されない症例も多く，IgA 腎症と診断され見落とされているとの報告もある[15]．

G　肝臓疾患に合併する IgA 腎症

　肝硬変症や肝炎など肝障害に伴う二次性 IgA 腎症が hepatic glomerulosclerosis や cirrhotic glomerulosclerosis として知られている[16]．アルコール性肝硬変で半月体形成を伴う IgA 腎症を呈することも報告されている[17]．

3　他の糸球体疾患との合併例

　IgA 腎症は母集団が大きいことから，前述の微小変化型ネフローゼ症候群 図11 や膜性腎症 図9 をはじめ，他の糸球体疾患と合併していることがある．

3. 他の糸球体疾患との合併例

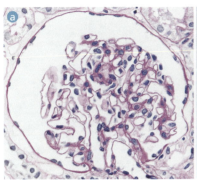
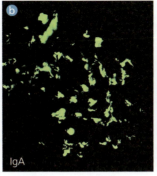
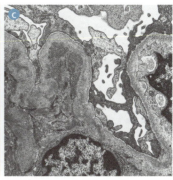

図11 IgA腎症と微小変化型ネフローゼ症候群の合併例
糸球体の光顕所見 a は minor glomerular abnormalities の範疇である．IF b では IgA の沈着をメサンギウム領域に認め，電顕 c でも mesangial deposit を認める．糸球体上皮細胞の足突起は広範囲に消失している．

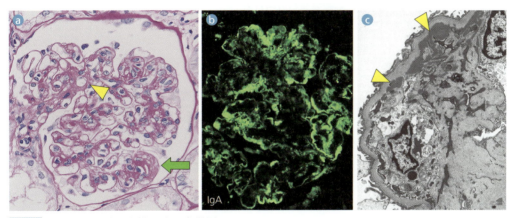

図12 IgA腎症と糖尿病性腎症の合併例
光顕 a では全節性にメサンギウム領域の拡大（糖尿病性腎症の diffuse lesion）を認め，小さな結節性病変（矢印）もみる．拡大したメサンギウム領域内に濾過面をもたない係蹄（doughnut lesion）を認める（矢頭）．IF b では IgA 沈着を認め，電顕 c では肥厚した係蹄基底膜やメサンギウム基質の増加とともに，mesangial deposit（矢頭）を認める．真の deposit なのか，糖尿病に伴う滲出性病変なのか，鑑別が困難な症例も多い．

A 糖尿病性腎症

　糖尿病性腎症では，光顕で diffuse lesion としてびまん性にメサンギウム領域の拡大がみられ，IgA腎症と類似した病理像を示す場合がある．IF による IgA のメサンギウム領域への沈着が鑑別に重要であるが，糖尿病性腎症による滲出性病変により非特異的な免疫グロブリンの沈着を伴う場合には注意が必要である．糖尿病には前述の IgA-dominant IRGN も合併することがある．糖尿病も母集団が大きいことから IgA 腎症と糖尿病性腎症の合併する症例もあり，どちらの病態が主体なのか判断が重要になる 図12．

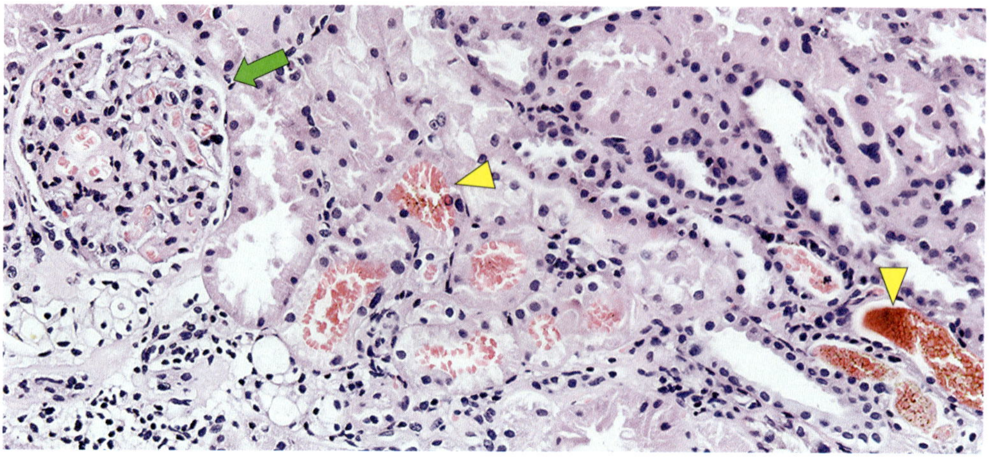

〔V　IgA 腎症の病理〕　1. 典型例から鑑別診断まで

図 13 IgA 腎症とワーファリン内服による急性腎障害を呈した症例
糸球体（矢印）ではわずかなメサンギウム増殖性病変を認める．尿細管内には多数の赤血球貯留を認め（矢頭），周囲に炎症細胞浸潤もみられる．

B　抗凝固薬関連腎症

　抗凝固薬関連腎症は，抗凝固薬を使用中に発症する腎障害である．これらの症例の中にIgA 腎症が合併している症例の報告がある[18]　**図 13**．原因薬剤としては，warfarin とthrombin 阻害薬が報告されている．IgA 腎症でも前記の AKI associated with macrohematuria を発症し，また抗凝固薬関連腎症との合併もあることから，総合的な病態の把握が必要になる．

● おわりに

　IgA 腎症は原発性糸球体疾患のなかでは最も頻度が高く，日本腎臓学会の腎臓病総合レジストリーでは 腎生検登録症例（J-RBR）の 30％前後を占めている．その病理像は非常に多彩である．IgA 腎症の予後を予測するための Oxford 分類とわが国の IgA 腎症診療指針第3版の組織学的重症度分類は，病理所見の定義が同一で，病理診断の際の病態の把握や整理がしやすいように工夫されている．IgA 腎症の病理診断の際には，他の糸球体疾患との鑑別や合併例に注意し，IgA 腎症の確定診断に加え，炎症の活動性と慢性化を評価し，臨床所見を含め症例の総合的な病態を把握し，正しい治療法の選択や予後の予測に結びつけることが重要である．

参考文献

1) Trimarchi H, Barratt J, Cattran DC, et al. Oxford Classification of IgA nephropathy 2016: an update from the IgA Nephropathy Classification Working Group. Kidney Int. 2017; 91: 1014-21.

2) Cattran DC, Coppo R, Cook HT, et al. The Oxford Classification of IgA nephropathy: ratio-

nale, clinicopathological correlations, and classification. Kidney Int. 2009; 76: 534-45.

3) Clinical guides for immunoglobulin A (IgA) nephropathy in Japan, third version. Nihon Jinzo Gakkai Shi. 2011; 53: 123-35.

4) Bellur SS, Lepeytre F, Vorobyeva O, et al. Evidence from the Oxford Classification cohort supports the clinical value of subclassification of focal segmental glomerulosclerosis in IgA nephropathy. Kidney Int. 2017; 91: 235-43.

5) Kveder R, Lindic J, Ales A. Acute kidney injury in immunoglobulin A nephropathy: potential role of macroscopic hematuria and acute tubulointerstitial injury. Ther Apher Dial. 2009; 13: 273-7.

6) Masuda Y, Yamanaka N, Ishikawa A, et al. Glomerular basement membrane injuries in IgA nephropathy evaluated by double immunostaining for $\alpha 5$ (IV) and $\alpha 2$ (IV) chains of type IV collagen and low-vacuum scanning electron microscopy. Clin Exp Nephrol. 2015; 19: 427-35.

7) Kusano T, Takano H, Kang D, et al. Endothelial cell injury in acute and chronic glomerular lesions in patients with IgA nephropathy. Hum Pathol. 2016; 49: 135-44.

8) Moulis G, Huart A, Guitard J. IgA-mediated anti-glomerular basement membrane disease: an uncommon mechanism of Goodpasture's syndrome. Clin Kidney J. 2012; 5: 545-8.

9) O'Donoghue DJ, Nusbaum P, Noel LH. Antineutrophil cytoplasmic antibodies in IgA nephropathy and Henoch-Schönlein purpura. Nephrol Dial Transplant. 1992; 7: 534-8.

10) Yang YZ, Shi SF, Chen YQ, et al. Clinical features of IgA nephropathy with serum ANCA positivity: a retrospective case-control study. Clin Kidney J. 2015; 8: 482-8.

11) Kobayashi M, Usui J, Sakai K, et al. Membranous nephropathy with solitary immunoglobulin A deposition. Intern Med. 2015; 54: 1081-4.

12) Doi T, Kanatsu K, Nagai H. An overlapping syndrome of IgA nephropathy and membranous nephropathy? Nephron. 1983; 35: 24-30.

13) Alexander MP, Nasr SH, Watson DC, et al. Renal crescentic alpha heavy chain deposition disease: a report of 3 cases and review of the literature. Am J Kidney Dis. 2011; 58: 621-5.

14) Vignon M, Cohen C, Faguer S, et al. The clinicopathologic characteristics of kidney diseases related to monotypic IgA deposits. Kidney Int. 2017; 91: 720-8.

15) Nagae H, Tsuchimoto A, Tsuruya K, et al. Clinicopathological significance of monoclonal IgA deposition in patients with IgA nephropathy. Clin Exp Nephrol. 2017; 21: 266-74.

16) Okabayashi Y, Tsuboi N, Nakaosa N, et al. A Case of Hepatic glomerulosclerosis with monoclonal IgA1-. Case Rep Nephrol. 2018; 2018: 4748357.

17) Kaneko T, Arima R, Arakawa Y, et al. Two cases of rapidly progressive nephritic syndrome complicated with alcoholic liver cirrhosis. Nihon Jinzo Gakkai Shi. 2011; 53: 60-7.

18) Góis M, Azevedo A, Carvalho F, et al. Anticoagulant-related nephropathy in a patient with IgA nephropathy. BMJ Case Rep. 2017; 2017.

（遠藤陽子，清水　章）

V IgA 腎症の病理

2

組織学的重症度分類（日本分類）と Oxford 分類の比較

はじめに

　IgA 腎症は，臨床的に大半は慢性腎炎症候群を呈し，自覚なしに進行するが，ときに急性腎炎様の症状を呈する．したがって，腎生検により確定診断がなされるが，その病期はさまざまである．さらに，積極的治療の対象となる活動性病変とむしろ予後を決定する慢性病変に関して，それらを総合的に定量評価することが治療方針の選択に参考となる．そのため，これらの病変の多様性を臨床病理学的見地から整理したのが組織分類である．IgA 腎症の病理診断に必須となる病変が選択され，各病変が定義され，そしてエビデンスに基づいた組織分類が国際 IgA 腎症臨床病理組織分類（いわゆる Oxford 分類）として誌上発表された[1,2]．一方，わが国においても，厚生労働省・日本腎臓学会合同による「組織学的予後分類第 2 版（2002 年）」の改訂版として，エビデンスに基づいた組織学的重症度分類（日本分類）が作成された[3-5]．これらの 2 つの組織分類は相互に異なった分類となっているが，IgA 腎症を構成する病変の定義は共通している[6]．それにより，IgA 腎症の病理組織学的スペクトラムが整理され，病変の臨床的意味が明らかにされつつある．2 つの組織分類の相違点を明かにし，エビデンスに基づいた IgA 腎症組織分類の限界と問題点を明かにし，我が国において，この 2 つの分類をどのように使い分けるかについての指針を呈示する．

1　Oxford 分類の成立過程

A　IgA 腎症に必須の病理パラメータの選択とその定義，評価法

　IgA 腎症に関する病理パラメータとして，メサンギウム細胞増多，管内性細胞増多，糸球体毛細血管係蹄壊死，管外性細胞増殖（細胞性・線維細胞性半月体），全節性硬化，分節性硬化・硝子化，癒着，間質内炎症，尿細管萎縮・線維化，小動脈硬化，そして，細動脈内膜の硝子化が選択された．評価法としては，これらの病変を認める糸球体の数を算出し，全糸球体数に対する病変の割合が％で記載される 表1 ．また，間質尿細管病変では，腎皮質における炎症細胞浸潤の広がりを間質内炎症の指標で，糸球体と大血管を除く腎皮質総面積における間質の占有面積を尿細管萎縮 /間質線維化として，10％ごとに記載する．血管病変では，小動脈（多くは小葉間動脈）内膜の線維性肥厚の程度を中膜の厚さと比較することにより，①正常，②肥厚内膜が中膜厚より小さい場合，③肥厚内膜が中膜厚を超えている場合，の 3 段階に分類する．細動脈の評価は，硝子化病変を有する細動脈が細動脈全体に占める割合により，0，≦25％，26〜50％，50％＜の 4 段階に分類する．

表1 Oxford 分類（MESTC 分類）

病理パラメータ	定義	スコア	
メサンギウム細胞増多	PAS 染色にて，メサンギウム領域に 4 個以上の核をもつ糸球体を 50%以上認める場合を M1 とする．	M0 M1	なし あり
糸球体分節性硬化	糸球体毛細血管係蹄の硬化が分節性（全節性でない）にみられ，癒着を伴っていてもよい	S0 S1	なし あり
管内性細胞増多	糸球体毛細血管係蹄内の細胞増多により内腔が狭小化した状態	E0 E1	なし あり
尿細管萎縮/間質線維化	腎皮質領域における尿細管萎縮あるいは間質幅の%	T0 T1 T2	0～25% 26～50% ＞50%
半月体	細胞性または線維細胞性半月体	C0 C1 C2	なし 0～24% ＞25%

しかし，血管病変の評価は最終的に Oxford 分類には入っていない．

B 病理パラメータの評価の再現性と組織分類への導入

病理組織分類の作成にあたって，病理医間での再現性，すなわち前述の定量的評価において一致率の高い病理パラメータだけを選択することから着手された．5 人の評価者間の再現性の評価法として，級内相関係数（intraclass correlations: ICC）が用いられ，0.6 以上を高度良好，0.4 以上を良好，0.4 以下を不良としている．その結果，メサンギウム細胞増多（0.63），糸球体全節性硬化（0.89），分節性硬化＋癒着（0.49），管内性細胞増多（0.49），管外性細胞増殖（細胞性半月体）（0.68）尿細管萎縮（0.76），間質線維化（0.74），間質内炎症（0.61），小動脈硬化（0.69）が選ばれた[1,2]．腎生検時と追跡期間中の前記の臨床因子で補正した Cox 重回帰分析においても，メサンギウム細胞増多の有無と尿細管萎縮 /間質線維化の程度が，腎機能予後に関連して独立した予後不良因子であった[1,2]．

C エビデンスに基づく組織分類の作成

以上の解析の結果から，メサンギウム細胞増多を示す糸球体が 50%以上の有無（M0，M1），管内性細胞増多の有無（E0，E1），分節性硬化の有無（S0，S1），そして，尿細管萎縮 /間質線維化の程度：＜25%（T0），26～50%（T1），＞50%（T2）を基準として MEST 分類が提唱された 表2．エビデンスに基づく組織分類に至る手法のあらすじとしては，① IgA 腎症に必須の病変の選択とその定義を検討，②その病変を定量化するためのスコアシートを作成，③ inclusion criteria に沿って 5 大陸から 265 症例を収集，④世界の腎病理医（18 人）が 1 症例につき 5 人でスコアシートに従って診断，⑤各病変の病理医間での評価の再現性を検討し，再現性の悪い病変は除外，⑥再現性のよい病変に対して腎機能予後予測因子を検出するため，GFR 低下の傾きと病変とを単・複線形回帰により検証し，さらに eGFR の 50%低下あるいは末期腎不全への進展までの期間と病変との

表2 わが国の組織学的重症度分類

組織学的重症度	予後と関係のある病変*を有する糸球体/総糸球体数	急性病変のみ	急性病変＋慢性病変	慢性病変のみ
H-Grade I	0〜24.9%	A	A/C	C
H-Grade II	25〜49.9%	A	A/C	C
H-Grade III	50〜74.9%	A	A/C	C
H-Grade IV	75%以上	A	A/C	C

*予後と関係のある病変を以下のように急性病変と慢性病変に分ける．
　急性病変（A）：係蹄壊死，細胞性半月体，線維細胞性半月体
　慢性病変（C）：全節性硬化，分節性硬化，線維性半月体

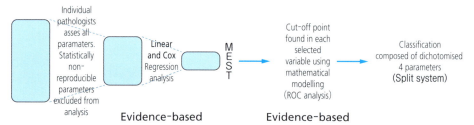

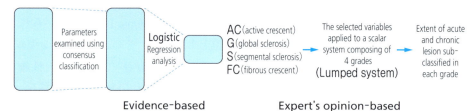

図1 Oxford分類（MEST分類）とわが国の組織学的重症度分類の作成過程の比較

　関連を単・複Coxハザードモデルを用いて検証して，有意性のある病変を選択，⑦選ばれた病変について，ROCにて臨床予後に関連するカットオフ値を算定，⑧カットオフ値をもった病変の組み合わせを提示し，その分類による予後を検証した．そして，以上の一連の経過により組織分類が作成された．

　その後，Oxford分類で採用されなかった管外性細胞増殖（半月体）（C病変）については，Oxford分類の改訂にむけて半月体ワーキンググループが組織された．4つのコホート〔Oxford分類，VALIGA，Chinese（Nanjing），Japanese（Fukuoka）〕を併せて3,096例を解析して，半月体（細胞性または線維細胞性）の予後への影響，そのcut off値，そして治療への反応性を検証した．その結果，半月体が有意なリスク因子になったのは，全例の解析と免疫抑制薬非使用例のコホートに認められ，免疫抑制薬使用例に関しては，半月体形成率17%（1/6）以上は有意なリスク因子とならなかった．半月体形成率25%（1/4）以上では，免疫抑制薬投与の有無にかかわらず有意なリスク因子となった．そのた

め，Oxford分類改訂において，MESTに加えて，C病変は，C0（半月体なし），C1（半月体形成率0より大きく25％未満），C2（半月体形成率25％以上）を追加される形となった[7]．

2 わが国の組織学的重症度分類の成立過程

わが国においてもエビデンスに基づくIgA腎症組織分類の作成を目的に，厚生労働省難治性疾患克服事業進行性腎障害に関する調査研究班IgA腎症分科会が主体となり，全国16施設の協力を得て「IgA腎症の腎病理所見と予後の関連に関する後ろ向き多施設共同研究が展開された．その結果，287症例の臨床情報と腎生検標本が収集された．腎生検をスコア化するにあたり，病変パラメータとして，Oxford分類の定義に従って，メサンギウム細胞増多，管内性細胞増多，細胞性半月体（係蹄壊死を含む），線維細胞性半月体，線維性半月体，全節性硬化，分節性硬化，癒着のそれぞれの病変を伴う糸球体の数を算出し，全糸球体数に対する割合を％で記載した．各病変の透析導入への影響を多変量ロジステイック回帰で評価したところ，腎生検後5年以内と5年から10年以内でのどちらの透析導入率に対しても，細胞性あるいは線維細胞性半月体形成と全節性硬化糸球体が交絡性のない独立した予後関連因子として選択された．さらに，生検後5年以内の透析導入では，分節性糸球体硬化と線維性半月体が独立した予後関連因子として追加選択された．一方，メサンギウム細胞増多，管内性細胞増多，そして，癒着は，10年以内の透析導入の予後関連因子としては選択されなかった[3-6]．

IgA腎症組織分類の作成にあたっては，透析導入をもたらす予後関連因子として，急性糸球体病変では，細胞性半月体（係蹄壊死を含む）と線維細胞性半月体が，慢性糸球体病変では，全節性糸球体硬化，分節性糸球体硬化，そして，線維性半月体が選ばれ，これらの病変のいずれかを示す糸球体の全糸球体に対する割合を25％，50％，75％で切り，組織学的重症度grade I, II, III, IVとした．さらに，治療の観点から，各gradeにおいて，

表3 Oxford分類とわが国の重症度分類に使用された病理パラメータの比較

病変	病理パラメータ	Oxford分類	重症度分類
急性活動性糸球体病変	メサンギウム細胞増殖	○	×
	管内性細胞増多	○	×
	細胞性または線維細胞性半月体	○	○
慢性糸球体病変	全節性硬化	×	○
	分節性硬化	×	○
	分節性硬化・癒着	○	×
	線維性半月体	×	○
	癒着	×	×
尿細管・間質	間質線維化・尿細管萎縮	○	×
血管病変	小葉間動脈	×	×
	輸入細動脈	×	×

○：採用，×：不採用

急性病変（acute lesion: A）のみをもつ症例，急性病変と慢性病変（chronic lesion: C）とを合わせもつ症例，慢性病変のみをもつ症例に対して，それぞれ A，A/C，C と付記した 表3 ．Grade I, Grade II, Grade III, Grade IV のそれぞれにおける透析導入率は 7%，16%，31%，68%で，Grade I に対する Grade II, Grade III, Grade IV の odds 比は，2.4，5.7，27.6 と統計的有意性をもって上昇していることから組織学的重症度分類の妥当性が検証されている[3-5]．

3　Oxford 分類とわが国の組織学的重症度分類の比較

腎機能予後に関与する病理パラメータにおいて，Oxford 分類（MESTC 分類）では，メサンギウム細胞増多を伴う糸球体 50%以上の有無，管内性細胞増多の有無，分節性硬化糸球体の有無，活動性半月体の有無，間質線維化 /尿細管萎縮の程度の組み合わせとし，split system を採用している．一方，わが国の組織学的重症度分類では，細胞性半月体，線維細胞性半月体，全節性硬化糸球体，分節性硬化糸球体，線維性半月体のどれかを認める糸球体数の糸球体総数に対する割合を%で表し，0%，25%，50%，75%の 4 段階評価により grade 分類をしている点で lumped system といえる[8]．

この 2 つの分類を比較してみると，共通点として，分節性硬化を取り入れていること，癒着単独と動脈病変の評価が必須事項に入っていないことがあげられる．一方，相違点として，Oxford 分類では，メサンギウム細胞増多糸球体 50%以上，管内性細胞増多の有無，間質線維化 /尿細管萎縮の程度を取り上げているが，わが国の組織学的重症度分類では，細胞性半月体，線維細胞性半月体，全節性硬化糸球体を取り上げている．全節性硬化と間質線維化 /尿細管萎縮とは高度の相関性（相関係数 0.7）があり，どちらかの選択で認容できる．しかし，Oxford 分類では，再現性が低い理由で，線維性半月体が臨床パラメータとの相関に関する解析の対象から外れている．また，急性活動性半月体（細胞性，線維細胞性）は，腎機能低下への影響が有意でなく，組織分類を構成する病変パラメータとしては取り上げていなかったが，改訂において，採用された[8] 表3 ．

注目すべきは，IgA 腎症の多様な臨床経過，すなわち，慢性進行型，急性再燃型，急性増悪型の経過に対応できる組織分類は，Oxford 分類の split system よりは，わが国の組織学的重症度分類の方が適応範囲が広いことである 図2 ．Oxford 分類は，科学的な段階を踏んで後者を目指した，いわゆるエビデンスに基づく組織分類の草分け的存在にあるといえる．しかし，この手法は Oxford 分類を作成したコホートと類似したコホートを要求し，普遍化できないという限界を呈している．本来の組織分類は，個々の症例を組織分類の亜型に類型化することにより，症例の伝達を正確かつ簡便なものにし，多施設間の症例を集めて大規模臨床研究の基礎となる役目を担っている．その観点から，lumped system による grade 分類を基盤としたわが国の組織学的重症度分類の方がより汎用性があるといえる[8]．

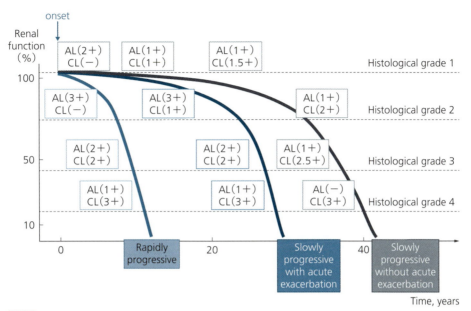

図2 IgA腎症の自然経過と日本分類の関連
AL: Active lesion: active crescent
CL: Chronic lesions: global sclerosis
　　　　　　　　　segmental sclerosis
　　　　　　　　　fibrous crescent

4　今後の課題

　IgA腎症に関するOxford分類とわが国の組織学的重症度分類では，あらかじめ，後ろ向き研究により腎機能低下予後に影響する病変パラメータを選び出し，そのエビデンスに基づく組織分類を作成する最初の試みであった．しかし，後ろ向き研究において，コホートの取り方（人種，年齢分布，治療の有無）や追跡期間の相違により結果が異なることは今回の追試研究が示すところである[8]．また，統計的手法，特にエンドポイントの取り方においても，Oxford分類では，GFR低下の傾きを指標とした線形回帰モデルや透析導入あるいは50％腎機能悪化までの期間を用いたCox解析を採用しており，一方，わが国の組織学的重症度分類においては，5年以内と5〜10年の2つの期間における透析導入の有無を予測する病理パラメータをロジスティック解析で選び出す手法を用いている．このように組織分類作成のためにさまざまなエビデンスの求め方があるので，いまだ一定の方式がないといってよい．したがって，異なったコホートにおいて，異なった研究手法によるエビデンスに基づく，異なった組織分類が出現することになる．Oxford分類においては，MESTの組み合わせをMESTスコアーとして，腎生検時の臨床データを組み合わせて，早期の腎機能予後の予測性が増すことを報告している[9]．そして，MESTCの各々のパラメータについての臨床病理学的特徴が検証されている[10]．さらに，具体的なMESTCスコアーと臨床データを予後予測方程式に代入して5年予後を知ることができるwebサイトが紹介され，臨床の現場に応用できる準備が進んでいる[11]．一方，わが国の組織学的

重症度分類では，前向き研究により，臨床的重症度分類と組織学的重症度分類を合体させた末期腎不全へのリスク分類が発表された[12]．今後，IgA 腎症の適正な治療法に関する国際的標準化を目的として，それに役立つ組織分類の改良が望まれる．その観点から，IgA 腎症の治療法の評価に関して，Oxford 分類の split system と日本分類の lumped system がどのように役立つかが比較され，人種差を考慮した国際的大規模臨床研究が進められるべきであり，組織分類のありかたが現在も模索されている[13]．

● おわりに

IgA 腎症に関するエビデンスに基づく組織分類として，Oxford 分類の split system と組織学的重症度分類の lumped system による構造的な相違を，その成立過程から明らかにして，それらの組織分類の限界と問題点に言及した．Oxford 分類は MESTC の各々のパラメータを個別に評価できる利点があるが，その組合せがどのように予後に関与するかを臨床の現場で査定することは容易でない．MESTC スコアーと腎生検時の臨床データを組み合わせて，腎機能予後の予測性を示す方程式が呈示されているが，それに関与する主たる病理パラメータは M と T のみであり，その後の治療法に大きく左右される要素を含んでいる[11]．一方，わが国の組織学的重症度分類は，lumped system による段階的評価のため，腎機能予後の予測が臨床現場で容易である利点がある．しかし，治療によりどの程度の影響を受けるか，そして，治療の選択に組織学的重症度分類をどのように役立てるかについてのエビデンスを求めることが今後の課題である．

参考文献

1) Cattran D, Coppo R, Cook T, et al（A Working Group of the International IgA Nephropathy Network and the Renal Pathology Society），The Oxford classification of IgA nephropathy: rationale, clinicopathological correlations, and classification. Kidney Int. 2009; 76: 534-42.

2) Roberts I, Cook T, Troyanov S, et al（A Working Group of the International IgA Nephropathy Network and the Renal Pathology Society）. The Oxford classification of IgA nephropathy: pathology definitions, correlations, and reproducibility. Kidney Int. 2009: 76: 546-56.

3) Kawamura T, Joh K, Okonogi H, et al. A histologic classification of IgA nepeopathy for prediting long-term prognosis: emphasis on end-stage renal disease. J Nephrol. 2013; 26: 350-57.

4) Coppo R, Stéphan Troyanov S, Shubha Bellur S, et al. Validation of the Oxford classification of IgA nephropathy in cohorts with different presentations and treatments. Kidney Int. 2014; 86: 828-36.

5) 川村哲也，城 謙輔，宇都宮保典，他．厚生労働科学研究費補助金難治性疾患克服研究事業 進行性腎障害に関する調査研究班報告 IgA 腎症分科会：IgA 腎症診療指針第 3 版．日腎会誌．2011; 53: 123-35.

6) 城 謙輔，片渕律子，久野 敏，他．厚生労働科学研究費補助金難治性疾患克服研究事業 進行性腎障害に関する調査研究班報告 IgA 腎症分科会：IgA 腎症診療指針第 3 版：補追 IgA 腎症組織アトラス．日腎会誌．2011; 53: 123-35.

7) Haas M, Verhave JC, Liu ZH, et al. A Multicenter Study of the Predictive Value of

Crescents in IgA Nephropathy. J Am Soc Nephrol. 2017; 28: 691-701.

8) Joh K, McNamara KM. Differences of histological classification between the japanese histological grade classification and the Oxford classification. Splinger Japan. 2016, p.69-88.

9) Barbour SJ, Espino-Hernandez G, Reich HN, et al. The MEST score provides earlier risk prediction in IgA nephropathy. Kidney Int. 2016; 89: 167-75.

10) Trimarchi H, Barratt J, Cattran DC, et al. IgAN Classification working group of the international IgA nephropathy network and the renal pathology society; Conference Participants. Oxford classification of IgA nephropathy 2016: an update from the IgA nephropathy classification working group. Kidney Int. 2017; 91: 1014-21.

11) Barbour SJ, Coppo R, Zhang H, et al. Evaluating a new international risk-prediction tool in IgA nephropathy. JAMA Intern Med. 2019; 179: 942-52.

12) Okonogi H, Kawamura T, Joh K, et al. A grading system that predicts the risk of dialysis induction in IgA nephropathy patients based on the combination of the clinical and histological severity. Clin Exp Nephrol. 2019; 1: 16-25.

13) Haas M, Rastaldi MP, Fervenza FC. Histologic classification of glomerular diseases: clinicopathologic correlations, limitations exposed by validation studies, and suggestions for modification. Kidney Int. 2014; 86: 648, 2014; 85: 779-93.

（城　謙輔）

V IgA 腎症の病理

3

血尿の病理

はじめに

　IgA 腎症の基本的な特徴は，免疫グロブリンである IgA の糸球体への沈着が必須であること，臨床所見としてほとんど常に血尿を伴うことである．これまで，沈着する IgA の性状や，IgA 腎症の発症機序，予後との関連，治療法などについては，世界的に膨大な研究がなされ，その成果も目覚ましい．しかし，IgA 腎症において必発する血尿については現象の把握に終始し，その機序については憶測による説明にとどまっており，説得力のある検討結果はほとんどみられない．

　最近，新しいタイプの走査電子顕微鏡の開発とそれに伴う新しい方法論の展開がみられ，これの応用が血尿の機序解明への一助となりうる可能性が示唆されている．本稿では，これまでに得られたこの方法論による検索結果を視野に入れつつ，IgA 腎症の血尿についての病理学的考察を試みたい．

1 IgA 腎症の概念と血尿

　IgA 腎症は血尿をきたす疾患という概念が定着しているが，IgA 腎症についての各国における膨大な研究にもかかわらず，糸球体への IgA の沈着と血尿との因果関係については明らかな結論が得られておらず，不明確なところが多く残されている．

　IgA の沈着は糸球体の炎症性変化をもたらし，病変の進行とともにタンパク尿の出現と増強をきたすが，血尿の程度は糸球体の炎症の程度と相関するとされ[3]，この炎症性変化により糸球体血管壁の破綻が生じ，そこから出血が起こるという説が提起されている[4]．しかし，炎症像のほとんど見られない病初期や，ごく軽度の炎症像でも血尿が認められており，十分な説明とはなっていない．

　IgA 腎症腎生検例の透過型電子顕微鏡による検索から，IgA 腎症ではしばしば糸球体基底膜に分節性の分布で菲薄化が観察され，菲薄化基底膜の分布と血尿の程度に有意の相関がみられている[5-7]．IgA 腎症の血尿はこの基底膜の菲薄化が原因であるとして，IgA 沈着により引き起こされた糸球体の炎症がこのような菲薄化部位の破綻をきたし赤血球の漏出をきたすという推定がされているが，遺伝性疾患である菲薄化基底膜病（thin basement membrane disease）では，糸球体の炎症性変化がないにもかかわらず定常的に持続性血尿を生じる例の多いことが特徴とされ[8]，このことからも血尿の原因を糸球体の炎症に帰するには疑問が残るところである．

　IgA 腎症の動物実験モデルとして，IgA 腎症自然発症 ddY マウスが知られており[9]，

さらに高 IgA 血症を示す ddY マウスの継代交配により確立された高 IgA 血症純系マウス（HIGA mouse）[10], IgA 腎症を早期に発症する grouped ddY マウス（gddY mouse）[11] が, わが国を中心とした研究者により詳しく検討され, IgA 腎症の病態, 病因の解明に大きく貢献している. しかし, このいずれの動物モデルにおいても, IgA の糸球体メサンギウムへの沈着を示し, 糸球体の炎症性変化およびタンパク尿が進行するにもかかわらず, 血尿はほとんど生じないという大きな問題を抱えており, このため動物実験モデルでは IgA 腎症の血尿の機序についての解明ができておらず, IgA の糸球体への特異的沈着と血尿との病因的関連についての疑問が残されている.

2 糸球体性血尿と非糸球体性血尿

血尿（すなわち赤血球尿）は, その発生機序から基本的に糸球体性血尿と非糸球体性血尿の2つに大別されている. 糸球体性血尿は, 糸球体自体の障害により糸球体血管壁が損傷し, 漏出した赤血球が原尿とともに直接に尿排出路, すなわちボウマン腔から尿細管腔へと流出し, 最終的に血尿として体外に排出される. これに対し, 非糸球体性血尿は, まず糸球体外の腎内もしくは腎外尿路系（尿細管, 集合管, 腎盂, 尿管, 膀胱, 尿道）に近接する血管から何らかの原因により赤血球が漏出し, 次いでこれが尿路排出管の壁に侵入して管腔内に流入し, 尿と共に体外に排出されるという経過をとる 図1. 著明な炎症や腫瘍細胞の増生による血管系, 尿路系の両者の崩壊性変化によることが多いが, 原因は何であれ, 赤血球がこの2段階の経過を経て尿排出路に流入することが糸球体性血尿との基本的な違いである.

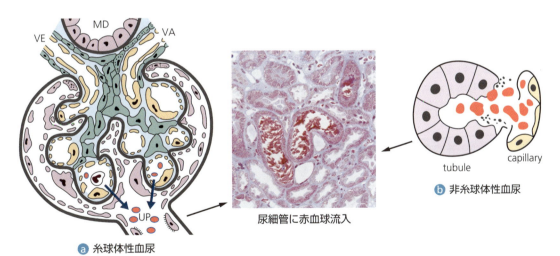

図1 糸球体性血尿と非糸球体性血尿
ⓐ: 糸球体性血尿は糸球体血管壁から漏出した赤血球が直接に尿排出路（ボウマン腔から尿細管）へと流出し, 原尿に混入して血尿をきたす.
ⓑ: 非糸球体性血尿は, まず血管から赤血球が周囲組織に漏出し, 次いで尿排出路の壁を通過して排出路内腔に流入することにより尿中に混入して血尿をきたす.

〔V　IgA腎症の病理〕　3. 血尿の病理

　IgA腎症の血尿は糸球体からの赤血球漏出による糸球体性血尿であるが，正常ではほとんど糸球体血管壁を通過し得ない赤血球が血管から漏出するには，血管内腔を被う内皮細胞，基底膜，足細胞の間をくぐり抜けねばならない．内皮細胞および足細胞では，それぞれ細胞と細胞の接着部位の間を押し広げて通ることができるが，基底膜は1層の隙間のない壁構造であるため，裂け目や穴が生じない限り大きな赤血球がここを通り抜けることは不可能である．壊死性糸球体炎などの高度の糸球体炎症により糸球体基底膜が大きく破れた場合には，赤血球が白血球およびフィブリンのような分子量の大きなタンパクを含む血漿成分と共にどっとボウマン腔内に流出し，ボウマン嚢上皮増生をきたして半月体形成を引き起こすとともに，肉眼的血尿を生じたりするが，IgA腎症においては半月体形成をきたすような病態はごく少なく，IgA腎症症例の5%以下に過ぎないとされている[12]．これは糸球体の炎症が高度となって壊死性の変化を生じ，基底膜が大きく破綻することによるもので，IgA腎症における日常的な血尿とはその機序が全く異なっていると考えられる．

　透過型電顕による詳細な観察により，報告は少ないながらIgA腎症の糸球体基底膜に小裂隙（gap）や断裂（disruption），splitting, thinning, membranolysis, が認められている[5, 13, 14]．しかし，ここから赤血球が血管外へ漏出しつつある像をとらえた報告は，これまで膨大な数のIgA腎症の電顕検索がなされているにもかかわらず極めてまれであり[15]，IgA腎症では高頻度に血尿がみられるのになぜ明らかな出血像の所見が捉えられ難いのか，といった疑問が呈されている．

　菲薄基底膜病では，炎症性変化がないにもかかわらず日常的に血尿を生じており，報告は少ないが透過型電顕による検索において糸球体基底膜のgapや小孔が観察されており，このようなgapからの赤血球漏出像もとらえられている[16]．電顕観察のための超薄切切片は通常0.1μm以下の厚さであり，直径200ミクロンほどの糸球体を全部カバーするためには，2000枚以上の電顕切片に相当する．日常の電顕検索においては，そのうちのせいぜい数枚程度の切片についての2次元的画像を観察しているわけであり，持続的血尿を呈しているとはいえ，IgA腎症や基底膜非薄化病の出血の現場の画像をとらえ難いのはむしろ当然というべきかもしれず，これがIgA腎症の血尿の機序の詳細を解明するための隘路ともなっている．

3　低真空走査電子顕微鏡 LVSEM による光顕標本観察

　近年，日立ハイテクノロジー社により，走査電子顕微鏡による試料検討の簡便化を意図した卓上型低真空走査電子顕微鏡（Low Vacuum Scanning Electron Microscope: LVSEM）が開発されているが，この機器の低真空特性と操作の簡便性に着目して，鳥取大学解剖学の稲賀すみれにより通常の光顕用ガラススライド標本を直接この走査電顕に挿入して観察する画期的な方法が創出された[17]．電顕像のコントラストを得るために重金属による染色が必要であるが，通常のパラフィン切片にPAM染色あるいは白金ブルー染色などを施すことにより，電顕観察が可能となる．試料からの反射電子シグナルの違いにより組織に明暗のコントラストが生じ，走査電顕であるためパラフィン切片の厚さに応じ

180

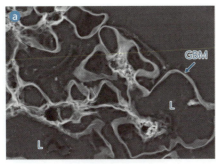 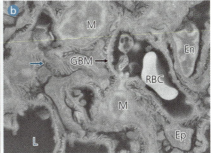

PAM 染色 LVSEM 像　　　　　　　　白金ブルー染色 LVSEM 像

図2　糸球体毛細血管の LVSEM による観察
LVSEM による光顕 PAM 染色標本 ⓐ の観察では銀陽性の基底膜が明瞭に描出されるが，銀陰性の細胞成分は透明化し糸球体基底膜の変化の詳細がより明瞭に把握される．走査電顕であるため 3 次元像が得られ，高倍率の拡大観察も可能である．白金ブルー染色標本 ⓑ では，銀陰性の細胞成分が描出され，固定条件が良いとポドサイトの足突起（青矢印）も観察可能である．
L：血管腔，M：メサンギウム細胞，En：内皮細胞，Ep：上皮細胞，RBC：赤血球，GBM：糸球体基底膜

た 3 次元立体像が描出される．電子顕微鏡の特性として，光学顕微鏡よりはるかに高倍率，高解像度での観察ができ，ガラススライドの光顕標本のどの部位からでも電顕レベルでの情報を得ることができるという大きな利点がある．腎生検光顕組織標本の検索に日常的に用いられている PAM 染色は重金属である銀を用いた染色であるため，カバーグラスをかけなければ（あるいは既存の PAM 染色標本でもキシロール処理などでカバーグラスを外しさえすれば）通常の光顕標本をそのまま直ちに観察が可能であり，銀染色陽性である基底膜などの変化について詳細な情報が得られる．細胞成分のような銀染色陰性の構造物は透明化してほとんど描出されないため，基底膜自体の変化がかえって明瞭にとらえられ，走査電顕の特性による 3 次元情報も加わり，これまでの方法では観察不能であった新しい知見を得ることができる 図2 ⓐ．銀染色陰性の細胞成分などは，無染色のパラフィン切片に白金ブルー染色を施すことにより観察が可能となり 図2 ⓑ，PAM 染色との連続切片によれば，あたかも写真のポジ・ネガのような相補的な電顕像が観察できる．

4　LVSEM による IgA 腎症の検討

　腎症生検組織の光顕 PAM 染色標本を LVSEM で観察すると，銀染色陽性である糸球体基底膜が明瞭に描出され，電顕レベルの精細な情報を得ることが可能である．図3 は PAM 染色による同じ糸球体の光顕像と LVSEM 像を示したもので，LVSEM では上皮細胞や内皮細胞が透明化し，銀染色陽性の基底膜が鮮明に観察される．光顕では，拡大倍率がせいぜい 600 倍どまりであるが，LVSEM ではさらに高倍率での拡大観察が可能であり，かつ光顕像に比し，はるかに解像度の高い精細な画像を得ることができる．IgA 腎症の診断が確定された症例の糸球体を LVSEM で観察したところ，糸球体の炎症は目立たないにもかかわらず，糸球体基底膜のそこかしこに小さな裂隙（gap）や小孔，小破綻が散見

〔V IgA腎症の病理〕 3. 血尿の病理

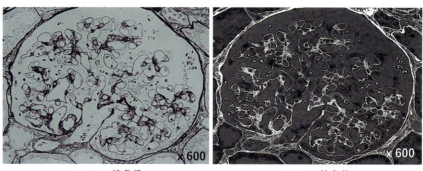

PAM-HE 染色像　　　　　　　　LVSEM 染色像

図3 光顕標本の同じ糸球体の観察
IgA腎症では，糸球体の炎症性変化が強いため糸球体毛細血管が損傷し赤血球が漏出するという説もあるが，図のように，糸球体の変化はごく軽度で基底膜を壊すような炎症像はなくとも，赤血球が糸球体血管壁を通り抜けてボウマン腔内へと漏出し，近位尿細管へと流出して血尿を生じる．

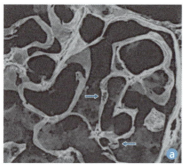 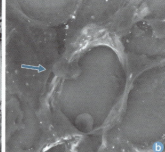 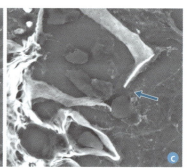

小矢印：基底膜の gap，小裂隙　　　　　　大矢印：赤血球の基底膜からの漏出

図4 LVSEM による IgA 腎症の検討（光顕 PAM 染色標本）
ⓐ：糸球体基底膜にしばしば小孔（gap）や小破綻部（small break）が認められる
ⓑⓒ：基底膜の小孔や小裂隙から赤血球が漏出しつつある像も確認される

され，透過電顕で観察される所見に対応する変化が，より明瞭に確認されている[18]．図4 ⓐ．血尿の著明な IgA 腎症症例について LVSEM による詳細な検討を行った結果，基底膜の穴あき像のみならず，一部では基底膜の小孔や小裂隙部から赤血球が漏出しつつある像がとらえられている 図4 ⓑⓒ．赤血球は重金属である鉄（ヘム）が豊富なため，図のようにその存在が確認可能である．LVSEM では標本の厚さに応じた3次元的画像が描出されるため，透過型電顕の超薄切切片の2次元的観察では確認が困難であったこのような所見が観察可能となり，組織情報の質の向上に寄与する新たな方法論として期待されるところである．

菲薄基底膜病では，糸球体に炎症所見がほとんどない症例に持続的に血尿を生じており，透過型電顕による観察で，遺伝的な基底膜の構造異常に基づくとみられる基底膜菲薄化や基底膜の小孔形成像，さらにはそこからの赤血球漏出像が報告されている[16]．

LVSEM観察においても菲薄基底膜病の基底膜に多数の小孔の分布が認められ，赤血球がまさに基底膜を通過しつつある像も確認されており[19]，IgA腎症の基底膜変化との類似性が示唆されている．

5 IgA腎症における糸球体基底膜の異常

　基底膜の主要構成成分であるIV型コラーゲンはα1～α6の6種類のα鎖の組み合わせによるα1-1-2，α3-4-5，α5-5-6の3種類のtriplet helix構造を形成する．糸球体基底膜は主にα3-4-5鎖からなり，メサンギウム基質は主にα1-1-2鎖で構成されている．蛍光抗体法によるIV型コラーゲンα各鎖の検討は，Alport症候群など糸球体基底膜のIV型コラーゲン異常による疾患の診断に寄与しているが，IgA腎症についても，血尿との関連から糸球体基底膜を構成するIV型コラーゲンの異常についての検討結果がわずかながら報告されている[18,20]．

　IgA腎症の基底膜障害という観点からみると，蛍光抗体法によるIV型コラーゲンα2鎖とα5鎖の二重染色において，しばしば糸球体基底膜を構成するα5鎖の明らかな異常が確認され，メサンギウム基質を構成するα2鎖にも変化が認められる 図5 ．正常基底膜に比し，α5鎖とα2鎖の表出に不均衡がみられ，糸球体基底膜のsynthesisとdegradationの異常が示唆される[18]．

　血尿が必発するIgA腎症腎組織のLVSEM検索による糸球体基底膜の観察，菲薄基底膜病の検索結果との対応などにより，糸球体性血尿の機序解明の手掛かりが得られつつあるが，IgA腎症においては，IgAの沈着により生じる糸球体の炎症性変化の究明のみなら

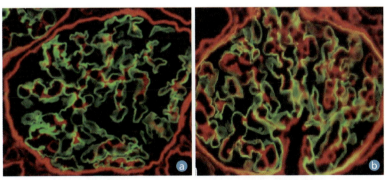

　　　　正常糸球体　　　　　　　IgA腎症糸球体

図5　IgA腎症糸球体基底膜の蛍光抗体法による検討
　　　── IV型コラーゲンα2鎖（赤色）とα5鎖（緑色）の二重染色
ⓐ：正常糸球体の基底膜はα5鎖が線状に強く表出されるが，α2鎖はメサンギウム基質に陽性で，糸球体基底膜にはほぼ陰性である．
ⓑ：IgA腎症では，糸球体基底膜のα5鎖の染色性が不均一に減少し，基底膜構築の異常を示唆している．α2鎖はメサンギウム領域や基底膜に沿った染色性の増強がみられ，炎症性変化の影響を反映している．
　　　　　　　　　　　　　　　　　　（益田幸成博士原図）

ず，基底膜構成成分の異常による基底膜傷害に着目した詳細な検討が今後の重要な課題であることに留意すべきである．

　IgA腎症において糸球体基底膜の異常に着目した遺伝的解析はほとんどなされていないが，IgA腎症にみられる分節性の基底膜菲薄化，菲薄基底膜病の基底膜異常による血尿の機序との類似性などからは，共通の遺伝子変異に基づく可能性も示唆される．次世代シーケンサーなどの解析技術の進歩による網羅的解析が普及するにつれ，遺伝子の変異による基底膜異常がIgA腎症と大きく関わっていることが判明するやもしれず，疾患感受性遺伝子の検討ばかりではなく，この観点からの研究が期待されるところである．

● おわりに

　IgA腎症は血尿を伴う疾患であるという概念が定着しているにもかかわらず，IgAの糸球体への沈着と血尿生成機序との関連について明確な解明はなされておらず，今後の課題として残されている．新しい方法論としてのLVSEMによる検索や基底膜構成成分の検討による基底膜異常の詳細な解析が，この問題の解決に寄与することを期待したい．

参考文献

1) Berger J, Hinglais N. Les depots intercapillarires d'IgA. J Urol Nephrol. 1968; 74: 694-5.
2) Berger J. IgA glomerular deposits in renal disease. Transplant Proc. 1969; 1: 939-44.
3) Tawari R, Nada R, Kaur M, et al. Correlates of hematuria on glomerular histology and electron microscopy in IgA nephropathy. Med J Armed Froces India. 2016; 72: 120-4.
4) 堀田　修. IgA腎症の病態と扁摘パルス療法. 東京: メディカル・サイエンス・インターナショナル: 2008.
5) Taguchi T, von Bassewitz DB, Grundmann E, et al. Ultrastructural changes of glomerular basement membrane in IgA nephritis: Relationship to hematuria. Ulrastruct Pathol. 1988; 12: 17-26.
6) Morita M, Sakaguchi H. A quantitative study of glomerular basement membrane changes in IgA nephropathy. J Pathol. 1988; 154: 7-18.
7) Berthoux FC, Laurent B, Alamartine E, et al. New subgroup of primary IgA nephritis with glomerular thin basement membrane (GBM). Syndrome or association. Nephrol Dial Transplant. 1996; 11: 558.
8) Tryggvason K, Patradda J. Thin basement membrane nephropathy. J Am Soc Nephrol. 2006; 17: 813-22.
9) Imai H, Nakamoto Y, Asakura K, et al. Spontaneous glomerular IgA deposition in ddY mice. an animal model of IgA nephritis. Kidney Int. 1985; 27: 756-61.
10) Miyawaki S, Muso E, Takeuchi E, et al. Selecting breeding for high serum IgA levels from noninbred ddY mice: isolation of a strain with an early onset of glomerular IgA deposition. Nephron. 1997; 76: 201-7.
11) Suzuki H, Suzuhi Y, Novak J, et al, Development of animal models of human IgA nephropathy. Drug Discov Today Dis Models. 2014; 11: 5-11.
12) Jennet JC. Rapidly progressive crescentic glomerulonephritis. Kidney Int. 2003; 63: 1164-77.
13) Terasaki T, Sano M, Narita M, et al. Ultrastructural study of gaps of the glomerular basement membrane in IgA nephropatrhy. Am J Nephrol. 1986; 6: 443-9.

14) Kobayashi M, Koyama A, Yamagata K, et al. Significans of deposits and abnormalities of the glomerular basement membrane in tissue injury accompanying IgA nephropathy. 日腎会誌. 1992; 34: 47-456.

15) 浜口欣一, 上杉憲子. 所見の捉え方: 電子顕微所見. In: 日本腎病理協会, 他, 編. 腎生検病理アトラス. 改訂版. 東京: 東京医学社; 2017. p.63-74.

16) Collar JE, Ladva S, Cairns TD, et al. Red cell traverse through thin glomerular basement membranes. Kidney Int. 2001; 59: 2069-72.

17) Inaga S, Hirashima S, Tanaka K, et al. Low vacuum scanning electron microscopy for paraffin sections by utilizing the differential stainability of cells and tissues with platinum blue. Arch Histol Cytol. 2009; 72: 101-6.

18) Masuda Y, Yamanaka N, Ishikawa A, et al. Glomerular basement membrane injuries in IgA nephropathy evaluated by double immunostaining for α5 (IV) and α2 (IV) chains of type IV collagen and low-vacuum scanning electron microscopy. Clin Exp Nephrol. 2015; 19: 427-35.

19) 山中宣昭. IgA 腎症と血尿. In: 湯村和子, 編. IgA 腎症の臨床. 東京: 東京医学社; 2018. p.78-85.

20) Kamimura H, Honda K, Nitta K, et al. Glomerular expression of alpha2 (IV) and alpha5 (IV) chains of type IV collagen in patients with IgA nephropathy. Nephron. 2002; 91: 43-50.

〈山中宣昭〉

V　IgA 腎症の病理

4

病理所見と腎予後

尿細管間質，血管病変を含めて

はじめに

2009 年 Oxford 分類が出版されて以来，病理所見と腎予後の関係は Oxford 分類を中心に議論されている．したがって本稿では，Oxford 分類の Validation study を中心に病理所見と腎予後の関係を述べる．

1　Oxford 分類

2009 年，IgA 腎症の進行を正確に予測する組織病変を同定し，臨床家や病理医が個々の IgA 腎症症例の予後の改善に寄与することを目的に国際 IgA 腎症ネットワークワーキンググループと国際腎病理協会による Oxford 分類が発表された[1,2]．臨床パラメータと独立して予後に影響する病変としてメサンギウム細胞増多 M（M0；メサンギウム細胞増多スコア 0.5 以下，M1；0.5 より大），分節性硬化 S（S0；なし，S1；あり），尿細管萎縮/間質線維化 T （病変が皮質に占める面積の％により T0；25％以下，T1；26〜50％，T2；>50％）が選ばれ，ステロイドなどの免疫抑制療法に反応する病変として管内細胞増多 E（E0；なし，E1；あり）が採択された．

2　Oxford 分類の Validation study

Oxford 分類は国際分類としてインパクトが強く，また論文の中で Validation study が必要であると述べられていたこともあり，2011 年より世界各国から次々と Validation study が報告された．国，症例数，主要評価項目，解析方法が異なるため 表1 に整理した[3-24]．以下，メサンギウム細胞増多を M，管内細胞増多を E，分節性硬化を S，尿細管萎縮/間質線維化を T で表す．

多変量解析で有意に予後と関連した Oxford 分類の病変についてまとめると，該当病変なしは Alamartine ら[6]，T のみは Yau ら[4]，Kang ら[8]，Lee MJ ら[16]，Park ら[17]，Le ら[13]，S と T は Herzenberg ら[3]，Shi ら[5]，Katafuchi ら[7]，Coppo ら[15]，Woo ら（5 年予後）[22]，M と T は Shima ら[10]，Zeng ら[11]，Woo ら（30 年予後）[22]，E，T が有意であったのは Lee H ら[12]，Chakera ら（免疫抑制薬非使用例が対象）[20]，M，E，T が有意であったのは Halling ら[9]，M，S，T が有意であったのは Tanaka ら[14]，Seriello ら[18]の報告であった．また，Ştefan ら[21]は S のみ，Zhang ら[23]は M と S が有意であったと報告している．

以上のように予後と有意に関係する病変は報告によりさまざまで，その理由は対象症例の選択基準や主要評価項目の違いがあげられる．

186　　JCOPY 498-22446

Oxford 分類で採用されなかった半月体（細胞性あるいは線維細胞性半月体：C 病変）についても多くの Validation study で報告されている[5, 7, 8-9, 11, 13, 15-16, 18-19]．C 病変と予後との有意な関係は，単変量解析では Shi ら[5]，Halling ら[9]，Shima ら[10]，Lee MJ ら[16]，Kaneko ら[19]，Ştefan ら[21]，Zhang ら[23] で，多変量解析では Katafuchi ら[7]，Kaneko ら[19]，Halling ら[9]，Serriello ら[18]，Ştefan ら[21]，Zhang ら[23] の論文で報告されている．また C 病変の予後不良因子としての Cut-off 値についても数編の論文で言及されており，Katafuchi らは約 10%[7]，Shima ら[10] は小児例の解析で 30%，Zhang ら[23] は 5% と報告している．一方，Zeng ら[11]，Le ら[13]，Coppo ら[15] の報告では C 病変は有意に予後に影響を及ぼさなかった．また，Lee MJ らは前述のように C 病変は単変量解析では有意な予後不良因子であったが，多変量解析では有意ではなかったと報告している[16]．これらの報告では，C 病変と予後との関係が否定された理由として対象の選択基準の問題，C 病変の免疫抑制療法への反応性などがあげられている．

3　Oxford conference 後の動向

2014 年第 1 回 Oxford conference が開催され，Oxford 分類の有用性，問題点について討議された．その後，6 つのワーキンググループ（① M&E 病変の再現性，②半月体，③ FSGS，④予後予測のモデル化，⑤小児，⑥バイオマーカー）が立ち上げられた．本稿では，このうち 2 つのワーキンググループの進捗について解説する．

A　半月体 working group：Oxford 分類の改定：C スコアの追加

半月体ワーキンググループでは 4 つの Large cohorts（original Oxford cohort, VALIGA, Chinese［Nanjing］, Japanese［Fukuoka］）を merge させ半月体（細胞性または線維細胞性）の予後への影響，その cut-off 値，治療への反応性を検証した[24]．

対象は IgA 腎症 3,096 例で，主要評価項目は eGFR の傾き，eGFR の 50% 以上の低下または末期腎不全（eGFR<15 mL/min/1.73m^2）の combined event とした．

ベースライン eGFR，経過観察中の平均血圧，経過観察中の平均尿タンパクで補正した多変量解析では半月体が combined event の発生の有意のリスク因子になったのは全例の解析と，免疫抑制薬非使用例の解析においてのみであり，ハザード比と 95% 信頼区間はそれぞれ 1.37（1.07-1.75），1.51（1.13-2.02）であった．免疫抑制薬使用例の解析では有意のリスク因子とはならなかった．さらに予後因子としての半月体の cut-off 値を明らかにするために半月体形成比 1/12, 1/10, 1/8, 1/7, 1/6, 1/5, 1/4 のそれぞれについて，それ以上と未満に分け combined event の発生について解析した．全例の解析では半月体形成比 1/6 以上または 1/4 以上の症例で combined event の発生リスクは有意に高く，ハザード比と 95% 信頼区間はそれぞれ 1.63（1.10 to 2.43）と 2.29（1.35 to 3.91）であった．さらに半月体形成比 1/4 以上の症例では免疫抑制薬投与の有無に拘わらず combined event の有意の発症リスク因子となった．

〔V IgA 腎症の病理〕 4. 病理所見と腎予後

表 1 Oxford 分類 Validation study における主要評価項目と関連した病変

年	著者	国	対象	対象の腎生検時期	Incusion criteria
2011	Herzenberg AM, Fogo AB, Reich HN, et al[3]	Alabama, USA	187 （143 adults and 44 children）	median; 2002	eGFR≧30 proteinuria≧0.5 g/24h follow-up≧12 months
2011	Yau T, Korbet SM, Schwartz MM, et al[4]	Chicago, USA	54 （>15 years）	1983〜2009	All
2011	Shi SF, Wang SX, Jiang L, et al[5]	Beijing, China	410 （adults）	1990〜2008	eGFR≧30 proteinuria≧0.5 g/24h follow-up≧12 months
2011	Alamartine E, Sauron C, Laurent B, et al[6]	France	183 （adults）	1994〜2005	All
2011	Katafuchi R, Ninomiya T, Nagata M, et al[7]	Japan	701 （597adults and 105 children*）	1979〜2002	follow-up≧1 year（1 year 以内に ESRF は含む） 10 glomeruli or more *Oxford 分類の条件に絞ったサブ解析あり
2012	Kang SH, Choi SR, Park HS, et al[8]	Korea	197 （>15 years）	2000〜2006	with 5 or more glomeruli
2012	Halling ES, Söderberg MP, Berg UB[9]	Sweden	99 （children）followed up≧5 years	1974〜2007	follow-up>5 year （5 year 以内に ESRF は含む）
2012	Shima Y, Nakanishi K, Hama T, et al[10]	Japan	161 （children）	1977〜1989	follow-up≧1 year
2012	Zeng CH, Le W, Ni Z, et al[11]	multicenter, China	1026 adults	N.A.	eGFR≧30 proteinuria≧0.5 g/24h follow-up≧12 months （12 months 以内に ESRF は含む） total number of glomeruli≧10
2012	Lee H, Yi SH, Seo MS, et al[12]	Korea	69 adults	1994〜2007	follow-up≧36 months 6 months 以内に >50% eGFR 低下は除く
2012	Le W, Zeng CH, Liu Z, et al[13]	multicenter, China	218 children	N.A.	eGFR≧30 proteinuria≧0.5 g/24h follow-up≧12 months （12 months 以内に ESRF は含む） total number of glomeruli≧10
2013	Tanaka S, Ninomiya T, Katafuchi R, et al[14]	Japan	698 （649 adults and 49 children）	1982〜2010	with 10 or more glomeruli
2014	Coppo R, Troyanov S, Bellur S, et al[15]	Europe（VALIGA）	1147 （973 adults and 174 children）	N.A.	follow-up>1 year （1 year 以内に ESRF は含む） 8 glomeruli or more eGFR<30 に絞ったサブ解析あり
2014	Lee MJ, Kim SJ, Oh HJ, et al[16]	Korea	430 adults	2000〜2009	follow-up≧6 monthes 8 glomeruli or more
2014	Park KS, Ham SH, Kie JH, et al[17]	Korea	500 adults	2002〜2010	follow-up≧1 year （1 year 以内に ESRF は含む） 8 glomeruli or more
2015	Serriello I, Polci R, Feriozzi S, et al[18]	Italy	107 adults	N.A.	follow-up≧1 year（1 year 以内に ESRF は含む） 8 glomeruli or more
2015	Kaneko Y, Yoshita K, Kono E, et al[19]	Japan	314 （age range 13-72）	1973〜2012	eGFR≧30 follow-up≧1 year 8 glomeruli or more
2016	Chakera A, MacEwen C, Bellur SS, et al[20]	UK	147 adults	N.A.	8 glomeruli or more No immunosuppressive therapy
2016	Ștefan G, Ismail G, Stancu S, et al[21]	Romania	121 adults	2003〜2013	8 glomeruli or more
2016	Woo KT, Lim CC, Foo MW, et al[22]	Singapore	102	1970〜1983	8 glomeruli or more
2017	Zhang W, Zhou Q, Hong L, et al[23]	China	538 （age 14 or more）	2000〜2011	10 glomeruli or more with crescent formation
2017	Haas M, Verhave JC, Liu ZH, et al[24]	International collaboration（Oxford, VALIGA, Najing; China, Fukuoka; Japan）	3096	N.A.	follow-up≧1 year, 8 glomeruli or more, eGFR≧30 and proteinuria≧0.5 g/24h in Oxford, Nanjing follow-up≧1 year （1 year 以内に ESRF は含む） in VALIGA and Fukuoka

Abbreviations are: eGFR; estimated glomerular filtration rate （mL/min/1.73m²）, SCr; serum creatinine （mg/dL）, ESRF; end-stage renal failure, RAS; renin angiotensin system, M; mesangial hypercellularity score, E; endocapillary hypercellularity, C; cellular or fibrocellular crescent, S; segmental sclerosis, T; tubular atrophy/interstitial fibrosis,
*children: less than 18 years old

主要評価項目	観察期間	主要評価項目と有意に関連した病変		再現性の検討
		単変量解析	多変量解析	
slope of eGFR	53（36〜77）months	—	S, T	あり
50% reduction of eGFR or ESRF	5.8±4.8 years	T	T	なし
ESRF	38（12〜171）months	M, S, T, C	S, T	あり
Doubling of SCr or ESRF	77±54 months	T, S, E	なし	なし
ESRF	62（6〜281）months	—	S, T C をモデルに入れると，C, T	なし
50% reduction of eGFR or ESRF	56.8±29.8 months	T, E	T	なし
50% reduction of eGFR or ESRF	12.3±8 years	M, E, T, C, Global sclerosis	M, E, T, C, Global sclerosis	なし
eGFR＜60	54（12〜170）months	M, T, *E, *C *EとCは糸球体の30%で2分すると予後と有意に関連.	M, T Cは糸球体の30%で2分すると予後と有意に関連.	なし
50% reduction of eGFR or ESRF	53（25th〜75th percentile, 36〜67）months	M, T	M, T	あり
slope of eGFR 50% reduction of eGFR or ESRF	85（25th〜75th percentile, 60〜114）	M, E, T	E, T	なし
50% reduction of eGFR or ESRF	56（12〜182）months	S, T	T	なし
ESRF	4.7（25th〜75th percentile 1.7〜9.3）year	M, S, T	M, S, T	なし
50% reduction of eGFR or ESRF	4.7（25th〜75th percentile 2.4〜7.9）	M, S, T （eGFR＜30のみの解析ではM, T）	S, T （eGFR＜30のみの解析ではM, T, 注：S0とE1は症例数が非常に少なく，EとSはModelから除外）	なし
50% reduction of eGFR or ESRF	61.0±32.3 months	M, E, S, T, C	T	なし
a doubling of the baseline SCr	a mean of 68 months	M, T	T	なし
slope of eGFR	N.A.	—	M, S, T, C	なし
50% reduction of eGFR or ESRF	106（13〜495）months	C, A（Arteriolar hyalinosis）（UP≧0.5 g/dayの症例のみの解析）	C, A （UP≧0.5 g/dayの症例のみの解析） RA系阻害薬加療時はCのみ	あり
ESRF eGFR decline＞5 mL/min/1.73m²	mean 82 months	E, T	E（ESRF） E, T（eGFG deline）	なし
a doubling of the baseline SCr or ESRF	mean 60 months	T, C	S, C	なし
ESRF		E, S, T	S, T（5 years outcome） M, T（30 years outcome）	なし
a doubling of the baseline SCr or ESRF	median 51 months（12〜154 months）	C, S, T	C, M, S	なし
50% reduction of eGFR or ESRF	4.7（25th〜75th percentile 2.9〜7.0）	—	C, M, S, T immunosuppression 使用例ではCはNot significant	なし

〔V　IgA 腎症の病理〕　4. 病理所見と腎予後

以上の結果より半月体ワーキンググループは C0（半月体なし）；C1（半月体 0 より大で半月体 25％未満），C2（半月体形成率 25％以上）からなる半月体スコアを Oxford 分類に追加することを提案した[24]．C1 は免疫抑制薬を使用しない場合予後不良因子となり，C2 は免疫抑制薬を使用しても予後不良因子となることが示唆された．ただし，本研究は多施設後ろ向き研究であり免疫抑制薬使用の適応基準も治療プロトコール，観察期間もまちまちであるため，適切な C2 の cut-off 値を決めるには治療法をそろえたさらなる研究が必要である．

半月体ワーキンググループの提唱をうけて，2016 年 Oxford 分類に半月体（C 病変）が追加され MEST-C score へと改訂された[25]．

B　FSGS working group：Podocytopathy について

2011 年，Karoui らは，糸球体係蹄の癒着部位の硝子化や足細胞の増加を "Podocytopathy"，FSGS 病変として IgA 腎症における病変を FSGS コロンビア分類に当てはめ予後に及ぼす影響について解析した[26]．彼らは 128 例の成人 IgA 腎症を対象とし，80.5％が FSGS の何等かの Variant に当てはまり，これらの病変を有する症例は，有さない症例に比べ有意に腎予後不良であったことから "Podocytopathy" が，IgA 腎症の病因や進行に関与しているのではないかと推測している[26]．

これをうけて Oxford FSGS ワーキンググループでは分節性硬化病変と "Podocytopathy" の関係について再検討した[27]．その結果，Original Oxford cohort のうち分節性硬化または係蹄壁の癒着（すなわち S 病変）を有した 137 例のうち，podocyte hypertrophy が 38％の症例に，hyalinosis が 10％，podocyte 内の resorption droplets が 9％，tip lesions が 7％，perihilar sclerosis が 3％，endocapillary foam cells が 2％の症例にみられた．また podocyte hypertrophy と tip lesions は baseline の尿タンパクと強い相関を示し，免疫抑制療法を受けていない症例では，これらの病変を有する S1 症例は有さない S1 症例に比べ有意に eGFR の低下が速く，腎予後が不良であった．さらに podocyte hypertrophy または tip lesions を有する症例では免疫抑制療法を受けた症例は，受けていない症例に比べ有意に腎予後が良好であった．これらの結果から彼らは IgA 腎症において podocyte hypertrophy や tip lesions は podocyte injury の指標であり，S スコアに加えて podocytopathic features の有無を付記することは有用である，と述べている[27]．

4　尿細管間質病変

ほとんどの Validation study において尿細管萎縮/間質線維化は腎予後予測上，最強のスコアであった．

間質の細胞浸潤と腎予後の関係を検討した研究は検索した限り Myllymäki らの論文 1 編のみであった[28]．彼らは 204 例の IgA 腎症において尿細管間質の leukocyte common antigen（LCA），CD3，CD68，interleukin（IL）-1β，IL10 を免疫染色し IgA 腎症の進行との関連を検討した[28]．多変量解析では糸球体全節性硬化，間質線維化，尿細管間質

のCD3が進行と最も強く関係し，臨床パラメータも入れた多変量Modelでは，間質線維化，間質尿細管のCD3染色が進行と有意に関係していた[28]．以上より，尿細管間質の炎症を反映するパラメータがIgA腎症の進行の予測に有用であると述べている[28]．

5 血管病変

IgA腎症における血管病変についての報告は多くない．Katafuchiらは日本人のIgA腎症74例，200サンプルの糸球体，間質，血管病変（動脈内膜肥厚，細動脈硝子化）について画像解析を行い，糸球体硬化や間質のVolumeの経時的変化ならびに動脈内膜肥厚や細動脈硝子様変化および経時的変化は高血圧症群で正常血圧群に比べ有意に大きかったことを報告した[29]．さらに血管病変と全節性糸球体硬化が相関しなかったことよりIgA腎症において糸球体硬化が高血圧により増悪した理由は単に血管病変による虚血によるものだけではないと推測している[29]．またKatafuchiらは白人のIgA腎症71例について糸球体硬化の％，間質の面積，血管の断面積，血管の壁肥厚について画像解析した結果を報告した[30]．コントロールとして年齢と性をマッチさせた63例の微小変化型ネフローゼ症候群を用いた．糸球体硬化と血管病変は有意に相関し，多変量解析において高血圧と血管断面積は，同等に糸球体硬化に関与していた．血管断面積は高血圧や糸球体硬化のない症例においてもIgA腎症ではコントロールに比べ有意に広かった．これらの結果から彼らはIgA腎症進行における血管病変と高血圧の役割が重要であると述べている[30]．Wuらは中国人のIgA腎症1,005例と627例の非IgAメサンギウム増殖性腎炎ならびに221例の膜性腎症において小細動脈病変を比較した[31]．IgA腎症では小動脈，細動脈病変がコントロール群に比べ有意に頻度が高く，血管病変は高血圧，血清クレアチニン，尿酸値，尿タンパク量，糸球体硬化，尿細管委縮，間質線維化などの予後不良因子と有意の相関を示した[31]．これらの結果から彼らは，IgA腎症において血管病変は組織重症度の一つの指標であると述べている[31]．またKanekoらは，1日尿タンパク0.5g以上の症例では多変量解析において細動脈硝子化が有意の予後不良因子であったと報告している[19]．Myllymäkiらの論文においても，血清クレアチニン正常例のみの解析では細動脈硝子化が進行と有意に関係していた[28]．さらに最近，ZhangらによりIgA腎症1,683例を用いた血管病変についての詳細な解析結果が報告された[32]．血管病変はIgA腎症の72.2％にみられ，個々の血管病変別にみると58.1％の症例には動脈線維性内膜肥厚，20.8％に細動脈硝子化，25.7％には細動脈内皮細胞腫大，21.2％には細動脈炎，2.6％には細動脈血栓がみられた．動脈線維性内膜肥厚と細動脈硝子化は平均血圧とGFR低下に強く相関し，細動脈内皮細胞腫大と細動脈血栓は尿タンパク，平均血圧とGFR低下と相関していた．血管病変を有する症例はレニン-アンジオテンシン系阻害薬（RASB）の投与例が多く，ステロイド投与例は少なかった．注目すべきはRASB非使用例では血管病変と腎予後不良との関係がみられたが使用例では関係がなかった．よって彼らはこれらの結果からIgA腎症では血管病変の出現頻度が高いこと，これらが平均血圧高値，GFR低値，予後不良と関連し，RASBにより予後が改善する可能性があることが明らかになったと述べている[32]．

またKarouiらはIgA腎症における血栓性微小血管症（TMA）について報告した[33]. 彼らはIgA腎症128例を後ろ向きに検討し，TMAが急性，慢性を合わせて53％の症例にみられ，特にコントロール不良の高血圧例に多いこと，TMAのある症例はTMAのない症例に比べ有意に予後不良であったと述べている[33]. しかしながらこの論文に掲載されている血管病変は必ずしもTMAとは限らないことも指摘されており，現在，Oxford TMA working groupが立ち上げられ，TMA病変の定義を明確にし，IgA腎症におけるTMA病変の出現頻度などについて解析予定である.

● おわりに

病理所見と腎予後の関係についてOxford分類を中心に概説した. Oxford分類では，臨床パラメータと独立して予後に影響する病変としてメサンギウム細胞増多，分節性硬化，尿細管萎縮/間質線維化が選ばれ，ステロイドなどの免疫抑制療法に反応する病変として管内細胞増多が採択された. その後，Oxford分類半月体ワーキンググループによる多施設共同研究により半月体（細胞性または線維細胞性）も有意に予後不良因子であることが証明され，2016年Oxford分類に半月体が追加された.

参考文献

1) Cattran DC, Coppo R, Cook HT, et al. Working group of the international IgA nephropathy network and the Renal Pathology Society, The Oxford classification of IgA nephropathy: rationale, clinicopathological correlations, and classification. See comment in PubMed Commons belowKidney Int. 2009; 76: 534-545.

2) Roberts IS, Cook HT, Troyanov S, et al. Working group of the Iinternational IgA nephropathy network and the Renal Pathology Society, The Oxford classification of IgA nephropathy: pathology definitions, correlations, and reproducibility. Kidney Int. 2009; 76: 546-556

3) Herzenberg AM, Fogo AB, Reich HN, et al. Validation of the Oxford classification of IgA nephropathy. Kidney Int. 2011; 80: 310-17.

4) Yau T, Korbet SM, Schwartz MM, et al. The Oxford classification of IgA nephropathy: a retrospective analysis. Am J Nephrol. 2011; 34: 435-44.

5) Shi SF, Wang SX, Jiang L, et al. Pathologic predictors of renal outcome and therapeutic efficacy in IgA nephropathy: validation of the Oxford classification. Clin J Am Soc Nephrol. 2011; 6: 2175-84.

6) Alamartine E, Sauron C, Laurent B, et al. The use of the Oxford classification of IgA nephropathy to predict renal survival. Clin J Am Soc Nephrol. 2011; 6: 2384-8.

7) Katafuchi R, Ninomiya T, Nagata M, et al. Validation study of Oxford classification of IgA nephropathy: the significance of extracapillary proliferation. Clin J Am Soc Nephrol. 2011; 6: 2806-13.

8) Kang SH, Choi SR, Park HS, et al. The Oxford classification as a predictor of prognosis in patients with IgA nephropathy. Nephrol Dial Transplant. 2012; 27: 252-8.

9) Halling ES, Söderberg MP, Berg UB. Predictors of outcome in paediatric IgA nephropathy with regard to clinical and histopathological variables（Oxford classification）. Nephrol Dial Transplant. 2012; 27: 715-22.

10) Shima Y, Nakanishi K, Hama T, et al. Validity of the Oxford classification of IgA nephropathy in children. Pediatr Nephrol. 2012; 27: 783-92.

11) Zeng CH, Le W, Ni Z, et al. A multicenter application and evaluation of the Oxford classification of IgA nephropathy in adult chinese patients. Am J Kidney Dis. 2012; 60: 812-20.

5. 血管病変

12) Lee H, Yi SH, Seo MS, et al. Validation of the Oxford classification of IgA nephropathy: a single-center study in Korean adults. Korean J Intern Med. 2012; 27: 293-300.

13) Le W, Zeng CH, Liu Z, et al. Validation of the Oxford classification of IgA nephropathy for pediatric patients from China. BMC Nephrol. 2012; 13: 158-65.

14) Tanaka S, Ninomiya T, Katafuchi R, et al. Development and validation of a prediction rule using the Oxford classification in IgA nephropathy. Clin J Am Soc Nephrol. 2013; 8: 2082-90.

15) Coppo R, Troyanov S, Bellur S, et al. Validation of the Oxford classification of IgA nephropathy in cohorts with different presentations and treatments. Kidney Int. 2014; 86: 828-36.

16) Lee MJ, Kim SJ, Oh HJ, et al. Clinical implication of crescentic lesions in immunoglobulin A nephropathy. Nephrol Dial Transplant. 2014; 29: 356-64.

17) Park KS, Ham SH, Kie JH, et al. Comparison of the Haas and the Oxford classifications for prediction of renal outcome in patients with IgA nephropathy. Hum Pathol. 2014; 5: 236-43.

18) Serriello I, Polci R, Feriozzi S, et al. Extracapillary proliferation is an independent predictive factor in Immunoglobulin A nephropathy. Nephrology (Carlton). 2015; 20: 654-9.

19) Kaneko Y, Yoshita K, Kono E, et al. Extracapillary proliferation and arteriolar hyalinosis are associated with long-term kidney survival in IgA nephropathy. Clin Exp Nephrol. 2016; 20: 569-77.

20) Chakera A, MacEwen C, Bellur SS, et al. Prognostic value of endocapillary hypercellularity in IgA nephropathy patients with no immunosuppression. J Nephrol. 2016; 29: 367-75.

21) Ştefan G, Ismail G, Stancu S, et al. Validation study of Oxford classification of IgA nephropathy: the significance of extracapillary hypercellularity and mesangial IgG immunostaining. Pathol Int. 2016; 66: 453-59.

22) Woo KT, Lim CC, Foo MW, et al. 30-year follow-up study of IgA nephritis in a southeast asian population: an evaluation of the Oxford histological classification. Clin Nephrol. 2016; 86: 270-8.

23) Zhang W, Zhou Q, Hong L, et al. Clinical outcomes of IgA nephropathy patients with different proportions of crescents. Medicine (Baltimore). 2017.

24) Haas M, Verhave JC, Liu ZH, et al. A multicenter study of the predictive value of crescents in IgA nephropathy. J Am Soc Nephrol. 2017; 28: 691-701.

25) Trimarchi H, Barratt J, Cattran DC, et al. Oxford Classification of IgA nephropathy 2016: an update from the IgA NephropathyClassification Working Group. Kidney Int. 2017; 91: 1014-1.

26) El Karoui K, Hill GS, Karras A, et al. Focal segmental glomerulosclerosis plays a major role in the progression of IgA nephropathy. II. Light microscopic and clinical studies. Kidney Int. 2011; 79: 643-54.

27) Bellur SS, Lepeytre F, Vorobyeva O, et al. Evidence from the Oxford classification cohort supports the clinical value of subclassification of focal segmental glomerulosclerosis in IgA nephropathy. Kidney Int. 2017; 91: 235-43.

28) Myllymäki JM, Honkanen TT, Syrjänen JT, et al. Severity of tubulointerstitial inflammation and prognosis in immunoglobulin A nephropathy. Kidney Int. 2007; 71: 343-8.

29) Katafuchi R, Takebayashi S, Taguchi T, et al. Hypertension-related aggravation of IgA nephropathy: a statistical approach. Clin Nephrol. 1988; 30: 261-9.

30) Katafuchi R, Vamvakas E, Neelakantappa K, et al. Microvascular disease and the progression of IgA nephropathy. Am J Kidney Dis. 1990; 15: 72-9.

31) Wu J, Chen X, Xie Y, et al. Characteristics and risk factors of intrarenal arterial lesions in patients with IgA nephropathy. Nephrol Dial Transplant. 2005; 20: 719-27.

32) Zhang Y, Sun L, Zhou S, et al. Intrarenal arterial lesions are associated with higher blood pressure, Reduced renal function and poorer renal outcomes in patients with IgA nephropathy. Kidney Blood Press Res. 2018; 43: 639-50.

33) El Karoui K, Hill GS, Karras A, et al. A clinicopathologic study of thrombotic microangiopathy in IgA nephropathy. J Am Soc Nephrol. 2012; 23: 137-48.

(片渕律子)

VI 長期臨床経過における問題点

1

寛解に至らない症例の特徴

はじめに

　検尿システムが発達しているわが国では，多くの症例で早期発見・早期治療が行われているため，適切な治療によりIgA腎症の寛解が可能であるが，無症状のため発見が遅れ，積極的な治療が行えない場合や疾患活動性などによりステロイドを含む積極的な治療を行っても寛解に至らない症例が存在する．寛解に至らないケースとしては，血尿のみ残存，タンパク尿のみ残存，血尿およびタンパク尿が残存という3つのパターンがあるが，これまで腎予後と関わる因子として，血尿よりもタンパク尿が重要視されており，タンパク尿の寛解の有無で分けた腎予後の報告が圧倒的に多く見られる．本稿では，寛解にいたらない症例の特徴を過去の報告例を用いて解説する．

1 腎予後予測因子としてのタンパク尿

　わが国においては，2011年に厚生労働省難治性疾患克服研究事業進行性腎障害に関する調査研究班IgA腎症分科会より，IgA腎症における病理所見とタンパク尿，推算糸球体濾過量（eGFR）および腎予後との相関性をまとめた「IgA腎症治療指針第3版」が発刊された[1]．尿タンパクが0.5 g/日以上の群は0.5 g/日未満の群に比し，また尿タンパクが0.5 g/日以上では，eGFRが60 mL/分/1.73m^{2}未満の群は60 mL/分/1.73m^{2}以上の群に比し有意に予後不良であったことから，臨床的重症度が3つに分類され 表1，透析導入リスク（オッズ比）は臨床的重症度が増すにつれて有意に高くなり，尿タンパク0.5 g/gCr未満にすることの重要性が示唆された．

　Hottaらは，寛解の定義を尿試験紙法で尿タンパクおよび尿潜血陰性，かつ尿沈渣でRBC≦4/HPFとし，1977～1995年に扁桃摘出＋ステロイドパルス併用療法を含めた種々の治療法を行ったIgA腎症329症例を対象に治療と予後の関係を後ろ向きに検討した．その結果，平均6.9年の観察期間中，157例（48%）が寛解例し，寛解症例中13例（8.3%）に再発がみられたが，経過観察中Cr 1.5倍化した症例はみられなかった．一方，非寛解例は172例のうち，10例（5.8%）でCr 1.5倍化があり，14例（8.1%）が末期腎不全に陥った．寛解に寄与する因子として，血清Cr≦1.3 mg/dL，組織スコ

表1 臨床的重症度分類

臨床的重症度	尿タンパク (g/日)	eGFR (mL/分/1.73m^2)
C-Grade I	<0.5	−
C-Grade II	0.5≦	60≦
C-Grade III		<60

（IgA腎症治療指針第3版．日腎会誌．2011; 53: 123-35）

アー（0-4）2以下，メチルプレドニゾロンパルス療法，扁桃摘出術を挙げている．スペインのグループは，タンパク尿がごく軽度の白人のIgA腎症患者141例を対象として，免疫抑制薬を使用しない治療を行い，寛解の有無に寄与する因子を検討した．観察期間の中央値108カ月で，臨床的寛解は，53名（37.5％）であり，非寛解例では治療前のタンパク尿，Oxford分類のS1病変（分節性硬化病変）が有意に多く，腎生存率（Cr 1.5倍化）に寄与する因子として，多変量解析の結果，

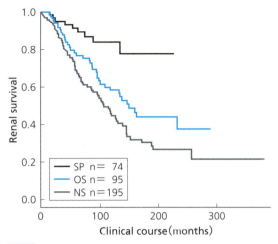

図1 CKD G3-4でUP≧1 g/gCrの症例腎生存率
(Tsunoda R, et al. BMC Nephrology. 2018; 19: 222[3])

Oxford分類のS1病変（分節性硬化病変）と開始時の尿タンパク＞0.5 g/gCrが挙げられた[2]．Tsunodaらは，1981〜2013年にIgA腎症と診断された患者のうち，CKD G 3-4の764名を対象とした多施設観察研究（観察期間の中央値70カ月）で，ESRD到達率はUP≧1.0 g/日で37.1％，U＜1.0 g/日で11.2％であり，UP≧1.0 g/日群のステロイドパルス使用群で，経口ステロイド群やステロイド非使用群に比べ有意に腎生存率が高い（P＜0.001）が，U＜1.0 g/日群では，治療法の違いによる有意差はなかったことを報告した 図1 [3]．腎機能低下例でも尿タンパクの多い症例に，ステロイドに反応する活動性病変が混在していることが示唆された．

　これまで診断時のタンパク尿を層別化して，ESRDのリスクを評価した研究が数多く報告されてきたが，尿タンパク量が1 g/日未満である患者の1/3が，経過中に1 g/日以上に移行することも報告され[4]，最近は診断時のみならず経過中の時間平均タンパク尿（time average proteinuria: TA-P）も腎予後予測に重要であると考えられている．Reichらは，カナダの2つの病院のIgA腎症患者542例の観察研究（平均6.5年）で，baselineから6カ月間のTAPが1 g/日未満の場合，10年後のESRDの発症は5％未満で，TA-Pが1 g/日以上の場合に比べ有意にeGFR低下速度が遅い（P＜0.001）ことを報告している．また，観察期間中のTA-Pが0.3 g/日未満の場合と0.3〜1.0 g/日未満の場合とで差異はないとしている 図2 [5]．Berthouxらも同様にTA-Pを1 g/日未満にすることの重要性を示している．彼らはIgA腎症のフランス人322例の観察研究（観察期間の中央値11.3年）において，10年後のESRDもしくは死亡の割合は，初期から尿タンパク量1.0 g/日未満にできた群では3％，初期に1 g/日以上あり経過中に2年以上にわたり1 g/日未満に低下した群では2％，一方経過中1 g/日以上が持続した群では29％であったと報告している[6]．

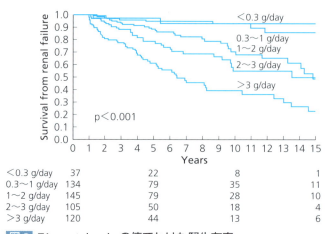

図2 TA-proteinuria の値でわけた腎生存率
(Reich HN, et al. J Am Soc Nephrol. 2007; 18: 3177-83[5])

2　病理組織像と腎予後

　病理組織像に着目した報告として，Honda らは，PSL 0.8 mg/kg より漸減するプロトコールを用いて，尿タンパク1g/日以上持続かつ/または中等度以上の組織障害のある IgA 腎症患者 27 症例に対し単変量解析を行い，ステロイド治療1年後の尿タンパク減少を予測する臨床病理パラメーターとして半月体の割合（P＝0.019）を，尿タンパクを減少させにくいパラメーターとして間質病変を挙げている[7]．また，Suzuki らは，尿タンパク 0.5～2.0 g/日の IgA 腎症患者 27 例に対し，PSL 0.7 mg/kg より漸減し，2年間で終了するプロトコールを用いて寛解に関わる因子を検討した結果，尿タンパクが少ないほど，また，メサンギウム増殖が軽度なほど尿タンパクが寛解しやすいことを報告した（P＜0.05）[8]．Katafuchi らは，IgA 腎症患者 90 名を無作為に抗血小板薬もしくは抗血小板薬＋ステロイド内服（PSL 20 mg より漸減して 24 カ月で off にするプロトコール）の2群に割付けて，改善群と非改善群に分けて比較した検討で，ステロイド無効例は，Cr 補正尿タンパクが多い症例（P＝0.039）や管内細胞増多が多い症例（P＝0.009）であった[9]．また，ヨーロッパの 13 カ国，1,147 症例を用いた Oxford 分類の妥当性検討研究（VALIGA 研究）において，ベースラインで尿タンパク＜0.5 g/日の症例の腎組織所見で，Oxford 分類の M1（メサンギウム増多スコアー＞0.5）または E1（管内細胞増多あり）の症例は，M0（メサンギウム増多スコアー≦0.5）かつ E0（管内細胞増多なし）の症例に比べ，経過中尿タンパクが1g/日や2g/日以上になる割合が有意に高いことが示された（P＜0.001, P＝0.001）[10] 図3．

3　血尿と腎予後

　血尿に関しては，以前は予後に影響しない因子と考えられてきたが，近年係蹄の断裂を反映する糸球体の炎症を示す因子と捉えられるようになっているが，予後に関わる因子であるか否かは議論の余地がある．Sevillano らは，112 例の IgA 腎症患者にコホート研究

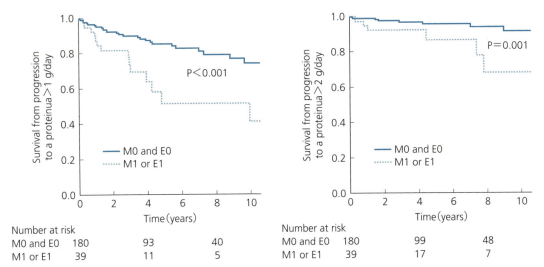

図3 尿タンパク<0.5 g/日の症例におけるM, Eスコアーで分けたUP>1 g/日, UP>2 g/日への到達率
(Coppo R, et al. Kidney Int. 2014; 86: 828-36 [10])

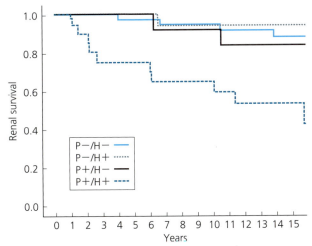

P−/H−, patients with TA-proteinuria≦0.75 g/d andTA-hematuria≦5 RBC×hpf
P−/H+, patients with TA-proteinuria≦0.75 g/d and TA-hematuria>5 RBC×hpf
P+/H−, patients with TA-proteinuria>0.75 g/d and TA-hematuria ≦5 RBC×hpf
P+/H+, patients with TA-proteinuria>0.75 g/d and TA-hematuria>5 RBC×hpf

図4 TA-P, TA-H で分けた腎生存率
(Sevillano AM, et al. J Am Soc Nephrol. 2017; 28; 3089-99 [11])

を行い，ESRD および eGFR の50％の減少が，経過中に顕微鏡的血尿が消失した患者群で低下していたことを報告した．TA-P>0.75 g/日が TA-P≦0.75 g/日に比べ有意に腎予後が悪く，TA-P>0.75 g/日，TA-P≦0.75 g/日に時間平均血尿（time average hematuria: TA-H）>5 RBC×hpf，TA-H≦5RBC×hpf をかけ合わせた4群の検討では，TA-P>0.75 g/日かつ TA-H>5RBC×hpf の群が他の3群に比べ有意に腎予後が悪く，その群で M1 の％が有意に高かった 図4 [11]．一方，Goto らによる IgA 腎症の nationwide sur-

〔Ⅵ　長期臨床経過における問題点〕　1. 寛解に至らない症例の特徴

vey の報告においては，尿中赤血球は 30 個以上より，1〜29 個と軽度な方が腎機能悪化のリスクが高い（18.2% versus 12.3%），とされている[12]．活動性病変の存在として血尿の消失が腎予後を改善することは妥当であるが，Goto らの検討での結果の乖離は，IgA 腎症の活動性が消失したものの中に，不可逆性の糸球体硬化を主体とする病変が含まれていたため腎機能が進行した可能性が考えられる．IgA 腎症では進行に伴い，二次性の非薄基底膜変化を合併しうるため，血尿が残存していても，非活動性である可能性があり，注意が必要である．肉眼的血尿出現例ではむしろ予後がよいことも報告されている[13]．これは，肉眼的血尿を認めたことが受診動機となり，結果として早期の診断・介入につながったために，その腎予後が良好であるという可能性も否定はできない[14]．

4　寛解に至らない症例の特徴

　これまで各研究で定義された「IgA 腎症の寛解」は，程度，期間，回数などさまざまで，その画一的な基準は定められていなかった．厚生労働省難治性疾患克服研究事業進行性腎障害に関する調査研究班 IgA 腎症分科会では，「IgA 腎症の寛解基準」を次のように定義した．
・血尿の寛解基準：尿潜血反応（−）〜（±）もしくは尿沈渣赤血球：5/HPF 未満
・タンパク尿の寛解基準：尿タンパク定性反応（−）〜（±）もしくは 0.3 g/日（g/g・Cr）未満
　以上の基準を満たした初回の日（寛解日）より 6 カ月以上にわたり 2 回以上（計 3 回以上）の検査で基準を満たし続けた場合をそれぞれ「血尿の寛解」，「タンパク尿の寛解」と定義する．血尿・タンパク尿ともに寛解した場合を「臨床的寛解」と定義し，血尿・タンパク尿のどちらか一方の寛解を「部分的寛解」とする．なお，基準を満たした初回の日時を寛解日とする[15]．

　松崎らは，腎生検後 2 年以内におけるタンパク尿，血尿それぞれについての寛解の有無を判定し，臨床的寛解に至らなかった例についての検討を行っている．彼らは，「IgA 腎症の寛解基準」で，臨床的寛解に至らなかった 73 名を対象とし，主要評価項目は血清 Cr の 1.5 倍化，副次評価項目を ΔeGFR（eGFR 低下速度）として解析を行った（観察期間の中央値 83 カ月）．血尿のみの部分的寛解群（HR）は 8 例，タンパク尿のみの部分的寛解群（PR）は 17 名，非寛解群（NR）は 48 名であった．アウトカム（クレアチニンの 1.5 倍化）の発生は 12 名（NR 11 名，PR 1 名）に観察され，HR には認められなかった．ΔeGFR は，NR，HR，PR の順であった（2.24 vs 2.10 vs 0.48 mL/min/1.73m^2）．NR は早期よりアウトカムの発生が認められたのに対し，部分的寛解群は PR，HR のいずれも観察開始から 102 カ月までアウトカムの発生が認められず，Cox 比例ハザードモデルにおいては，タンパク尿の寛解で，アウトカムを減少させる傾向を示した（ハザード比 0.17，95% CI 0.02-1.34, P = 0.09）[16]．

Hotta は，著書の中で IgA 腎症に扁摘パルス療法後の尿所見の変化を①血尿，タンパク尿消失（臨床的寛解），②血尿消失タンパク尿残存（血尿のみ寛解），③血尿残存に分けて，その意味を次のように述べている．①は糸球体血管炎が消失した寛解状態にて，原則追加治療は不要，②は糸球体血管炎消失，二次性 FSGS が主病態で，扁摘パルス介入時期の遅れが原因であり，追加治療としては RAS 阻害薬，低タンパク食，減量（肥満患者），③は糸球体血管炎が残存しており，病巣炎症が残存やステロイドパルスが不十分と考えられ，上咽頭擦過療法，遺残扁桃摘出や追加パルスなどが必要と述べている[17]．

● おわりに

実臨床において，IgA 腎症治療後，血尿のみ残存する場合は経過観察し，尿タンパクが出現した時点で腎生検を考慮することが多いが，タンパク尿のみ残存するケースに関しては判断に迷うことが多々ある．尿タンパクは IgA 腎症の活動性の炎症性病変のみを反映するものではなく，糸球体硬化に代表される慢性病変の程度にも依存し，治療開始まで時間が経過した症例ではしばしば腎生検で二次性 FSGS 様病変が認められる．そのような症例に対し，ステロイド治療効果は，あまり期待できないため，タンパク尿が残存するような場合，ステロイド治療が不足しているのか，慢性病変に移行しているのかを可能な限り再生検を行い，ステロイドの追加投与の必要性を慎重に検討する必要がある．今後は「IgA 腎症の寛解基準」に沿って正確に寛解の有無を判断し，それらを用いた前向き多施設研究の結果にも期待したい．

参考文献

1) 厚生労働科学研究費補助金難治性疾患克服研究事業 進行性腎障害に関する調査研究班報告 IgA 腎症分科会．IgA 腎症治療指針第 3 版．日腎会誌 2011; 53: 123-35.

2) Gutierrez E, Zamora I, Ballarin JA, et al. Grupo de Estudio de Enfermedades Glomerulares de la Sociedad Espanola de Nefrologia (GLOSEN). Long-term outcomes of IgA nephropathy presenting with minimal or no proteinuria. J Am Soc Nephrol. 2012; 23: 1753-60.

3) Tsunoda R, Usui J, Hoshino J, et al. Corticosteroids pulse therapy and oral corticosteroids therapy for IgA nephropathy patients with advanced chronic kidney disease: results of a multicenter, large-scale, long-term observational cohort study. BMC Nephrol. 2018; 19: 222.

4) Szeto CC, Lai FM, To KF, et al. The natural history of immunoglobulin a nephropathy among patients with hematuria and minimal proteinuria. Am J Med. 2001; 110: 434-7.

5) Reich HN, Troyanov S, Scholey JW, et al. Remission of proteinuria improves prognosis in IgA nephropathy. J Am Soc Nephrol. 2007; 18: 3177-83.

6) Berthoux F, Mohey H, Laurent B, et al. Predicting the risk for dialysis or death in IgA nephropathy. J Am Soc Nephrol. 2011; 22: 752-61.

7) Honda K, Nitta K, Kobayashi H, et al. Clinical significance of histological grading and staging for predicting the effectiveness of steroid therapy in IgA nephropathy. Clin Exp Nephrol. 2000; 4: 241-50.

8) Suzuki T, Yamamoto T, Ohura M, et al. Clinicopathologic findings relevant to disappearance or relapse of proteinuria following corticosteroid treatment in IgA nephropathy patients with proteinuria of 0.5 to 2.0g/day. Clin Exp Nephrol. 2004; 8: 243-9.

9) Katafuchi R, Ikeda K, Mizumasa T, et al. Controlled, prospective trial of steroid treatment in IgA nephropathy: a limitation of low-dose prednisolone therapy. Am J Kidney Dis. 2003; 41: 972-83.

10) Coppo R, Troyanov S, Bellur S, et al. Regina Tardanico 8 and Agnieszka Perkowska-Ptasinska 8, on behalf of the VALIGA study of the ERA-EDTA immunonephrology working group. Validation of the Oxford classification of IgA nephropathy in cohorts with different presentations and treatments. Kidney Int. 2014; 86: 828-36.

11) Sevillano AM, Gutierrez E, Yuste C, et al. Praga M. Remission of hematuria improves renal survival in IgA nephropathy. J Am Soc Nephrol. 2017; 28: 3089-99.

12) Goto M, Wakai K, Kawamura T, et al. A scoring system to predict renal outcome in IgA nephropathy: a nationwide 10-year prospective cohort study. Nephrol Dial Transplant. 2009; 24: 3068-74.

13) Le W, Liang S, Chen H, et al. Long-term outcome of IgA nephropathy patients with recurrent macroscopic hematuria. Am J Nephrol. 2014; 40: 43-50.

14) 二瓶義人, 鈴木祐介. IgA 腎症の病態から考えるエンドポイント. 日腎会誌. 2018; 60: 592-96.

15) 厚生労働科学研究費補助金難治性疾患克服研究事業 進行性腎障害に関する調査研究 IgA 腎症分科会. IgA 腎症の寛解基準の提唱. 日腎会誌. 2013; 55: 1249-54.

16) 松崎慶一, 鈴木祐介.「臨床的寛解」に至らない例の特徴. 腎と透析. 2017; 82: 531-3.

17) 堀田 修. 口蓋扁桃摘出術＋ステロイドパルス療法の実際と効果. In: 湯村和子, 編. IgA 腎症の臨床. 東京: 東京医学社. 2018; p.124-32.

（白井小百合）

VI 長期臨床経過における問題点

2

長期寛解後再発症例の特徴

はじめに

　IgA 腎症の発症頻度や予後には地域差や人種差を認めるものの，従来予後良好な疾患として認識されていた．しかし，近年の報告から，20 年の経過にて 35〜40％が末期腎不全に至ることがわかってきた．また一方では，60〜65％の患者はステロイドを含む免疫抑制薬の投与なしでも 20 年後も腎機能が正常であることも明らかとなった．

　IgA 腎症の腎予後は臨床的・病理組織学的因子により規定され，腎予後と関連する臨床因子としては，高血圧，高度タンパク尿および腎生検時の腎機能低下などがあげられる．特に，尿タンパク排泄量 1 g/日以上の持続は最も重要な予後規定因子とされている[1]．一方，予後不良と関連する病理組織学的因子としては球状および分節状糸球体硬化，間質障害度に加え，半月体形成や管内細胞増殖などの急性病変があげられており，IgA 腎症はさまざまな病理組織所見を示すことが特徴である．

　IgA 腎症診療指針第 3 版においては，腎生検時の組織所見を用いた組織学的重症度分類，腎生検時の臨床所見を用いた臨床的重症度分類が提唱されており，さらに組織学的および臨床的重症度分類を組み合わせることにより透析導入リスクを 4 つに層別化している．治療方針の決定に際しては組織学的および臨床的重症度分類に基づき行われるが，前記の通り，IgA 腎症の長期経過は多岐にわたっている．

　本稿では，IgA 腎症の長期経過および長期寛解後再発症例の特徴に関して，自験例における検討も含め概説したい．

1 IgA 腎症の長期経過

　IgA 腎症は急性病変と慢性病変が混在し，長期的には多彩な進展様式を呈する疾患である．軽症 IgA 腎症患者の長期経過に関して，Szeto ら[2] は，診断時腎機能と血圧が正常で血尿と軽度タンパク尿（0.4 g/日未満）のみを呈した 72 例の IgA 腎症患者を平均約 7 年間観察し，24 例（33 ％）で高度タンパク尿（1 g/日以上），19 例（26 ％）で高血圧（血圧 >130/80 mmHg もしくは降圧薬内服），5 例（7 ％）で腎機能低下（eGFR<70 mL/min/1.73m^2）を呈したと報告している．一方，10 例（14％）においては血尿の消失を認めたと報告している．

　また Le ら[3] は 1,155 例の IgA 腎症患者を平均 5.4 年観察し，10 年腎生存率は 83％であり，36％の患者で 20 年以内に末期腎不全（eGFR<15 mL/min/1.73m^2）に至ったと報告している．さらに，腎機能低下の risk factor としては腎生検時尿タンパク 1 g/日以上，eGFR 60 mL/min/1.73m^2 未満，高血圧（>140/90 mmHg），低タンパク血症（<3.5 g/dL）

〔Ⅵ　長期臨床経過における問題点〕　2．長期寛解後再発症例の特徴

であったと報告している．

　前述のごとく，IgA腎症は長期の経過で腎機能が低下しうる．したがって，初期治療に関しては，初回腎生検時の臨床病理学的所見に基づき決定されるが，長期予後を初回腎生検時の臨床病理学的所見のみで予測するのは困難である．これはIgA腎症の進展に関しては初回腎生検時の臨床病理学的所見に加え経過中のタンパク質や塩分摂取量，肥満などの因子にも大きく影響されることも関係していると考えられている．また，腎障害進展例においては，長期の経過にて腎機能が緩徐に低下する例が大部分を占め，その多くは1 g/日以上の高度な持続性タンパク尿を呈する．その機序としては硬化糸球体の増加や細動脈病変の増悪に伴う機能ネフロン数の減少に起因した糸球体過剰濾過の進展および糸球体高血圧（血行動態因子）が相加的あるいは相乗的に尿タンパクを増加させ，腎障害の進展に関与すると考えられる．一方，腎機能障害進行例の一部においては，硬化性糸球体病変などの慢性病変に加え炎症の再燃を示す半月体形成などの急性病変の併存がみられることが報告されている．そのため，安定した臨床経過中にタンパク尿や血尿の増悪，腎機能低下などの腎障害進展を示す徴候がみられた場合には再生検を行うことにより腎障害の程度，原因を評価し，的確な治療を行うことが重要である．

　したがって，IgA腎症の長期経過に関しては以下の3つに分類されると考えられる．①軽度な尿タンパクのみを示し腎機能低下がみられない安定した経過をたどる症例，②高度尿タンパクが持続し徐々に腎障害が進行する症例（緩徐進行群），そして③安定した長期経過後に尿タンパクの増加をきたし腎障害が進展する症例（急性増悪群）である．

2　長期寛解後再発症例の臨床病理学的特徴

　IgA腎症の長期経過において，初回治療後寛解に至り，その後の安定した臨床経過中にタンパク尿や血尿の増悪，腎機能低下を認める症例を時に経験する．長期寛解後再発例は前記における，③急性増悪群に該当すると考えられるが，②緩徐進行群と③急性増悪群の鑑別は重要である．両群とも横断的にみると高度タンパク尿と腎機能障害を呈するが，それぞれに関与する障害因子（血行動態因子，炎症因子など）が異なるために適切な治療が異なる可能性が高いからである．

　タンパク尿や血尿の増悪に代表されるIgA腎症の再燃・再発の多くは初回ステロイド治療後数年で起こることが多く，IgA腎症の寛解後の再発に関して，Hiranoら[4]はステロイドパルスまたはステロイドパルス＋扁桃摘出の治療により完全寛解（尿タンパク＜0.4 g/日）に至った101例を観察し，平均3.4年の観察期間において27名（27％）の症例において再発〔尿タンパク＞1 g/日またはステロイド，レニン・アンジオテンシン系（RAS）阻害薬による追加治療〕を認めたと報告している．また，再発のrisk factorとしては，初回腎生検時において組織学的重症度の高い（IgA腎症診療指針第3版におけるHistological gradeⅡ〜Ⅳ）症例，高血圧（血圧＞130/80 mmHgもしくは降圧薬内服），eGFR 60 mL/min/1.73m^{2}未満，IgA/C3比高値をあげている．さらに，Yuan[5]らはRAS阻害薬，ステロイド，免疫抑制薬による治療により完全寛解（尿タンパク＜0.3 g/日）も

202　JCOPY 498-22446

しくは部分寛解（治療前尿タンパクと比較し50％以上の減少）に至った489例のIgA患者を平均66カ月観察し，76名（15％）の患者において再発（尿タンパク＞1g/日または尿タンパクの50％以上の増加）を認め，治療前の拡張期高血圧が再発のrisk factorであったと報告している．

我々は[6]最近，初回腎生検から10年以上安定して経過した後に，急激な腎障害増悪を示し再生検を施行したIgA腎症症例（急性増悪群）を抽出し，緩徐な進行を示し再生検施行に至った症例（緩徐進行群）と比較することにより，その臨床病理学的特徴を検討した．急性増悪群は再生検前6カ月以内に尿タンパクの急性増悪（尿タンパク1g/日以上）を認めた症例を抽出したが，尿タンパクの急性増悪に伴い顕著な血尿の増悪を認めた．また，病理学的特徴としては，急性増悪群では88％の症例において再生検時に細胞性/線維細胞性半月体が認められ，緩徐進行群との比較においては細胞性/線維細胞性半月体形成率は急性増悪群で有意に高く，球状硬化率および細動脈硬化スコアは急性増悪群で有意に低いとの結果を得た．また，再生検後の治療に関しては，緩徐進行群においてはRAS阻害薬を主体とする腎保護療法の強化にて尿タンパク量の改善が認められたのに対し，急性増悪群においてはステロイドを主体とした治療により尿タンパクの減少に至り，腎障害進展において炎症機序が強く関与する可能性が示唆された．

IgA腎症患者では，扁桃炎や上気道感染を契機に尿異常が増悪することが知られており，一過性急性増悪の一般的な原因としては感染が挙げられる．また，IgA腎症に対する口蓋扁桃摘出の有効性が報告されており，細菌やウイルス抗原による粘膜免疫の活性化がIgA腎症の発症・進展に関与すると考えられている．我々の検討においても，急性増悪群では緩徐進行群に比較し細胞性/線維細胞性半月体形成率（急性病変）が有意に高く，逆に球状硬化率や細動脈硬化率スコア（慢性病変）は有意に低かった．これらの点を踏まえると，長期寛解後再発を含む急性増悪群では炎症因子が腎障害進展に強く関与し，緩徐進行群における腎障害に関しては血圧上昇，脂質異常症やタンパク・塩分摂取過剰などの血行動態因子（非炎症因子）の関与が主体であると考えられる．

● おわりに

IgA腎症の腎障害進展例においては，長期の経過にて持続性タンパク尿を呈し，腎機能が緩徐に低下する例が大部分を占める．一方，初回治療による臨床的寛解（タンパク尿・血尿陰性化）の後にもタンパク尿の急性増悪とそれに伴う血尿の増悪がみられることがある．IgA腎症の腎障害進展例の多くは硬化糸球体の増加や細動脈病変の増悪などの慢性病変が主体であり，高血圧や持続性タンパク尿が予後規定因子とされている．一方，長期安定経過後再発を認めた症例においては，前述の通り半月体形成に代表される急性病変が腎障害に関与しており，炎症因子が腎障害進展に関与していると考えられる．長期の安定した経過を呈する症例においては，定期的な受診が時に中断され長期経過の把握が困難となりうる．しかしIgA腎症では，経時的に病態が変化するため，長期フォローアップが重要である．

〔Ⅵ 長期臨床経過における問題点〕 2. 長期寛解後再発症例の特徴

　さらに，安定した臨床経過中にタンパク尿や血尿の増悪，腎機能低下などの腎障害進展を示す徴候がみられた場合には，再生検を行うことにより腎障害の程度・原因を評価し，病態に応じた的確な治療を行うことが重要であると考えられる．

参考文献

1) Reich HN, Troyanov S, Scholey JW, et al. Toronto Glomerulonephritis Registry. Remission of proteinuria improves prognosis in IgA nephropathy. J Am Soc Nephrol. 2007; 18: 3177-83.

2) Szeto CC, Lai FM, To KF, et al. The natural history of immunoglobulin A nephropathy among patients with hematuria and minimal proteinuria. Am J Med. 2001; 110: 434-7.

3) Le W, Liang S, Hu Y, et al. Long-term renal survival and related risk factors in patients with IgA nephropathy: results from a cohort of 1155 cases in a Chinese adult population. Nephrol Dial Transplant. 2012; 27: 1479-85.

4) Hirano K, Amano H, Kawamura T, et al. Tosillectomy reduces recurrence of IgA nephropathy in mesangial hypercellularity type categorized by the Oxford classification. Clin Exp Nephrol. 2016; 20: 425-32.

5) Yuan Y, Che X, Ni Z, et al. Association of relapse with renal outcomes under the current therapy regimen for IgA nephropathy: a multi-center study. PLoS One. 2015 15; 10: e0137870.

6) Tanaka M, Miyazaki Y, Koike K, et al. Clinicopathological characteristics of patients with immunoglobulin A nephropathy showing acute exacerbations after favorable long-term clinical courses. Clin Exp Nephrol. 2016; 20: 226-34.

〈東原　舞〉

VI

長期臨床経過における問題点

3

急性発症症例の特徴

はじめに

IgA 腎症は本邦では小児でも成人でも最も頻度の高い慢性腎炎であり，小児の全腎生検症例の約 30%をしめる[1]．65%は無症候性血尿・タンパク尿を学校検尿などの検診で発見されるが，一部の症例は肉眼的血尿や急性腎炎症候群またはネフローゼ症候群で発見される．本稿においては，それらを急性発症と捉え，その特徴につき解説する．

1 糸球体疾患の臨床分類

糸球体疾患の管理において WHO の「糸球体疾患の臨床分類」は有用である 表1．①急性腎炎症候群（acute nephritic syndrome），②急速進行性腎炎症候群（rapidly progressive nephritic syndrome），③反復性または持続性血尿（recurrent or persistent hematuria），④慢性腎炎症候群（chronic nephritic syndrome），⑤ネフローゼ症候群（nephrotic syndrome）の 5 つのカテゴリーからなる分類である．

本分類を使用する上で最も重要なことの 1 つとして，それぞれのカテゴリーは病態であり，病名ではないことに留意する必要がある．「急性腎炎症候群」という疾患が存在すると勘違いしてしまうと正確に理解できなくなってしまう．また，「急性腎炎」という用語が日常の診療で「急性糸球体腎炎」として頻用されているため，「急性腎炎」と WHO の「急性腎炎症候群」を混同するという問題が起こる．

実際の臨床の現場では，「急性腎炎症候群」を呈する疾患の大部分が「急性糸球体腎炎（急性腎炎）」であり大きな混乱は生じていないと思われるが，腎を専門に志す医師はこれらの違いを確実に理解し，頻度は少ないものの IgA 腎症が「急性腎炎症候群」を呈する場合もあるという理解が重要である．

2 肉眼的血尿

欧米では，小児期 IgA 腎症症例の約 80%は肉眼的血尿で発症し，上気道感染症に伴う反復性肉眼的血尿が IgA 腎症の特徴的な臨床症状であると報告されてきた．しかし本邦では肉眼的血尿での発症は，小児期 IgA 腎症の 20～30%にすぎない．この差は，わが国では IgA 腎症の多くが学校検尿で発見されるためであると考えられる[1]．

上気道感染症や感染性腸炎に伴う肉眼的血尿は，しばしば，IgA 腎症発見の契機になるが，肉眼的血尿を呈する IgA 腎症の予後につき，必ずしもそれを認めない症例と比較し

表1 糸球体疾患の臨床分類（WHO）

分　類	主 な 疾 患
1. 急性腎炎症候群 acute nephritic syndrome 　急激に発症する肉眼的血尿，タンパク尿，高血圧，糸球体濾過値の低下，ナトリウムと水の貯留を特徴とする	溶連菌感染後急性糸球体腎炎 IgA 腎症 紫斑病性腎炎 膜性増殖性糸球体腎炎 ループス腎炎
2. 急速進行性腎炎症候群 rapidly progressive nephritic syndrome 　数週から数か月の経過で末期腎不全に陥る	半月体形成性糸球体腎炎 紫斑病性腎炎 膜性増殖性糸球体腎炎 ループス腎炎
3. 反復性または持続性血尿 recurrent or persistent hematuria 　高血圧，浮腫，腎機能低下を伴うことなく，血尿±軽度のタンパク尿が長期間持続する	良性反復性血尿 IgA 腎症 紫斑病性腎炎 アルポート症候群
4. 慢性腎炎症候群 chronic nephritic syndrome 　タンパク尿や血尿が持続し，高血圧，浮腫とともに腎機能障害が緩慢に進行する	IgA 腎症 紫斑病性腎炎 アルポート症候群
5. ネフローゼ症候群 nephrotic syndrome 　高度タンパク尿，低アルブミン血症，浮腫を特徴とする	微小変化型 巣状分節性糸球体硬化症 メサンギウム増殖性糸球体腎炎 膜性糸球体腎炎 膜性増殖性糸球体腎炎 ループス腎炎 IgA 腎症 紫斑病性腎炎 アルポート症候群

て予後不良とはいえず，肉眼的血尿がみられたからといってすべてが腎生検の適応となる訳ではない[1]．高血圧，浮腫，腎機能低下などを認めず数日で消失する肉眼的血尿は，血尿を呈するさまざまな疾患の鑑別は必要であるが，その後は，血尿が完全に消失するか顕微鏡的血尿が持続するかに注意し，経過を観察する．顕微鏡的血尿が持続する場合，タンパク尿も持続する場合は腎生検の適応である．また，肉眼的血尿が持続する場合も腎生検が考慮される．

　肉眼的血尿は，しばしば急性腎炎症候群の発見契機であり，また，他の徴候を認めない肉眼的血尿と急性腎炎症候群を完全に分離するのは困難であり，いずれにしても慎重な経過観察が必要である．

　顕微鏡的血尿が持続している症例において肉眼的血尿がみられた場合も基本的には同様に高血圧，浮腫，腎機能低下などの有無に留意し，それらを認めず数日で消失するものはそのまま経過観察とする．一方，それらを認める場合はいわゆる"慢性腎炎の急性増悪"を念頭におき腎生検を考慮する．腎機能低下がみられる場合は急性腎障害（AKI）の管理

が必要である[2]．したがって，通常無症候性血尿の症例は数カ月に一度の外来管理で十分であるが，肉眼的血尿が持続する場合は臨時に受診することが望ましい．

3 急性腎炎症候群

「急性腎炎症候群」は，何らかの糸球体疾患により，腎から排泄されるべき水とナトリウムが排泄されず，それらの貯留を呈する「状態」である．「急性腎炎症候群」を考える場合においては「急性糸球体腎炎（急性腎炎）」では重要となる先行感染の有無などは本質ではないが，IgA 腎症においても感染を契機に「急性腎炎症候群」を呈する場合もある．

　私どもは，発症時急性腎炎症候群を呈する IgA 腎症の特徴を明らかにするために，新規に診断した小児 IgA 腎症 538 名について検討した．その内で，発症時急性腎炎症候群を呈した症例は 9 名（1.7%）であった．発症時急性腎炎症候群を呈した症例は全例浮腫で発見され，その他の IgA 腎症はほとんどが学校検尿で発見されていた．

　腎生検時の臨床所見では，発症時急性腎炎症候群を呈した症例では有意に平均血圧が高く，タンパク尿が多く，発症から腎生検までの期間が短期間であった．

　病理所見について，発症時急性腎炎症候群を呈した症例では 9 名中 6 名がびまん性メサンギウム増殖を示し，重症な病理組織像を呈していた．しかし，Oxford 分類[3,4] の各因子と半月体，全節性硬化の各々の病理因子の形成比率で比較したところ，有意な差は認めなかった．さらに，Oxford 分類での M1，E1，S1，T1 各々の比率にも差はなかった．尿細管萎縮/間質線維化の有無，半月体有無，半月体 30% 以上の有無，全節性硬化の有無の比較でも差はなかった．

　発症時急性腎炎症候群と関連する臨床・病理所見をロジスティック解析で検討したところ，平均血圧，腎生検までの期間，尿細管萎縮/間質線維化が単変量，多変量共に有意な所見であった．

　eGFR が不可逆的に 60 未満となった症例を腎不全と定義し，腎生存率を検討したところ，発症時急性腎炎症候を呈する症例ではその他に比べ腎生存率は有意に低く，5 年で 64.8% であった．

　全症例中で 18 名が腎不全に至り，腎不全に寄与する因子を Cox 比例ハザードモデルで検討したところ，尿タンパク消失の有無すなわち治療反応性が最も有意な予後因子であった．尿タンパク消失の有無で補正した多変量解析では尿タンパク消失の有無と独立して急性腎炎症候群での発症，免疫抑制治療の有無，メサンギウム増殖の程度が予後規定因子であった．

　発症時急性腎炎症候群を呈する症例の治療について，9 名中 5 名はプレドニゾロンを含む免疫抑制療法で治療されていた．1970〜1980 年代初めの 3 名は無治療で経過観察されていた．平均観察期間は 6.8 年で，最終観察時点において 9 名中 2 名で尿タンパクの完全消失を認め，4 名は軽度タンパク尿が呈した．残りの 3 名は最終観察時点までに腎不全となった．2 名は発症時ネフローゼ症候群も合併し尿細管間質病変を認め，免疫治療が行わ

〔Ⅵ　長期臨床経過における問題点〕　3. 急性発症症例の特徴

れるもタンパク尿が持続する症例であった．残り1名は診断時から糸状体病変に比べ尿細管間質病変が優位で腎機能低下が著明な症例であった．

　結論として，発症時急性腎炎症候群を呈するIgA腎症において，一部の症例では病初期から尿細管間質の慢性病変を認め，そのような症例は治療を行っても尿タンパクの消失が得られず，腎予後は不良と考えられる．

4　ネフローゼ症候群

　私どもは，発症時ネフローゼ症候群を呈する症例の特徴を明らかにするために，新規に診断した小児IgA腎症426名を対象として検討を行った[5]．発症時ネフローゼ症候群を呈した症例は30名（7.0%）であった．これらとその他に分けて臨床・病理学的所見を比較検討した．組織的に微小変化を呈し臨床的にネフローゼ症候群を示し，かつメサンギウム領域にIgAの沈着を認める症例が散見されるが，それらは定義上IgA腎症と言えなくはないが，実際はIgA腎症というよりむしろ微小変化型ネフローゼ症候群として扱うべきである[2]．自験例においてもこのような症例が1例あり，除外して検討した．

　発症様式は，発症時ネフローゼ症候群を呈した症例では半数が浮腫で発見され，驚くべきことに，3分の1にあたる9例は学校検尿で発見されていた．

　腎生検時臨床所見では，発症時ネフローゼ症候群を呈した症例では有意に男児が多く，肉眼的血尿を呈することが多く，発症から腎生検までの期間が短期間であった．

　病理所見では，30名全例がびまん性メサンギウム増殖を示し，重症な病理組織像を呈していた．Oxford分類の各因子と半月体，全節性硬化の各々の病理因子について検討したところ，発症時ネフローゼ症候群を呈した症例では有意にメサンギウム増殖，管内細胞増多，半月体のそれぞれの形成比率が高く，急性期病変が短期間に形成され活動性が高いと考えられた．

　ネフローゼ諸候群と関連する臨床・病理所見をロジスティック解析により検討したところ，性別，腎生検までの期間，メサンギウム増殖が単変量，多変量共に有意であった．

　eGFRが不可逆的に60未満となった症例を腎不全と定義し，腎生存率を解析したところ，発症時ネフローゼ症候群を呈した症例はその他と比べ腎生存率は低いけれど，10年で92.7%と発症時ネフローゼ症候群を呈した症例そのものの腎予後は不良ではなかった．

　全症例中で13名が腎不全に至っており，腎不全に寄与する因子をCox比例ハザードモデルで検討したところ，ネフローゼ症候群そのものではなく，尿タンパク消失の有無，すなわち治療反応性が最も有意な予後因子であった．尿タンパク消失の有無で補正した多変量解析では，尿タンパクの有無と独立して分節性硬化以外の各病理因子も予後規定因子であった．

　発症時ネフローゼ症候群を呈した症例の治療について，約70%はプレドニゾロンを含む免疫抑制療法で治療されていた．平均観察期間は6.2年で，尿タンパク消失は30名中21名（70%）に認め，尿タンパク消失例は全例最終観察時点まで尿タンパク消失を維持した．最終観察時点で3名が腎不全となったが，全例ステロイドを含む免疫抑制療法で治

療されたにもかかわらず，初期2年治療後高度タンパク尿が残存した症例であった．

　発症時ネフローゼ症候群を呈した症例30名での尿タンパク消失に関与する因子は，尿細管萎縮/間質線維化が単変量，多変量共に有意であった．すなわち，治療抵抗性（尿タンパク非消失）規定因子は急性期病変ではなく尿細管/間質病変（慢性期病変）であった．

　発症時ネフローゼ症候群を呈した症例の病態につき，メサンギウム増殖，管内細胞増多，半月体の急性期病変が急速に増悪してネフローゼ症候群を呈すが，適切な治療によりこれらの急性期病変が改善すればネフローゼ症候群を脱し，尿タンパク消失が得られ予後は良好と考えられる．

　結論として，発症時ネフローゼ症候群を呈する小児IgA腎症において，腎予後規定因子は，発症時のネフローゼ状態ではなく，治療反応性（尿タンパク消失）であり，発症時ネフローゼ症候群を呈する症例であっても急性期病変が主であるため適切な治療を行えば組織学的改善が得られ，尿タンパク消失に至った症例の予後は良好であると考えられる．

5　急速進行性腎炎症候群

　発症時に急速進行性腎炎症候群を呈するIgA腎症は稀である．半月体形成性糸球体腎炎の定義としてしばしば用いられる50%以上の糸球体に半月体を認めるIgA腎症においても，臨床的に急速進行性腎炎症候群を呈することは稀である．KDIGOガイドラインではcrescentic IgA nephropathyがatypical formとして取り扱われているが，筆者らの見解では「特殊」というよりも「重症」ということであり，疾患としては連続性を有すると考えられる．

　半月体形成性IgA腎症の自験例の解析結果を以下に示す．IgA腎症と新規診断した516例中，半月体形成性IgA腎症は25名（4.9%）であった．半月体形成性IgA腎症の発見契機は学校検尿異常が16名（64%）と最多で，肉眼的血尿7名，急性腎炎症候群1名，ネフローゼ症候群1名であった．半月体形成性IgA腎症では半月体形成性以外と比較して，肉眼的血尿が多く，1日尿タンパク量が多く（中央値1.9 g/日 /m^2 vs 0.5 g/日 /m^2），eGFRが低く（中央値102 mL/min/1.73m^2 vs 108 mL/min/1.73m^2），発症から腎生検までの期間が短かった（中央値4.0カ月 vs 8.0カ月）．病理所見は，尿細管萎縮が強かった．

　最終観察時点（平均観察期間6.0年）においてeGFRが60未満に達した症例が半月体形成性IgA腎症で4例あり（腎不全到達期間2~4年），Kaplan-Meier法による腎生存率は，半月体形成性IgA腎症において有意に低かったが（13年77.5% vs 92.8%），成人の既報[6]と比較して良好であった．

　結論として，半月体形成性IgA腎症においても学校検尿の有用性が示唆された．半月体形成性IgA腎症では尿細管萎縮の程度が強く，腎予後規定因子と考えられた．半月体形成性IgA腎症はその他と比較して予後不良であるが，半月体の大部分は細胞・細胞線維性の急性期病変であり，適切な治療により腎予後を改善できる可能性がある．

〔Ⅵ　長期臨床経過における問題点〕　3. 急性発症症例の特徴

● おわりに

　IgA 腎症の急性発症の特徴につき，自験例の解析結果を中心に解説した．小児 IgA 腎症における検討であるが，読者の参考になれば幸いである．

参考文献

1）Nakanishi K, Yoshikawa N. Immunoglobulin A nephropathies in children（includes HSP）. In: Avner ED, et al. editors. Pediatric nephrology 7th ed. Heidelberg: Springer; 2016. p.983-1034.

2）KDIGO guidelines on glomerulonephritis. Chapter 10. Immunoglobulin A nephropathy. Kidney Int Suppl. 2012; 2: 209-17.

3）Working Group of the International IgA Nephropathy Network and the Renal Pathology Society, Cattran DC, Coppo R, Cook HT, et al. The Oxford classification of IgA nephropathy: rationale, clinicopathological correlations, and classification. Kidney Int. 2009; 76: 534-45.

4）Working Group of the International IgA Nephropathy Network and the Renal Pathology Society, Roberts IS, Cook HT, Troyanov S, et al. The Oxford classification of IgA nephropathy: pathology definitions, correlations, and reproducibility. Kidney Int. 2009; 76: 546-56.

5）Shima Y, Nakanishi K, Sato M, et al. IgA nephropathy with presentation of nephrotic syndrome at onset in children. Pediatr Nephrol. 2017; 32: 457-65.

6）Tumlin JA, Lohavichan V, Hennigar R. Crescentic, proliferative IgA nephropathy: clinical and histological response to methylprednisolone and intravenous cyclophosphamide. Nephrol Dial Transplant. 2003; 18: 1321-9.

（中西浩一）

VI 長期臨床経過における問題点

4 小児からの移行期医療

はじめに

移行期医療の概要，腎臓病領域における移行期医療の動向を紹介したうえで，小児期に発症した IgA 腎症の移行期医療について概説する．

1 移行期医療とは

A 移行期医療の背景

医学の進歩により，小児期発症慢性疾患患者の生命予後は著しく改善した．たとえば，わが国の 1975 年の小児期発症慢性心疾患と慢性腎疾患の死亡率（対 10 万人）は，2.84 と 0.46 であったが，2006 年には，それぞれ 0.65 と 0.04 へ大きく低下した．この結果，これら慢性疾患をもつ小児患者が成人期に至り，小児科の対象年齢を超えても小児科で診療を受けている実態が問題となり，新しい医療体系が議論されるようになった[1]．

わが国では，前記の状況を「キャリーオーバー」と呼んできたが，この用語は和製英語であり，日本小児科学会から今後は用いない方針が示されている[2]．

B 移行（transition）の定義

「移行（transition）とは，小児科から成人診療科への転科（transfer）を含む一連の過程（process）を示すもので，小児期発症慢性疾患患者が小児科から成人診療科へ移るときに必要な医学的・社会心理的・教育的・職業的支援の必要性について配慮した多面的な行動計画である」と定義されている[1]．このように，転科は移行の一部の出来事（event）である．

C 移行期医療が必要な理由

移行期医療が必要な理由として，小児期発症慢性疾患患者が成人後に直面する成人特有の病態・疾患について小児科医は不慣れであることや，成人後には小児病棟に入院できないなど適切な医療環境の提供における問題などが挙げられる．さらに，社会的・心理的に未成熟な時期における転科は，ノンアドヒアランスの原因ともなる．また，小児期発症慢性疾患患者は，社会心理的（結婚，経済的自立など），教育的（最終学歴など），職業的（就労状況など）アウトカムが満足すべきレベルに達していない場合が多い．そのため，患者が能力に見合った教育を受け，職業をもち，そして経済的にも自立できるための支援となる移行期医療が必要である．

〔VI　長期臨床経過における問題点〕　4．小児からの移行期医療

D　移行期医療の動向

2002 年に米国小児科学会/米国家庭医学会/米国内科専門医会−米国内科学会より，移行期医療に関する提言が発表され[3]，わが国では，2014 年 1 月に日本小児科学会から「小児期発症疾患を有する患者の移行期医療に関する提言」が公表された[2]．このように，国内外で移行期医療が大きく注目されている．

2　腎臓病領域における移行期医療の動向

国際腎臓学会と国際小児腎臓学会より，2011 年に小児期発症慢性腎臓病患者の移行期医療に関する提言が発表され，各国の実情に応じた移行期医療の実践が求められていた[4]．

わが国では，2014 年 5 月より，厚生労働科学研究費補助金難治性疾患等政策研究事業（難治性疾患政策研究事業）の難治性腎疾患に関する調査研究（研究代表者：松尾清一，丸山彰一）の主要研究項目の一つとして移行期医療の問題がとりあげられ，移行期医療の啓発，実態調査，そしてガイド作成が進められた[5-8]．

さらに，2017 年 5 月からの難治性疾患政策研究事業の難治性腎障害に関する調査研究（研究代表者：成田一衛）においても，移行期医療が継続的な課題してとりあげられ，移行期医療のさらなる啓発・普及と主要腎疾患に対する実践的な移行期医療支援ガイドの作成が進められている．

A　移行期医療の啓発

わが国における移行期医療の認識と理解はいまだ低く，その啓発と普及が始まったところである．松尾・丸山研究班は，日本腎臓学会と日本小児腎臓病学会の協力を得て，「小児慢性腎臓病患者における移行医療についての提言」を 2015 年 3 月に公表した[5,6]．これは，移行期医療の理解を進める目的で作成され，内容は，①転科について（3 項目），②移行プログラムについて（10 項目），③学会や行政による必要な支援（4 項目）からなっている[5,6]．

B　移行期医療の実態調査

松尾・丸山研究班は，日本腎臓学会，日本小児腎臓病学会，日本小児泌尿器科学会の協力のもと，2014 年 10 月に，成人期に達した小児期発症慢性腎臓病患者の成人医療への移行に関する実態調査を実施した[7]．

結果の一部を紹介すると，①小児科から成人診療科へ転科できない理由は，患者・家族が望まない（42.7％），小児科医が転科の必要性を感じない・転科を決断できない・転科のきっかけがない（33.3％）が多かった，②小児医療が中断（一部は終了）して，その後，紹介なく成人診療科へ受診した理由の 24.9％は症候（原疾患の再発や増悪）であった．このように，慢性腎臓病患者が途中でドロップアウトしないような移行期医療の啓発・普及とフォローアップ体制の構築（移行期医療の実践）の必要性が確認された[7]．

また，多種多様な小児腎泌尿器疾患が移行期医療の対象となりうること，なかでも IgA 腎症や微小変化型ネフローゼ症候群の患者数が多いことが明らかとなった．そのため，治

療の継続性や整合性を担保する（treatment gap を埋める）小児科・成人診療科・かかりつけ医共通の診療ガイドを作成する必要性が示された[7].

C 移行期医療ガイドの作成

松尾・丸山研究班は，前記の調査結果を参考にしながら，腎臓病患者の移行期医療ガイドを作成し，「思春期・青年期の患者のための CKD 診療ガイド」として 2016 年 10 月に公表した[8]．思春期・青年期に対する移行期医療は多面的な支援が必要である．そのため，このガイドはその点を明確にしたうえで，小児科医と成人診療科医の双方がみる可能性のある思春期・青年期に特化したものとなっている．内容は，移行期医療の概念・意義（2 項目），移行プログラム（13 項目），慢性腎臓病をもつ思春期・青年期の診断・治療・管理（13 項目）からなっている[8].

D 実践的な移行期医療支援ガイドの必要性

2017 年 10 月に，日本腎臓学会評議員と日本小児腎臓病学会代議員を対象として，前述の「小児慢性腎臓病患者における移行医療についての提言」[5] と「思春期・青年期の患者のための CKD 診療ガイド」[8] の認知度，理解度，活用度に関するアンケート調査を実施した．その結果，これらの認知度と理解度はほぼ良好であったが，活用度は低かった．活用できていない理由の一つとして，移行期医療を実践するために必要な資源（人材，体制，具体的な資材）がないことが挙げられた[9]．人材の確保や体制の整備は，医療社会資源的にハードルが高い．しかし，実践的な移行期医療支援ガイドの作成や移行期医療支援ツールの整備は十分に可能と思われるため，成田研究班では，小児期発症慢性腎疾患のそれぞれの特徴を考慮した実践的な移行期医療支援ガイドと移行期医療支援ツールを整備することにした.

E IgA 腎症と微小変化型ネフローゼ症候群の移行期医療支援ガイド

多種多様な小児腎疾患が移行期医療の対象となるが，前記の実態調査で，IgA 腎症と微小変化型ネフローゼ症候群の患者数が多かったこと[7]，さらに両疾患の長期予後は楽観視できないことから[10-15]，IgA 腎症と微小変化型ネフローゼ症候群を対象とした実践的な移行期医療支援ガイドを作成中である.

3 小児期発症 IgA 腎症の移行期医療

A IgA 腎症の長期予後

小児軽症 IgA 腎症は，約 60％の症例で自然寛解するものの，自然寛解してから平均 7.6 年後に 17.5％の症例で再燃が認められたと報告されている[10]．また，小児重症 IgA 腎症例に対する 2 年間のステロイド＋アザチオプリン＋ワルファリン＋ジピリダモールの多剤併用療法は長期予後を改善することが報告されているが，2 年間の多剤併用療法後に 25％の症例でステロイドの再投与が必要であったと報告されている[11]．このように，小児 IgA

〔Ⅵ　長期臨床経過における問題点〕　4．小児からの移行期医療

腎症は，軽症例，重症例ともに長期間フォローアップすることが必要不可欠である．

B　小児 IgA 腎症の成人診療科へのスムーズな転科を妨げる要因

1 IgA 腎症ガイドラインの認知度と活用状況（小児科と成人診療科の違い）

　2018 年 9〜10 月に，日本腎臓学会評議員と日本小児腎臓病学会代議員を対象に，「小児 IgA 腎症治療ガイドライン 1.0 版」[16] と「エビデンスに基づく IgA 腎症診療ガイドライン 2014 あるいは 2017」[17] の認知度と移行期（10 歳代後半〜20 歳代の思春期・若年成人患者）診療で主に活用している診療ガイドラインについてアンケート調査を行った．その結果，「エビデンスに基づく IgA 腎症診療ガイドライン 2014」あるいは「同 2017」の認知度と活用状況は，成人診療科で 97.0％と 75.8％，小児科で 87.1％と 54.3％であった．一方，「小児 IgA 腎症治療ガイドライン 1.0 版」の認知度と活用状況は，成人診療科で 22.7％と 6.1％，小児科で 100％と 72.9％であった．このように，思春期・若年成人の IgA 腎症の診療において，成人診療科と小児科で認知されている，そして活用されている診療ガイドラインが大きく異なっていることが浮き彫りとなった[18]．

2 「小児 IgA 腎症治療ガイドライン（1.0 版）」[16] と「エビデンスに基づく IgA 腎症診療ガイドライン 2014」あるいは「同 2017」[17] の違い

　たとえば，尿タンパク 1.0 g/日以上かつ腎機能正常の IgA 腎症に対する治療方法を比較して 表1 に示した．

　ステロイドの投与量，投与期間，投与方法（分 1 投与と分 3 投与や連日投与と隔日投

表1 尿タンパク 1.0 g/日以上かつ腎機能正常の IgA 腎症に対する治療法：小児ガイドラインと成人ガイドラインの違い

小児 IgA 腎症診療ガイドライン 1.0 版	エビデンスに基づく IgA 腎症診療ガイドライン 2017
治療は副腎皮質ステロイド薬，免疫抑制薬，抗凝固薬，抗血小板薬を用いた 2 年間の多剤併用療法（カクテル療法）とする．	・短期間高用量経口ステロイド療法（プレドニゾロン 0.8〜1.0 mg/kg を約 2 カ月，その後漸減して約 6 カ月間投与）を推奨する（推奨グレード 1B）
・プレドニゾロン内服 2 mg/kg/日（最大量：80 mg/日）分 3，連日投与，4 週間，その後，2 mg/kg/分 1，隔日投与とし，以後漸減中止，投与期間は原則 2 年間とする．	・ステロイドパルス療法（メチルプレドニゾロン 1 g 3 日間点滴静注）を隔月で 3 回＋プレドニゾロン 0.5 mg/kg 隔日を 6 カ月間投与を推奨する（推奨グレード 1B）
・アザチオプリンまたはミゾリビン内服 アザチオプリン：2 mg/kg/日（最大量：100 mg/日）分 1，2 年間．ミゾリビン：4 mg/kg/日（最大量：150 mg/日）分 2，2 年間	・免疫抑制薬のシクロフォスファミド，アザチオプリン，シクロスポリン，ミコフェノール酸モフェチル，ミゾリビンは，治療選択肢として検討してもよい（保険適用外）（推奨グレード 2C）
	・口蓋扁桃摘出術＋ステロイドパルス療法は，治療選択肢として検討してもよい（推奨グレード 2C）

214

与）は，小児と成人間で明らかに異なる．

免疫抑制薬は，小児ではアザチオプリンあるいはミゾリビンを含めた多剤併用療法であるが，成人では推奨グレード2Cとなっている．

一方，ステロイドパルス療法は，成人では推奨グレード1Bであるが，小児ガイドラインでは触れられていない．

さらに，口蓋扁桃摘出術＋ステロイドパルス療法は，成人では推奨グレード2Cであるが，小児ガイドラインでは触れられていない．

このように，小児科の72.9％が活用している「小児IgA腎症治療ガイドライン（1.0版）」の治療内容は，成人診療科の75.8％が活用している「エビデンスに基づくIgA腎症診療ガイドライン2014」あるいは「同2017」と大きく異なる．

成人診療科が「小児IgA腎症治療ガイドライン（1.0版）」を認知しているのは22.7％であったことから，小児科から転科してきた患者の治療歴をみると困惑する場合が多いかと思われる．また，成人診療科へ転科した患者も提示される治療方針が今まで聞いたことがない内容だと戸惑うものと予想される．

これらのtreatment gapが，IgA腎症の小児科から成人診療科へのスムーズな転科を妨げる大きな要因になっている．

❸ 診療の自己中断（ドロップアウト）

IgA腎症の多くは，無自覚・無症候であるため，患者本人の病気への理解が乏しい場合には，ドロップアウトする危険性が高い．実際，前述の調査では，小児医療が中断（一部は終了）して，その後，紹介なく成人診療科へ受診した理由の24.9％は症候（原疾患の再発や増悪）であった[7]．このドロップアウトを防ぐためには，移行期医療の導入が必要不可欠である．

C 成田研究班によるIgA腎症の移行期医療支援ガイド

前記の理由から，成田研究班では，IgA腎症の治療・管理に関して，小児科医と腎臓内科医・かかりつけ医間の相互理解を深める（treatment gapを埋める）内容となるよう，小児科医と腎臓内科医が連携してIgA腎症の移行期医療支援ガイドを作成している．また，IgA腎症患者の自立支援のためのツール（患者への病気説明文書，患者への治療薬・治療法の説明文書，患者用の自己健康管理度チェックリスト，医療助成制度の概要説明文書）の提供を目指している．

● おわりに

移行期医療を成功させるためには小児医療サイドと成人医療サイドの相互理解と協調，そして社会制度や支援体制のさらなる整備が必要不可欠である．

参考文献

1）Blum RWM, Garell D, Hodgman CH, et al. Transition from child-centered to adult healthcare system for adolescents with chronic conditions. A position paper of the Society for Adolescent Medicine. J Adolesc Health. 1993; 14: 570-6.

2) 横谷　進，落合亮太，小林信秋，他．小児期発症疾患を有する患者の移行期医療に関する提言，日児誌．2014; 118: 98-106.

3) American Academy of Pediatrics, American Academy of Family Physicians, American College of Physicians-American Society of Internal Medicine. A consensus statement on health care transitions for young adults with special health care needs. Pediatrics. 2002; 110: 1304-6.

4) Watson AR, Harden P, Ferris M, et al. Transition from pediatric to adult renal services: a consensus statement by the International Society of Nephrology (ISN) and the International, Pediatric Nephrology Association (IPNA). Kidney Int. 2011; 80: 704-7.

5) 厚生労働省難治性疾患等政策研究事業「難治性腎疾患に関する調査研究」研究班診療ガイドライン分科会トランジション WG，日本腎臓学会，日本小児腎臓病学会．小児慢性腎臓病患者における移行医療についての提言—思春期・若年成人に適切な医療を提供するために—．日腎会誌. 2015; 57: 789-803．および日小児腎会誌. 2015; 28: 209.

6) Kubota W, Honda M, Okada H, et al. A consensus statement on health-care transition of patients with childhood-onset chronic kidney diseases: providing adequate medical care in adolescence and young adulthood. Clin Exp Nephrol. 2018; 22: 743-51.

7) Hattori M, Iwano M, Sako M, et al. Transition of adolescent and young adult patients with childhood-onset chronic kidney disease from pediatric to adult renal services: a nationwide survey in Japan. Clin Exp Nephrol. 2016; 20: 918-25.

8) 日本腎臓学会，日本小児腎臓病学会，監修，厚生労働省難治性疾患克服研究事業難治性腎疾患に関する調査研究班編集．思春期・青年期の患者のための CKD 診療ガイド．日腎会誌. 2016; 58: 1095-233.

9) 佐古まゆみ，三浦健一郎，芦田　明，他．「小児慢性腎臓病患者における移行医療についての提言」と「思春期・青年期の患者のための CKD 診療ガイド」の認知度，理解度，活用度に関するアンケート調査の報告．日腎会誌．2018; 60: 972-77.

10) Shima Y, Nakanishi K, Hama T, et al. Spontaneous remission in children with IgA nephropathy. Pediatr Nephrol. 2013; 28: 71-6.

11) Kamei K, Nakanishi K, Ito S, et al. Long-term results of a randomized controlled trial in childhood IgA nephropathy. Clin J Am Soc Nephrol. 2011; 6: 1301-7.

12) Fakhouri F, Bocquest N, Taupin P, et al. Steroid-sensitive nephrotic syndrome: From childhood to adulthood. Am J Kidney Dis. 2003; 41: 550-7.

13) Ruth EM, Kemper MJ, Leumann EP, et al. Children with steroid-sensitive nephrotic syndrome come of age: long-term outcome. J Pediatr. 2005; 147: 202-7.

14) Kyrieleis HAC, Lowik MM, Pronk I, et al. Long-term outcome of biopsy-proven, frequently relapsing minimal-change nephrotic syndrome in children. Clin J Am Soc Nephrol. 2009; 4: 1593-600.

15) Ishikura K, Yoshikawa N, Nakazato H, et al. Morbidity in children with frequently relapsing nephrosis: 10-year follow-up of a randomized controlled trial. Pediatr Nephrol. 2015; 30: 459-68.

16) 日本小児腎臓病学会「小児 IgA 腎症治療ガイドライン作成委員会」，編．小児 IgA 腎症治療ガイドライン 1.0 版．2007.

17) 丸山彰一，監修．厚生労働科学研究費補助金難治性疾患等政策研究事業（難治性疾患政策研究事業）難治性腎疾患に関する調査研究班　編．エビデンスに基づく IgA 腎症診療ガイドライン 2017. 東京: 東京医学社; 2017.

18) 三浦健一郎，佐古まゆみ，芦田　明，他．IgA 腎症と微小変化型ネフローゼ症候群の診療ガイドラインの認知度と活用状況に関するアンケート調査の報告．日腎会誌．2019; 61: 51-7.

（服部元史）

VII 鑑別診断 1

IgA 血管炎

はじめに

　IgA 血管炎は，2012 年の CHCC（Chapel Hill Consensus Conference）による血管炎の名称・定義に関する改訂により，従来のヘノッホ・シェーンライン紫斑病（Henoch-Schönlein purpura）から名称変更された．CHCC の分類では，小型血管炎（small vessel vasculitis）のカテゴリーのなかで免疫複合体性血管炎（immune complex small vessel vasculitis）の 1 つに分類されている．わが国でも，2017 年に CHCC2012 に記載されている英語疾患名すべての日本語名が正式に決定された（厚生労働省難治性血管炎に関する調査研究班より提唱され日本医学会で承認）表 1．このような世界的な動きと最新の研究成果・診療の現況を取り入れた形で，日本循環器学会と厚生労働省難治性血管炎に関する調査研究班を主体とした合同研究班により，血管炎症候群の診療ガイドライン（2017 年改訂版）が発表され，IgA 血管炎に関しても Up-Date されている[1]．

　IgA 血管炎は IgA 腎症の類縁疾患と考えられ，腎症以外の全身症状を伴うか否かが唯一の鑑別点といえる．IgA 血管炎も IgA 腎症も，糖鎖異常を有する IgA の血管壁沈着が本疾患の病態の本質であるという点も同一である．しかしながら，臨床症候群の頻度や腎病理像重症度には若干の違いが知られている．

　本稿では，IgA 血管炎の疾患概念，疫学，診断，治療などについて，IgA 腎症との相違も交えて概説する．

表 1 血管炎のカテゴリーと疾患名── CHCC2012 原文と日本語訳

CHCC2012 原文	日本語訳
Small vessel vasculitis, SVV	**小型血管炎**
Antineutrophil cytoplasmic antibody（ANCA）-associated vasculitis, AAV	抗好中球細胞質抗体（ANCA）関連血管炎
Microscopic polyangiitis, MPA	顕微鏡的多発血管炎
Granulomatosis with polyangiitis（Wegener's）, GPA	多発血管炎性肉芽腫症（Wegener 肉芽腫症）
Eosinophilic granulomatosis with polyangiitis（Churg-Strauss）, EGPA	好酸球性多発血管炎性肉芽腫症（Churg-Strauss 症候群）
Immune complex SVV	**免疫複合体性小型血管炎**
Anti-glomerular basement membrane（anti-GBM）disease	抗糸球体基底膜抗体病（抗 GBM 病）
Cryoglobulinemic vasculitis, CV	クリオグロブリン血症性血管炎
IgA vasculitis（Henoch-Schönlein）, IgAV	IgA 血管炎（Henoch-Schönlein 紫斑病）
Hypocomplementemic urticarial vasculitis, HUV（anti-C1q vasculitis）	低補体血症性蕁麻疹様血管炎（抗 C1q 血管炎）

（厚生労働省 難治性疾患政策研究事業 難治性血管炎に関する調査研究班．IgA 血管炎．In：血管炎症候群の診療ガイドライン（2017 年改訂版）：2017; p.78-83[1] より抜粋）

〔Ⅶ　鑑別診断〕　1. IgA 血管炎

1　疾患概念

　細小動脈～毛細血管を病変の主座とする全身性の小型血管炎がその本態であり，IgA の血管壁沈着が本疾患の病態の本質である．IgA 血管炎の臨床症状である皮膚症状（下腿を中心に出現する触知可能な点状出血斑），関節症状（腫脹，疼痛），腹部症状（腹痛，下血）と同時，あるいはこれに遅れて糸球体性顕微鏡的血尿（時に肉眼的血尿），タンパク尿を認める．腎症は，IgA 血管炎の半数近くの患者で認められ，無症候性血尿・タンパク尿症候群を呈することが多いが，IgA 腎症と比べるとネフローゼ症候群，急性腎炎症候群での発症頻度は高い．

2　病　因

　約半数例で，上気道炎，虫刺され，ワクチン接種などが先行する例がみられるが，明確な病因は不明である．障害された血管壁においても，糸球体においても，IgA1 優位の免疫複合体沈着が認められる．全身性血管炎としての IgA 血管炎でも，腎に限局する IgA 腎症でも，糖鎖不全 IgA1 分子とこれに対する抗 IgA1-IgG 抗体が免疫複合体を形成し，血管壁に沈着し炎症を惹起していると考えられている[2]．

3　疫　学

　IgA 血管炎は全年齢層で発症するが，3～15 歳にもっとも多く（ピークは 4～6 歳），男児にやや多い傾向がある（男女比 1.2～1.8：1）．小児と成人の罹患率はそれぞれ年間 10 万人あたり 10～20 人と 1.3 人とされており，成人の IgA 血管炎の頻度は小児と比べると 1/5～1/10 と低い．季節的には，秋，冬に多く，夏に少ない傾向がある．自然寛解もあるが，紫斑などの症状はしばしば再発する．なお，IgA 血管炎の消化器症状は紫斑の出現以前に出現することも稀ではない．

　日本腎臓学会が行っている腎生検レジストリー（Japan Renal Biopsy Registry: JRBR）に，2007 年から 2012 年の間に登録された IgA 血管炎（n＝513）と IgA 腎症（n＝5,679）において，IgA 血管炎の年齢は，IgA 腎症と異なり，0～19 歳の小児と 60～69 歳の高齢層に 2 峰性のピークを有する分布であることが報告されている[3]．また，IgA 血管炎の臨床所見，組織所見が IgA 腎症と比べてともに重症で，特に高齢者 IgA 血管炎での腎予後が不良であることが示されている 表2 [3,4]．

4　症状・徴候，検査所見

　症状として，紫斑（100％），関節炎（80％），腹痛（60％），腎炎（50％）を呈する．皮膚所見として，ほぼ全例に左右対称性の触知可能な紫斑が点状に下肢や背部などに見られる．関節所見としては腫脹・疼痛がみられ，下肢の大関節（足関節や膝関節）が侵されることが多い．消化器症状は腹痛，血便，下血などがみられ，血管炎による消化管壁の浮腫と出血による．腎症状は，血管炎発症後の数日から 1 カ月以内に尿所見異常が出現することが多い．尿検査で顕微鏡的血尿やタンパク尿で発見されることが多いが，その他にもさ

218

まざまな腎症候で発症する 図1 ⓐ．ネフローゼ症候群や急性腎炎症候群では浮腫や高血圧などが見られ，なかには腎不全へ移行する例もある 図1 ⓑ [5]．

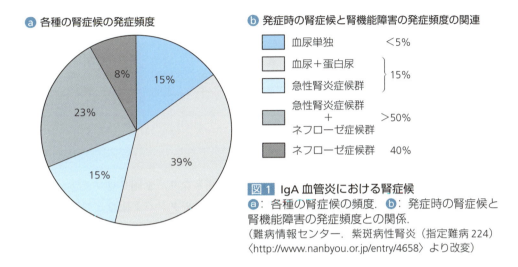

図1 IgA血管炎における腎症候
ⓐ：各種の腎症候の頻度．ⓑ：発症時の腎症候と腎機能障害の発症頻度との関係．
(難病情報センター．紫斑病性腎炎（指定難病224）〈http://www.nanbyou.or.jp/entry/4658〉より改変)

5 病理所見

皮膚では，真皮の出血を伴った白血球破砕性壊死性血管炎の組織像が見られ，障害部の血管壁には免疫蛍光抗体法でIgAの沈着を認める．腎糸球体ではメサンギウム増殖性糸球体腎炎の像が主体であり，免疫蛍光抗体法では主としてメサンギウム領域にIgAとC3を主体とした沈着を認め，IgA腎症との鑑別は腎組織所見だけでは不可能である．ただし，IgA血管炎では，半月体形成や壊死像，管内増殖性病変の頻度がIgA腎症よりも高いことが報告されている 表2．国際小児腎臓病研究班（ISKDC）分類では半月体形成の割合によりクラス分類が行われており，Grade IIIbより重症度の高い症例ではその約

表2 臨床・病理所見の比較

	IgA腎症	IgA血管炎
年齢	1峰性（30〜39歳）	2峰性（1〜19歳と60〜69歳）
男女比	1：1	1：1.1
臨床診断	① 慢性腎炎症候群（88.5%） ② 反復・持続性血尿（4.7%）	① 慢性腎炎症候群（61.6%） ② 膠原病・血管炎（12.3%） ③ ネフローゼ症候群（10.5%）
病理組織診断	① メサンギウム増殖性（92.6%） ② 微小糸球体変化（2.0%）	① メサンギウム増殖性（77.4%） ② 半月体形成壊死性（6.6%） ③ 管内増殖性（6.4%）
臨床データ（全体）	尿RBC数（>30）：36.8% 尿タンパク：1.05 g/day 血清アルブミン：3.97 g/dL	尿RBC数（>30）：50.3% 尿タンパク：1.93 g/day 血清アルブミン：3.55 g/dL

(Suzuki H, Yasutake J, Makita Y, et al. IgA nephropathy and IgA vasculitis with nephritis have a shared feature involving galactose-deficient IgA1-oriented pathogenesis. Kidney Int. 93: 700-5: 2018)

〔Ⅶ　鑑別診断〕　1. IgA 血管炎

20％が腎不全へ移行するとされている 表3.

表3　国際小児腎臓病研究班（ISKDC）による紫斑病性腎炎の組織分類

Grade I	微小変化
Grade II	メサンギウム増殖のみ
Grade III	a）巣状，b）びまん性メサンギウム増殖，半月体形成＜50％
Grade IV	a）巣状，b）びまん性メサンギウム増殖，半月体形成 50〜75％
Grade V	a）巣状，b）びまん性メサンギウム増殖，半月体形成＞75％
Grade VI	膜性増殖性腎炎様病変

6 診断と分類基準

　成人の紫斑病性腎炎は 2015 年 7 月に指定難病となり，米国リウマチ学会の分類基準が用いられている 表4 ⓐ. IgA 血管炎発症後に血尿やタンパク尿などの尿所見異常を認めれば紫斑病性腎炎の臨床診断は可能であるが，確定診断は腎生検病理組織診断で行う．腎病変だけでは IgA 腎症と鑑別困難であるが，腎外病変が認められる点で臨床症状から鑑別することができる．

　一方，小児の IgA 血管炎については，EULAR/PreS による小児血管炎分類基準が示されている 表4 ⓑ [6]. 小児血管炎の中で IgA 血管炎 は 90％ 以上を占め，他の小型血管炎の可能性がほとんどない点が，成人と異なることかもしれない．

表4　IgA 血管炎の分類基準

ⓐ 米国リウマチ学会の血管性紫斑病診断基準	ⓑ 小児 Henoch–Schönlein 紫斑（IgAV）の分類基準
① 隆起性の紫斑 ② 急性の腹部疝痛 ③ 生検組織での小動静脈壁の顆粒球の存在 ④ 年齢が 20 歳以下	palpable purpura（必須基準）以外に下記の特徴のうち 1 つ以上を認めること ・び漫性腹痛 ・生検組織に IgA 有意の沈着 ・関節痛*ないし関節炎（*急性，いずれかの関節） ・腎障害（血尿 and/or タンパク尿）
上記の 2 つ以上を満たせば血管性紫斑病と診断する. （難病情報センター. 紫斑病性腎炎（指定難病 224）〈http://www.nanbyou.or.jp/entry/4658〉より改変）	EULAR/PreS コンセンサス会議 2006 による（日本皮膚科学血管炎・血管障害診療ガイドライン改訂版作成委員会. 血管炎・血管障害診療ガイドライン 2016 年改訂版，日皮会誌 2017, 127; 299–415[7]）

7 治　療

A 腎外症状に対する治療

　IgA 血管炎の腎外の各症状に対しいくつかの薬剤投与が行われているが，エビデンスレベルは高いものではない．たとえば，皮膚の有痛性浮腫や瘙痒感に対する抗ヒスタミン薬，関節症状に対する非ステロイド性抗炎症薬（NSAID），血漿第 XIII 因子が 90％以下に低下し腹部症状，関節症状を伴う場合の乾燥濃縮ヒト血液凝固第 XIII 因子製剤の投与

などが，推奨されている（推奨クラス IIa〜IIb）．

皮膚科学会によるガイドラインでは，IgA 血管炎の紫斑に対し，重症紫斑の出現を早期に抑制するために，副腎皮質ステロイドの短期間投与を推奨している[7]．一方，KDIGO 診療ガイドラインでは腎炎の発症予防のためにグルコルチコイドを使用しないことを推奨している．

B　腎炎を合併した場合の治療

血尿単独，あるいは血尿に軽度〜中等度タンパク尿〔早朝尿のタンパク/クレアチニン（Cr）< 1.0 g/gCr〕の場合は通常経過観察され，タンパク尿が 6 カ月以上続く場合には腎生検を行って治療方針を検討する．

高度タンパク尿，進行性の腎機能低下，重度の腎病理組織学的所見（腎糸球休の細胞性半月体形成や巣状分節性壊死病変など）を認める場合は，ステロイド薬による治療を行う．

> **Rx 処方例**
> 1) ソル・メドロール®注　500 mg＋5%ブドウ糖液 250 mL　1 日 1 回
>   　　2 時間かけて点滴静注．3 日間連日投与を 1 クールとし，7 日間隔で 2 クール行う．
> 2) プレドニゾロン錠（5 mg）　4〜6 錠　分 1　朝
>   　　上記 1) の 2 クール目終了後より，体重当たり 0.5 mg から連日投与する．1〜2 カ月ごとに 1 錠減量を目安とし，12〜18 カ月間で中止する．

その他，ステロイド薬以外の免疫抑制薬（アザチオプリン，シクロホスファミドなど）や血漿交換療法，扁桃摘出術＋ステロイドパルス療法などによる治療報告もあるが，エビデンスレベルは低い．

一般に，成人の IgA 血管炎では腎病変の合併率が高く，腎病理組織の重症度も高く，予後も不良であることが少なくないため，ステロイド薬を中心とした長期の治療が必要と考えられている．

8　予後

基本的に予後は良好で，特に小児では単相性の経過をたどり数週間で自然寛解する．死亡率は 1% 未満（腸穿孔や大量消化管出血）である．再発例も少なからずみられ，年余の経過で持続する症例も時にみられる．

腎炎の合併率は，小児より成人で高く，腎予後は成人，特に高齢者で悪いことが知られている[4]．ISKDC 分類で Grade IIIb 以上の場合やネフローゼ症候群や急速進行性腎炎症候群を呈する場合には腎不全へ移行する可能性があり，積極的治療が必要である．

● おわりに

IgA 血管炎と IgA 腎症とは，糖鎖不全 IgA1 分子とこれに対する抗 IgA1-IgG 抗体による免疫複合体病という点では同一で，唯一の違いは腎外症状の有無であり，その意味では

〔Ⅶ　鑑別診断〕　1. IgA 血管炎

表現型だけが違っているように考えられる．しかしながら，たとえば腎症状の経過は必ずしも同一ではなく，各々の疾患に対する治療法の確立が必要と考えられる．

参考文献

1）厚生労働省 難治性疾患政策研究事業 難治性血管炎に関する調査研究班．IgA 血管炎，血管炎症候群の診療ガイドライン（2017 年改訂版）．2017; p.78-83. 〈http://www.lifescience.co.jp/~taka/GLVS/〉

2）Suzuki H, Yasutake J, Makita Y, et al. IgA nephropathy and IgA vasculitis with nephritis have a shared feature involving galactose-deficient IgA1-oriented pathogenesis. Kidney Int. 2018; 93: 700-5.

3）Komatsu H, Fujimoto S, Yoshikawa N, et al. Clinical manifestations of Henoch-Schönlein purpura nephritis and IgA nephropathy: comparative analysis of data from the Japan Renal Biopsy Registry（J-RBR）. Clin Exp Nephrol. 2016; 20: 552-60.

4）Komatsu H, Fujimoto S, Maruyama S, et al. Distinct characteristics and outcomes in elderly-onset IgA vasculitis（Henoch-Schönlein purpura）with nephritis: Nationwide cohort study of data from the Japan Renal Biopsy Registry（J-RBR）. PLoS One. 2018; 13: e0196955.

5）難病センター．紫斑病性腎炎（指定難病 224）．〈http://www.nanbyou.or.jp/entry/4658〉

6）Ozen S, Ruperto N, Dillon MJ, et al. EULAR/PreS endorsed consensus criteria for the classification of childhood vasculitides, Ann Rheum Dis. 2006; 65: 936-41.

7）日本皮膚科学血管炎・血管障害診療ガイドライン改訂版作成委員会．血管炎・血管障害診療ガイドライン 2016 年改訂版，日皮会誌．2017; 127: 299-415.

（藤元昭一）

VII 鑑別診断

2

二次性 IgA 腎症

はじめに

IgA 腎症は自然寛解する症例からネフローゼ症候群，急速進行性腎炎症候群を呈する症例まで多彩な臨床像を示す．それに一致して病理所見においても，巣状ないしびまん性のメサンギウム細胞および基質の増殖性変化，管内増殖性病変や細胞性半月体形成などの急性活動性病変，進行例では巣状分節性から全節性硬化や癒着などの慢性病変がみられ，多彩な病理組織像を呈する．一方，肝疾患，感染症，膠原病，炎症性腸疾患，悪性腫瘍など全身性疾患に起因する二次性 IgA 腎症が報告されている 表1 .

これらの事実から，IgA 腎症の病態はさまざまな因子が関与していることが推測され，それらの結果としてメサンギウム領域への IgA 沈着および糸球体障害進行が生じると考えられる．たとえば上気道感染後に生じる肉眼的血尿は，粘膜免疫と IgA 腎症の関連性を強く示唆する．外来性抗原曝露が IgA 免疫系に関与して腎症の増悪に関与すると考えられ，これまでに外来性抗原として *Haemophilius parainfluenzae* や *Staphylococcus aureus* などの細菌やサイトメガロやムンプス，エンテロウイルス，肝炎ウイルスなどのウイルス，*Schistosoma baematobium* や *Plasmodium* spp などの寄生虫の関与を示唆する報告がなされている．特異的な外来性抗原の有無は議論の余地があるが，少なくとも外因性の抗原が腎炎惹起性 IgA 産生に寄与することが示唆されている．この他，外来性抗原として食物抗原の可能性についてもさまざま議論されている．

表1 二次性 IgA 腎症の原因

消化器疾患，肝障害
    アルコール性肝硬変，C 型肝炎，非アルコール性脂肪性肝炎
    セリアック病，Crohn 病，潰瘍性大腸炎
感染症
    HIV，サイトメガロウイルス，B 型肝炎ウイルス，C 型肝炎ウイルス
    Streptococcus，*Staphylococcus*，*Chlamydia pneumoniae*
    ライム病，マラリア，住血吸虫症
自己免疫疾患
    強直性脊椎炎，関節リウマチ，全身性エリテマトーデス
    シェーグレン症候群，乾癬
腫瘍
    IgA 型骨髄腫，非ホジキンリンパ腫，ホジキンリンパ腫
    皮膚 T 細胞性リンパ腫，肺癌，腎細胞癌

これまでに，IgA 腎症患者の血清中において IgA を含む免疫複合体は食物抗原を含有することが数多く報告され，Coppo らは牛乳や卵白に対する IgA 抗体がメサンギウム細

〔VII 鑑別診断〕 2. 二次性 IgA 腎症

胞に沈着することを確認した．さらに，食物抗原を 24 週間摂取させないと尿タンパク量が減少し，メサンギウム領域への IgA，C3，フィブリノゲン沈着が減弱すること，グルテンフリー食を 6 カ月間摂取すると IgA 免疫複合体形成が減少し尿タンパク，尿潜血が改善することが報告された．特異的な食物抗原が IgA 腎症を誘導することは明らかにされていないが，食物抗原が IgA 腎症の進展に関与する可能性が示唆されている．本稿では，IgA 腎症の発症・進展における知見を概説し，二次性 IgA 腎症について概説する．

1 IgA 腎症の病因

IgA 腎症により末期腎不全に至り腎移植を受けた患者の約半数に IgA 腎症が再発すること，逆に IgA 腎症以外の疾患で末期腎不全に至った患者に IgA 腎症患者の腎臓をドナーとして移植した場合，移植腎の IgA 腎症が消失することなどが報告されている．

これらの臨床的事実は，IgA 腎症の病因は腎固有細胞ではなく，むしろ IgA 免疫系の異常が関与することを示唆している．IgA 腎症と二次性 IgA 腎症はともに，糸球体メサンギウム領域の IgA 沈着が腎症を惹起すると考えられている．IgA1 のヒンジ部には O 結合型糖鎖が結合している．血清タンパクがもつ O 結合型糖鎖は内側より N-アセチルガラクトサミン（GalNAc）とガラクトース（Gal）より構成され，さらにその外側にシアル酸（NeuAc）が GalNAc および Gal に結合する．IgA 腎症患者の糸球体に沈着する IgA は，主に IgA1 の多量体で，そのヒンジ部に糖鎖修飾の異常，特に O 結合型糖鎖の異常があることが多数報告されている[1, 2]．糖鎖修飾異常を有する IgA1 は，自己凝集能や抗原性を獲得しているため，多量体 IgA や IgA-IgG 免疫複合体を形成しやすく，肝臓や網内系においてクリアランスされにくいとされる．また，細胞外基質構成成分であるフィブロネクチンや 4 型コラーゲンに対して結合親和性が高く，培養メサンギウムを用いた実験において，糖鎖修飾異常を有する IgA1 の方が通常の IgA1 よりも沈着しやすいことも示されている[3]．Suzuki らは，IgA 腎症患者血中には，IgA1-IgA 免疫複合体や IgA1-IgG 免疫複合体が増加していることを本邦および米国のコホートで明らかにした．さらに，糖鎖異常 IgA1 を認識する IgG では，免疫グロブリン重鎖遺伝子の可変領域におけるアミノ酸配列が変化していることが同定され，アミノ酸変異をもたない IgG は糖鎖異常 IgA1 と免疫複合体を形成しないことを報告した．これらの報告から，IgA 腎症では IgA1 ヒンジ部の O 結合型糖鎖修飾異常および糖鎖異常 IgA1 を認識する免疫グロブリンにより免疫複合体が形成され，これが炎症を誘導することが示唆され，IgA 腎症の発症・進展に糖鎖異常 IgA1 および糖鎖異常 IgA1 特異的抗体がともに深く関与すると考えられている．そして，これら腎炎惹起性 IgA の産生機序として，粘膜免疫応答異常の関与が想定されている[4]．

粘膜における外来性抗原曝露，多量体 IgA や免疫複合体を含めた血清 IgA のクリアランスが腎炎惹起性 IgA 産生に関与すると考えられ，二次性に IgA 腎症が誘導されるメカニズムについて，これらの点を踏まえて議論したい．

2 肝性 IgA 腎症

　肝性 IgA 腎症は，二次性 IgA 腎症の一つで，肝疾患，特にアルコール性肝疾患に合併する頻度が高い．肝性 IgA 腎症は剖検症例の腎組織で明らかになることが多いが，肝硬変に伴う肝性 IgA 腎症の発症機序については十分明らかにされていない．組織学的には，肝性 IgA 腎症に特異的な組織所見は認められず，メサンギウム領域に沈着する IgA は IgA 腎症と同様に IgA1 が優位である．Newell GC らの報告ではアルコール肝硬変患者の 50〜100％の症例で糸球体障害を認め，30〜90％の症例においてメサンギウム領域に IgA 沈着を認め，アルコール性肝硬変に二次性 IgA 腎症を併発するリスクが高いと考えられている．Newell GC らは肝性 IgA 腎症の腎予後に関して，肝性 IgA 腎症が末期腎不全に至るリスクは IgA 腎症と比べて低いと報告しているが，そうではないとする報告もあり，意見が分かれている．肝性 IgA 腎症に対する特異的な治療法はなく，腎予後と肝機能障害の重症度に関連はないことも報告されている．症例の中には，禁酒や肝移植後に腎機能障害が改善したとする報告もある．

　通常，血清 IgA は肝細胞表面に存在するアシアロ糖タンパク質レセプター（ASGP-R）に認識され，肝細胞内に取り込まれて処理されている．肝細胞 ASGP-R は IgA 免疫複合体のクリアランスを担っているため，肝線維化による肝細胞の消失は血清 IgA や IgA 免疫複合体のクリアランスを低下させてしまい，その結果，糸球体メサンギウム領域に IgA が沈着すると考えられている．さらに，肝硬変では肝細胞の極性が消失するため，洞様毛細血管側に発現すべき ASGP-R が胆細管側に発現し，血清 IgA および IgA 免疫複合体を取り込むことができない現象が生じる．実際にアルコール性肝硬変に伴う二次性 IgA 腎症の血清 IgA 免疫複合体は上昇している．

　腸管粘膜固有層の形質細胞で産生された分泌型 IgA は，腸管内腔に分泌されるもの以外は門脈を経て肝臓に達し，肝細胞 ASGP-R を介して胆汁中に排泄されるが，アルコール性肝硬変では腸肝循環が障害され，門脈大循環シャントの存在により，IgA 免疫複合体が肝臓で処理されることなく糸球体へ沈着することも想定されている．さらに，肝性 IgA 腎症では，食物抗原や腸内細菌に対する IgA 抗体産生が増加している．これは，肝機能低下に伴う腸管粘膜障害によりバリア機能が破綻してしまい，抗原曝露が増加するためと考えられている．つまり肝性 IgA 腎症は，肝臓におけるクリアランスの低下と肝硬変に伴う腸管粘膜障害による外来抗原曝露が誘因となり，血清中の腎炎惹起性 IgA および免疫複合体が増加し，IgA 腎症を発症することが示唆されている．

3 B 型肝炎と IgA 腎症

　感染症により二次性に IgA 腎症を発症することが報告されているが，多くは症例報告に限られている．感染症の中でも B 型肝炎と IgA 腎症の併発は，南アジアから数多く報告されている．Sun IO らは B 型肝炎患者の 30％に IgA 腎症を認め，IgA 腎症患者の 4.2％に HBs 抗原が陽性であったことを報告した．DNA ウイルスが糸球体や尿細管上皮細胞で検出され，IgA 腎症の発症に関与することが示唆されている．

〔Ⅶ　鑑別診断〕　2．二次性 IgA 腎症

4　Crohn 病と IgA 腎症

　本邦では炎症性腸疾患と糸球体腎炎合併の報告は少なく，IgA 腎症，膜性腎症，膜性増殖性糸球体腎炎，抗基底膜抗体腎炎の合併が報告されているが，糸球体腎炎が炎症性腸疾患により二次性に発症したのか偶発的に生じた合併症なのか明らかにすることは難しく，一定の見解は得られていない．しかし，炎症性腸疾患の活動性と腎炎の活動性が相関するといった報告はあり，両者の病態の関連性が示唆されている．炎症性腸疾患の中でも，Crohn 病と IgA 腎症の関連は比較的多い．Hubert らは，IgA 腎症と Crohn 病の HLA 型において，HLA-DR1 陽性例では IgA 腎症と Crohn 病の合併リスクが上昇することを報告している[5]．これらの疾患と二次性に IgA 腎症を合併する機序については，腸管粘膜の炎症により腸管粘膜バリアが破綻し粘膜透過性が亢進するため，腸管内の食物抗原および細菌抗原が血中へ移行し，その結果，外来性抗原に対する抗体・免疫複合体産生が増加し，糸球体に沈着して IgA 腎症を発症することが議論されている．

5　関節リウマチと IgA 腎症

　自己免疫疾患に IgA 腎症が合併することが報告されているが，強直性脊椎炎やシェーグレン症候群などは症例報告に限られている．関節リウマチに関してはコホート研究が報告されており，日本からは 100 人の関節リウマチ患者のうち 12 人が IgA 腎症と診断され，欧州からは 5〜7% が IgA 腎症を併発していると報告された．いずれも一般と比較して関節リウマチ患者に IgA 腎症を発症する確率は一般よりも高く，関節リウマチと IgA 腎症の関連性が示唆されている．関節リウマチに併発する IgA 腎症のほとんどは血尿単独で発症し，徐々にタンパク尿を伴うが，腎機能は保たれることが多いとされている．関節リウマチ患者の血清 IgA は上昇しているが，IgA 型リウマチ因子と IgA 腎症との関連は明らかではない．関節リウマチ患者の IgG は Fc 領域の N 型糖鎖結合部位においてシアル酸およびガラクトースが減少しており，この糖鎖修飾の変化が炎症を惹起すると報告されている．

　同様な変化が IgA1 ヒンジ部の糖鎖修飾でも生じるのかは明らかにされていないが，IgA 腎症においても重要役割を担う糖鎖修飾変化が関節リウマチで認められ，両疾患の合併例が数多く報告されていることは興味深い．

6　IgA 血管炎と IgA 腎症

　これまでは Henoch-Schönlein 紫斑病は小型血管炎の疾患として定義され，原発性 IgA 腎症と区別のつかない腎症を併発することがあるとされていたが，2013 年に改訂された血管炎の国際分類 Chapel Hill Consensus Conference において，Henoch-Schönlein 紫斑病は免疫複合体血管炎として「IgA 血管炎」と名称変更された．

　さらに，「IgA 血管炎は，糖鎖修飾異常によって生じた IgA1 に対する IgG 抗体が免疫複合体を形成し沈着する．小血管（主として，毛細血管，細静脈，細動脈）を侵す免疫複合体血管炎であり，皮膚や消化管を侵し，しばしば関節炎をきたす．IgA 腎症と区別のつ

226

かない糸球体腎炎をきたすこともある」と記載され，IgA 血管炎と IgA 腎症を鑑別するのではなく同一範疇として扱うとする方針が盛り込まれた．

Suzuki らは糖鎖異常 IgA1 を特異的に認識するモノクローナル抗体（KM55 抗体）を用いて，IgA 血管炎に伴う糸球体腎炎を呈した腎組織を染色し，IgA 腎症と同様にメサンギウム領域優位に糖鎖異常 IgA1 が沈着することを報告した．このように，これまで二次性 IgA 腎症として理解されていた疾患の中には，限りなく原発性 IgA 腎症に近い病態が存在する可能性があることが示唆される．

● おわりに

これまでの報告から，糖鎖異常 IgA1 やそれに関わる糖鎖異常 IgA1 特異的抗体が産生され免疫複合体を形成することや，肝臓でのクリアランスが IgA 腎症の病態に深く関与すると考えられる．しかしながら，抗原の多様性や IgA 免疫系の複雑性などから，そのメカニズムの解明は容易ではなく，IgA 腎症の発症・進展メカニズムは明らかではないため，IgA 腎症と二次性 IgA 腎症を区別し，異なる疾患として診断することは困難であった．しかしながら，IgA 腎症の病態が解明される中，糖鎖異常 IgA1 および糖鎖異常 IgA1 特異的抗体の産生および糸球体への沈着が重要であることが明らかになり，さらに糖鎖異常 IgA1 を特異的に認識する抗体（KM55 抗体）の登場により二次性 IgA 腎症と原発性 IgA 腎症を区別できる可能性が示唆されている．

二次性 IgA 腎症として認識される腎症を単なる糖鎖異常 IgA1 沈着を伴わない "IgA 沈着症" と "糖鎖異常 IgA1 の沈着を伴うが原発性 IgA 腎症と区別される腎症" に分けて異なる疾患として認識するような，二次性 IgA 腎症の新たな定義が確立されることが期待される．

参考文献

1) Allen AC, Bailey EM, Brenchley PE, et al. Mesangial IgA1 in IgA nephropathy exhibits aberrant O-glycosylation: observations in three patients. Kidney Int. 2001; 60: 969-73.
2) Hiki Y, Odani H, Takahashi M, et al. Mass spectrometry proves under-O-glycosylation of glomerular IgA1 in IgA nephropathy. Kidney Int. 2001; 59: 1077-85.
3) Zhang JJ, Xu LX, Zhang Y, et al. Binding capacity of in vitro deglycosylated IgA1 to human mesangial cells. Clin Immunol. 2006; 119: 103-9.
4) Suzuki Y, Tomino Y. The mucosa-bone-marrow axis in IgA nephropathy. Contrib Nephrol. 2007; 157: 70-9.
5) Hubert D, Beaufils M, Meyrier A. Immunoglobulin in A glomerular nephropahty associated with inflammatory colitis. Apropos of 2 cases. Presse Med. 1984; 13: 1083-5.

（牧田侑子）

Ⅷ 治療・生活管理

1 治 療

1 国内外ガイドラインの比較

はじめに

IgA 腎症を対象としたガイドラインは本邦では古くからの実績があり，改訂を重ねているが，世界的には明文化されたガイドラインに乏しい．IgA 腎症の経過は長期にわたるため，腎機能低下をエンドポイントとしたランダム化比較試験が容易ではなく，特に治療法に対するガイドラインの元となるエビデンスが少ないことがその一因としてあげられる．本稿では，国際的組織である Kidney Disease: Improving Global Outcomes（KDIGO）が提唱した 2012 年度版のガイドライン，同じく国際的なシステマティックレビューを提供している Cochrane 共同計画による 2011 年と 2015 年のレビュー，および本邦におけるガイドラインである 2011 年の「IgA 腎症診療指針第 3 版」，2017 年のエビデンスに基づく「IgA 腎症診療ガイドライン 2017」の 4 つを解説し，比較する．

1 Kidney Disease: Improving Global Outcomes（KDIGO）

国際的組織である Kidney Disease: Improving Global Outcomes（KDIGO）が提唱した IgA 腎症に関するガイドラインは 2012 年版が最新である．GRADE システムを採用し，強い推奨を Level 1（recommend），弱い（条件つき）推奨を Level 2（suggest）の 2 段階にグレーディングし，エビデンスレベルを高（A），中（B），低（C），非常に低（D）の 4 段階に等級付けしている．また，腎疾患一般から考えられる共通認識あるいはエビデンスを求めることが適切ではない項目は，Not Graded と表記されている．

降圧薬の使用については，タンパク尿が 1 g/日以上では angiotensin converting enzyme（ACE）阻害薬か angiotensin Ⅱ receptor blocker（ARB）の使用を強く推奨し（1B），タンパク尿が 0.5 g/日から 1 g/日では同剤の使用を弱く推奨している（2D）．また，忍容性に応じてタンパク尿が 1 g/日以下となるよう，前記降圧薬の投与量を調節し（2C），降圧目標は治療前のタンパク尿 1 g/日以下で 130/80 mmHg，1 g/日以上で 125/75 mmHg と記載されている（Not Graded）．免疫抑制薬の使用に関しては，ACE 阻害薬または ARB を使用して目標とする血圧コントロールを達成しつつ 3～6 カ月経過したにもかかわらず，尿タンパクが 1 g/日以上が継続しており，かつ glomerular filtration rate（GFR）

228

50 mL/min/1.73m^2 が保たれている場合は，6 カ月間の副腎皮質ステロイド療法が弱く推奨されている（2C）．その投与方法については，1 日あたり 1 g のメチルプレドニゾロンの 3 日間静注投与を 1 カ月目，3 カ月目，5 カ月目に行い．その間は経口プレドニゾンを 1 日あたり 0.5 mg/kg 体重の量で 6 カ月間隔日内服する方法[1] と，経口プレドニゾンを 1 日あたり 0.8～1.0 mg/kg 体重の量で 2 カ月間連日内服し，1 カ月毎に 0.2 mg/kg 体重ずつ 4 カ月に渡って減量する方法[2] が推奨されている．GFR 50 mL/min/1.73m^2 未満の患者に対する副腎皮質ステロイドの有効性については，エビデンスがないとの理由でガイドラインには推奨されていない．その他の免疫抑制薬については，半分以上の糸球体で半月体を形成し，腎機能が急速に低下している患者に対しては，副腎皮質ステロイドとシクロフォスファミドの併用を弱く推奨している（2D）が，それ以外の条件では，副腎皮質ステロイドとシクロフォスファミド，アザチオプリン，ミコフェノール酸モフェチルは使用しないことを弱く推奨（2C）している．いくつかの後方視的研究では副腎皮質ステロイド以外の免疫抑制薬の有効性を示した報告があるものの，ランダム化比較試験はほとんど行われておらず，副作用の影響も無視できないことが背景にある．

その他の治療薬として，ACE 阻害薬または ARB を使用して目標とする血圧コントロールを達成しつつ 3～6 カ月経過したにもかかわらず，尿タンパクが 1 g/日以上が継続している症例に対して 1 日あたり 3.3 g の魚油摂取が弱く推奨（2D）されているが，抗血小板薬については使わないことを弱く推奨（2C）している．同様に，本邦で広く行われている扁摘についても行わないことを弱く推奨（2C）している．本ガイドライン編集時点で扁摘の有効性を示すランダム化比較試験によるエビデンスがなく，扁摘の有効性を示すのは後方視的観察研究および非ランダム化試験のみであり，またいずれの報告においても扁摘が免疫抑制薬と併用されていることから，扁摘単独の有効性が示されていないことが背景にある．このように，KDIGO のガイドラインでは副腎皮質ステロイドの使用が非常に限定的であり，扁摘はむしろ行わないことを推奨している点が特徴的である．

2 Cochrane 共同計画

国際組織である Cochrane 共同計画によるランダム化比較試験を中心とした臨床試験のシステマティックレビューとして，2011 年に IgA 腎症に対する免疫抑制薬以外の治療法に対するレビューが表明され，さらに 2015 年には副腎皮質ステロイドを含む免疫抑制薬による治療に対するレビューが表明された．免疫抑制薬以外の治療法に対するレビューでは計 2,838 名の症例を含む 56 の臨床研究をレビューしており，他の降圧薬と比較して ACE 阻害薬と ARB が 24 時間タンパク尿の減少に有効であると報告している一方，血圧をコントロールすることで腎機能や心血管系イベント，長期生存などのエンドポイントに対する有効性を示すには十分なエビデンスがないと結論づけている．また，このレビューでは魚油，降圧薬（β 遮断薬，Ca 拮抗薬），抗血小板薬，抗凝固薬，扁摘，スタチン，フェニトイン，漢方薬，ウロキナーゼ，ビタミン E，クロモグリク酸ナトリウムの有効性に対する評価も行っているが，いずれもエビデンスに乏しく，有効であるか有害であるか

〔Ⅷ 治療・生活管理〕 1. 治 療: **1** 国内外ガイドラインの比較

は判断できないと報告している.

　免疫抑制薬による治療に対するレビューでは計1,781名の症例を含む32の臨床研究をレビューしている. 副腎皮質ステロイドは治療なしあるいはプラセボ投与に比較して, 末期腎不全や血清クレアチニンの倍化のリスクを低め, タンパク尿の減少, 糸球体濾過率を保つ点で有効であると報告している. また, レニンアンジオテンシン (RA) 系阻害薬と副腎皮質ステロイドとの併用により, RA系阻害薬または副腎皮質ステロイドを単独で使用した場合に比較して, 同様にタンパク尿の減少に有効であり, 末期腎不全に至るリスクを低下させると報告している. また, タンパク尿の減少効果については, アザチオプリン, ジピリダモールと副腎皮質ステロイドとの併用, あるいはミコフェノール酸モフェチルとRA系阻害薬との併用で有効性を認めるが, その他のエンドポイント, あるいは単剤での効果という点においては, アザチオプリン, シクロフォスファミド, ミコフェノール酸モフェチル, シクロスポリン, レフルノミドの有効性は確立されていない. いずれにせよ, 評価の対象となるランダム化比較試験が少なく, 小規模であり, また有利な結果のみを選択して報告する報告バイアスを含む研究が多いと評価しており, 副腎皮質ステロイドやミコフェノール酸モフェチルをプラセボと比較してその有効性や合併症, 治療期間を検討した大規模なランダム化比較試験が必要であると結論している.

3 IgA腎症診療指針第3版

　本邦では, 1995年に厚生労働省特定疾患進行性腎障害に関する調査研究班と日本腎臓学会の合同委員会によって初めて「IgA腎症診療指針」が公表され, ついで2002年に, その一部が修正された「IgA腎症診療指針第2版」が提示された. さらに2011年の「IgA腎症診療指針第3版」においては, 厚生労働省難治性疾患克服研究事業進行性腎障害に関する調査研究班IgA腎症分科会が主体となって集積されたデータが解析され, 組織学的重症度に臨床的重症度を加味した新たな予後分類が提唱された. 組織学的重症度の評価には, IgA腎症の透析導入と関連する糸球体病変として, 急性病変としての細胞性半月体, 線維細胞性半月体, 慢性病変としての全節性硬化, 分節性硬化, 線維性半月体が採用されており, Oxford分類とは異なる指標を用いている. また本診療指針ではリスク群別に治療方針が異なっており, 急性活動性病変を有する低リスク群, および中等リスク群, 高リスク群, 超高リスク群においてパルス療法を含む副腎皮質ステロイド療法を推奨している. 経口副腎皮質ステロイド薬30〜40 mg/日を初期投与量とする2年間の持続漸減療法は, 組織学的に急性病変を有し, 尿タンパク0.5 g/日以上かつeGFR 60 mL/min/1.73m^{2}以上の症例がよい適応となり, タンパク尿減少と腎機能障害進展抑制が認められたと報告している. ステロイドパルス療法は血清クレアチニン1.5 mg/dL以下および尿タンパク1.0〜3.5 g/日を呈する症例において, メチルプレドニゾロン1 gの3日間投与を1クールとして, 隔月で計3回施行する点滴静注療法が尿タンパクを減少させ, 腎機能の長期予後を改善させるエビデンスがあると記載している.

4. エビデンスに基づく IgA 腎症診療ガイドライン 2017

前記の KDIGO によるガイドラインに対し，本邦の IgA 腎症の特徴として，健診による早期発見例が多いこと，治療においては扁摘術が多く施行されていることなどがあげられ，本邦独自の診療ガイドライン設定が望まれた．そこで厚生労働省進行性腎障害に関する調査研究班と日本腎臓学会は，「エビデンスに基づく IgA 腎症診療ガイドライン 2014」を作成した．疾患概念・定義，診断，疫学・予後についての解説のほか，治療に関しては clinical question（CQ）に回答する形で作られており，エビデンスレベルに基づいた推奨グレードが明記されている．2017 年の改訂版では，2012 年から 2015 年の間に進歩が著しいと考えられた病因，診断，疫学・予後に関する知見に加え，新たな 1 つの CQ が採用されたが，多くの既存 CQ には新たな手は加えられず，文献的 update は次回の改訂版で行われる予定である．

本ガイドラインでは，尿タンパク 1 g/日以上，CKD ステージ G1～G2 の成人 IgA 腎症では第一選択治療法として RA 系阻害薬かつ/あるいは副腎皮質ステロイド薬を推奨し，第二選択治療法として免疫抑制薬，抗血小板薬，扁摘術（＋ステロイドパルス併用療法），n-3 系脂肪酸（魚油）などを検討してもよいと表記している．副腎皮質ステロイドの使用を第一選択治療法として RA 系阻害薬と併記しているところが KDIGO ガイドラインとの違いである．尿タンパク 1 g/日以上，CKD ステージ G3a～b の成人 IgA 腎症では，副腎皮質ステロイド薬の有効性を示すランダム化比較試験の報告がほとんど存在しないため，第一選択治療法として RA 系阻害薬が推奨され，副腎皮質ステロイド薬はその他の治療とともに第二選択治療法とされている．尿タンパク 0.50～0.99 g/日，CKD ステージ G1～G2 の成人 IgA 腎症では，腎機能予後の予測因子としての尿タンパク 0.50～0.99 g/日の臨床的意義がいまだ確立されておらず，現時点では治療介入の必要性は明確ではないが，利益と損失を考慮して RA 系阻害薬，副腎皮質ステロイド薬などの治療介入を検討すべきとされている．尿タンパク 0.50 g/日未満かつ CKD ステージ G1～G2 の成人 IgA 腎症は腎機能予後が良好であり，経過観察の方針とされている．その他のカテゴリーに属する成人 IgA 腎症では，CKD 診療ガイドライン 2013 に基づく保存療法の対象となる．ステロイドの投与量，投与方法については KDIGO ガイドラインに準じた内容で投与期間も 6 カ月となっており，前述の IgA 腎症診療指針第 3 版の投与期間 2 年間から改訂された．また，扁摘術あるいは扁摘術＋ステロイドパルス療法は，IgA 腎症の尿所見を改善し，腎機能障害の進行を抑制する可能性があり，治療選択肢として検討してもよい（推奨グレード 2C）と記載しているところが本ガイドラインの大きな特徴である．

5. ガイドラインにおける今後の課題

IgA 腎症に対する副腎皮質ステロイドの有効性に関しては定着してきた感があったが，2015 年に報告された多施設ランダム化比較試験（STOP-IgAN）では，タンパク尿 0.75 g/日以上の IgA 腎症患者に対し，RA 系阻害薬を中心とした十分な支持療法の元では，副腎皮質ステロイド等の免疫抑制薬を追加しても腎機能予後に対する有効性が認められないと

〔Ⅷ　治療・生活管理〕　1．治療：**1** 国内外ガイドラインの比較

報告され[3]，副腎皮質ステロイドの有効性については今後も引き続きエビデンスを蓄積し，ガイドラインを update していく必要がある．扁摘の有効性については，本邦では広く実施されてきたにもかかわらず，十分なエビデンスがなかったため，国際的なガイドラインでは推奨されていない状況であった．その後，厚生労働省進行性腎障害調査研究班のランダム化比較試験が 2014 年に報告され，扁摘＋ステロイドパルス療法が，ステロイドパルス療法に比較して尿タンパク減少率に優位性を認め，IgA 腎症に対する治療法の選択肢となりうることが示唆されたが，尿所見の正常化率は両群で統計的有意差を認めなかった．観察期間が 1 年のため，長期予後の違いについては明らかとされていない[4]．2015 年には扁摘が IgA 腎症の予後に与える影響についてのメタ解析が報告され，1,794 名の症例を含む 14 の研究報告を対象としている．解析に使われた報告のほとんどが後方視的研究であり，交絡因子の影響を排除できていないという限界はあるものの，扁摘は単独でも，他の療法と組み合わせた場合でも，尿所見の寛解および末期腎不全に至る率を低下させる効果があると報告された[5]．ガイドラインの策定には，十分なエビデンスレベルをもった論文のみを採用するという国際的ガイドラインの姿勢は高く評価されるべきであるが，今後は扁摘の長期予後を示すランダム化比較試験あるいは観察研究を行いつつ，適宜ガイドラインを update し，本邦から扁摘術が有効であるか否かについて国際的に発信していく必要がある．

● おわりに

　本稿の校正作業中に，厚生労働科学研究費事業・難治性腎疾患に関する調査研究班「IgA 腎症ワーキンググループ」が，2002 年〜2004 年に発症した IgA 腎症 1,065 例を対象とした口蓋扁桃摘出と腎予後との関連性に関する観察研究を行い，口蓋扁桃摘出の血清クレアチニン値 1.5 倍化に対するハザード比は 0.34（95%CI 0.13-0.77，P＝0.009）と，腎予後に対して良好な関連を示すことを報告した[6]．今後のさらなるエビデンスの蓄積により，ガイドラインがより一層ブラッシュアップされることを期待する．

参考文献

1) Pozzi C, Bolasco PG, Fogazzi GB, et al. Corticosteroids in IgA nephropathy: a randomised controlled trial. Lancet. 1999, 353: 883-7.

2) Manno C, Torres DD, Rossini M, et al. Randomized controlled clinical trial of corticosteroids plus ACE-inhibitors with long-term follow-up in proteinuric IgA nephropathy. Nephrol Dial Transplant. 2009; 24: 3694-701.

3) Rauen T, Eitner F, Fitzner C, et al. Intensive supportive care plus immunosuppression in IgA nephropathy. N Engl J Med. 2015; 373: 2225-36.

4) Kawamura T, Yoshimura M, Miyazaki Y, et al. A multicenter randomized controlled trial of tonsillectomy combined with steroid pulse therapy in patients with immunoglobulin A nephropathy. Nephrol Dial Transplant. 2014; 29: 1546-53.

5) Liu LL, Wang LN, Jiang Y, et al. Tonsillectomy for IgA nephropathy: a meta-analysis. Am J Kidney Dis. 2015; 65: 80-7.

6) Hirano K, Matsuzaki K, Yasuda T, et al. Association between tonsillectomy and outcomes

in patients with immunoglobulin A nephropathy. JAMA Netw Open. 2019; 2: e194772.

（金子佳賢，成田一衛）

② IgA 腎症診療指針—第2版と第3版の違いを含めて—

はじめに

　エビデンスに基づく IgA 腎症の予後分類の作成を目的として，厚生労働省難治性疾患克服研究事業進行性腎障害に関する調査研究班 IgA 腎症分科会が中心となって全国 16 施設の協力により「IgA 腎症の腎病理所見と予後の関連に関する後ろ向き多施設共同研究」を展開した．2011 年，その結果に基づき「IgA 腎症診療指針第 3 版」が刊行された（以下，本稿ではそれぞれ単に「第 2 版」，「第 3 版」という）[1]．

　本稿では，①その要旨を組織学重症度分類，臨床的重症度分類，この二つを組み合わせた透析導入リスクの層別化の順番で紹介し，②また同一コホートを利用して，従来診療指針（第 2 版）の検証作業を行い，第 2 版と第 3 版予後分類を比較，その違いを明確化し，③最後に第 3 版の問題点と今後の課題につき概説する．

1　IgA 腎症診療指針第 3 版の要旨

　腎生検後 5 年以上経過観察し得た症例，および透析に移行した症例計 287 名を対象に，腎病理所見および腎生検時臨床所見と腎予後（透析導入）との関連をロジスティック回帰分析にて解析した．その結果，①病理所見として，細胞性または線維細胞性半月体，全節性および分節性糸球体硬化，線維性半月体が[2]，②一方臨床所見として，腎生検時の尿タンパク排泄量，血清クレアチニン値，eGFR 値が腎予後（透析導入）に関連する独立因子であることが明らかにされた[3]．これらの予後規定因子を用いて組織学的重症度分類，臨床的重症度分類，両者を加味した透析導入リスクの層別化，および各リスク群における治療指針が作成された[1]．

A　組織学的重症度分類（Histological Grade: H-Grade）

　細胞性半月体（係蹄壊死を含む）および線維細胞性半月体を急性病変（acute lesion: A）とし，全節性硬化，分節性硬化および線維性半月体を慢性病変（chronic lesion: C）として評価し，これら 5 つの病変のいずれかをもつ糸球体が全糸球体に占める割合（％）により，4 段階に分類しこれを「組織学的重症度分類」とした 表1．さらにこの分類では，急性病変（A）のみを示す症例，急性病変（A）と慢性病変（C）を示す症例，慢性病変（C）のみを示す症例に対して，それぞれ A，A／C，C と付記することになっている．一方，間質の線維化は全節性硬化ときわめて高い相関を示したことから，標本中の糸球体数が 10 個未満の場合に，その程度を参考にして重症度を判定することも可能であるとしている．

〔Ⅷ　治療・生活管理〕　1．治療：**2** IgA 腎症診療指針─第 2 版と第 3 版の違いを含めて─

表 1　組織学的重症度分類

組織学的重症度	腎予後と関連する病変*を有する糸球体／総糸球体数	急性病変のみ	急性病変＋慢性病変	慢性病変のみ
H-Grade I	0〜24.9%	A	A/C	C
H-Grade II	25〜49.9%	A	A/C	C
H-Grade III	50〜74.9%	A	A/C	C
H-Grade IV	75%以上	A	A/C	C

*急性病変（A）：細胞性半月体（係蹄壊死を含む），線維細胞性半月体
慢性病変（C）：全節性硬化，分節性硬化，線維性半月体

B　臨床的重症度分類（Clinical Grade: C-Grade）

　第 3 版では腎生検時の尿タンパク排泄量と腎機能（eGFR）により，C-Grade を以下の 3 段階に分類し，これを「臨床的重症度分類」としている．

① C-Grade I ：尿タンパク量 0.5 g/日未満
② C-Grade II：尿タンパク量 0.5 g/日以上かつ eGFR 60 以上
③ C-Grade III：尿タンパク量 0.5 g/日以上かつ eGFR 60 未満

C　透析導入リスクの層別化

　C-Grade I かつ H-Grade I の群における透析導入例は 72 例中 1 例のみであったことから，これを低リスク群とし，その他の群の透析導入リスクを低リスク群に対するオッズ比で表すと，オッズ比が 15 未満の群（中等リスク群），15 以上 50 未満の群（高リスク群），50 以上の群（超高リスク群）の 4 群におおよそ層別することができ，これを「IgA 腎症患者の透析導入リスクの層別化」として提示している 表2．

表 2　IgA 腎症患者の透析導入リスクの層別化

● 低リスク群　：透析療法に至るリスクが少ないもの[注1]
● 中等リスク群：透析療法に至るリスクが中程度あるもの[注2]
● 高リスク群　：透析療法に至るリスクが高いもの[注3]
● 超高リスク群：5 年以内に透析療法に至るリスクが高いもの[注4]
（ただし，経過中に他のリスク群に移行することがある）

臨床的重症度 ＼ 組織学的重症度	H-Grade I	H-Grade II	H-Grade III＋IV
C-Grade I	低リスク	中等リスク	高リスク
C-Grade II	中等リスク	中等リスク	高リスク
C-Grade III	高リスク	高リスク	超高リスク

後ろ向き多施設共同研究からみた参考データ
[注1] 72 例中 1 例（1.4%）のみが生検後 18.6 年で透析に移行
[注2] 115 例中 13 例（11.3%）が生検後 3.7〜19.3（平均 11.5）年で透析に移行
[注3] 49 例中 12 例（24.5%）が生検後 2.8〜19.6（平均 8.9）年で透析に移行
[注4] 34 例中 22 例（64.7%）が生検後 0.7〜13.1（平均 5.1）年で，また 14 例（41.2%）が 5 年以内に透析に移行

ここで留意すべきは，この層別化はあくまでも種々の治療を施行した結果としての腎予後を反映していることである．したがって，低リスク群では未治療でも予後が良い，あるいは（超）高リスク群では治療が不十分であったために予後が不良であった可能性は低いということを考慮すべきであると付記されている．

D リスク群ごとの治療指針の提案

第3版では，それぞれのリスク群における生活指導，食事療法，薬物療法が提案されている（詳細は原著参照）[1]．他の診療ガイドラインとの整合性を図りながら作成されているが，明確なエビデンスが得られていない記載も多く，今後集積する治療に関するエビデンスの解析により，治療指針を改定していく必要があると結んでいる．

2 第2版と第3版における組織分類の比較

これまで，IgA腎症の予後を予測する多くの組織分類が提唱されているが，現在の国際的なスタンダードは2009年に発表されたOxford分類である[4, 5]．Oxford分類と第3版組織学的重症度分類（日本分類）の比較は極めて重要な命題であるが，その詳細は他稿を参照されたい．ここでは，2011年現行第3版組織分類が公表される前の約10年間，日本で広く活用されていた第2版組織分類を用いて，同一コホートに関して解析し，第2版と第3版組織分類の違いを明確化する[6]．

A 第2版組織分類

2002年，厚生省特定疾患進行性腎障害調査研究班と日本腎臓学会の合同委員会により，第2版予後判定基準（組織分類）が提唱された．この分類は①糸球体硬化，②半月体形成あるいは③ボーマン囊との癒着病変が全生検糸球体の何パーセントを占めるかによって，以下のように決定される．

- ・予後良好群（透析療法に至る可能性がほとんどないもの）：①〜③の病変は認めない．
- ・予後比較的良好群（透析療法に至る可能性が低いもの）：①〜③の病変を認める糸球体は全生検糸球体の10％未満である．
- ・予後比較的不良群（5年以上・20年以内に透析療法に至る可能性があるもの）：①〜③の病変を認める糸球体は全生検糸球体の10〜30％である．
- ・予後不良群（5年以内に透析療法に至る可能性のあるもの）：①〜③の病変を認める糸球体は全生検糸球体の30％以上である．

多彩な組織病変を示すIgA腎症患者の診療において，すべての診療スタッフがこの分類を使用することにより，一律に組織障害の程度を評価し，腎予後を予測しうる点で，この分類の貢献度は高い．しかしながら，本分類は腎臓内科医，腎病理医のいわば経験則から導き出された組織分類であり，この組織分類の妥当性を検証するvalidation studyはこれまで報告されていない．

〔Ⅷ　治療・生活管理〕　1. 治　療：2 IgA 腎症診療指針―第 2 版と第 3 版の違いを含めて―

B　第 2 版と第 3 版組織分類における"透析導入リスク"の比較

　そこで，第 3 版組織分類作成に使用した前記 287 名のデータベースを用いて，第 2 版組織分類の validation study を行った[6]．この解析により，第 2 版組織分類が腎予後識別に有効であったか否かとともに，同一患者が 2 つの分類により層別化されることにより，第 2 版と第 3 版組織分類でいわれている"透析導入リスク"の実質的な重みを比較することができる．

表 3　第 2 版と第 3 版組織分類の比較（計 287 名）

第 2 版組織分類	第 3 版組織分類	患者数（人）
予後良好群	HG1	30
予後比較的良好群	HG1	44
予後比較的不良群	HG1	71
	HG2	20
予後不良群	HG1	6
	HG2	55
	HG3	42
	HG4	19

HG：histological grade

　その結果，①第 2 版組織分類の「予後不良群」では，他の 3 群に比較し，eGFR の低下率が有意に大きく，また透析導入のオッズ比も高かった．②一方で，「予後良好群」「予後比較的良好群」と「予後比較的不良群」の間では，eGFR の低下率と透析導入のオッズ比ともに，有意な差は認めなかった．③さらに，HG1 が「予後良好群」，HG2 が「予後比較的良好群」，HG3 が「予後比較的不良群」，そして HG4 が「予後不良群」に相当すると仮定した場合，第 2 版組織分類における 76％の患者は第 3 版組織分類におけるより軽い群に分類され，その逆は皆無であることが明らかとなった 表 3．

　以上の結果は，第 2 版組織分類における透析導入のリスクは第 3 版と比較し overestimate されている可能性を示唆している．第 2 版組織分類においては "糸球体血管係蹄とボーマン囊の癒着病変" が予後評価項目に含まれており，これが予後識別性に影響したと考察されている．

3　IgA 腎症診療指針第 3 版の問題点と今後の課題

　喫緊の課題は，第 3 版の組織学的重症度分類，臨床的重症度分類およびリスク層別化の検証作業である．現行診療指針はあくまでも後ろ向き多施設共同研究から得られた知見を基に作成されており，生検後の治療法もさまざまである．今後は厚生労働科学研究費補助金難治性疾患克服研究事業進行性腎障害に関する調査研究および日本医療研究開発機構（AMED）において，現在全国規模で展開中の「IgA 腎症の腎病理所見と予後の関連に関する前向き多施設共同研究」により検証し，修正していく必要がある．特に組織学的重症度分類では，Oxford 分類で採用されているメサンギウム細胞増多の程度，また間質線維化の程度が含まれておらず，これらの病変の扱いをどうするか，早急に検討するべき課題であると思われる．

　また「IgA 腎症診療指針第 3 版」と Oxford 分類の使い分けに関しても課題がある．前者は組織学的重症度を総合的に判断できるが，病変の内容がわかりにくい．一方後者は，病変の内容は一目瞭然であるが，総合的重症度判定が容易ではない．すなわち両者ともに

長所，短所がある．今後，病変の内容と重症度，その両者が明瞭である組織分類の改定が待たれる．

● おわりに

「IgA腎症診療指針第3版」では組織学的重症度分類と臨床的分類を組み合わせた透析導入のリスク層別化，および各リスク群における診療指針を提案しており，臨床応用という点において先駆的であると考える．前記前向き多施設共同研究の結果や今後集積されるであろう治療に関するエビデンスを解析し，「IgA腎症診療指針」がより質の高い指針にブラッシュアップされることを期待したい．

参考文献

1）厚生労働科学研究費補助金難治性疾患克服研究事業進行性腎障害に関する調査研究班報告IgA腎症分科会．IgA腎症診療指針第3版．日腎会誌．2011; 53: 123-35.
2）Kawamura T, Joh K, Okonogi H, et al. A histologic classification of IgA nephropathy for predicting long-term prognosis: emphasis on end-stage renal disease. J Nephrol. 2012; 26: 350-7.
3）Okonogi H, Utsunomiya Y, Miyazaki Y et. al. A predictive clinical grading system for immunoglobulin A nephropathy by combining proteinuria and estimated glomerular filtration rate. Nephron Clin Pract. 2011; 118: c292-300.
4）Working Group of the International IgA Nephropathy Network and the Renal Pathology Society. The Oxford classification of IgA nephropathy: Pathology definitions, correlations and reproducibility. Kidney Int. 2009; 76: 546-56.
5）Working Group of the International IgA Nephropathy Network and the Renal Pathology Society. The Oxford classification of IgA nephrolaty: rationale, clinicopathological correlations, and classification. Kidney Int. 2009; 76: 534-45.
6）Miyazaki Y, Kawamura T, Joh K, et al. Overestimation of the risk of progression to end-stage renal disease in the poor prognosis' group according to the 2002 Japanese histological classification for immunoglobulin A nephropathy. Clin Exp Nephrol. 2014; 18: 475-80.

（宮崎陽一）

③ 小児 IgA 腎症の治療

はじめに

IgA腎症は小児および成人で最も頻度の高い慢性糸球体腎炎であり，日本では現在その多くが学校検尿や職場検診などで無症候性血尿・タンパク尿として発見されている．

過去の日本の小児IgA腎症症例の検討では，発症後15年で57%の症例は尿所見正常化を示したが，9%は腎不全に進行し，34%の症例において血尿・タンパク尿が持続していた[1-3]．その後に尿所見が正常化する症例は少なく，血尿・タンパク尿持続例の多くが腎不全に進行する可能性があり，早期からの適切な治療法の確立が望まれていた．

〔Ⅷ　治療・生活管理〕　1.　治　療：　3　小児 IgA 腎症の治療

　日本では学校検尿で小児 IgA 腎症が早期に発見され，発症早期からの治療が可能であり，その成果を世界に発信している．「小児 IgA 腎症治療研究会」は 1990 年から全国多施設による治療研究を実施し，小児 IgA 腎症は発症早期に治療を行えば腎炎の進行を阻止できる可能性が高く，日本における小児 IgA 腎症 500 例を 1976～1989 年と 1990～2004 年の 2 つの期間に分けた腎生存率の比較では後者において有意に良好で，特にびまん性メサンギウム増殖を示す重症例において顕著であったことも確認されており[4]，これらは 1990 年以降に多剤併用治療，アンジオテンシン変換酵素阻害薬を早期から積極的に用いて治療した結果であると考えられる．

1　小児 IgA 腎症の予後不良因子

　初回腎生検時 15 歳以下，腎機能正常で，生検後 2 年以上経過観察された小児 IgA 腎症 200 例を対象に臨床病理所見と予後の関係が検討され，腎不全進行例を予後不良群とすると，①初回生検時持続性の 1 g/日 /m^2 体表面積以上の高度タンパク尿，②びまん性（80％以上）メサンギウム増殖，③半月体形成比率 30％以上の症例の予後は不良であった[5]．

　また 2009 年に報告された Oxford 分類は，ヨーロッパ，アジア，アメリカからエントリーされた小児と成人を含む IgA 腎症患者の病理標本と臨床データの解析から得られたエビデンスに基づく国際分類として高く評価されている[6-8]．2017 年その後の検証結果を踏まえて Oxford 分類改訂版が報告され，メサンギウム増多（M），管内細胞増多（E），分節性糸球体硬化（S），間質線維化/尿細管萎縮（T），細胞性ならびに線維細胞性半月体（C）が従来予後と関連すると考えられてきた臨床所見（腎生検時尿タンパク量，eGFR，平均血圧）とは独立した予後関連因子であることが示された（MEST-C スコア）[9]．

　日本の小児についても，161 例の小児のみを対象とした検証研究を行った結果，M，E，T，C が有意な予後関連因子で S は有意な予後関連因子ではなかった[10]．S が有意でなく，改訂以前より C が一貫して有意である理由の 1 つとして日本では学校検尿により尿異常が早期に発見され，病初期に腎生検が施行されるために急性病変が多く含まれ，慢性病変が少ないからではないかと考える[11]．これらのスコアの結果をどのように治療選択に応用していくかについては今後の課題である．

2　小児 IgA 腎症における自然寛解と治療の選択

　IgA 腎症は無治療では予後不良である一方，一部に自然に寛解する症例が存在する．1972 年 1 月～2000 年 12 月までの期間に新規診断された 555 名の小児 IgA 腎症症例の中で，軽症小児 IgA 腎症と診断され，内服なしで経過観察された 96 名の検討によると，少なくとも全患者（555 名）のうち約 10％（57 名）の症例において投薬なしで自然寛解が見られたことが明らかになった[12]．

　よって，軽症例においては自然寛解する可能性も考慮に入れ，初期から侵襲性の高い治療を行うことは回避すべきである．しかし，腎生検を行って診断した時点で確実に自然寛解を予測することは困難であり，タンパク尿が見られる症例を無治療で観察することは現

238　　JCOPY 498-22446

時点では問題があるため，バランスを考えた治療の選択が必要である．

3　小児 IgA 腎症の治療研究

A　高度タンパク尿 / びまん性メサンギウム増殖を示す重症小児 IgA 腎症の治療研究

1 多剤併用療法の検討

　びまん性メサンギウム増殖を示す小児 IgA 腎症症例を，プレドニゾロン＋アザチオプリン＋ヘパリン/ワルファリン＋ジピリダモールによる多剤併用療法群と，ヘパリン/ワルファリン＋ジピリダモールによる抗凝固・抗血小板治療群に分け2年間治療を行うランダム化比較試験（多剤併用療法群40例，抗凝固・抗血小板治療群38例）が実施された（1990〜1995年）[13]．

　治療終了後，多剤併用療法群では1日尿タンパク量は有意に減少したのに対し，抗凝固・抗血小板治療群ではタンパク尿の改善を認めず，1例は腎不全へと進行した．

　また，病理所見では，硬化糸球体は多剤併用療法群では治療前後での変化はなく腎炎の進行は認められなかったが，抗凝固・抗血小板治療群では治療前3.9％から治療後16.4％と増加し腎炎は進行した．

　本試験においては，長期予後についても追跡され，多剤併用療法群では初回腎生検後15年目までに末期腎不全に至った症例は2例であったのに対し，抗凝固・抗血小板治療群では12年目までに5例が末期腎不全に進行しており，両群間に有意な差が認められた[14]．

　本試験の結論として，びまん性メサンギウム増殖を示す重症小児 IgA 腎症の治療法として早期の多剤併用療法は有効で，腎炎の進行を阻止し，長期予後を改善することが明らかとなった．

2 プレドニゾロン単独治療の検討

　次に，プレドニゾロン単独治療の効果を検討するため，びまん性メサンギウム増殖を示す小児 IgA 腎症症例を，プレドニゾロン＋アザチオプリン＋ヘパリン/ワルファリン＋ジピリダモールによる多剤併用療法群と，プレドニゾロン単独治療群に分け2年間治療を行うランダム化比試験（各群40例）が全国多施設によって実施された（1994〜2000年）[15]．

　多剤併用療法群，プレドニゾロン単独治療群ともに，治療終了時の1日尿タンパク量は有意に減少したが，尿タンパク消失率は多剤併用療法群の方が有意に高かった．

　多剤併用療法群では，治療終了時の硬化糸球体比率は増加しなかったが，プレドニゾロン単独治療群では，治療前3.1％から治療後14.6％と硬化糸球体は有意に増加した．

　結論として，びまん性メサンギウム増殖を示す重症小児 IgA 腎症の治療法として多剤併用療法はプレドニゾロン単独治療の効果にまさることが明らかになった．

　多剤併用療法は，比較的安全な治療法であるが，大腿骨頭壊死のステロイドによる副作

〔Ⅷ　治療・生活管理〕　1．治　療：❸ 小児 IgA 腎症の治療

用に注意を要する．また，アザチオプリンによる白血球減少などの有害事象のために投薬中止・再開となる煩雑さを考慮し，アザチオプリンの代わりにミゾリビンを用いる多剤併用療法の有効性および安全性も前方視的パイロット研究により確認されている（1998～2003 年）[16]．

❸ プレドニゾロン＋ミゾリビン併用治療の検討

前記の 2 つの試験の結果を踏まえ免疫抑制剤の重要性を考慮し，次にプレドニゾロン＋ミゾリビン併用治療の効果を検討するため，びまん性メサンギウム増殖を示す小児 IgA 腎症症例を，プレドニゾロン＋ミゾリビン＋ヘパリン/ワルファリン＋ジピリダモールによる多剤併用療法群と，プレドニゾロン＋ミゾリビン併用治療群に分け 2 年間治療を行うランダム化比試験（多剤併用療法群 34 例，プレドニゾロン＋ミゾリビン併用治療群 36 例）が全国多施設によって実施された．（2001～2011 年）[17]．

多剤併用療法群，プレドニゾロン＋ミゾリビン併用治療群ともに，治療終了時の 1 日タンパク尿量は有意に減少したが，尿タンパク消失率は多剤併用療法群の方が有意に高かった．

硬化糸球体比率においては，多剤併用療法群では治療前 0.0％から治療後 1.9％と有意ではないが増加した．プレドニゾロン＋ミゾリビン併用治療群では増加はなかった．

結論として，びまん性メサンギウム増殖を示す重症小児 IgA 腎症の治療法として多剤併用療法はプレドニゾロン＋ミゾリビン併用治療に比べタンパク尿消失の点からみると効果は若干まさるが，多剤併用療法群での硬化糸球体比率の増加，近年報告されているワルファリン血管石灰化作用によるワルファリン関連腎症の問題などを考慮するとワルファリンを含む多剤併用療法の実施については慎重にならざるをえない．レニン/アンジオテンシン（RA）系抑制薬の国際的エビデンスの蓄積も考慮し，今後はプレドニゾロン＋ミゾリビン＋RA 系抑制薬の併用治療の効果について考慮していくべきである．

B　軽度タンパク尿 / 微小変化・巣状メサンギウム増殖を示す軽症小児 IgA 腎症の治療研究

巣状メサンギウム増殖を示す小児 IgA 腎症は発症後 10 年目までに腎不全に進行する症例は数％に過ぎないが，発症 10 年後に血尿・タンパク尿は持続する症例は 40％あり，タンパク尿が持続する巣状メサンギウム増殖を示す症例はその後慢性腎不全に進行する可能性が高い[18]．また，診断時に微少タンパク（＜0.5 g/日 /1.73m²）を呈する症例の長期予後についても 15 年までは腎機能低下例はないことが確認されているが，4 例が経過中に免疫抑制療法を必要とするようになっており，予後良好と考えられる症例においても長期的に厳重な経過観察が必要である[19]．

近年，国際的に比較的安全で有効な IgA 腎症の治療として RA 系抑制薬の効果が証明されており[20-23]，小児においてもアンジオテンシン変換酵素阻害薬であるリシノプリルの小児高血圧に対する有効性と安全性が報告された[24]．

240

❶ リシノプリル単独療法の検討

小児 IgA 腎症研究会により，本剤の巣状メサンギウム増殖を示す軽症小児 IgA 腎症における治療研究（リシノプリル単独群 40 例）が行われ，2 年間内服後の尿タンパク消失率が約 80％であり，副作用は少なく比較的安全であることが確認された（1998～2003年）[25]．

結論として，巣状メサンギウム増殖を示す軽症小児 IgA 腎症の治療法としてリシノプリル単独療法は有効かつ安全であることが示された．

その後，アンジオテンシン変換酵素阻害薬の慢性腎不全における腎機能保護作用の確立をうけて研究が進められ，エナラプリル＋ロサルタン併用療法の各単独療法に比較したタンパク尿減少効果に対する有用性が示され[26]，IgA 腎症を含む小児慢性糸球体腎炎を対象とした研究でロサルタンカリウムのタンパク尿減少に対する有効性と安全性が報告された[27]．

❷ リシノプリル＋ロサルタン併用治療の検討

日本小児腎臓病研究グループ（JSKDC）により，軽度タンパク尿/巣状メサンギウム増殖を示す軽症小児 IgA 腎症に対するリシノプリル単独療法とリシノプリル＋ロサルタン併用治療の有効性と安全性を検証するための多施設共同非盲検ランダム化比較試験（JSKDC01 試験：リシノプリル単独群 28 例，リシノプリル＋ロサルタン併用治療群 29例）が実施された（2005～2012 年）[28]．

治療終了時の 1 日タンパク尿量は両群で有意に減少し，尿タンパク消失率はリシノプリル単独群，リシノプリル＋ロサルタン併用群共に差はなかった（89％，89.3％）．

また病理所見，副作用についても両群に差はなかった．

結論として，巣状メサンギウム増殖を示す軽症小児 IgA 腎症の治療法としてリシノプリル＋ロサルタン併用療法は単独療法に較べて利点が検出できなかったため，リシノプリル単独療法が推奨されることを示した．

RA 系阻害薬は，比較的安全な薬剤ではあるが，脱水時の急性腎障害に注意を要し，その十分な説明が必要である．また催奇形性も考慮されるため妊娠可能性がある場合には注意が必要である．

4　小児 IgA 腎症治療ガイドライン

臨床試験の結果を踏まえ，日本小児腎臓病学会では小児 IgA 腎症の薬物治療に関して，2007 年に「小児 IgA 腎症治療ガイドライン 1.0 版」が作成されている．ガイドラインでは，臨床・組織学的に大きく軽症例と重症例の 2 つに分類して治療指針が示されている[29]．軽症例，重症例の治療ガイドラインを 表4 と 表5 に示す．

高度タンパク尿/びまん性メサンギウム増殖を示す重症小児 IgA 腎症の予後は不良で，積極的な治療が必要であり，これまでのところ，最もエビデンスの高い治療の 1 つは前述のプレドニゾロン＋ミゾリビン（アザチオプリン）＋ワルファリン＋ジピリダモールであ

〔Ⅷ　治療・生活管理〕　1．治　療：3 小児 IgA 腎症の治療

表4 小児 IgA 腎症軽症例の治療（小児 IgA 腎症治療ガイドライン 1.0 版から抜粋）

〈軽症例の定義〉
下記の全てをみたすものとする．
　・臨床症状
　　　軽度タンパク尿（早朝尿タンパク/クレアチニン比＜1.0）
　・病理組織像
　　　中等度以上のメサンギウム増殖，半月体形成，癒着，硬化病変の何れかの所見を有する糸球体
　が全糸球体の 80%未満かつ半月体形成を認める糸球体が 30%未満であるもの．
〈治療指針〉
以下の薬剤を 2 年以上投与する．
　薬物投与量は身長をもとにした標準体重により計算する．
　アンジオテンシン変換酵素阻害薬
　　　リシノプリル　0.4 mg/Kg/日　分 1（最大 20 mg/日）（注 1）
　漢方薬
　　　柴苓湯　1 包　分 2（体重 20 Kg 以下），2 包　分 2（20〜40 Kg），3 包　分 3（40 Kg 以上）（注 2）

注 1：少量から開始し，副作用に注意しながら増量する．
　　　催奇形性があるため，妊娠可能年齢になった女児には充分に説明を行い，挙児希望がある場合は
　　　投与を中止すること．
注 2：本剤 1 包とは，ツムラ柴苓湯エキス顆粒の 3 g，カネボウ柴苓湯エキス顆粒の 2.7 g に相当する．

るが，近年の RA 系抑制薬の開発とワルファリン腎症の新たな知見を考慮すると，今後プレドニゾロン＋ミゾリビン＋RA 系阻害薬の有効性および副作用について検討すべきである．

　比較的予後良好と考えられる軽度タンパク尿/微小変化・巣状メサンギウム増殖を示す軽症小児 IgA 腎症に対しては，一定数の自然寛解例も考慮して RA 系抑制薬が第 1 選択となる．

　ガイドラインにはリシノプリルと柴苓湯が記載されている．柴苓湯についても根拠となった試験が存在するが[30]，RA 系抑制薬のエビデンスが確立する以前のものであり，現在では第 1 選択とは言い難い．RA 系抑制薬が使用できない症例にその使用が検討される．

　治療の効果判定は腎生検により行うことが望ましいが，長期間の経過観察が必要な IgA 腎症症例に再生検を反復することは現実的ではないため，日常診療では尿タンパク正常化（尿タンパク/尿クレアチニン比 0.15 未満）を目標にタンパク尿を指標に行っていく．

　治療効果を判定して治療を切り替えるタイミング，尿所見正常化後どのような経過観察が適切かについては今後検討すべき課題である．

5　扁桃摘出

　日本では成人を中心に IgA 腎症の治療として扁摘＋ステロイドパルス療法が広く施行されている．また，日本で行われた成人の扁摘＋ステロイドパルスとステロイドパルス単独を比較するランダム化比較試験についても，その結果は尿タンパク減少率において僅差である（$P = 0.047$）[31]．

　IgA 腎症において扁摘を実施する背景には，本症が病巣感染によるものという点にある．しかし，仮に IgA 腎症が病巣感染によるものとしても病巣感染を引き起こす病巣は

表5 小児 IgA 腎症重症例の治療（小児 IgA 腎症治療ガイドライン 1.0 版から抜粋）

〈重症例の定義〉
・臨床症状
　高度タンパク尿（早朝尿タンパク/クレアチニン比≧1.0）
・病理組織像
　中等度以上のメサンギウム増殖，半月体形成，癒着，硬化病変の何れかの所見を有する糸球体が全糸球体の 80% 以上，または半月体形成を認める糸球体が 30% 以上であるもの．

　急速進行性糸球体腎炎を示す例はこのガイドラインの対象ではない．

〈治療指針〉
　治療は副腎皮質ステロイド薬，免疫抑制薬，抗凝固薬，抗血小板薬を用いた 2 年間の多剤併用療法とする．
　本治療の実施には，腎臓専門医と十分相談すること．
　薬物投与量は身長をもとにした標準体重により計算する．

・副腎皮質ステロイド薬
　プレドニゾロン内服
　　1）2 mg/Kg/日（最大量：80 mg/日）分 3，連日投与 4 週間
　　2）その後，2 mg/kg　分 1，隔日投与とし，以後漸減中止
　　　投与期間は原則 2 年間とする．

・免疫抑制薬
　アザチオプリン（注 1）またはミゾリビン（注 1）内服
　　アザチオプリン：2 mg/Kg/日（最大量：100 mg/日）分 1，2 年間
　　ミゾリビン：4 mg/Kg/日（最大量：150 mg/日）分 2，2 年間

・抗凝固薬
　ワルファリンカリウム（注 1）内服
　　朝分 1，トロンボテストで 20～50% となるように投与量を調節
　　安全のために 0.5～1 mg/日より開始すること
　　遮光して保管すること

・抗血小板薬
　ジピリダモール内服
　　3 mg/Kg/日で開始し，副作用がなければ 1 週間後から 6～7 mg/kg/日（最大量：300 mg/日）

注 1: 催奇形性があるので，妊娠可能年齢になった女児には十分に説明を行い，挙児希望がある場合は投与を中止すること

　色々あるため，扁桃に限局するものではない．

　また，解剖学的特徴を考えると扁桃は口蓋扁桃のみではなく舌扁桃，咽頭扁桃，耳管扁桃と共にワルダイエル輪を形成しており，なぜ口蓋扁桃のみを摘出する扁摘に効果があるのかと言う点に疑問が生じる．

　その一方，臨床の現場では持続性無症候性血尿で管理している患者が習慣性扁桃炎を合併し，その適応のために扁摘をすると血尿が消失する例が散見される．逆に，同じような状況でも全く血尿が変化しない例もある．これらのことから，おそらく一部の症例においては扁摘が有効である可能性がある．重要なことは，扁摘をすれば効果がある症例をどのように選択してくるかという点にある．

　以前は小児期における扁桃の免疫学的役割を考慮して小児期に扁摘は施行しないほうがよいという考えがあったが，近年は IgA 腎症が発症する年齢ではあまり問題にならない

〔Ⅷ　治療・生活管理〕　1．治療：**3** 小児 IgA 腎症の治療

とされている.

　しかし，一部の有効な症例のために，標準治療が過剰で侵襲的となることは憂慮すべき問題である．また，疾患特異的治療の開発についてもさまざまな取組みがあるにも関わらず現状は厳しく，根治という状況には程遠い．現時点において，小児 IgA 腎症の治療として扁摘を積極的に推奨する根拠は存在しないが，今後その適切な評価および位置づけの検討が必要である．

● おわりに

　現時点において，小児 IgA 腎症重症例における治療として多剤併用療法の有効性のエビデンスが十分に蓄積されており，エビデンスレベルが一定レベルに達していない扁桃摘出＋ステロイドパルスを初期治療法として積極的に推奨する根拠は存在しなかった．しかし近年，重要課題とされている移行医療という観点から小児と成人のシームレスな治療を目指すために，今後その適切な評価と位置づけの検討が必要である．

　さらに，今後研究が進み疾患特異的治療が開発されることを期待したい．

参考文献

1）Yoshikawa N, Iijima K, Ito H. IgA nephropathy in children. Nephron. 1999; 83: 1-12.

2）Yoshikawa N, Tanaka R, Iijima K. Pathophysiology and treatment of IgA nephropathy in children. Pediatr Nephrol. 2001; 16: 446-57.

3）Nakanishi K, Yoshikawa N. Immunoglobulin A nephropathies in children (includes HSP). In: Avner ED, Harmon WE, Niaudet P, et al. editors. Pediatric Nephrology. 7th ed. Heidelberg: Springer; 2015. 983-1034.

4）Yata N, Nakanishi K, Shima Y, et al. Improved renal survival in Japanese children with IgA nephropathy. Pediatr Nephrol. 2008; 23: 905-12.

5）Yoshikawa N, Ito H, Nakamura H. Prognostic indicators in childhood IgA nephropathy. Nephron. 1992; 60: 60-7.

6）Working Group of the International IgA Nephropathy Network and the Renal Pathology Society, Roberts IS, Cook HT, et al. The Oxford classification of IgA nephropathy: pathology definitions, correlations, and reproducibility. Kidney Int. 2009; 76: 546-56.

7）Working Group of the International IgA Nephropathy Network and the Renal Pathology Society, Cattran DC, Coppo R, et al. The Oxford classification of IgA nephropathy: rationale, clinicopathological correlations, and classification. Kidney Int. 2009; 76: 534-45.

8）Working Group of the International IgA Nephropathy Network and the Renal Pathology Society, Coppo R, Troyanov S, et al. The Oxford IgA nephropathy clinicopathological classification is valid for children as well as adults. Kidney Int. 2010; 77: 921-7.

9）Trimarchi H, Barratt J, Cattran DC, et al. Oxford classification of IgA nephropathy 2016: an update from the IgA Nephropathy Classification Working Group. Kidney Int. 2017; 91: 1014-21.

10）Shima Y, Nakanishi K, Hama T, et al. Validity of the Oxford classification of IgA nephropathy in children. Pediatr Nephrol. 2012; 27: 783-92.

11）Shima Y, Nakanishi K, Hama T, et al. Biopsy timing and Oxford classification variables in childhood/adolescent IgA nephropathy. Pediatr Nephrol. 2015; 30: 293-9.

12）Shima Y, Nakanishi K, Hama T, et al. Spontaneous remission in children with IgA nephrop-

athy. Pediatr Nephrol. 2013; 28: 71-6.
13) Yoshikawa N, Ito H, Sakai T, et al. A controlled trial of combined therapy for newly diagnosed severe childhood IgA nephropathy. The Japanese Pediatric IgA Nephropathy Treatment Study Group. J Am Soc Nephrol. 1999; 10: 101-9.
14) Kamei K, Nakanishi K, Ito S, et al. Long-term results of a randomized controlled trial in childhood IgA nephropathy. Clin J Am Soc Nephrol. 2011; 6: 1301-7.
15) Yoshikawa N, Honda M, Iijima K, et al. Steroid treatment for severe childhood IgA nephropathy: a randomized, controlled trial. Clin J Am Soc Nephrol. 2006; 1: 511-7.
16) Yoshikawa N, Nakanishi K, Ishikura K, et al. Combination therapy with mizoribine for severe childhood IgA nephropathy: a pilot study. Pediatr Nephrol. 2008; 23: 757-63.
17) Shima Y, Nakanishi K, Kaku Y, et al. Combination therapy with or without warfarin and dipyridamole for severe childhood IgA nephropathy: an RCT. Pediatr Nephrol. 2018; doi: 10.1007/s00467-018-4011-6. [Epub ahead of print] (2018年11月)
18) Ito H, Yoshikawa N. IgA nephropathy in children: Natural history and prognostic significance of various clinical manifestations. In: Arakawa M, et al. editors. Recent Studies of IgA Nephropathy in Japan. Niigata/London: Nishimura/Smith-Gordon; 1989. p.137-62.
19) Higa A, Shima Y, Hama T, et al. Long-term outcome of childhood IgA nephropathy with minimal proteinuria. Pediatr Nephrol. 2015; 30: 2121-7.
20) Cheng J, Zhang W, Zhang XH, et al. ACEI/ARB therapy for IgA nephropathy: a meta analysis of randomised controlled trials. Int J Clin Pract. 2009; 63: 880-8.
21) Reid S, Cawthon PM, Craig JC, et al. Non-immunosuppressive treatment for IgA nephropathy. Cochrane Database Syst Rev. 2011 16; :CD003962.
22) Praga M, Gutiérrez E, González E, et al. Treatment of IgA nephropathy with ACE inhibitors: a randomized and controlled trial. J Am Soc Nephrol. 2003; 14: 1578-83.
23) Woo KT, Lau YK, Zhao Y, et al. Disease progression, response to ACEI/ATRA therapy and influence of ACE gene in IgA nephritis. Cell Mol Immunol. 2007; 4: 227-32.
24) Soffer B, Zhang Z, Miller K, et al. A double-blind, placebo-controlled, dose-response study of the effectiveness and safety of lisinopril for children with hypertension. Am J Hypertens. 2003; 16: 795-800.
25) Nakanishi K, Iijima K, Ishikura K, et al. Efficacy and safety of lisinopril for mild childhood IgA nephropathy: a pilot study. Pediatr Nephrol. 2009; 24: 845-9.
26) Russo D, Minutolo R, Pisani A, et al. Coadministration of losartan and enalapril exerts additive antiproteinuric effect in IgA nephropathy. Am J Kidney Dis. 2001; 38: 18-25.
27) Ellis D, Vats A, Moritz ML, et al. Long-term antiproteinuric and renoprotective efficacy and safety of losartan in children with proteinuria. J Pediatr. 2003; 143: 89-97.
28) Shima Y, Nakanishi K, Sako M, et al. Lisinopril versus lisinopril and losartan for mild childhood IgA nephropathy: a randomized controlled trial (JSKDC01 study). Pediatr Nephrol. 2018; doi: 10.1007/s00467-018-4099-8. [Epub ahead of print]
29) 吉川徳茂, 五十嵐隆, 石倉健司, 他. 小児IgA腎症治療ガイドライン1.0版. 日本小児腎臓病会誌 2007; 20: 240-6.
30) 吉川徳茂, 伊藤　拓, 酒井　糾, 他. 巣状・微小メサンギウム増殖を示す小児期IgA腎症における柴苓湯治療のプロスペクティブコントロールスタディ. 日腎会誌. 1997; 39: 503-36.
31) Kawamura T, Yoshimura M, Miyazaki Y, et al. A multicenter randomized controlled trial of tonsillectomy combined with steroid pulse therapy in patients with immunoglobulin A nephropathy. Nephrol Dial Transplant. 2014; 29: 1546-53.

(島　友子)

〔Ⅷ　治療・生活管理〕　1.　治療: **4** ステロイド治療の考え方

4 ステロイド治療の考え方

はじめに

IgA腎症に対する免疫抑制療法の歴史は，当初はその有効性の検討に主眼が置かれたが，近年の報告ではそれに加えて治療による有害事象が大きな検討項目とされている．この流れについて概説してみたい．

1 2015年までの報告

IgA腎症に対するCorticosteroid（CS）の有効性は，当初は少量・短期間投与では効果を示さなかった．1986年に北里大学のKobayashiら[1]がPSL 40 mgから開始し1，2年漸減継続の結果，10年以上にわたって腎機能保護効果があると報告したのがパイオニア的な仕事である．

それを受けていくつかの代表的なRCTが報告された．1999年，イタリアからの報告では尿タンパク排泄量が1.0〜3.5 g/日，血清クレアチニン濃度（Cre）が1.5 mg/dLまでの患者が対象とされた[2]．メチルプレドニゾロン（mPSL）1 g/日の点滴投与の3日間連続（パルス療法）を1，3，5カ月目に行い，PSL 0.5 mg/kgの隔日内服を併用し計6カ月間投与（いわゆるPozzi方式）した．レニン・アンジオテンシン系拮抗薬（RASB）の使用は必須ではなかった．6年間の経過観察において免疫抑制群（IS群）でCreの50％増加と100％増加を指標とした場合に腎機能保持効果が示された．安全性については，特に大きな問題はなかったと報告された．

2009年，イタリアのMannoら[3]から，PSL 1.0 mg/kgの内服から開始し半年間で漸減中止するプロトコールでの結果が報告された．対象には尿タンパク排泄量（UP）が1 g/日以上かつeGFR 50 mL/min/1.73m^{2}以上の患者が選定された．ACE阻害薬はPSL群とプラセボ群の両群に必須とされた．PSL群において，8年間の観察で血清Creの倍化や末期腎不全到達率でみた場合の腎機能保持効果が報告された．安全性については，CS群で1名のみが糖尿病を発症したと報告された．

2009年，中国のLvら[4]から上記のMannoら[3]とほぼ同じCS投与スケジュールでのアジア人の結果が報告された．ACE阻害薬はPSL群とplacebo群の両群に必須とされた．対象は，UPが1〜5 g/日で血清Cre 1.1±0.3 mg/dLの患者が登録された．4年間と比較的短めの追跡期間だったが，PSL群において，血清Creの50％増加やGFRの25％低下でみた場合の腎機能の保持効果が報告された．安全性については，両群ともに重篤なものは報告されなかった．

RCTではないが2015年にヨーロッパからThe Validation Study of the Oxford Classification of IgA nephropathy（VALIGA）studyが報告された[5]．これはもともと，

Oxford 分類の病理所見である MEST 分類が臨床所見に独立して腎予後を予測するか，を目的として行われたヨーロッパのコホート研究である．結果からは小児と若い患者では有用とされた．このコホートでは CS 治療を行われた群があり，また KDIGO ガイドラインでは推奨されていない eGFR 50 mL/min/1.73m^2 未満の患者もいたため合わせて解析された．CS の使用方法は一定のものはなかった．このコホートから，RASB と RASB＋CS の Propensity score をマッチさせたコホートにより腎予後が検討された．臨床所見と MEST-C score も合わせた，平均 GFR がおよそ 68～69 mL/min/1.73m^2，平均 UP がおよそ 1.1～1.3 g/日のコホートであった．CS はタンパク尿改善効果・腎機能保持効果（GFR 50％減少あるいは透析導入）に有意に効果を示した．これは GFR が 50 mL/min/1.73m^2 以上でも 50 mL/min/1.73m^2 未満でも同様であった．しかし，腎機能保持効果をタンパク尿排泄量で層別化してみると，UP 1 g/日以上，UP 3 g/日以上の群では有効であったが，UP 1 g/日未満群では有意差がなかった．1 g/日未満での有効性が認められなかった理由についての考察と投薬による安全性についての言及はなかった．

2 ガイドラインとシステマティック・レビュー

これらの知見を踏まえて，2012 年の KDIGO の IgA 腎症のガイドライン[6] では，CS について，3～6 カ月間の至適な保存的治療（ACE 阻害薬または ARB の投与・血圧コントロール・脂質コントロール・食事指導など）にもかかわらず，UP 1 g/日以上が持続する患者で，GFR＞50 mL/min/1.73m^2 であれば，6 カ月間の CS による治療を行うことが望ましい，と記載されたがレベル 2C と低い推奨にまとめられた．

2015 年の Cochrane Database 解析[7] では，32 の報告から 1,781 名の IgAN の治療結果が報告されたが，CS は腎機能保持・タンパク尿軽減に効果があると認めつつも，根拠となった研究の質が担保されず，また有害事象について十分検討された研究ではないとの指摘がなされた．

3 2015 年以降の国際共同ランダム化比較試験

A STOP-IgAN 研究

これまでの IS（immunosuppression therapy）の有効性を踏まえ，RASB を中心とした SC（supportive care）群と比べ，SC＋IS で腎機能保護効果が高まるか検討されたのが STOP-IgAN 研究[8] であり 2015 年にドイツから報告された．Primary endpoint は 3 年間の観察における臨床的寛解（UP＜0.2 g/g Cre かつ eGFR 低下が 5 mL/min/1.73m^2 以内）か，GFR の 15 mL/min/1.73m^2 以上の減少である．UP 0.75 g/日以上かつ eGFR＞30 mL/min/1.73m^2 のコホートをまずは 6 カ月の ruin-in phase において RASB を十分使用し血圧を 125/75 mmHg 未満に保つように，また脂質管理も行ったところ 34％が UP＜0.75 g/日となり除外，さらに急速に腎機能が低下した一群と UP 3.5 g/日以上を除外した．その後 SC と SC＋IS にランダマイズされ，eGFR 60 mL/min/1.73m^2 以上のうち 55 名が

〔Ⅷ　治療・生活管理〕　1. 治療: **4** ステロイド治療の考え方

表6 STOP-IgAN[8] 研究の主要な結果

	SC＋IS	SC	P-value
PCR＜0.2 かつ eGFR 減少が 5 未満	14/82	4/80	＜0.01
eGFR 15 以上減少	21/82	22/80	0.75
eGFR 30 以上減少	10/82	7/80	0.49
eGFR 変化	－4.2	－4.7	0.32
ESKD	6/82	6/80	0.96
尿潜血消失	24/82	9/80	＜0.01
感染症発生数	174/82	111/80	0.07
重症感染症	8/82	3/80	0.21
新規耐糖能異常・糖尿病	9/82	1/80	0.02
5 kg 以上体重増加	14/82	5/80	0.049

PCR は urinary protein: creatinine ratio（g/gCre）の略．eGFR の単位は mL/min/1.73m^2
SC: supportive care，IS: immunosuppression，ESKD: end-stage kidney disease

いわゆる Pozzi 方式のステロイド療法を 6 カ月間，GFR 60 mL/min/1.73m^2 未満のうち 27 名が PSL 内服と合わせて，最初はシクロフォスファミド，次いでアザチオプリンを計 36 カ月間投与された．結果を **表6** に示す．臨床的寛解が SC vs SC＋IS でそれぞれ 5％ vs 17％（P＝0.001）と有効性が示されたが，eGFR 15 mL/min/1.73m^2 以上減少した群が SC vs SC＋IS でそれぞれ 28％ vs 26％と差がなかった．また，eGFR の絶対変化量・ESKD 到達率なども差がなかった．顕微鏡的血尿の消失率は SC＋IS 群で有意に高率であった．一方で，憩室炎・虫垂炎・肺炎等の感染症発生が IS 群で有意に高頻度，また新規糖尿病発症，初年度に 5 kg 以上の体重増加も SC＋IS 群で有意に高頻度と報告された．いくつかの問題点が考えられる．①コホート全体での eGFR 低下速度が年間で－1.6 mL/min/1.73m^2 であり，3 年間という短い追跡期間で治療効果を検討するのに適したコホートであったのか．この点は，著者も考察の中で SC＋IS 群ではタンパク尿が確実に減少しており，もう少し観察期間を延ばせば腎機能保持効果の結果も変わる可能性については否定しなかった．また，②本来 IS が効果的な UP 3.5 g/日以上の患者や急速に腎機能が低下する患者が除外されている．③ eGFR 60 mL/min/1.73m^2 未満群への免疫抑制療法が 3 年間と長期間であり，さらに CS と免疫抑制薬を併用しており，免疫抑制が過度ではないかとの懸念がある．さらに，④病理所見をベースに患者割り付けがなされていない研究において，CS 治療の有効性よりも非安全性を結論されることが妥当かとの懸念もある．血尿消失・タンパク尿消失・腎機能安定の完全寛解を目指している本邦と，進行抑制を主眼とする欧米とでは，おのずから導き出される方策は異なってくるのは致し方ないことであろうか．しかしながら，この研究から得られるものを考えてみた．まず randomization に先立って run-in phase をしっかり設けていることがあげられる．RASB を最大限使用する・食事指導を徹底する・禁煙する・TC＜200 mg/dL に維持する，と約 1/3 が UP 0.75 g/日以下になったことは興味深い．もともと高血圧合併者を組み入れていることも関連しているかもしれない．RASB を十分に使用することで，糸球体高血圧によるタンパク尿を減ら

し，試験に組み込むときにできるだけ均質な患者群を割り当てることにも寄与するだろう．Run-in phase の期間にタンパク尿や血圧が十分低下していることがコホート全体の GFR 低下速度が他の研究と比べて遅い可能性があり，結果として IS を加えても GFR 低下速度に影響しなかった，ということが著者のもうひとつの強調点であった．

B　TESTING 研究

　次に中国人が主体のコホートにおいて糸球体病理所見も加味して randomization し，治療プロトコールを CS monotherapy に統一してその治療効果を検討したのが TESTING 研究[9] で 2017 年に報告された．当初は多国籍での予定だったが，感染症を主とする有害事象（AE）により 3 年の観察期間予定が途中で終了し，中央値 2.1 年となったため中国人が 90％以上のコホートとなった．RASB による run-in phase を経て，UP＞1 g/日で GFR 20〜120 mL/min/1.73m^2 のコホートが登録された．Run-in phase で約 25％が UP＜1 g/日となり除外された．SC＋IS では，mPSL 0.6〜0.8 mg/kg を 2 カ月間内服しその後漸減して 6〜8 カ月で中止した．主たる結果を 表7 に示す．Primary composite endpoint である eGFR 40％以上低下あるいは ESKD あるいは腎不全による死亡は有意に IS 群で低値であり最終的なタンパク尿量も IS 群で有意に低値であった．一方，感染症を主体とする重篤な SE は IS 群で有意に高頻度であった．この頻度は eGFR 50 mL/min/1.73m^2 で分けても差は認めなかった．STOP-IgAN study では低腎機能群で感染症が多かったのとは異なっている．さらに副次項目である，25％以上の GFR 低下あるいは ESKD あるいは死亡，UP＜0.2 g/日あるいは UP 半減，血尿の消失などの 3 つの指標も IS 群で有意に良好な結果であった．また，STOP-IgAN study[8] では IS により腎機能低下速度の改善を認めなかったが，TESTING study では IS 群で有意に GFR 低下速度が抑制された．このことは，TESTING のほうが尿タンパクも多く，コントロール群で両研究のコホートを比べたときに，GFR の低下速度がそもそも STOP-IgAN では −1.6 mL/min/1.73m^2 なのに対して TESTING は −6.95 mL/min/1.73m^2 とハイリスクであり IS の効果が見込まれる患者が多かった可能性が考えられた．TESTING 研究のコホートの病理所見をみても，E1 が

表7 TESTING 研究[9] の主要な結果

	SC＋IS	SC	P-value
eGFR 40％以上減少あるいは ESKD あるいは腎不全による死亡	5.9%	15.9%	0.02
eGFR 25％以上減少あるいは ESKD あるいは全死亡	14.7%	37.3%	＜0.01
期間中の平均尿タンパク排泄量（g/日）	1.4	2.4	＜0.01
タンパク尿排泄量が 0.2 g/gCre 未満あるいは前値から半減	48.2%	21.8%	0.01
血尿消失	58.8%	35.6%	0.01
全ての重篤な有害事象	14.7%	3.2%	＜0.01
感染症による重篤な有害事象	8.1%	0%	＜0.01

eGFR の単位は mL/min/1.73m^2
SC: supportive care, IS: immunosuppression, ESKD: end-stage kidney disease

〔Ⅷ　治療・生活管理〕　1. 治療: ❹ ステロイド治療の考え方

30%，C1＋C2が50%以上認めており，病理的にも活動性が示唆されるコホートでもあった．著者らは結論としてCSによる潜在的な腎機能保護効果の可能性は認めるものの，早期の研究終了を理由にそのことの断言は避けて，一方CS治療により感染症を主とするSAE増加が認められたことを結論した．

C　代表的な研究のまとめ

　代表的な研究を 表8 にまとめてみた．前半3つの研究は比較的腎機能が保たれたコホートであるが，後半の3つの研究はGFR低値の患者も組み込まれており，いわゆる腎機能のPoint of No Returnを過ぎた患者が多く組み込まれた可能性が否定できない．病理所見は，以前と今日（MEST分類）では違いもあり一概に比べられないが，特にSTOP-IgANでは病理所見の解析がなく，病理的に活動性のある患者がどこまで組み込まれていたのか不明である．また，STOP-IgANのGFR低値群への免疫抑制療法［CS ＋ 免疫抑制薬（はじめにシクロフォスファミドついでアザチオプリン）を計36カ月間］が強すぎるのではないかとの懸念がある．このことは感染症を主とするSerious Adverse Events（SAE）発生に大きく関連した恐れがある．直近ふたつの研究はやはり追跡期間が短すぎることの懸念を払しょくできない．すべての研究でタンパク尿改善効果を認め，しかし腎

表8 代表的な研究の比較

著者あるいは研究名	Pozzi[2]	Manno[3]	Lv[4]	VALIGA[5]	STOP-IgAN[8]	TESTING[9]
報告年	1999	2009	2009	2015	2015	2017
人種（国）	ヨーロッパ	ヨーロッパ	中国	ヨーロッパ	ヨーロッパ	（主）中国
年齢（平均）: 年	38	32	28	39	43	38.6
タンパク尿（平均）: g/日	2.0	1.7	2.5	1.2	1.8	2.2
sCre（平均）: mg/dL	1.1	1.1	1.1	n/a	1.6	1.6
eGFR（平均）: mL/min/1.73m²	n/a	100.0	101.0	68.0	61.1	58.6
＜eGFR 50（%）	n/a	0.0	3.0（＜60）	33.2	33.0	43.1
病理所見	有	Own criteria	有	有	無	有
免疫抑制療法（総投与期間）	Pozzi 方式	PSL 1.0（6M）	PSL 0.8-1.0（6M）	さまざま	Pozzi 方式 or PSL40＋CPM, AZ（36M）	mPSL 0.6-0.8（6M）
追跡期間: 年	6	8	4	10	3	2.1
タンパク尿改善効果	○	○	○	○	○	○
血尿改善効果	n/a	n/a	n/a	n/a	○	○
腎機能保持効果	○	○	○	○	×	○

n/a: not available，PSL: prednisolone，CPM: cyclophosphamide，AZ: azathioprine，mPSL: methyl prednisolone
Pozzi 方式とはメチルプレドニゾロン（mPSL）1 g/日の点滴投与の3日間連続（パルス療法）を1，3，5カ月目に行い，PSL 0.5 mg/kg の隔日内服を併用し計6カ月間投与

機能保持効果は STOP-IgAN で認めずとの結果であった．STOP-IgAN のコホート自体の GFR 低下速度が遅いため，短期間の観察では有意差が出なかった可能性は否定できない．

● おわりに

これらの研究から考えられることは，やはり臨床的（タンパク尿と GFR），また病理学的に活動性（若年者ではでは M 病変も含めて，E 病変，C 病変，さらに podocytopathy）のある患者群を層別化して治療の効果を検討すべきであり，その際には予想される感染症を主とした SAE をリストアップしアウトカムとして設定することが今後の臨床研究として必須であろうと考えられる．しかしながら，特に E 病変や C 病変，また podocytopathy がある患者群を placebo に割り当てるのは倫理的に困難が予想され，本邦の臨床研究としては retrospective study が中心にならざるを得ない現状も存在する．

参考文献

1) Kobayashi Y, Fujii K, Hiki Y, et al. Steroid therapy in IgA nephropathy: a prospective pilot study in moderate proteinuric cases. Q J Med. 1986; 61: 935-43.

2) Pozzi C, Bolasco PG, Fogazzi GB, et al. Corticosteroids in IgA nephropathy: a randomised controlled trial. Lancet. 1999; 353: 883-7.

3) Manno C, Torres DD, Rossini M, et al. Randomized controlled clinical trial of corticosteroids plus ACE-inhibitors with long-term follow-up in proteinuric IgA nephropathy. Nephrol Dial Transplant. 2009; 24: 3694-701.

4) Lv J, Zhang H, Chen Y, et al. Combination therapy of prednisone and ACE inhibitor versus ACE-inhibitor therapy alone in patients with IgA nephropathy: a randomized controlled trial. Am J Kidney Dis. 2009; 53: 26-32.

5) Tesar V, Troyanov S, Bellur S, et al. VALIGA study of the ERA-EDTA Immunonephrology Working Group. Corticosteroids in IgA nephropathy: A retrospective analysis from the vALIGA Study. J Am Soc Nephrol. 2015; 26: 2248-58.

6) Kidney Disease: Improving Global Outcomes (KDIGO) Glomerulonephritis Work Group. KDIGO clinical practice guideline for glomerulonephritis. Kidney Inter Suppl. 2012; 2: 139-274.

7) Vecchio M, Bonerba B, Palmer SC, et al. Immunosuppressive agents for treating IgA nephropathy. Cochrane Database Syst Rev. 2015; 8: CD003965. doi: 10.1002/14651858. CD003965.pub2. Review.

8) Rauen T, Eitner F, Fitzner C, et al. STOP-IgAN investigators. intensive supportive care plus immunosuppression in IgA nephropathy. N Engl J Med. 2015; 373: 2225-36.

9) Lv J, Zhang H, Wong MG, et al. TESTING Study Group. Effect of oral methylprednisolone on clinical outcomes in patients with IgA nephropathy: The TESTING Randomized Clinical Trial. JAMA. 2017; 318: 432-42.

（佐藤祐二）

〔Ⅷ 治療・生活管理〕 1. 治 療: ⑤ Budesonide に代表される IgA 腎症新規分子治療薬の動向

⑤ Budesonide に代表される IgA 腎症新規分子治療薬の動向

はじめに

IgA 腎症は予後不良な疾患であるが，たとえば KDIGO で現在推奨されている治療は RAS 阻害薬が主であり，根本的な治療法が確立できていない．しかし，近年 IgA 腎症の病態が徐々に解明される中で，それに伴い新規分子治療薬も開発されてきた．一方，SLE や関節リウマチをはじめとする自己免疫性疾患領域においても，新規分子治療薬の開発が進み，その成因の一部を共有していると考えられる本症の治療にも応用できる可能性がある．新規分子標的薬の一部は，すでに臨床治験が始まっており，その結果次第では患者の病態に応じた早期応用も期待される．本稿では，IgA 腎症における新規分子治療薬について，最近の知見を交えて概説する．

1 Budesonide（NEFECON）

現在欧州で行われている NEFIGAN TRIAL の中間報告で，腸管選択的ステロイド（Nefecon）の IgA 腎症に対する有効性が報告された[1]．IgA 腎症は，上気道炎後や消化管感染後に肉眼的血尿や腎炎の増悪を認めること，粘膜 IgA に存在する J 鎖を含んだ多

表9 IgA 腎症における新薬の動向

薬剤	臨床治験名	Phaze	開始時期 終了時期（予定）	参加人数
Budesonide	NEFIGAN NCT03643965	Ⅲ	2018/8 2024/12	450
Atacicept	ATACICEPT NCT02808429	Ⅱ	2017/1 2022/3	30
Blisibimod	BRILLIANT-SC NCT02062684	Ⅱ/Ⅲ	2013/06 2017/06	57
Rituximab	RITUXIBAB NCT00498368	Ⅳ	2009/2 2015/9	34
Fostamatinib	SIGN NCT02112838	Ⅱ	2014/10 2018/12	75
Bortezomib	VELCADE NCT01103778	Ⅳ	2010/7 2017/4	11
Avacopan	AVACOPAN NCT02384317	Ⅱ	2015/2 2016/12	7
LNP023	LNP023 NCT03373461	Ⅱ	2018/2 2021/4	160
OMS721	OMS0721 NCT03608033	Ⅲ	2018/2 2023/4	430

量体 IgA が IgA 腎症患者の糸球体メサンギウム領域で観察されることなどから，IgA 腎症の病態における粘膜免疫の関与が示唆されてきた．特に欧州では，IgA 腎症患者において，グルテンフリー食により，gliadin に対する特異的 IgA や IgA 免疫複合体の低下を認めたという報告[2]や，ヒト IgA1-CD89 表現型 IgA 腎症モデルマウスにおいて，グルテンフリー食により糸球体 IgA 沈着が抑制されたという報告[3]もあり，消化管における外来抗原，特に gluten/gliadin の，IgA 腎症の発症・進展への関与が議論されてきた．同時に，腸管粘膜をターゲットにした治療戦略が期待されてきた．

NEFECON は pH 感受性の特殊カプセルでコーティングされ，回腸から上行結腸を中心に budesonide が徐々に放出されるように薬剤設計されている．腸管における IgA 誘導組織であるパイエル板を主なターゲットとし，この腸管から吸収された budesonide は，肝臓で素早く代謝されるため，全身に作用するステロイドの量としては 10%程度である．それにより，免疫抑制，高血糖，高血圧などの副作用は，同量のステロイドに比べて非常に少ないとされている．現在，NEFECON の大規模臨床研究である "NEFIGAN trial" は，phase Ⅱb まで進み，その中間報告では，NEFECON 治療群において，使用 9 カ月後の尿タンパクが有意な低下を認め，eGFR も維持されていた[1]．しかしながら，本研究では観察期間が 1 年以内と短く，長期的な腎予後は明らかではない．また，耐糖能異常を含む副作用に関しては，統計学的な有意差には至らなかったが，治療群で多かったと報告されている．これらの事実は，腸管で吸収された NEFECON が少なくとも全身に作用している可能性を意味し，その有効性については，安全性や長期的な予後，さらには本当に腸管限局作用かどうかを含め，今後十分な議論が必要である．

2 Atacicept・Blisibimab

粘膜面では，外来抗原に対して，a proliferation-inducing ligand（APRIL）や B cell activating factor belonging to the tumor necrosis factor family（BAFF）などのサイトカインを介して T 細胞非依存的に B 細胞の IgA へのクラススイッチを誘導することが知られている．APRIL は BAFF とともに TNF スーパーファミリーリガンドに属する B 細胞活性因子であり，T 細胞，単球，樹状細胞などから産生され，B 細胞表面の受容体と結合することで，B 細胞の分化・生存を調節している．最近の Genome-Wide Association Study（GWAS）では，APRIL を code する TNFSF13 が IgA 腎症発症の候補遺伝子のひとつとしてあげられている[4]．我々の検討でも，IgA 腎症患者の扁桃の胚中心では，慢性扁桃炎に比較して APRIL の過剰発現を認め，しかも一部の扁桃 B 細胞自身が APRIL を発現することを確認している[5]．さらに，抗 APRIL 抗体を IgA 腎症自然発症モデルマウスである grouped ddY mouse に投与したところ，糸球体 IgA 沈着の低下とあわせタンパク尿の改善を認めた[6]．その一方で，IgA 腎症患者の扁桃由来の単核球を Toll like receptor（TLR）9 のリガンドである CpG ODN で刺激すると IgA とともに BAFF を過剰産生することや，BAFF の発現が IgA 腎症以外の疾患の患者扁桃細胞よりも上昇していることなども報告されており[7]，扁桃細胞が BAFF 分子の影響を受けることで，IgA 腎症の

基盤病態を形成している可能性も議論されている．さらに，BAFFを過剰発現したマウスでは，粘膜の常在菌依存性に，腎炎惹起性 IgA 抗体の増加とメサンギウム領域への IgA 沈着およびタンパク尿の出現が起こり，IgA 腎症に似た病態が誘導されることがわかっている[8]．IgA 患者における血清 APRIL 値や BAFF 値の上昇や，それらと予後との相関性があることなどからも，APRIL/BAFF がともに IgA 腎症の発症進展に寄与しているかもしれない．

APRIL/BAFF は，SLE などの自己免疫疾患についても近年注目されている．ヒト SLE では血清 BAFF および APRIL が上昇していると報告されており，現在これらを標的とした治療薬の開発が進められている．可溶型 BAFF 阻害薬である belimumab が開発され，SLE に関して米国ではすでに承認され，主要評価項目および 4 つの副次評価項目について統計学的に有意差を示した．IgA 腎症においても，BRILLIANT-Study が phase III まで進んでおり，今後の検討が待たれている．さらには，BAFF と APRIL の受容体 TACI の阻害薬である atacicept も，SLE 患者を対象として第 II/III 相ランダム化比較試験が行われ，IgA 腎症においても phase II まで進行中である．IgA 腎症の病態形成において BAFF および APRIL が重要な役割を果たす可能性があり，これらを含む新規分子標的薬が国内で承認され，治療の選択肢が広がることが期待されている．

3 Rituximab

Rituximab は B 細胞表面に存在する CD20 に対するモノクローナル抗体であり，CD20 を架橋し凝縮させることで，CD20 陽性 B 細胞にアポトーシスを引き起こす．現在，B 細胞リンパ腫，白血病，移植拒絶反応，関節リウマチをはじめとする自己免疫性疾患やネフローゼ症候群に対する有効性が確立している．最近，IgA 腎症においても Gd-IgA1/抗 Gd-IgA1-IgG 抗体の減少を期待して rituximab の臨床試験が行われ，CD19 と CD20 陽性細胞の減少効果は確認された．しかし，Gd-IgA1/抗 Gd-IgA1 抗体の減少およびタンパク尿，腎機能の改善を認めず[9]，現地点では，rituximab の本症に対する有効性を示す報告はない．CD20 は抗体を産生する成熟形質細胞には発現されないが，B 細胞前駆体が抗 CD20 抗体の標的となるため，寿命の短い形質細胞の集団も実質的に減少する．つまり，これらの結果は IgA 腎症の病態において，寿命の長い形質細胞あるいは，CD20 陰性 B 細胞などの関与を示唆している．

4 Fostamatinib

Fostamatinib は非受容体型タンパク質チロシンキナーゼである Spleen tyrosine kinase（Syk）の阻害薬である．Syk は肥満細胞のヒスタミン放出やサイトカイン産生，マクロファージのファゴサイトーシス，B 細胞の分化と活性化など，その発現と活性化は広範囲にわたる．これまで関節リウマチや SLE の病態への関与が示唆され，それぞれの動物モデルでは fostamatinib による活動性抑制が確認されている．近年，IgA 腎症においても，IgA 腎症患者由来の IgA1 を使い，*in vitro* でメサンギウム細胞を刺激すると，Syk のリ

ン酸化を誘導することや，管内増殖を伴う患者では Syk 活性が高いことなどが報告され，Syk が IgA 腎症の病態に重要や役割を担っていると考えられる[10]．しかし，fostamatinib は関節リウマチを対照とした第Ⅲ相試験においては有効性を示せず，死亡例はなかったものの，下痢や高血圧などの副作用も多かった．IgA 腎症において現在，英国を中心に多施設で第Ⅱ相試験が行われており，その効果や安全性について結果が待たれる．

5 Bortezomib

Bortezomib はプロテアソーム阻害薬であり，現在多発性骨髄腫などに対する治療に用いられている．プロテアソームはすべての真核細胞に存在し，細胞内にてユビキチンが付加された不要なタンパク質を分解する酵素複合体である．ユビキチン－プロテアソーム系は多くの転写応答の調節に関与しており，細胞周期，遺伝子発現，シグナル伝達など，多岐にわたる細胞の正常機能維持に必須の制御機構として働いている．

MHC を有する脊椎動物では，20S プロテアソーム内で触媒活性を有する β5，β2，β1 の 3 つの構成型サブユニットが，ウイルス感染などを契機に，IFNγ などによってそれぞれ β5i，β2i，β1i へそっくり入れ替わった免疫プロテアソームを形成する．免疫サブユニット欠損マウスの解析から，β5i 欠損マウスは MHC クラス I 発現量が 50% 減少すること，β2i 欠損マウスでは T 細胞レパートリーが変化すること，β1i 欠損マウスでは CD8 陽性 T 細胞が減少することなどがわかってきており，免疫プロテアソームは抗原のプロセシングの質を変換し，末梢における免疫制御に重要な役割を果たしていると考えられる．

IgA 腎症患者の PBMC（peripheral blood mononuclear cells）では，健常者と比較して，免疫プロテアソームと構成型プロテアソームの遺伝子発現比率が，β2i/β2 と β5i/β5 において有意に上昇しており，免疫プロテアソームへの変移が認められた．さらに，尿中タンパク排泄量が多い患者の PBMC では，β5i/β5 の比率が有意に高かった[11]．

最近，bortezomib の本症への治療効果を検討した pilot study が米国で単施設，open-label で行われた．1 日 1 g 以上の尿タンパクを有する患者が対象であったが，Oxford 分類 T0 でかつ腎機能が保たれている患者でのみ，その有効性が確かめられた[12]．重大な有害事象もなく経過したが，サンプル数が 8 症例と非常に少なかったため，長期的な予後等を含め，今後の検討が必要である．

6 Eculizumab・Avacopan・LNP023

補体活性化経路には，古典的経路（classical pathway: CP），レクチン経路（lectin pathway: LP）および第 2 経路（alternative pathway: AP）の 3 経路が現在までに同定されており，生体内に侵入してきた非自己である病原体と対峙する，高度に統合された生体防御機構である．特に補体系の要である C3 は，本症の 90% 以上の症例で C3 のメサンギウム領域への強い沈着を認め，糸球体障害においても中心的な存在であることが示されてきた．近年報告された全ゲノム関連解析から，IgA 腎症に H 因子関連タンパク（CFHR）

のCFHR1とCFHR3の欠損が関連していることが示され，第2経路による補体の活性化もIgA腎症の発症・進展に関わると考えられている[13]．また，mannose binding lectin（MBL）やficolinが糸球体に沈着する症例では，組織の障害度，尿タンパク，腎機能，予後などがより悪く，LPの活性化が病態を増悪させていると考えられるが，その一方でClqが染色されないことからCPの活性化は病態に大きな影響を与えていないと考えられる．

近年，IgA腎症に対して抗C5モノクローナル抗体（エクリズマブ）を用いた治療が海外で試みられ，プレドニゾロン，免疫抑制剤および血漿交換に反応しない急速進行性のIgANにエクリズマブを投与したところ，クレアチニン上昇は抑制したもののタンパク尿の改善はなかったと報告されている[14]．

C5は転換酵素によりC5aとC5bに分解される．C5aレセプターは貪食細胞やマスト細胞に発現され，アナフィラトキシンであるC5aにより遊走促進，貪食作用促進，脱顆粒促進の作用をもつ．C5aは本症における組織障害度やタンパク尿と相関を示すことから，治療ターゲットとして注目されており，現在，C5aレセプター阻害薬であるavacopanの第II相試験が終了し，参加者7人中6人にタンパク尿の低下を認めた．ANCA関連血管炎への第II相治験でも有効性が示され，高用量ステロイドに代わる治療として期待されている．

APは病原体表面で直接C3の加水分解が行われることで開始する．その一連の作用によりC3が増幅的に分解されるが，その過程でプロテアーゼであるB因子とD因子が重要な役割を果たしている．IgA腎症において，抗B因子抗体であるLNP023が現在第II相治験まで進んでおり，2019年に終了予定である．

また，MBL associated serine protease 2（MASP-2）はLPの活性化において必須であり，C3転換酵素を誘導する．IgA腎症において，MASP-2阻害薬であるOMS721の第II相治験が現在進行中である．

● おわりに

本稿では，現在臨床試験が行われている新規分子治療薬の動向について概説した．安全性，長期的予後，費用対効果など課題は残るが，根治的治療が確立できていないIgA腎症において，その動向を注視していく必要がある．

参考文献

1) Fellström BC, Barratt J, Cook H, et al. Targeted-release budesonide versus placebo in patients with IgA nephropathy (NEFIGAN): a double-blind, randomised, placebo-controlled phase 2b trial. The Lancet. 2017; 389: 2117-27.
2) Coppo R, Basolo B, Rollino C, et al. Dietary gluten and primary IgA nephropathy. N Engl J Med. 1986; 315: 1167-8.
3) Papista C, Lechner S, Ben Mkaddem S, et al. Gluten exacerbates IgA nephropathy in humanized mice through gliadin-CD89 interaction. Kidney Int. 2015; 88: 276-85.

4) Yu XQ, Li M, Zhang H, et al. A genome-wide association study in Han Chinese identifies multiple susceptibility loci for IgA nephropathy. Nat Genet 2011; 44: 178-82.

5) Muto M, Manfroi B, Suzuki H, et al. Toll-like receptor 9 stimulation induces aberrant expression of a proliferation-inducing ligand by tonsillar germinal center B cells in IgA nephropathy. J Am Soc Nephrol. 2017; 28, 1227-38.

6) Kim YG, Alvarez M, Suzuki H, et al. Pathogenic role of a proliferation-inducing ligand (APRIL) in murine IgA nephropathy. PLoS One. 2015; 10: e0137044.

7) Goto T, Bandoh N, Yoshizaki T, et al. Increase in B-cell-activation factor (BAFF) and IFN-gamma productions by tonsillar mononuclear cells stimulated with deoxycytidyl-deoxy-guanosine oligodeoxynucleotides (CpG-ODN) in patients with IgA nephropathy. Clin Immunol. 2008; 126: 260-9.

8) McCarthy DD, Kujawa J, Wilson C, et al. Mice overexpressing BAFF develop a commensal flora-dependent, IgA-associated nephropathy. J Clin Invest. 2011; 121: 3991-4002.

9) Chancharoenthana W, Townamchai N, Leelahavanichkul A, et al. Rituximab for recurrent IgA nephropathy in kidney transplantation: A report of three cases and proposed mechanisms. Nephrology (Carlton). 2017; 22: 65-71.

10) McAdoo SP, Bhangal G, Page T, et al. Correlation of disease activity in proliferative glomerulonephritis with glomerular spleen tyrosine kinase expression. Kidney Int. 2015; 88: 52-60.

11) Coppo R, Camilla R, Alfarano A, et al. Upregulation of the immunoproteasome in peripheral blood mononuclear cells of patients with IgA nephropathy. Kidney Int. 2009; 75: 536-41.

12) Hartono C, Chung M, Perlman AS, et al. Bortezomib for reduction of proteinuria in IgA nephropathy. Kidney Int Rep. 2018; 3: 861-6.

13) Gharavi AG, Kiryluk K, Choi M, et al. Genome-wide association study identifies susceptibility loci for IgA nephropathy. Nat Genet. 2011; 43: 321-7.

14) Ring T, Pedersen BB, Salkus G, et al. Use of eculizumab in crescentic IgA nephropathy: proof of principle and conundrum? Clin Kidney J. 2015; 8: 489-91.

〈狩野俊樹，鈴木祐介〉

6 Tonsil induced autoimmune/inflammatory syndrome（TIAS）としての IgA 腎症

はじめに

　一般的に「扁桃」という呼称は口蓋扁桃を示し，中咽頭に存在する左右一対のリンパ組織である．腺組織ではないので，「扁桃腺」と呼ぶのは間違いである．扁桃病巣疾患とは「扁桃が原病巣となり，扁桃から離れた臓器に反応性の器質的または機能的傷害を引き起こす疾患」と定義され，その治療として扁桃摘出術（扁摘）が極めて有効である疾患群を呼ぶ．過去には「病巣性扁桃炎」，「扁桃病巣感染症」という呼称が使われ，現在では「扁桃病巣疾患（tonsillar focal diseases）」という呼称が一般的ではあるが，その病態は扁桃における常在菌に対する免疫寛容の破綻がトリガーとなって生じる自己免疫・炎症疾患症候群（tonsil induced autoimmune/inflammatory syndrome: TIAS）として捉えられるようになった．

TIASの歴史は古く，紀元前650年には楔状文書に王の病気と齲歯の関係について記載され，さらにヒポクラテスは口腔疾患と関節リウマチとの関連を述べている．本症の病態として当初は原病巣の細菌感染から波及した敗血症が病因とする細菌感染そのもの，または細菌から生じる毒素が考えられていた．そのため，20世紀初頭まではβ溶連菌感染後の糸球体腎炎，リウマチ熱，急性関節リウマチ，心内膜炎，心筋炎などのリウマチ性疾患が扁桃病巣疾患として多かった．しかし，抗菌薬の普及によりβ溶連菌感染症が減少するにつれ，二次疾患の様相も変化がみられるようになった．現在，掌蹠膿疱症，SAPHO（Synovitis, Acne, Pustulosis, Hyperostosis, Osteitis）症候群（掌蹠膿疱症性骨関節炎，胸肋鎖骨過形成症を含む），およびIgA腎症は扁桃摘出術の極めて高い有効性が報告されており，扁桃が病巣の代表的疾患として確立されている．これらの3大疾患の他に，尋常性乾癬，膿疱性乾癬，結節性紅斑，IgA血管炎などの皮膚疾患，慢性関節リウマチ，反応性関節炎などの骨関節疾患，加えてPFAPA（periodic fever, aphthous stomatitis, pharyngiticervical adenitis）症候群，ベーチェット病などの全身疾患，炎症性腸疾患などの中には扁摘が著効を呈した症例も数多く報告されている 図1．

　IgA腎症については，急性扁桃炎を含む上気道炎によりIgA腎症患者の尿所見が悪化することやそれを契機にIgA腎症が発症することは以前より知られていた．1983年に異なる3施設からのIgA腎症における扁摘の有効性を示した症例報告がなされて以降，耳鼻咽喉科の分野では扁桃病巣疾患，すなわちTIASとしてIgA腎症を捉えるようになった[1, 2]．本稿ではTIASとしてのIgA腎症の発症機序について筆者らの研究成果を中心に概説する．

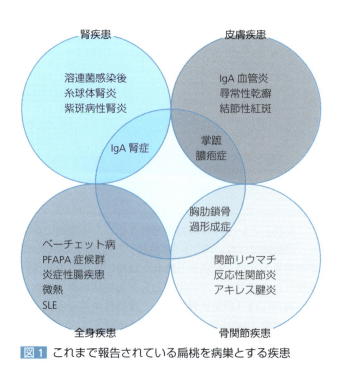

図1 これまで報告されている扁桃を病巣とする疾患

1 上気道粘膜免疫臓器としての口蓋扁桃

　扁桃（口蓋扁桃）は咽頭扁桃，耳管扁桃，舌根扁桃および咽頭側壁リンパ濾胞と共に，咽頭に環状に存在するリンパ組織であり，これらを総称してワルダイエル扁桃輪と呼ぶ 図2 ⓐ．その解剖学的位置から上気道における最初の砦として鼻腔，口腔から侵入する細菌やウイルスなどに対して防御的機能を有し，免疫臓器として小腸におけるパイエル板と同様に粘膜関連リンパ組織（mucosa-associated lymphoid tissue: MALT）に属する．

　口蓋扁桃はB細胞優位のリンパ球と少数の骨髄球系細胞により構成されており，通常の末梢リンパ節とは異なり輸入リンパ管がない．口蓋扁桃の表面は非角化性扁平上皮で覆われ，この上皮は扁桃内に枝分かれして深く入り込み陰窩を形成する．この陰窩構造により扁桃は咽頭粘膜全体の6倍の表面積を有する．陰窩先端の盲端部には陰窩上皮と扁桃実質が混在する部位があり，これはリンパ上皮共生部位と呼ばれ，扁桃に特徴的な構造である 図2 ⓐ．このリンパ上皮共生部位にはM細胞（membranous epithelial cells）や樹状細胞などの抗原提示細胞やメモリーB細胞が分布し，扁桃における抗原認識の開始点と考えられている．

　リンパ上皮共生部位の深部は扁桃実質となり，末梢リンパ節と同様にリンパ濾胞と濾胞間領域からなる．濾胞間領域はT細胞依存領域とも呼ばれ，主にT細胞が分布している．リンパ上皮共生部位で樹状細胞がその抗原を補足，高血管内皮細静脈から流入するナイーブT細胞等に抗原提示が行われている．リンパ濾胞は暗殻と胚中心から構成される．暗殻は陰窩側に向かって発達しているのが特徴で，その形状からcap-zoneとも呼ばれ，暗

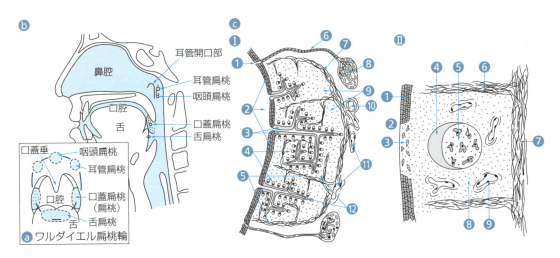

Ⅰ ❶開口部，❷粘膜上皮，❸陰窩上皮，❹二次小節（胚中心），❺結合組織中隔，❻管腔，❼被膜，❽扁桃周囲粘液腺，❾小節外リンパ組織，❿動脈，⓫静脈，⓬扁桃小窩

Ⅱ ❶陰窩上皮，❷扁桃陰窩腔，❸リンパ上皮共生，❹半月状リンパ球外套（暗殻），❺二次小節（胚中心），❻被膜中隔，❼被膜，❽小節外リンパ組織，❾血管

図2 扁桃の構造
ⓐ：ワルダイエル扁桃輪，ⓑ：口蓋扁桃の縦割面（Falk 原図改変），ⓒ：扁桃実質．

殻の深部には胚中心が存在する．暗殻には小型の成熟 B 細胞，胚中心には暗殻側に帯状に分布する濾胞ヘルパー T 細胞やマクロファージが存在し，これらの細胞の働きによって B 細胞は活性化しクラススイッチを経て，免疫芽球へ分化する．その後，体細胞超変異（somatic hypermutation）により抗体の多様性を得て，濾胞樹状細胞の修飾を経てメモリー B 細胞へと分化する 図2 ⓒ, 図3 [3]．

扁桃リンパ球はマイトージェンの非存在下で培養しても，増殖反応がみられ活発な DNA 合成を示す[4] とともに，IgG，IgA などの免疫グロブリンの高い産生能を有する[5]．これらから，扁桃には末梢血や末梢リンパ節とは異なり，活性化リンパ球が豊富に存在していることがわかる．また，扁桃リンパ球は，肺炎球菌やインフルエンザ菌などの起炎菌や上気道から侵入するダニやウイルスなどの抗原等で刺激すると活性化反応を示す[6] が，α 溶連菌などの扁桃常在菌に対しては活性化反応を示さない[7]．扁桃局所に破傷風ワクチンを感作すると，扁桃には特異的抗体を産生する細胞が数多く出現し，その後血清や咽頭分泌液中に抗体が検出されるようになる[8]．

これらの所見から，扁桃は生体内で咽頭に存在する菌やウイルスにすでに感作され活性化状態にあり，抗原刺激によってメモリー B 細胞や免疫グロブリン前駆細胞を咽頭や全身に送り出す働きを有していること，すなわち上気道粘膜免疫機構において誘導組織としての機能を有していると考えられる．

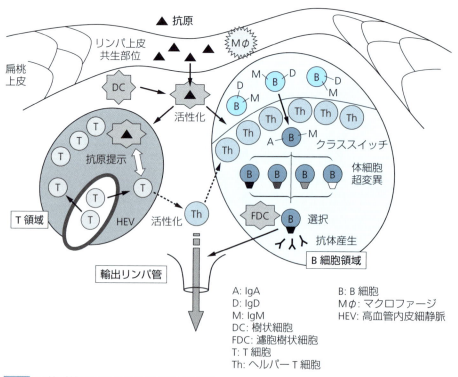

図3 口蓋扁桃における免疫応答の模式図

2 IgA 腎症扁桃における IgA 過剰産生

　IgA 腎症では血清 IgA が病因に強く関与しているが，IgA 腎症患者では扁摘後血清 IgA 値が低下し[9]，扁桃にて J 鎖を有する多量体 IgA 産生細胞が増加し[10]，扁桃リンパ球をマイトージェン刺激下で培養すると多量体 IgA の産生が亢進する[11]．また，IgA 腎症における扁桃組織の胚中心では IgA1 産生に関与している CD5 陽性 B 細胞が増加している[12]．これらの事実から，扁桃は IgA 腎症患者における血清 IgA の供給源と考えられている．

　通常，扁桃の免疫反応は病原菌に対して働き，α溶連菌などの扁桃常在菌に対しては免疫寛容機構が働いているため，活性化反応を示さない[7]．しかしながら，IgA 腎症の扁桃では免疫寛容が破綻しており，常在菌や細菌由来 DNA に対して過剰な免疫応答をしている．

　あらゆる細菌に共通して存在する DNA 配列（非メチル化 CpG-ODN）は Toll-like receptor（TLR）9 のリガンドとなり自然免疫応答を誘導する．筆者ら[13]は，この非メチル化 CpG-ODN が免疫応答のトリガー抗原である可能性について検討した．その結果，IgA 腎症の扁桃単核球を CpG-ODN で刺激すると，T 細胞非依存的に免疫グロブリンの産生を促す BAFF（B-cell activating factor belonging to the TNF family）と IFN-γ および IgA が過剰産生することを確認した 図4．さらに，筆者ら[13] は IgA 腎症の扁桃単核球では IFN-γ 刺激により BAFF が過剰に産生されることを明らかにした．

　さらに，筆者ら[14]は，BAFF と同様に T 細胞非依存性に B 細胞を活性化する働きを有する APRIL（Aberrant Expression of a Proliferation-Inducing Ligand）に着目し，IgA 腎症の扁桃単核球では CpG-ODN 刺激によって APRIL の産生亢進と APRIL 受容体である

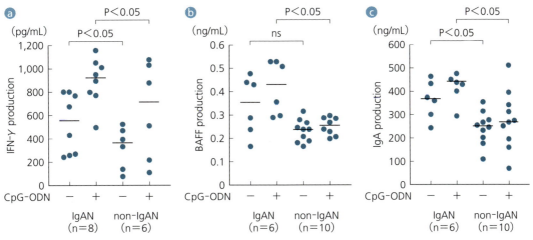

図4　細菌 DNA（CpG-ODN）刺激における扁桃単核球の反応
ⓐ細菌 DNA（CpG-ODN）刺激による扁桃単核球の IFN-γ，ⓑ BAFF，ⓒ IgA．
扁桃単核球を CpG-ODN 存在下に 3 日間培養し，培養上清中の IFN-γ，BAFF，IgA の濃度を ELISA にて測定した．IgA 腎症（IgAN）では非 IgA 腎症（non-IgAN）より，CpG-ODN 刺激時の IFN-γ ⓐ，BAFF ⓑ，IgA ⓒの産生が有意に高かった．
（Goto T, et al. Clinical Immunol. 2008; 126: 260-9[13] より一部改変）

る TACI の発現亢進が認められ，IgA 腎症の扁桃 B 細胞を CpG-ODN と APRIL 存在下で培養した結果，IgA 産生が有意に増強することを認めた．加えて，血清 APRIL 値は IgA 腎症群では習慣性扁桃炎群に比較して有意にその値は高く，扁摘後，有意に低下することを見い出した．また，Muto ら[15] は，扁桃組織（胚中心）の APRIL 発現亢進と TL9 発現の亢進が関連しており，臨床的にも尿所見悪化と関連していることを報告している．

これらの所見から，IgA 腎症の扁桃では細菌由来 DNA（CpG-ODN）や IFN-γ に対して過剰な反応性を有し，その結果，BAFF や APRIL の過剰産生とそれらの受容体である TACI の発現亢進を介した IgA の過剰産生が生じると考えられる．実際に筆者ら[14] は IgA 腎症の扁桃 B 細胞では CpG-ODN のリガンドである TLR9 発現の亢進を認め，Sato ら[16] は扁桃における TLR9 高発現群では扁摘ステロイドパルス療法の効果が高いと報告している．動物モデルを用いた実験では，Suzuki ら[17] は，IgA 腎症モデルマウス（ddy マウス）に CpG-ODN を鼻腔内投与した結果，血清 IgA 値の上昇と腎糸球体への IgA 沈着増加を認めている．TLR9 遺伝子の polymorphism が IgA 腎症の病勢に関与している報告[17] は CpG-ODN ― TLR9 経路がその病態に深く関与していることを物語っている．

3 扁桃からの糖鎖不全 IgA 産生

IgA 腎症患者の IgA は糖鎖不全があり，IgA 腎症患者の血中および糸球体に沈着する IgA1 には糖鎖不全 IgA1 が増加している[18, 19]．IgA 腎症扁桃では糖鎖不全の一因となる糖修飾酵素の発現低下を認め[20]，その糖鎖不全 IgA1 の産生母地が扁桃である可能性がある．B 細胞のアポトーシスを抑制する分子である Bcl-2 は，糖鎖不全 IgA の産生を亢進させ，腎糸球体に IgA 沈着を促すことが知られている[21]．BAFF は B 細胞における Bcl-2 の発現を亢進させること[22] から，IgA 腎症扁桃での CpG-ODN による BAFF 過剰産生が IgA の量的異常のみではなく質的異常にも関与している可能性が示唆される．

4 扁桃 T 細胞の腎へのホーミング

自己免疫疾患の標的臓器では 20 種の T 細胞受容体（TCR）Vβ ファミリーのうち，特定の TCR Vβ を有する T 細胞が増加していることが報告されている．筆者ら[23] は，IgA 腎症における扁桃 T 細胞のレパートリーについて解析した．その結果，IgA 腎症の扁桃 T 細胞では TCR Vβ6 の発現が増加していることが判明した．加えて，扁桃リンパ球をパラインフルエンザ菌抗原で刺激したところ，TCR V6 陽性 T 細胞の増加を認めた 図5 ⓐ．さらに，末梢血 T 細胞の TCR Vβ6 発現を検討したところ，IgA 腎症群は増加しており，扁摘によって発現が低下した 図5 ⓑ．IgA 腎症での腎浸潤 T 細胞は TCR Vβ6，8 の発現が高いことが知られており[24]，パラインフルエンザ菌によって選択増殖した TCR Vβ6 陽性扁桃 T 細胞が，体循環を経て腎臓にて腎炎発症に関わる可能性が示唆される．

糸球体あるいは間質におけるケモカインの産生と炎症細胞の腎組織へのホーミングに関する報告が散見される．Segerer ら[25] は IgA 腎症の腎尿細管間質にて CXCR3 陽性細胞が優位に浸潤しており，浸潤程度と腎機能低下に相関を認めたと報告している．筆者ら[26]

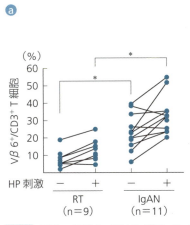
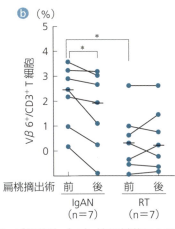

図5 扁桃T細胞におけるパラインフルエンザ菌菌体（HP）抗原刺激によるTCR Vβ6陽性細胞の変化ⓐと末梢血TCR Vβ6陽性T細胞の扁桃摘出前後の推移ⓑ.

ⓐ：反復性扁桃炎群（RT），IgA腎症群（IgAN）ともにパラインフルエンザ菌菌体抗原刺激によってTCR Vβ6陽性細胞が有意に増加したが，その割合は刺激前，刺激後ともにIgA腎症が有意に高かった．ⓑ：末梢血TCR Vβ6陽性T細胞数はIgA腎症にて多く，扁桃摘出後有意に低下した．

（Nozawa H, et al. Clinical and experimental immunology. 2008; 151: 25-33 [23]）より一部改変）

は，扁桃におけるケモカインレセプターの発現を解析した結果，IgA腎症の扁桃T細胞ではCXCR3発現が増強していることを見い出した．

CX3CR1はCD8$^+$T細胞やNK細胞に発現しているケモカイン受容体でリガンドはfractalkine（CX3CL1）である．fractalkineは血管内皮細胞に発現し，その結合により血管炎を惹起する[27]．筆者ら[28]はIgA腎症の扁桃単核球におけるCD8$^+$CX3CR1$^+$細胞数の割合は増加しており，CpG-ODN刺激にて有意に増加しうることを認めた．また，IgA腎症での末梢血単核球においても同様に，CD8$^+$CX3CR1$^+$細胞数の割合は増加しており，扁摘後，血尿の消失と共に有意に減少した．また，IgA腎症の血尿と末梢血単核球のCX1CR3発現および腎糸球体でのfractalkine発現が相関していた．したがって，扁桃のCD8$^+$CX3CR1$^+$細胞がそのリガンドであるfractalkineが発現している糸球体に浸潤し，毛細血管炎を起こしている可能性がある．

5 扁桃を病巣としたIgA腎症の発症機序

これまでの研究成績から扁桃を病巣としたIgA腎症の発症機序を考察した図8．IgA腎症の扁桃では，微生物DNAに高頻度で含まれるDNA（非メチル化CpG-ODN）に対する過剰免疫応答（免疫寛容の破綻）によってBAFF，APRILを介したT細胞非依存性経路により変異IgAが過剰産生され，腎糸球体に沈着する．一方，また，非メチル化CpG-ODNに対する過剰応答に寄って，IFN-γを介してT細胞上のTCR Vβ6や腎組織親和性のケモカイン受容体CXCR3やCX3CR1も過剰発現され，体循環を経て腎へホー

〔Ⅷ　治療・生活管理〕　1．治　療：⑥ Tonsil induced autoimmune/inflammatory syndrome（TIAS）としての IgA 腎症

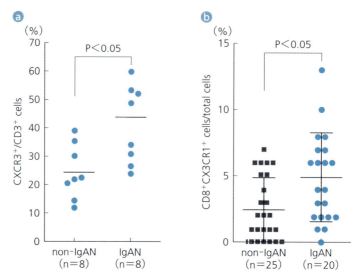

図6 扁桃単核球における CXCR3 陽性 T 細胞と CX3CR1 陽性 CD8 細胞の割合
扁桃単核球における CXCR3 陽性 T 細胞ⓐと CX3CR1 陽性 CD8 細胞の割合ⓑ．
（Otaka R, et al. Human Immunol. 2017; 78: 375-83 [28]）より一部改変）．

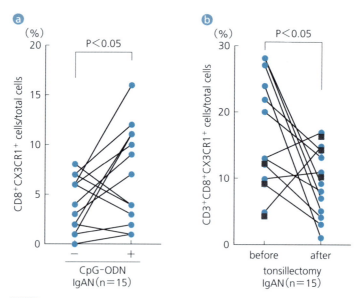

図7 IgA 腎症の扁桃における CX3CR1 陽性 CD8 細胞と末梢血における CX3CR1 陽性 CD8 細胞の割合
ⓐ：細菌 DNA（CpG-ODN）刺激による IgA 腎症（IgAN）の扁桃における CX3CR1 陽性 CD8 細胞の増加．　ⓑ：IgA 腎症（IgAN）の末梢血における CX3CR1 陽性 CD8 細胞の扁桃摘出前後の推移
（Otaka R, et al. Human Immunol. 2017; 78: 375-83 [28]）より一部改変）．

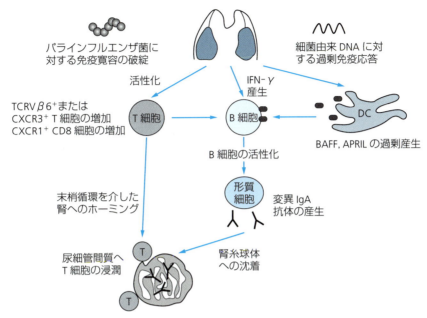

図8 扁桃を病巣とした IgA 腎症の発症機序

ミングし，組織傷害に関与していると考えられる．

● おわりに

　IgA 腎症に対する扁摘（＋ステロイドパルス）療法の有効性は，最近の無作為前向き調査によって臨床的にはエビデンスが確立され，IgA 腎症診療ガイドラインにも推奨される治療法として掲載されるようになった[29]．近年，IgA 腎症に対する生物学的分子標的薬の有効性が報告され，臨床の現場でも使用されるようなった．しかしながら，生物学的分子標的薬の薬価が極めて高額なため，医療経済上大きな問題となっている．扁摘は安全な手術であり，IgA 腎症に対する治療として医療経済的にも極めて有効といえる．最近では，科学的エビデンスも徐々に積み上げられ，アジアのみならず欧米にも啓発されてきている[30]．今後，数多くの研究者によって扁桃と腎を結ぶ新たなエビデンスが確立されることを望む．

参考文献
1) 原渕保明．扁桃病巣疾患としての IgA 腎症．In: 湯村和子, Editor．IgA 腎症の臨床．東京：東京医学社．2018; p.110-7.
2) 鈴木　仁，鈴木祐介．〔血管炎とアレルギー疾患—内因性・外因性アジュバントの関わり—〕Tonsil induced autoimmune/inflammatory syndrome（TIAS）としての IgA 腎症．アレルギー・免疫．2018; 25: 802-9.
3) 原渕保明，今田正信．〔耳鼻咽喉科・頭頸部外科における手術の危険度〕口蓋扁桃摘出術・アデノイド切除術．耳喉頭頸．2002; 74: 113-8.

4) Yamanaka N, Kobayashi K, Himi T, et al. Spontaneous DNA synthesis in tonsillar lympho-cytes and its clinical implications. Acta Oto-Laryngologica. 1983; 96: 181-7.

5) Harabuchi Y, Hamamoto M, Kodama H, et al. Spontaneous immunoglobulin production by adenoidal and tonsillar lymphocytes in relation to age and otitis media with effusion. Int J Pediatric Otorhinolaryngol. 1996; 35: 117-25.

6) Harabuchi Y, Hamamoto M, Shirasaki H, et al. Specific immune response of the adenoids to a respiratory antigen. Am J Otolaryngol. 1989; 10: 138-42.

7) Murakata H, Harabuchi Y, Kataura A. Increased interleukin-6, interferon-gamma and tumour necrosis factor-alpha production by tonsillar mononuclear cells stimulated with alpha-streptococci in patients with pustulosis palmaris et plantaris. Acta oto-laryngologica. 1999; 119: 384-91.

8) Quiding-Järbrink M, Granström G, Nordström I, et al. Induction of compatmentalized B-cell responses in human tonsils. Infect Immun. 1995; 63: 853-7.

9) Masuda Y, Tamura S, Sugiyama N. The effect of tonsillectomy and its postoperative clinical course in IgA nephropathy with chronic tonsillitis. Advances in oto-rhino-laryngology. 1992; 47: 203-7.

10) Nagy J, Brandtzaeg P. Tonsillar distribution of IgA and IgG immunocytes and production of IgA subclasses and J chain in tonsillitis vary with the presence or absence of IgA nephropathy. Scan J Immunol. 1988; 27: 393-9.

11) Egido J, Blasco R, Lozano L, et al. Immunological abnormalities in the tonsils of patients with IgA nephropathy: inversion in the ratio of IgA: IgG bearing lymphocytes and increased polymeric IgA synthesis. Clin Exp Immunol. 1984; 57: 101-6.

12) Kodama S, Suzuki M, Arita M, et al. Increase in tonsillar germinal centre B-1 cell numbers in IgA nephropathy (IgAN) patients and reduced susceptibility to Fas-mediated apoptosis. Clin Exp Immunol. 2001; 123: 301-8.

13) Goto T, Bandoh N, Yoshizaki T, et al. Increase in B-cell-activation factor (BAFF) and IFN-gamma productions by tonsillar mononuclear cells stimulated with deoxycytidyl-deoxy-guanosine oligodeoxynucleotides (CpG-ODN) in patients with IgA nephropathy. Clin Immunol. 2008; 126: 260-9.

14) 高原 幹, 熊井琢美, 駒林優樹, 他. IgA 腎症患者における APRIL（A Prolife Ration-Inducing Ligand）の検討. 耳鼻咽喉科免疫アレルギー. 2013; 31: 57-8.

15) Muto M, Manfroi B, Suzuki H, et al. Toll-like receptor 9 stimulation induces aberrant expression of a proliferation-inducing ligand by tonsillar germinal center B cells in IgA nephropathy. JASN. 2017; 28: 1227-38.

16) Sato D, Suzuki Y, Kano T, et al. Tonsillar TLR9 expression and efficacy of tonsillectomy with steroid pulse therapy in IgA nephropathy patients. Nephrology, dialysis, transplanta-tion : official publication of the European Dialysis and Transplant Association. European Renal Association. 2012; 27: 1090-7.

17) Suzuki H, Suzuki Y, Narita I, et al. Toll-like receptor 9 affects severity of IgA nephropathy. JASN. 2008; 19: 2384-95.

18) Horie A, Hiki Y, Odani H, et al. IgA1 molecules produced by tonsillar lymphocytes are under-O-glycosylated in IgA nephropathy. Am J Kidney Dis. 2003; 42: 486-96.

19) Coppo R, Amore A. Aberrant glycosylation in IgA nephropathy (IgAN). Kidney Int. 2004; 65: 1544-7.

20) Inoue T, Sugiyama H, Hiki Y, et al. Differential expression of glycogenes in tonsillar B lym-phocytes in association with proteinuria and renal dysfunction in IgA nephropathy. Clin Immunol. 2010; 136: 447-55.

21) Marquina R, Diez MA, Lopez-Hoyos M, et al. Inhibition of B cell death causes the development of an IgA nephropathy in (New Zealand white x C57BL/6) F(1)-bcl-2 transgenic mice. J Immunol. 2004; 172: 7177-85.

22) Saito Y, Miyagawa Y, Onda K, et al. B-cell-activating factor inhibits CD20-mediated and B-cell receptor-mediated apoptosis in human B cells. Immunology. 2008; 125: 570-90.

23) Nozawa H, Takahara M, Yoshizaki T, et al. Selective expansion of T cell receptor (TCR) V beta 6 in tonsillar and peripheral blood T cells and its induction by in vitro stimulation with haemophilus parainfluenzae in patients with IgA nephropathy. Clinical and Experimental immunology. 2008; 151: 25-33.

24) Wu H, Zhang GY, Clarkson AR, Knight JF. Conserved T-cell receptor beta chain CDR3 sequences in IgA nephropathy biopsies. Kidney Int. 1999: 55: 109-19.

25) Segerer S, Banas B, Wornle M, et al. CXCR3 is involved in tubulointerstitial injury in human glomerulonephritis. Am J Pathol. 2004; 164: 635-49.

26) 坂東伸幸, 後藤 孝, 吉崎智貴, 他. 扁桃病巣疾患のエビデンス―IgA 腎症―IgA 腎症と扁桃との関連性, 基礎的エビデンス. 口腔・咽頭科. 2006; 18: 231-6.

27) Imai T, Hieshima K, Haskell C, et al. Identification and molecular characterization of fractalkine receptor CX3CR1, which mediates both leukocyte migration and adhesion. Cell. 1997; 91: 521-30.

28) Otaka R, Takahara M, Ueda S, et al. Up-regulation of CX3CR1 on tonsillar CD8-positive cells in patients with IgA nephropathy. Human Immunol. 2017; 78: 375-83.

29) Yuzawa Y, Yamamoto R, Takahashi K, et al. Evidence-based clinical practice guidelines for IgA nephropathy 2014. Clin Exp nephrol. 2016; 20: 511-35.

30) Bene MC, Faure GC, Hurault de Ligny B, et al. Clinical involvement of the tonsillar immune system in IgA nephropathy. Acta Oto-Laryngologica Supplementum. 2004; 555: 10-4.

(原渕保明, 高原 幹)

7 扁桃摘出術の有用性 (臨床研究による知見を中心に)

はじめに

IgA 腎症に対する疾患特異的な治療法はいまだ確立されていない中, 近年は IgA 腎症の発症メカニズムに糖鎖異常 IgA の関与が注目され, それらの産生亢進に扁桃を含む粘膜免疫の応答異常も示唆されており, IgA 腎症に扁桃摘出術（扁摘）を行う理論的な知見が少しずつ示されてきている. 一方, 臨床的には約 30 年前から実施されている扁摘は, 日本と欧米の診療ガイドラインでの取り扱いに違いがみられるなど, 標準治療とみるには課題も多い. 本稿では, 扁摘および日本で実施されることの多い扁摘とステロイドパルスの併用療法についてこれまでの経緯をオーバービューした後, これまでに報告された治療成績を尿所見改善と腎機能低下抑制のアウトカムに分けて, その特徴を整理する. また日本を中心に蓄積されてきた扁摘とステロイドパルス併用療法の最新の知見を網羅的に提示した上で, 現状の問題点や今後の展開についても言及する.

〔Ⅷ 治療・生活管理〕 1. 治 療：7 扁桃摘出術の有用性

1 IgA 腎症に対する扁桃摘出術およびステロイドパルス療法併用のオーバービュー

　IgA 腎症に対する治療として扁桃摘出術（扁摘）が最初に報告されたのは，1983 年の日本からの症例集積報告である．IgA 腎症に扁摘を行う背景としては，扁桃炎罹患後に肉眼的血尿やタンパク尿が出現・増悪する例が見られることや，1939 年に Gutzeit と Parade が提唱した病巣感染と本症の関連を示唆する知見が出てきたことがあった．1993 年には，Hotta らが扁摘にステロイドパルス療法を併用することで臨床的寛解（clinical remission: 尿潜血および尿タンパクの陰性化）率が有意に改善することを初めて示し，2001 年に 329 例の長期観察コホート研究として詳細に報告した[1]．扁摘によって扁桃粘膜で異常免疫応答を生じさせる抗原を除去し，ステロイドパルス療法によって骨髄・粘膜などでの異常 IgA 分子の産生抑制と糸球体炎症の沈静化を同時期に行うことで相乗的な治療効果が期待され，日本では "扁摘パルス療法"（tonsillectomy with steroid pulse therapy: TSP）の呼称で定着した．2006 年と 2008 年の全国調査では，扁摘パルス療法の実施症例数が 150 例（2001 年）から約 700 例（2005 年）に増加し，2008 年には 66.2％の内科施設で同療法が実施されていることが判明した．以後も，扁摘についてはアジアや欧州から，扁摘パルス療法については日本からそれぞれの治療効果を検証する報告が相次いで出され，2014 年には日本から扁摘パルス療法とステロイドパルス単独療法のランダム化比較試験（RCT）の結果も示された[2]．しかし，後述するとおり，研究デザインの質やアウトカムの設定の違いによって治療効果の判定が一定せず，海外のガイドラインでは扁摘は推奨なし，扁摘パルス療法は言及なし，一方，本邦のガイドラインでは扁摘，扁摘パルス療法とも弱い推奨となっている（ガイドラインの詳細はⅧ1 1 「国内外ガイドラインの比較」の項を参照のこと）．

2 扁摘の有用性を判断する上で注意すべき点

　2018 年 9 月時点で，PubMed にて "IgA nephropathy" と "tonsillectomy" で約 300 の論文が検索され，その半数以上は臨床的検討である．IgA 腎症に対する扁摘の有用性を判断する上で注意すべき点を 表10 に示す．各研究は，①研究デザイン（介入研究か観察研究か，症例数の規模など），②対象患者の特性（人種，年齢，発症様式など），③病期・病勢（早期例か進行例か，急性病変と慢性病変のどちらが主体か，重症度など），④併用薬〔副腎皮質ステロイド薬，レニン・アンジオテンシン系（RAS）阻害薬など〕，⑤治療効果の判定（臨床的寛解，末期腎不全進展など），⑥副作用への言及の有無，が実に多様な組合せとなっている．このため，各研究を評価する際，①～⑥がどのような条件の場合に有効または無効なのか，特に何を指標として有効・無効を判定しているのかに十分留意する必要がある．

3 これまでの扁摘および扁摘パルス療法の治療成績

　成人 IgA 腎症に対する扁摘および扁摘パルス療法の主な治療成績を 表11 に示す．この表では，過去の治療成績を概観しやすくするため，①研究デザイン，②対象患者の特性，

268

3. これまでの扁摘および扁摘パルス療法の治療成績

表 10 IgA 腎症に対する扁桃摘出術の有用性を判断する上で注意すべき点

① 研究デザインの質	デザイン（介入研究，観察研究，症例対照研究） 施設数，症例数，観察期間，アウトカム選択など
② 対象患者の特性	人種（Asian, Caucasian など） 年齢（小児，成人，高齢者） 発症様式（初発，再燃，腎移植後再発） 基礎疾患（糖尿病，高血圧など）
③ 病期・病勢の指標	発症から治療開始までの期間 腎機能（sCr, eGFR） 尿潜血（定性，沈渣赤血球数） 尿タンパク量（UP/Ucr, g/day） 組織所見（Oxford 分類，IgA 腎症診療指針第 3 版）
④ 併用薬	経口ステロイド療法（初期量，投与期間） ステロイドパルス療法（1 回投与量，回数，実施間隔） レニン・アンジオテンシン系阻害薬 免疫抑制薬・生物学的製剤 抗血小板薬・Fish oil
⑤ 治療効果の判定	臨床的寛解（尿潜血と尿タンパクの陰性化） 寛解後の再発（例：尿タンパク 1 g/日以上への増加） 腎機能低下抑制（例：eGFR 減少率，sCr 1.5 倍化） 腎代替療法を要する末期腎不全への進展 生存期間（死亡）
⑥ 副作用	扁桃摘出術による副作用 併用薬による副作用

④併用薬，⑤治療効果の判定のそれぞれ一部しか提示できていない．したがって，本来は，研究観察期間，対象患者の年齢，尿タンパク量や腎機能，組織病変による重症度評価，RAS 阻害薬併用の割合，副作用の出現率などもあわせて示した上で，それぞれの研究の治療効果を吟味する必要がある．表 11 で示す範囲での特徴として，ⓐ扁摘は日本，中国，欧州から，扁摘パルス療法は日本のみからの報告であること，ⓑ研究デザインはほとんどが後向きコホート研究であること，ⓒ扁摘パルス療法の対照群は単一の治療群ではないこと（表には示していないが，扁摘群の対照である非扁摘群でも実際にはステロイド薬や RAS 阻害薬が併用されている），ⓓ扁摘は腎機能低下抑制に無効とする研究が多いこと，ⓔ扁摘パルス療法は臨床的寛解に有効とする研究が多いこと，があげられる．

表 11 の扁摘パルス療法のうち臨床的寛解をアウトカムとした 9 研究について，②病期・病勢の指標の一つである治療前尿タンパク量（平均値）と臨床的寛解率の関係を 図 9 に示す．ステロイドパルス療法の実施数は 1～3 コース，実施間隔は週連続～隔月と違いがあるものの，両者には直線的な関係が見られ，治療前尿タンパク 0.5～1.0 g/日，1.0～1.5 g/日，1.5～2.0 g/日での臨床的寛解率はそれぞれ約 70％，60％，50％となっている．この寛解率は，参考として記した対照群の寛解率より約 2 倍高い．また，これらの研究の治療前腎機能（平均値）は，ほとんどが CKD ステージ 2（eGFR 60～90 mL/min/1.73m^2）であった．

[Ⅷ 治療・生活管理〕 1. 治 療: 7 扁桃摘出術の有用性

表 11 成人 IgA 腎症に対する扁桃摘出術および扁摘パルス療法の治療効果

著者	国	年	研究デザイン	患者数（介入/対照）	治療		治療効果	
					介入/曝露群	対照群	臨床的寛解	腎機能低下抑制
Iino	Japan	1993	case-control	50 （35/15）	T	non-T	○	―
Rasche	Germany	1999	cohort	55 （16/39）	T	non-T	―	×
Xie	Japan	2003	cohort	118 （48/70）	T	non-T	―	○
Akagi	Japan	2004	cohort	71 （41/30）	T	non-T	○	○
Komatsu	Japan	2005	cohort	237 （104/133）	T	non-T	○	○
Chen	China	2007	cohort	112 （54/58）	T	non-T	○	×
Piccoli	Italy	2010	cohort	61 （15/46）	T	non-T	―	×
Maeda	Japan	2012	cohort	200 （70/130）	T	non-T	○	○
Komatsu	Japan	2012	cohort	46 （15/31）	T	non-T	○	○
Kovacs	Hungary	2014	cohort	264 （98/166）	T	non-T	○	○
Feehally	UK	2016	cohort	1,147 （61/1,086）	T	non-T	―	×
Yang	China	2016	RCT	98 （49/49）	T	non-T	○	―
Matsumoto	Japan	2018	cohort	207 （87/120）	T	non-T	―	×
Hotta	Japan	2001	cohort	329 （250/79）	TSP	SP±OS	○	―
Sato	Japan	2003	cohort	70 （30/40）	TSP	OS±CPA	―	○
Miyazaki	Japan	2007	cohort	101 （78/23）	TSP	SP, T	○	―
Komatsu	Japan	2008	NRCT	55 （35/20）	TSP	SP	○	―
Kawaguchi	Japan	2010	cohort	388 （240/148）	TSP	SP, T	○	―
Nakagawa	Japan	2012	cohort	40 （20/20）	TSP	T	○	―
Ochi	Japan	2013	cohort	41 （26/15）	TSP	SP	○	―
Yamamoto	Japan	2013	cohort	208 （47/161）	TSP	T+OS, T, N	―	○
Ohya	Japan	2013	cohort	62 （41/21）	TSP	SP	○（再燃抑制）	―
Kawamura	Japan	2014	RCT	72 （33/39）	TSP	SP	×	―
Miyamoto	Japan	2016	cohort	284 （161/123）	TSP	SP, OS,	○	―
Komatsu	Japan	2016	cohort	79 （46/33）	TSP	ST, non-ST	○	―
Hoshino	Japan	2016	cohort	1,127 （209/918）	TSP	SP, OS, RAS-B	―	○
Hoshino	Japan	2017	cohort	66 （28/38）	TSP	T+OS	○	―

RCT: ランダム化比較試験, NRCT: 非ランダム化比較試験, T: 扁桃摘出術, non-T: 非扁桃摘出術, TSP: 扁桃摘出術＋ステロイドパルス療法, SP: ステロイドパルス療法, OS: 経口ステロイド療法, ST: ステロイド療法, CPA: シクロフォスファミド, RAS-B: レニン・アンジオテンシン系阻害薬, N: 無治療
○有効, ×無効, ―未評価

　扁摘に関する3つのメタ解析の概要を 表 12 に示す[3-5]. 解析対象研究数はそれぞれ7（2011 年）, 14（2015 年）, 19（2017 年）で, すべて 表 11 に含まれている研究である. 3つの研究とも扁摘パルス療法を含む扁摘は非扁摘例と比較して, 有意に臨床的寛解および末期腎不全進展抑制に有効としている. しかし, 前項で示したとおり, 解析対象研究の多くは後向きコホート研究であり, 研究間で項目①〜⑥の条件がかなり違うため, これらのメタ解析の結果が強いエビデンスとして採用できるかどうかは判断が難しい.

4 扁摘パルス療法の詳細に関する最新の知見

　扁摘パルス療法は, 前述のように現時点で evidence-practice gap が生じているものの, 日本では IgA 腎症に対する治療法として定着しつつある. 一方で, "扁摘パルス療法" と

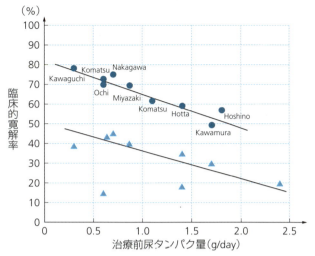

図9 扁摘パルス療法群の治療前尿タンパク量と臨床的寛解率の関係
臨床的寛解は，尿潜血および尿タンパク双方の陰性化を示す．●は扁摘パルス療法を受けた群，▲は対照となった治療群（ステロイドパルス療法，扁桃摘出術，扁桃摘出術＋経口ステロイド療法）を示す．

表12 成人 IgA 腎症に対する扁桃摘出術（扁摘パルス療法を含む）のメタ解析報告例

著者	国	年	解析対象研究数（症例数）	臨床的寛解 研究数	臨床的寛解 治療比較	臨床的寛解 オッズ比（95%信頼区間）	末期腎不全進行抑制 研究数	末期腎不全進行抑制 治療比較	末期腎不全進行抑制 オッズ比（95%信頼区間）
Wang	China	2011	7 (858)	7 (858)	T or TSP vs non-T	0.31 (0.22-0.43)	4 (358)	T or TSP vs non-T	0.22 (0.11-0.44)
Liu	China	2015	14 (1,794)	10 (1,431)	T or TSP vs non-T	3.40 (2.57-4.48)	9 (873)	T or TSP vs non-T	0.25 (0.12-0.52)
Duan	China	2017	19 (3,483)	15 (3,059)	T or TSP vs non-T	3.30 (2.47-4.40)	9 (1,804)	T or TSP vs non-T	0.33 (0.16-0.69)

T：扁桃摘出術，non-T：非扁桃摘出術，TSP：扁桃摘出術＋ステロイドパルス療法

一括りで示しているが，実際には，臨床病理学的所見に基づく適応判断，両者の実施順序，ステロイドパルス療法の施行コース数や実施期間など，不明な点も多い．そのため，全国調査の結果でも，施設によって臨床的寛解率に大きな差が生じていることが問題となっていた．しかし，ここ数年で扁摘パルス療法の実践における詳細な検討が相次いで報告されており，以下に主な知見を項目別に示す．

A 発症から治療開始までの期間と治療効果との関係

Ieiri ら（2012）は，発症（多くは検診での尿所見異常）から治療開始までの期間が3年以内，3〜7年，7年以上での臨床的寛解率はそれぞれ87.3%，73.3%，42.3%であり，

発症から治療開始までの期間を短くすることが臨床的寛解を得るのに重要だと報告している.

B 扁摘のタイミング

Adachi ら（2018）は，3週連続のステロイドパルス療法で扁桃の extra-follicular area は縮小し胚中心も減少するが，パルス後の経口ステロイド療法中に元の構造へ戻るため，扁摘はステロイドパルス療法前あるいは直後に行うのが望ましいとしている.

C ステロイドパルス療法のコース数および投与間隔

Watanabe ら（2017）は，3コースと1コースのステロイドパルス療法で2年後の臨床的寛解率に差はないが，3コースの方が早期に尿潜血が陰性化するとしている．Takeda ら（2018）は，3コースの方が1コースより有意に腎機能低下（eGFR30％低下）が生じにくいとしている．Kamei ら（2014）は，パルス3コースを3週連続投与群と隔月投与群で比較し，3週連続投与群で臨床的寛解率が高かったものの治療前の組織病変の重症度が両者で違っていた影響についても言及している.

D 組織所見の重症度と治療効果との関連

Miyamoto ら（2016）は，九州4大学コホート284例の検討で，本邦の IgA 腎症診療指針第2版の組織学的 grade 3（予後比較的不良群）を示す症例で扁摘パルス療法が有効だとしている．また，Katafuchi ら（2016）は，本邦の扁摘パルス vs パルス単独療法の RCT の結果を病理学的にサブ解析し，同診療指針第3版の組織学的 Grade 2-3 では臨床的寛解率が有意に高いことを示した.

E 臨床的寛解後の再燃への影響

Ohya ら（2013）は，扁摘パルス療法とパルス単独療法で臨床的寛解となった24例と10例のうち再燃（尿潜血か尿タンパクの定性反応陽性）した13例を検討し，多変量解析で扁摘パルス療法での再燃が有意に低かったとしている．Hirano ら（2016）は，扁摘パルス療法後に臨床的寛解となった101例のうち再燃（尿タンパク≧1 g/日）した27例を検討し，組織病変の重症度（診療指針第3版の Grade 2以上）が再燃予測因子となることを示した.

F 腎移植後再発例への応用

Hoshino ら（2014）は，腎移植後再発5例について，扁摘単独で効果がない場合にステロイドパルス療法の追加施行が効果的であったと報告している．Katsumata ら（2018）は，腎移植10年経過後の再発例に扁摘パルス療法を行い，3年後に臨床的寛解を得たとしている.

G 小児 IgA 腎症例での効果

Kawasaki ら（2014）は，小児領域の IgA 腎症治療法としてエビデンスのあるステロイド薬＋免疫抑制療法（本研究ではミゾリビン）＋抗凝固薬＋抗血小板薬の多剤併用療法44 例と扁摘パルス療法 17 例を比較し，両者で尿所見の改善度と発症から約 10 年間の腎予後に差がなかったとしている．Yamada ら（2018）は，小児 IgA 腎症 54 例（重症 24例，軽症 30 例）に対して扁摘パルス療法を行い，両群で 90％以上の臨床的寛解が得られ，免疫抑制療法で問題となる副作用もほぼ見られなかったとしている．

H 治療に伴う副作用の検討

Komatsu ら（2016）は，前述の九州 4 大学コホートのうち，治療前尿タンパクが 0.4〜1.0 g/日症例を対象としたサブ解析の中で副作用を検討した結果，扁摘パルス療法 46 例のうち 1 例（2.2％）で感染症（食道カンジダ症），6 例（13.0％）で高血糖（うち 3 例は一時的に経口糖尿病治療薬を要した），3 例（6.5％）で動悸（ステロイドパルス療法中のみ）を発症していた．

なお，IgA 腎症における扁摘の副作用について検討した報告はみられなかった．

I 他治療の上乗せ効果の有無

Kaneko ら（2011）は，扁摘パルス療法の後療法としてミゾリビン内服を併用し，2 年後の臨床的寛解率は 72％と高く，3 例で軽度の副作用が見られたのみとしている．また，Kohagura ら（2018）は，扁摘パルス療法に加え 6 カ月間の ARB（カンデサルタン）投与を行った群 37 例と非投与群 40 例による RCT を実施した．治療開始 2 年後の臨床的寛解率は ARB 投与群 51.3％ vs 非投与群 71.4％で有意差はみられず，ARB の上乗せ効果は血圧や尿タンパク量による層別比較でも示されなかった．

5 扁摘および扁摘パルス療法の問題点と今後の展望

近年，欧州や中国から報告された RCT（STOP-IgAN，TESTING trial）で，免疫抑制療法やステロイド療法について適応患者の厳密な選択と安全性への配慮が指摘されているものの，依然，ステロイド療法は IgA 腎症の初期治療として重要な位置を占める．また，RAS 阻害薬の使用も積極的に推奨されている．この状況下で，扁摘単独での治療効果について新たな臨床的知見を得ることは困難となっている．一方で，日本では扁摘パルス療法という 2 つの治療の"併用"が広く受け入れられているが，海外のガイドラインでは扁摘とステロイド療法（パルス療法を含む）は別々の治療として認識されており，一つの治療概念としては取り扱われていない．事実，これまでの扁摘パルス療法の治療効果は日本からの報告のみである．

前述のとおり，扁摘パルス療法の実践に関する clinical question に対しては少しずつ有益な報告が出てきているが，単施設での小規模なコホート研究の成果に基づくものが多く，エビデンスの質の観点から見れば十分ではない．とは言え，表 10 に示した各項目を

RCT で検証していくのは不可能に近い．扁摘単独あるいは扁摘パルス療法の有用性のエビデンスを創出するために，今後は特に病期・病勢とアウトカムの組合せをしっかりデザインした大規模な多施設研究が重要となる．

● おわりに

　以上，臨床研究による知見を中心に，IgA 腎症に対する扁摘治療の有用性と問題点について概説した．扁摘を IgA 腎症の治療法として確立するうえではまだ課題が残るなか，2019 年には 2002～2004 年登録の IgA 腎症 1,065 例を対象とした本邦初の全国多施設コホート研究結果が報告され，扁摘群（252 例）は非扁摘群より血清 Cr 値の 1.5 倍化あるいは末期腎不全への進展および腎生検後 1 年でのステロイド薬や RAS 阻害薬による追加治療を有意に抑制したことが示された[6]．現在解析中である全国前向きコホート研究（J-IgACS）の結果も含め，本邦から世界へ向けて質の高いエビデンスの発信となることが期待される．また，全国的な健診制度の普及により IgA 腎症の早期診断が可能な本邦の特徴を活かし，臨床的寛解による通院回数や投薬量の減少，透析導入患者数の減少を医療費削減効果の側面から検証し，世界に発信していくことも重要な観点と思われる．最後に，過去の研究では治療介入による副作用の有無を明らかにしたものが少なく，今後の研究では，治療の安全性について効果判定と同等レベルでの評価が求められることに注意すべきである．

参考文献

1）Hotta O, Miyazaki M, Furuta T, et al. Tonsillectomy and steroid pulse therapy significantly impact on clinical remission in patients with IgA nephropathy. Am J Kidney Dis. 2001; 38: 736-43.

2）Kawamura T, Yoshimura M, Miyazaki Y, et al. A multicenter randomized controlled trial of tonsillectomy combined with steroid pulse therapy in patients with immunoglobulin A nephropathy. Nephrol Dial Transplant. 2014; 29: 1546-53.

3）Wang Y, Chen J, Wang Y, et al. A meta-analysis of the clinical remission rate and long-term efficacy of tonsillectomy in patients with IgA nephropathy. Nephrol Dial Transplant. 2011; 26: 1923-31.

4）Liu LL, Wang LN, Jiang Y, et al. Tonsillectomy for IgA nephropathy: a meta-analysis. Am J Kidney Dis. 2015; 65: 80-7.

5）Duan J, Liu D, Duan G, et al. Long-term efficacy of tonsillectomy as a treatment in patients with IgA nephropathy: a meta-analysis. Int Urol Nephrol. 2017; 49: 103-12.

6）Hirano K, Matsuzaki K, Yasuda T, et al. Association between tonsillectomy and outcomes in patients with immunoglobulin a nephropathy. JAMA Netw Open. 2019; 2: e194772.

（小松弘幸）

1. 代謝拮抗薬

8 免疫抑制薬の有用性

はじめに

　現在，IgA 腎症の本邦における治療は扁桃摘出術＋ステロイドパルス療法が主流となっており，免疫抑制薬の使用に関しては限られているのが現状である．実際に KDIGO ガイドライン 2012 では，①ステロイドとアザチオプリンもしくはシクロホスファミドの併用は推奨しない，② GFR＜30 mL/min/1.73m^2 では推奨しない（ただし①も②も急速進行性の半月体形成性腎炎ではその限りではない），③ミコフェノール酸モフェチルの使用は推奨しないと厳しい評価を下されている．また，エビデンスに基づく IgA 腎症ガイドライン 2017 においても推奨グレードは 2C で "腎予後を改善する可能性があり，治療選択肢として検討してもよい（保険適用外）" というレベルである．しかしながら，IgA 腎症の発症機序には深く免疫機序が関わっており免疫抑制薬が効く可能性が考えられ，本稿では代謝拮抗薬（アザチオプリン，ミゾリビン，ミコフェノール酸モフェチル），アルキル化薬（シクロホスファミド），カルシニューリン阻害薬（シクロスポリン，タクロリムス）の作用機序と IgA 腎症への治療効果に関して概説する．

1 代謝拮抗薬

A アザチオプリン（azathioprine: AZA）

　AZA は生体内でグルタチオンなどと反応し 6-mercaptopurine（6MP）に変換される．6MP はプリン体の de novo pathway や salvage pathway を抑制し，アデノシン，グアノシンなどのリボヌクレオシドの合成を阻害し DNA 合成を停止する．また 6MP は細胞内で 6-thioguanine nucleotide に代謝され，細胞の増殖，特にリンパ球活性化や増殖を抑制し，サイトカイン産生阻害や抗体産生抑制につながり，細胞性免疫のみでなく液性免疫にも影響を及ぼすと考えられている．移植後の拒絶反応の抑制，治療抵抗性の全身性エリテマトーデスや全身性の血管炎，多発性筋炎などの自己免疫性疾患や難治性のリウマチ性疾患に本邦では保険適用がある．IgA 腎症に関しては本邦では保険適用はないものの，海外ではいくつか使用経験が報告されている．

　ガイドラインでも推奨されていない理由として，Pozzi らの RCT において，血清クレアチニン（Cr）が 2.0 mg/dL 以下，タンパク尿 1 g/日以上の IgA 腎症症例を比較した報告がある[1]．1 g のメチルプレドニゾロンパルス 3 日間を 1 クールとして，2 カ月ごと 3 回施行し，6 カ月間体重 1 kg あたり 0.5 mg のプレドニゾロンを隔日投与し，さらに体重 1 kg あたり 1.5 mg の AZA を追加した群た群（Group 1）と前述のステロイドパルス単独療法群（Group 2）の比較では，最終観察期間 7 年，中央値 4.9 年の観察で Cr の 1.5 倍化のエンドポイント到達率は Group 1 が 13/101 症例の（12.9％），Group 2 が 12/106 症例

JCOPY 498-22446

275

（11.3％）でP＝0.83と有意差がなく，タンパク尿中央値もGroup 1で2.1 g/日から1.16 g/日と44.8％の減少，Group 2で1.95 g/日から0.98 g/日と49.9％の減少でP＝0.57と有意差はなかったと報告している．さらに頻度の高いとされる胃腸症状の他に肝障害や白血球減少などの副作用発症率はGroup 1で59.4％に対してGroup 2で41.5％と有意（P＝0.005）に高く，治療の中断率もGroup 1の14.9％に対してGroup 2の2.8％と有意（P＝0.002）に高値で，AZAの優位性が証明できなかったと報告している．また，Crが2 mg/dLより高い症例に関しても症例数はGroup 1で20，Group 2で26と少なく，タンパク尿中央値もそれぞれ3.2 g/日，2.0 g/日でGroup1に有意（P＝0.02）に多いものの同様の比較を行っている[2]．治療開始時の腎機能（Cr）はGroup 1で2.60 mg/dL，Group 2で2.85 mg/dLと同等でCrの1.5倍化はそれぞれ50％と42％で同等（P＝0.34），タンパク尿の影響が強かったためか多変量解析ではAZAが腎死に対する相対危険度0.08，95％信頼区間0.01-0.04と有意（P＝0.004）で，わずかながら腎機能低下症例に対してAZAの効果が得られる可能性を示している．しかしながら副作用も有意差はないもののGroup 1で多く，症例数が少ないRCTであること，実際にCrが2 mg/dLの症例に対しての免疫抑制薬の使用が現実的なのかを含め，AZAの適応は慎重に考慮すべきであろう．

B　ミゾリビン（mizoribine: MZR）

　MZRは糸状菌 *Eupenicillium brefeldianium* の培養液よりわが国で発見されたイミダゾール系の核酸関連物質であり，核酸のプリン合成系を阻害する代謝拮抗物質である．その作用機序は生体内で細胞内へ移動後リン酸化され，de novo pathway の律速酵素である inosine 5-monophosphate dehydrogenase（IMPDH）の活性を特異的に競合阻害し，細胞内GTPを枯渇させ，また guanosine monophosphate synthase（GMPS）も阻害しグアノシンからのDNAの合成阻害も抑制する．その結果活性化Tリンパ球，Bリンパ球の細胞増殖機能が抑制されるが，salvage pathway からの経路は抑制されないため，リンパ球以外の種々の細胞増殖の抑制は制限される．わが国では腎移植後の拒絶反応や関節リウマチ，ステロイド抵抗性のループス腎炎に保険適用がある．原発性糸球体腎炎もステロイド抵抗性の場合は保険適用があるが，実臨床においてステロイド抵抗性のIgA腎症に遭遇する機会は少なくその保険適用は限られる．

　実際のエビデンスでは小規模ではあるが，いくつかRCTが報告されている．Xieらはロサルタン群（n＝30，平均eGFR 97.9 mL/min/1.73m²，平均タンパク尿1.12 g/日），MZR群（n＝35，平均eGFR 95.6 mL/min/1.73m²，平均タンパク尿1.35 g/日），併用群（n＝34，平均eGFR 91.5 mL/min/1.73m²，平均タンパク尿1.12 g/日）の3群間で，12カ月後のタンパク尿，腎機能を比較しているが3群すべてタンパク尿は有意に減少し，腎機能も保たれたが，タンパク尿減少度は併用（61％）＞MZR（54％）＞ロサルタン（25％）の順で有意に低下し，副作用の増加もなかったと報告している[3]．しかし，ステロイドパルス療法にMZRを併用したMasutaniのRCT[4]やステロイドパルス療法，扁摘を70％以上の症例に含む症例のMZRの併用効果を調べたHiraiらのRCT[5]ではいずれも追加効

果は認められないと報告している.

C ミコフェノール酸モフェチル (mycophenolate mofetil: MMF)

MMF はプロドラッグであり,生体内でエステラーゼによって活性型の mycophenolate acid に加水分解されプリン合成経路の阻害作用を発揮する.de novo pathway の IMPDH を特異的に阻害し DNA の合成を抑制する.その作用機序は MZR と似ているものの IMPDH の阻害効果が非競合的であることからより強力であり,かつ半減期も長い.また,AZA と違いプリン合成経路のもう一方の salvage pathway は阻害しないことから,de novo pathway に依存度の高い T・B リンパ球に対して選択的に作用する.臓器移植後の拒絶反応に対してのみ保険適用があったが 2015 年よりループス腎炎に保険適用が承認されたものの,IgA 腎症に対しては適用外であり,KDIGO ガイドラインでもその使用自体が推奨されていない.

KDIGO ガイドラインが発表された 2012 年当時,報告されていた RCT は 4 本のみで,その結果もさまざまであり,結論を出すにはさらなる研究結果が望まれていたが,その後も RCT はいくつか報告され,それらをまとめたメタ解析も報告されている.Du らの 8 本の RCT のメタ解析[6]では,MMF 単独治療はコントロール(プラセボもしくはステロイド単独治療)と比較し,アジア(中国)では寛解導入率,タンパク尿減少効果に優れているものの欧米では同等,腎保護効果は人種に関わらず同等,副作用はアジアで有意に多い結果であった.またステロイドと MMF の併用とステロイドとその他の免疫抑制薬(シクロホスファミド,レフロノマイド)の比較では寛解導入率,尿タンパク減少効果,腎保護効果,副作用の発症すべてシクロホスファミドと比較し良好で,レフロノマイドと比較し同等であったと報告している.Zheng らのメタ解析[7]では,寛解導入率は MMF 単独治療ではプラセボと比較し良好,ステロイド単独治療との比較と同等,ステロイドと MMF の併用ではステロイドと他の免疫抑制薬(シクロホスファミド,レフロノマイド)と同等と Du らと類似の結果で,また腎保護効果では MMF の優位性は示せなかったが,副作用の発現は同等であったと報告している.このように良い傾向も見られてはいるものの,さらに大規模の多人種にわたる研究が待たれる.

2 アルキル化薬:シクロホスファミド (cyclophosphamide: CY)

CY は肝臓の cytochrome P450 に環状構造が開裂され,細胞内で phosphamide mustard に代謝されて,アルキル化作用により DNA を架橋し,その合成や複製が阻害され細胞増殖を抑制する.その結果,リンパ球,特に B リンパ球の合成阻害により,細胞性免疫・液性免疫ともに抑制する.その強力な免疫抑制作用により,多発性骨髄腫や悪性リンパ腫,肺癌などの悪性腫瘍や治療抵抗性の全身性エリテマトーデスや血管炎などに保険適用がある.腎疾患にはステロイド抵抗性のネフローゼ症候群に適応があるものの,IgA 腎症においてはネフローゼ症候群を呈する症例も少なくその保険適用は限られる.

ガイドラインではその使用を推奨されていないが,急速進行性の半月体形成性の IgA

〔Ⅷ　治療・生活管理〕　1.　治療：**8** 免疫抑制薬の有用性

腎症に対してはその限りではないとされており，その理由となる RCT が Ballardie らの報告である．Cr の年間上昇率が 15％以上の急速に腎機能が低下する 38 症例をプレドニゾロン 40 mg/日（2 年で 10 mg/日まで漸減），CY 1.5 mg/kg/日を 3 カ月投与後 AZP 1.5 mg/kg/日を最低 2 年投与した群と保存的治療群に分け，タンパク尿，血尿は有意に改善し，カプランマイヤー曲線における 5 年腎生存率は 72％ vs 6％と有意（log rank test: P＝0.006）に良好であった．しかし，急速に腎機能が低下する症例を集めたデザインの研究で，コントロール群の予後が著明に悪いにも関わらずステロイドすら入っていないこと，観察期間を通じて血圧コントロールが不十分であること，症例数が少ないことなど問題点はいくつか見受けられる研究である．また，詳細は他稿に譲るが STOP-IgAN trial[9] にも eGFR＜60 mL/min/1.73m^2 の腎機能低下症例に対して，Ballardie と同様のレジメンでステロイドと CY，AZA の併用群 27 例が含まれているが，タンパク尿は治療開始時の 1.2 g/日から 1 年後 0.74 g/日，3 年後 1.27 g/日とタンパク尿減少効果が得られていなかった．腎機能低下症例への適応は再考されるべき点であるが，CY の治療自体に関しても検討の余地が含まれると言える．

3 カルシニューリン阻害薬（calcineurin inhibitor: CI）

CI にはシクロスポリン（cyclosporin A: CsA）とタクロリムス（tacrolimus: FK506）があるが，それぞれ細胞質に存在するシクロフィリン A や FK506 結合タンパクと結合することにより，Ca^{2+}-カルモジュリン依存性脱リン酸化酵素であるカルシニューリンのホスファターゼ活性を阻害する．その結果転写因子の nuclear factor of activated T cells（NF-ATc）の核内移行を阻止し，転写レベルでの初期の T 細胞の活性化を抑制する．そして IL-2, 3, 4, 5 などのサイトカイン産生誘導抑制，抗体産生抑制，細胞性免疫抑制などをもたらす．その効果は FK506 が CsA の 30〜100 倍強いとされている．臓器移植後の拒絶反応の抑制や重症筋無力症，腎疾患では CsA にステロイド抵抗性もしくは頻回再発型のネフローゼ症候群に保険適用があり IgA 腎症では適用を満たす症例は少なく，FK506 はそもそも保険適用がない．

RCT もいくつか報告されており，CsA が 5 本，FK506 が 2 本の合計 7 本の RCT のメタ解析[10] では，CI とステロイドの併用とステロイド単剤の比較 5 本と CI 単剤とプラセボの比較にて，タンパク尿 0.5 g/日もしくは 0.3 g/日以下の減少を寛解とし，4 つの報告においてリスク比: 2.61，95％信頼区間: 1.25-5.04 で有意（P＝0.02）に CI が優れ，加重平均の差も－0.46 g/日（95％信頼区間: －0.55〜－0.24）で有意（P＜0.01）であったと報告している．しかしながら，観察期間が 3〜12 カ月と短期間であったためか腎機能保護効果に有意差はなく，胃粘膜障害，神経・筋骨格症状，多毛や歯肉症状などの副作用は有意に CI 群で多かった点は注意すべき点である．

● おわりに

この稿では，ステロイド以外の免疫抑制薬について作用機序とその効果についてまとめ

た．IgA 腎症の発症に関わる糖鎖異常 IgA1 の産生に B 細胞や IL-4，IL-5 などの Th2-サイトカインが関わることから，効果が得られる可能性があるが，過去の論文では現段階で決定的なエビデンスに欠けると言わざるを得ない．その理由として，多くの報告において基本的に症例数が少なく，人種や腎機能，尿所見の程度などの患者背景，観察期間，アウトカムなどが異なることがあげられる．また，副作用の見地からも，その使用に躊躇する可能性も否めない（表 13 に添付文書に記載されている重大な副作用の頻度をまとめた）．本邦では扁桃腺摘出術＋ステロイドパルス療法が IgA 腎症の治療の主流になってきているとはいえ，寛解に到らない症例や副作用などでステロイドを使用しにくい症例，急速進行性症例，ネフローゼ症候群を呈する症例など予後不良例も存在することから，まだ免疫抑制薬を考慮する余地はあり，新たなエビデンスの構築が望まれる．

表 13 重大な副作用（薬剤添付文書より抜粋，ただし添付文書上"その他の副作用"は除く）

	代謝拮抗薬			アルキル化薬	カルシニューリン阻害薬	
	AZA	MZR	MMF	CY	CsA	FK506
骨髄抑制	頻度不明	2.19%	WBC ↓：12%	頻度不明	1% 未満	0.1〜5%
感染症	あり	1.32%	頻度不明	注意事項の欄にあり	1〜5% 未満	15% 以上
AKI 等腎機能障害		AKI: 0.04%	頻度不明	頻度不明	5%以上	0.1〜5%
肝機能障害・黄疸	頻度不明	1.74%	0.2〜1.8%	頻度不明	1〜5%	
間質性肺炎・呼吸困難等	あり	頻度不明	0.1〜頻度不明	0.1〜5%		0.1〜5%
消化管出血・潰瘍・イレウス		0.39%	0.1〜1.1%	0.1〜5%		0.1〜5%
心筋障害・心不全等			0.1〜頻度不明	0.1〜5%		0.1〜5%
中枢神経系障害			0.3〜頻度不明		1% 未満	0.1〜5%
進行性多巣性白質脳症	あり		頻度不明		頻度不明	頻度不明
脳血管障害			0..2%			0.1〜5%
重篤な皮膚障害		頻度不明		頻度不明		頻度不明
リンパ腫・癌等悪性新生物	頻度不明		0.2〜0.7%		1% 未満	0.1〜5%
血栓性微小血管障害,血栓症		0.1〜5%	0.2%		1% 未満	0.1〜5%
ショック様症状・アレルギー	頻度不明		頻度不明	頻度不明		
高血糖・糖尿病		0.11%	0.5%			
急性膵炎		頻度不明			1% 未満	
横紋筋融解症				頻度不明	1% 未満	
出血性膀胱炎				頻度不明		
SIADH				頻度不明		

参考文献

1）Pozzi C, Andrulli S, Oani A, et al. Addition of azathioprine to corticosteroids does not benefit patients with IgA nephropathy. J Am Soc Nephrol. 2010; 21: 1783-90.

2）Pozzi C, Andrulli S, Pani A, et al. IgA nephropathy with severe chronic renal failure: a randomized controlled trial of corticosteroids and azathioprine. J Nephrol. 2013; 26: 86-93.

3）Xie Y, Huang S, Wang Li, et al. Efficacy and safety of mizoribine combined with losartan in the treatment of IgA nephropathy: a multicenter, randomized controlled study. Am J Med Sci. 2011; 341: 367-72.

4）Masutani K, Tsuchimoto A, Yamada T, et al. Comparison of steroid-pulse therapy and combined with mizoribine in IgA nephropathy: a randomized controlled trial. Clin Exp Nephrol. 2015; 20: 896-903.

5）Hirai K, Ookawara S, Kitano T, et al. Efficacy and safety of adding mizoribine to standard treatment in patients with immunoglobulin A nephropathy: a randomized controlled trial. Kidney Res Clin Pract. 2017; 36: 159-166.

6）Du B, Jia Y, Zhou W, et al. Efficacy and safety of mycophenolate mofetil in patients with IgA nephropathy: an update meta-analysis. BMC Nephrol. 2017; 18: 245.

7）Zheng JH, Bi TD, Zhu LB, et al. Efficacy and safety of mycophenolate mofetil for IgA nephropathy: an updated meta-analysis of randomized controlled trials. Exp Ther Med. 2018; 18: 1882-90.

8）Ballardie FW, Roberts IS. Controlled prospective trial of prednisolone and cytotoxics in progressive IgA nephropathy. J Am Soc Nephrol. 2001; 13: 142-8.

9）Ruen T, Eitner F, Fitzner C, et al. Intensive supportive care plus immunosuppression in IgA nephropathy. N Engl J Med. 2015; 373: 2225-6.

10）Song YH, Cai GY, Xiao YF, et al. Efficacy and safety of calcineurin inhibitor treatment for IgA nephropathy: a meta-analysis. BMC Nephrol. 2017; 18: 61.

（森山能仁）

9 RAAS 阻害薬の有用性

はじめに

　レニン-アンジオテンシン-アルドステロン系（RAAS）は慢性腎臓病（CKD）の発症や進展に関与し，RAAS 阻害薬（アンジオテンシン変換酵素阻害薬：ACE 阻害薬，アンジオテンシンⅡ受容体拮抗薬：ARB）は複数の大規模臨床試験で降圧効果のみではなく，CKD の進展抑制効果が示されている．

　本稿では，原発性糸球体腎炎の中でも最も頻度が多く，未治療では約 40％が末期腎不全へ移行するとされる IgA 腎症に対する RAAS 阻害薬の有用性について概説する．

1 レニン-アンジオテンシン-アルドステロン系(RAAS)が腎に及ぼす影響

A　RAASの作用　図10

　全身性のRAAS以外にも臓器・組織局所RAASが存在しており，組織局所でアンジオテンシンⅡ（AngⅡ）が産生され，各疾患の炎症，線維化による病的組織リモデリングに関与していることがわかっている．腎臓においても腎臓内局所RAASの存在が明らかになっており，その活性化は慢性腎臓病の発症・進展に関与している．また，ACE以外のAngⅡ産生経路（非ACE経路；キマーゼなど）が存在しており，上皮細胞（ポドサイト）の機械的ストレスは非ACE経路を介して局所AngⅡ産生を刺激する．

1　アンジオテンシンⅡ（AngⅡ）による腎への作用

　AngⅡ受容体を介して輸出細動脈を収縮させることで糸球体内血行動態を変化させ，その結果，糸球体高血圧を生じタンパク尿の増加，糸球体障害を引き起こすと考えられてきた．またTGF-βやPDGFなどを介してメサンギウム細胞増多やメサンギウム基質の増生を促進させ，糸球体上皮細胞においては，AngⅡによりネフリンの発現を抑制することで糸球体上皮細胞（ポドサイト）傷害に関わっていることも示唆されている．ネフリンは，ポドサイトにおけるNF-κBの発現を抑制し抗炎症作用に関与していると考えられている．AngⅡは糸球体での酸化ストレスを亢進させることで一酸化窒素（NO）が減少し，糸球体内皮細胞障害にも関与することなども示唆されている．

2　アルドステロン-ミネラルコルチコイド受容体（MR）による腎への作用

　アルドステロンによるreactive oxygen species（ROS）レベルの上昇，mitogen-

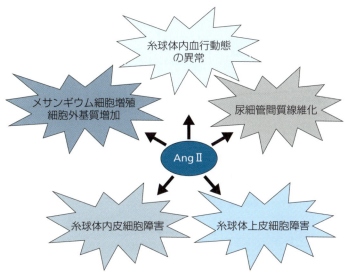

図10　アンジオテンシンⅡ（AngⅡ）による腎障害

activated protein kinases（MAPK）や Rho-kinase 活性化により腎組織障害を生じることが示されており，MR 活性化はタンパク尿，糸球体肥大，糸球体上皮細胞障害，メサンギウム細胞増多・基質増生，尿細管間質線維化に関わっているとされる．またアルドステロンは，MR 活性化を介して AT1R および ACE 遺伝子発現を増加させることも示唆されている．

B　ブラジキニンの作用　図11

ブラジキニン受容体（B2 受容体）を刺激することにより NO やプロスタグランジン産生を介した血管拡張作用を介して血圧を降下させる．ACE はブラジキニンを不活性化させ，また AngⅡ の産生を促進させることによって全身血圧を上昇させると考えられている．

2　RAAS 阻害薬とその腎保護作用　図11，表14

A　アンジオテンシン変換酵素（ACE）阻害薬（ACEi）

ACE による AngⅠ から AngⅡ への変換を阻害し，AngⅡ を抑制することで輸出細動脈を拡張させ糸球体内圧を低下させるとともにタンパク尿を減少させる．しかし，非 ACE 経路による AngⅠ から AngⅡ への変換は阻害できない．一方で，キニン分解酵素の作用も有する ACE によるブラジキニンから不活性型フラグメントへの分解を阻害するため，ブラジキニン受容体活性を促進させる．その結果，一酸化窒素（NO）やプロスタグランジン（PG）産生亢進による血管拡張作用が生じるとされる．

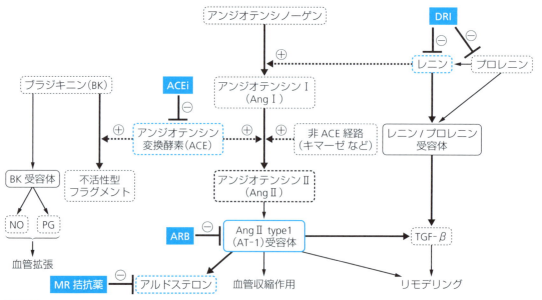

図11　レニン-アンジオテンシン系と RAS 抑制薬の作用機序
（Wiggins KJ, et al. Kidney Int. 2009; 76: 23-31[1]）

表14 RAAS抑制薬がRAA系におよぼす影響

	AngⅠ	AngⅡ	PRA	ブラジキニン
ACEi	↑	↓	↑	↑
ARB	↑	↑	↑	→
DRI	↓	↓	↓	→

PRA：血漿レニン活性
DRI：直接的レニン阻害薬

B アンジオテンシンⅡ受容体拮抗薬（ARB）

　AngⅡタイプ1受容体を直接阻害するため，非ACE経路により産生されたAngⅡの作用も阻害することができる．ACEi同様の機序で抗タンパク尿効果を有する．

　AngⅡ受容体にはAng1型（AT-1）受容体とAng2型（AT-2）受容体が存在しており，AngⅡによる腎への主たる影響はAT-1受容体を介した作用である．AT-2受容体はAT-1受容体に拮抗する働きをもつと考えられ，ARBはAT-1受容体の選択的阻害によりAngⅡの血中・組織中濃度を上昇させ，AT-2受容体刺激により血管拡張や細胞増殖抑制による腎保護に作用している可能性がある 図12．

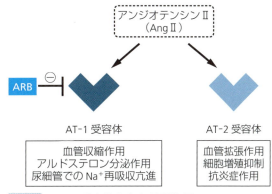

図12 AngⅡ受容体と主な薬理作用

C 直接的レニン阻害薬（DRI）

　レニン活性を阻害することでPRA，AngⅠおよびAngⅡ濃度を低下させる．また，プロレニンはプロレニン受容体に結合することによりレニン活性を有することがわかっており，DRIはプロレニン活性の阻害も期待できる．

D MR受容体拮抗薬（ミネラルコルチコイド）

　ACEiやARBの長期使用により当初低下していた血中アルドステロン濃度が治療前レベル以上に再上昇する現象（アルドステロンブレイクスルー）が30〜50％の症例でみられる．原因としてはアルドステロンの産生には複数の経路が存在する考えられる．ACEiの使用によりAngⅠからAngⅡへの変換が阻害し効果を発揮するが，AngⅠからAngⅡへの変換経路にはACE以外のAngⅡ産生経路（非ACE経路：キマーゼなど）も存在しているため，ACEiのみでは長期的にAngⅡ産生を十分に抑制できないためと思われる．また，AngⅡはAT1RのみではなくAT2Rを介してもアルドステロン産生を刺激するため，ARBによりAT1Rを抑制するだけではアルドステロン分泌を抑制しきれないことが

〔Ⅷ　治療・生活管理〕　1．治 療： ９ RAAS 阻害薬の有用性

原因としてあげられる．さらに，アルドステロン分泌亢進する機序にはカリウムイオン濃度，副腎皮質刺激ホルモン（ACTH），心房性ナトリウム利尿ペプチド（ANP），エンドセリンなども関わっており，これらのことが長期 ACEi，ARB 使用によるアルドステロンブレークスルーにつながっているものと考えられる．

　糖尿病性腎症，非糖尿病性腎症において ACEi 単独，ARB 単独，ACEi＋ARB 併用したいずれの症例においても，MR 拮抗薬を追加投与した際の，降圧効果に関わらない抗タンパク尿効果増強を示す報告がある．また，ACEi 投与中にアルドステロンブレークスルーを認め，アルブミン/クレアチニン比（ACR）減少がみられなかった症例に MR 拮抗薬併用が有効であったとする報告もある．

3　IgA 腎症患者を対象とした臨床研究からみた RAAS 抑制薬の有用性

　これまでの多くの基礎・臨床研究により，慢性腎臓病（CKD）の進展・増悪に RAAS が深く関与していることが明らかになっている．RAAS 抑制薬である ACEi や ARB は糖尿病性腎症を中心としてタンパク尿を伴う CKD の進展を抑制することが証明されてきた．

　IgA 腎症は，その進展・増悪のメカニズムにおいてタンパク尿を伴う他の CKD と共通した病態があると考えられ，RAAS 抑制薬の効能を支持する臨床試験は限定的ではあるが，ACEi や ARB がカルシウムチャネル阻害薬（CCB）と比較して有意にタンパク尿を減少させ，非高血圧患者でも高血圧患者と同様に効果が認められることがわかっている[2]．抗タンパク尿効果は糸球体高血圧と毛細管血管壁のサイズ選択特性の改善を介して認められる．また，RAAS 抑制薬を使用して 130/80 mmHg に降圧をすることにより腎予後を改善することがわかっている．

A　ACEi を用いた主な臨床研究

　Praga らの報告した，0.5 g/day 以上のタンパク尿で血清 Cr が 1.5 mg/dL 以下の 44 人の IgA 腎症患者を対象に行ったランダム化比較試験[3] では，enalapril の腎機能保護効果を約 6 年間のフォローアップで検討している．降圧目標は 140/90 mmHg に設定した結果，コントロール群（RAS 抑制薬以外の降圧薬）と比較して enalapril 群では，優位に血清クレアチニン上昇が 50％以下にとどまっており（7 年後の腎生存率：enalapril 群 92％，対照群 55％，P＜0.05），また enalapril 群でタンパク尿が優位に減少しており（P＜0.001），タンパク尿の減少は腎予後と相関していた．

　Coppo らの報告（IgACE 研究）は[4]，中等度のタンパク尿（1〜3.5 g/日）を認め，比較的腎機能が保たれている（CCr＞50 mL/min per 1.73m^2）9 歳から 35 歳までの 65 例の IgA 腎症を対象に benazepril の有効性を検証した多施設共同・プラセボ対照・二重盲検・ランダム化比較試験である．高血圧の患者は 5 例のみで大半は正常〜正常高値であった．中央値 38 カ月（最長 58 カ月）の観察期間で，クレアチニンクリアランスがベースラインから 30％以上低下で定義された一次エンドポイントでは統計学的有意差はみられな

284

かった．しかし，クレアチニンクリアランスが30％以上の低下もしくはネフローゼ症候群レベルまでのタンパク尿の増加で定義される複合エンドポイントではベナゼプリル群（3％），プラセボ群（27％）と有意差がみられた．

B　ARBを用いた主な臨床研究

　Liらの報告（HKVIN研究）は[5]，IgA腎症に対してARBの効果を検証した初の多施設共同・プラセボ対照・二重盲検ランダム化比較試験である．18歳以上で，1.0 g/日以上の尿タンパクかつ血清Crが2.8 mg未満の症例，もしくは血清Cr 1.4〜2.8 mg/dL（尿タンパクは無関係）の症例を対象としており，比較的タンパク尿や腎機能障害を伴った患者が対象となっている．バルサルタンを80 mg/日から開始し160 mgまで増量した群（54例）とプラセボ群（55例）で約2年間投与し，目標血圧は140/90 mmHg未満とした．血清Crのベースラインから2倍以上もしくは血液透析を必要とする末期腎不全への進行とする一次エンドポイントでは，バルサルタン群では1例（54例中），プラセボ群では4例（55例中）と両群間に有意な差は認めなかった（P＝0.21）．しかし，尿タンパクの排泄量の変化率とGFRの低下速度をみた二次エンドポイントでは，バルサルタン群ではプラセボ群と比較して有意にタンパク尿が減少し（P＝0.03），GFR低下速度はバルサルタン群でプラセボ群と比較して有意な遅延効果がみられた（−5.62 vs −6.98 mL/分/年，P＝0.014）．本研究の問題点として，両群間での降圧程度の違い，ベースラインの尿タンパク量や腎機能の違いがあり，この結果の解釈には慎重を要する．

C　ACEi＋ARB併用した主な臨床研究

　Horitaらの報告では[6]，正常血圧で尿タンパク0.4〜1.6 g/日，軽中等度CKD（GFR＞50 mL/分）のIgA患者31例を対象とし，テモカプリル1 mgとロサルタン12.5 mgの併用とテモカプリル1 mg単独もしくはロサルタン12.5 mg単独を6カ月間投与し評価している．その結果，併用療法群においてそれぞれの単独療法と比較して有意にタンパク尿が減少された（P＝0.04，P＝0.01）．

　Nakamuraらの報告では[7]，正常血圧で尿タンパク1.5〜2.5 g/日，CKDステージG1〜2のIgA腎症24例を対象とし，テモカプリル2 mgとオルメサルタン10 mgの併用，テモカプリル2 mg単独もしくはオルメサルタン10 mg単独を3カ月間投与し評価している．その結果，併用療法群において，それぞれの単独療法と比較して優位にタンパク尿が減少した（P＜0.05）．

　しかし，両試験ともに正常血圧のIgA腎症患者を対象にしており，投与量が少量であるため，単独療法の最大用量でも同様の結果が得られる可能性があり，評価に注意が必要である．

D　DRI，MR拮抗薬

　DRI，MR拮抗薬については，複雑なRA系を抑制する意味ではACEiやARBと同様

〔Ⅷ　治療・生活管理〕　1. 治　療： **9** RAAS 阻害薬の有用性

に腎保護効果が期待できるが，IgA 腎症に対する効果を評価したランダム化比較試験（RCT）はなく，今後の検討が待たれる．

4　わが国のガイドライン

エビデンスに基づく IgA 腎症診療ガイドライン 2017[8] では，RA 系阻害薬の IgA 腎症に推奨については，尿タンパク≧1.0 g/日かつ CKD ステージ G1〜3b の IgA 腎症の腎機能障害の進行を抑制するため，その使用を推奨する（推奨グレード 1B）としているが，尿タンパク 0.5〜1.0 g/日の IgA 腎症の尿タンパクを減少させる可能性があるため治療選択肢として検討してもよい（推奨グレード 2C）となっている．

最近報告されたエビデンスに基づく CKD 診療ガイドライン 2018[9] では，同様の CQ に対して ACE 阻害薬または ARB は，IgA 腎症の ESKD への進展抑制，腎機能障害の進行抑制ならびに尿タンパクの減少効果を有するため，使用するよう推奨する（推奨グレードB1）とされた．尿タンパクが中等度以上で，腎機能が保たれている IgA 腎症患者を対象とした RCT が多く，特に尿タンパクが少ない症例に対する腎機能障害進行抑制効果については十分な検討がなされておらず，今後評価する必要がある．

● おわりに

CKD は，疾患および重症度により糸球体内血行動態の多様性があり，細動脈の自己調節能破綻が関与する糸球体高血圧と糸球体虚血が混在していることも考えられる[10]．尿タンパクの程度，CKD ステージと腎臓萎縮の程度によっても RAS 抑制薬の効果の差があるかもしれない．IgA 腎症患者への RAS 抑制薬の使用は患者ごとに適応を判断する必要があると思われる．

参考文献

1) Wiggins KJ, Kelly DJ. Aliskiren: a novel renoprotective agent or simply an alternative to ACE inhibitors? Kidney Int. 2009; 76: 23-31.
2) Reid S, Cawthon PM, Craig JC, et al. Non-immunosuppressive treatment for IgA nephropathy. Cochrane Database Syst Rev. 2011; CD003962.
3) Praga HC, Gutierrez E, Gonzalez E, et al. Treatment of IgA nephropathy with ACE inhibitors: a randomized and controlled trial. J Am Soc Nephrol. 2003; 14: 1578-83.
4) Coppo R, Peruzzi L, Amore A, et al. IgACE: a placebo-controlled, randomized trial of angiotensin-converting enzyme inhibitors in children and young people with IgA nephropathy and moderate proteinuria. J Am Soc Nephrol. 2007; 18: 1880-8.
5) Li PK, Leung CB, Chow KM, et al. Hong Kong study using valsartan in IgA nephropathy (HKVIN): a double-blind, randomized, placebo-controlled study. Am J Kidney Dis. 2006; 47: 751-60.
6) Horita Y, Tadokoro M, Taura K, et al. Low-dose combination therapy with temocapril and losartan reduces proteinuria in normotensive patients with immunoglobulin a nephropathy. Hypertens Res. 2004; 27: 963-70.
7) Nakamura T, Inoue T, Sugaya T, et al. Beneficial effects of olmesartan and temocapril on

urinary liver-type fatty acid-binding protein levels in normotensive patients with immuno-globin A nephropathy. Am J Hypertens. 2007; 20: 1195-201.

8) 丸山彰一, 監. エビデンスに基づく IgA 腎症診療ガイドライン 2017. 東京: 東京医学社. 2017.

9) 日本腎臓学会, 編. エビデンスに基づく CKD 診療ガイドライン 2018. 東京: 東京医学社. 2018.

10) Kohagura K, Ohya Y. Benign nephrosclerosis and malignant nephrosclerosis. Nihon Jinzo Gakkai Shi. 2016; 58: 85-91.

（木原正夫）

10 EPA と低用量アスピリンなどの抗血小板薬

はじめに

血小板の免疫細胞・炎症性細胞としての役割が次々と明らかになる[1] に伴い, 血栓予防に限定した意味での抗血小板薬という呼び方は妥当性を欠いてきている. 腎炎領域においても血小板は炎症性細胞として長く研究対象となってきたが, IgA 腎症に対する抗血小板療法は主にタンパク尿改善効果を目的とした補助療法に留まり, 寛解導入療法として位置付けられるものではなかった. 血小板凝集抑制作用を併せ持つエイコサペンタエン酸 (EPA) はオメガ 3 多価不飽和脂肪酸 (ω-3 PUFAs) の一つであり, 現状のわが国では高脂血症および閉塞性動脈硬化症に対してのみ保険適用となっている. しかし, 近年のω-3 PUFAs の多機能性に関する研究の著しい進歩から抗炎症薬, 炎症収束薬としてのポテンシャルが注目されるようになってきた. このような背景をふまえ本稿では IgA 腎症における EPA 治療の経緯と現状について概説する.

1 IgA 腎症と抗血小板薬

糸球体腎炎において血小板は好中球, 単球, リンパ球などの白血球やメサンギウム細胞や糸球体内皮細胞などの腎実質細胞と相互作用することにより, 病態形成に極めて重要な役割を果たしていることは, 数々の研究から明らかとなっている. しかし, 抗血小板薬の腎疾患に対する臨床応用は十分なものとはいえず, 現時点で実際に保険適用のある薬剤はジピリダモール (ペルサンチン®) 「慢性糸球体腎炎」, ジラゼプ (コメリアン®) 「腎機能障害軽度～中等度の IgA 腎症」 の 2 つのみである. これまで明らかにされてきた IgA 腎症の病態メカニズムを考えると血小板のみを標的とした治療だけでは補助療法の域を出ることができず, 新たな炎症制御機序に基づいた治療が求められているといえる.

2 IgA 腎症における治療介入の意義

IgA 腎症患者において高度のタンパク尿, 腎機能の低下, そして高血圧の存在は末期腎不全への進行を予測する因子である[2, 3]. 一方, 尿所見が軽微であり腎機能が正常域の

IgA腎症患者の長期予後は良好で[4]，あえて免疫抑制療法を必要としない．本症における治療介入の主たる目的は，生命予後の改善や末期腎不全への移行を予防するだけでなく，慢性腎臓病（CKD）に移行したIgA腎症患者において危険率が上昇する心血管病変の罹患を予防することである．ステロイドを含む免疫抑制療法は広く自己免疫疾患に導入されており，特にわが国ではIgA腎症に対する扁摘ステロイドパルス療法が良好な寛解導入成績を治めているが，その全身的な長期的予後については今後の経過を見守る必要がある．また，治療過程における副作用による有害事象が問題となる場合もあり，特に高齢者に用いる場合には動脈硬化性病変，血栓症，感染，糖尿病，メンタルへの影響を考慮して治療に臨まなければならず，それ故にステロイドによる治療が断念されるケースも多い．国際的には，最近NEJM誌に「IgA腎症に免疫抑制療法は予後を改善せずかえって副作用による有害事象が問題となる」と報告したSTOP-IGA研究の論文は，解釈に慎重さを要するもののそのメッセージのインパクトは大きい[5]．このような背景の中で，長い研究の歴史を持つω-3 PUFAsを豊富に含む魚油によるIgA腎症の治療を新たに考察し，さらに近年進歩の著しい脂質メディエータ研究と関連して，我々はステロイド代替療法としてEPAと低用量アスピリン併用による寛解導入に成功した3例を報告している[6]．

3　ω-3 PUFAsによるIgA腎症治療の歴史

　　魚油に豊富に含まれるω-3 PUFAsの摂取は，動脈硬化予防効果に加えてその抗炎症作用から臓器特異的炎症および全身的な炎症性疾患の予防と治療の有力な手段と考えられている．ω-3 PUFAsであるドコサヘキサエン酸（DHA）やEPAを豊富に含む魚油がIgA腎症の予防と治療に有効かどうかが注目され長期にわたり国内外で検証されてきた．基礎研究においては，穀物のカビ毒であるボミトキシンにより誘導される初期のIgA腎症の臨床像を再現するマウスモデルにおいて，ω-3 PUFAs摂取がIL-6遺伝子転写に必要な上流のキナーゼや転写因子の活性化を抑制することにより，IL-6に駆動される異常なIgA産生やメサンギウム領域におけるIgA免疫複合体の沈着を減弱することが示されている[7, 8]．臨床試験においてはω-3 PUFAsがIgA腎症の進行を抑制することを示唆する成績の報告は数多く存在する．その先頭を切った日本のHamazakiらは，ランダム化試験で20症例のIgA腎症患者において，EPA 1.6 g＋DHA 1.0 g/日を摂取することにより腎機能が改善したことを初めて報告した[9]．それに続いてHolmanら[10]は，DHAおよびEPAの血中濃度の上昇が尿タンパクとGFRの改善と相関すると報告し，ポーランドからは12カ月間EPA 0.54 g＋DHA 0.81 g/日を摂取することによりIgA腎症患者の腎機能が改善し尿タンパクが減少したと報告された[11]．さらに，Mayo Nephrology Collaborative Groupによる臨床試験は，多量のタンパク尿（2.8±2.5 g/day）を呈するハイリスク群のIgA腎症106例を対象に，ω-3 PUFAs投与による腎機能障害の進行抑制効果を検証した最大スケールのランダム化二重盲検試験である．EPA 1.8 g＋DHA 1.2 g/日を投与した2.2年間で[12]，50%以上の血清クレアチニン増加をきたした症例は33%であったのに対して，コントロール群（オリーブオイル投与群）では6%であった．特に高血圧，腎機能低下，

> **補足** ω-6 不飽和脂肪酸とω-3 不飽和脂肪酸
>
> 多価不飽和脂肪酸とは炭素数が 18 以上で不飽和結合（二重結合）を 2 カ所以上にもつ脂肪酸の総称である．この系における初発脂肪酸であるリノール酸（LA, C18：2, n-6），α-リノレン酸（ALA, C18：3, n-3）は，高等動物自身では生合成できないため，植物などに由来するこれらの脂肪酸を摂取する必要があることから必須脂肪酸と呼ばれている．不飽和脂肪酸の生成反応は脂肪酸エステルを基質として炭化水素鎖（$-CH_2-CH_2-$）から 1 水素分子を引き抜いて cis 型の二重結合（$-CH=CH-$）を生成する反応であるため，不飽和脂肪酸は二重結合の位置をメチル末端側から数えた ω 数によって分類される．ω-6 脂肪酸（または，n-6 脂肪酸）は，炭素-炭素二重結合が ω-6 位（脂肪酸のメチル末端から 6 番目の結合）にあるものを指す．脂肪酸の不飽和化経路に関して，動物と植物で大きく異なる重要な点は，オレイン酸を基質として次に導入される二重結合の位置である．植物および微生物中では，ω-6 位に二重結合を作る Δ12-脂肪酸デサチュラーゼが存在することによりオレイン酸の二重結合を 1 個増やしてリノール酸を，また ω-3 位に二重結合を作る Δ15-脂肪酸デサチュラーゼ によりリノール酸の二重結合を 1 個増やして α-リノレン酸を生成することができる．一方でヒトを初めとする高等生物では，ステアリン酸からオレイン酸を生成する Δ9-脂肪酸デサチュラーゼを有してはいるが，植物や微生物が有する Δ12-および Δ15-脂肪酸デサチュラーゼのどちらも欠損しているため，リノール酸も α-リノレン酸も自ら合成することができない．このため ω-6 脂肪酸は，ω-3 脂肪酸とともに外部から摂取することが必要とされる必須脂肪酸となっている．ω-6 脂肪酸はヒトなどの哺乳類ではプロスタグランジン，トロンボキサン，ロイコトリエンなどの生理活性物質の合成前駆体となる．多くの動物は体内で α-リノレン酸を原料として EPA や DHA を産生できるが，α-リノレン酸から EPA や DHA に変換される割合は 10～15％程度であり，通常の状態では，動物の生体内に存在する多価不飽和脂肪酸は食餌で摂取した植物や魚介類に由来する ω-6 および ω-3 系脂肪酸の方が圧倒的に多量に存在する．

ネフローゼレベルのタンパク尿を呈するハイリスク群では腎障害進行抑制効果が顕著であった．彼らはさらに追跡期間を平均 6.4 年[13] まで延長して検証した結果，GFR 低下速度を減少し末期腎不全への移行を有意に抑制（絶対リスク減少 29％）した．しかし，タンパク尿改善効果に両群で差はなかったことは特記すべきである．また低用量（EPA 1.88 g＋DHA 1.47 g/日）あるいは高用量（EPA 3.76 g＋DHA 2.94 g/日）では改善効果は同等であった[14]．このことから，彼らは IgA 腎症早期からの ω-3 PUFAs 投与の有効性を提唱している．Ferraro[15] らは，レニン・アンジオテンシン系阻害薬の治療を受けてきた IgA 腎症患者 15 名に 6 カ月間 ω-3 PUFAs を追加投与することによりタンパク尿を 72.9％の減少させたと報告した．日本の[16] EPA を用いた報告でも同様の結果が導かれた．

これらのことから，ω-3 PUFAsはレニン・アンジオテンシン系とは独立の経路でIgA腎症のタンパク尿を改善する可能性を示している．腎臓のみならずCKD患者の予後を決定する心血管病の予防効果[17]を考慮すると，IgA腎症によるCKD早期からのω-3 PUFAs投与は全身的にもメリットが高く意義深いと考えられる．

　前記の研究結果に相反して，ω-3 PUFAsの補充はヒトIgA腎症に有効ではないと結論する研究も散見される．オーストラリアの前向き研究で，37症例のIgA腎症を2年間のEPA 10 g/日投与と非治療に割り付けて行われた結果，EPAはIgA腎症の経過を変化させなかった[18]．また，Petterssonら[19]が行った6カ月の前向き無作為化二重盲検試験ではスウェーデンの32例の成人IgA腎症症例において，6 g/日の高用量ω-3 PUFAsを含んだ魚油（EPA 55%，DHA30%）投与を，6 g/日のコーンオイル投与群と比較したが，魚油群に6カ月後の臨床的ベネフィットはなかった．さらにHoggら[20]が行ったランダム化二重盲検試験では96例のIgA腎症症例において，プレドニゾンに加えて4 g ω-3 PUFAs（1.88 g EPA＋1.48 g DHA）を加えた群あるいはプラセボを加えた群との2年間の比較ではどちらも腎機能低下の進行を遅らせることはなかったと報告された．

　前記のようにω-3不飽和脂肪酸によるIgA腎症治療の臨床試験には長い経過があるが，その結果が必ずしも合致しないことにより，積極的な臨床応用につながっていないという現実がある．

4　ω-3 PUFAs の抗炎症作用のメカニズム

　ω-3不飽和脂肪酸の抗炎症作用のメカニズムには以前より多くの報告がある．エイコサノイド依存性メカニズムとしては，①膜アラキドン酸レベルの低下，②炎症性エイコサノイドの抑制，③EPAおよびDHA代謝物による炎症収束，④COX-2と5-LOXの抑制などがあげられるが，エイコサノイド非依存性メカニズムとして近年報告された機序は，G protein-coupled receptor（GPR）120／40および足場タンパク質β-arrestinを介したNLRP3インフラマソーム活性化抑制によるIL-1β放出阻止という新たな機序であるが詳細は原著[21, 22]を参照されたい．他方，エイコサノイド依存性メカニズムについては，炎症惹起性のω-6 PUFAであるAAは主にシクロオキシゲナーゼ（COX）および5-リポキシゲナーゼ（5-LOX）によって，それぞれプロスタグランジン（PG）やロイコトリエン（LT）といった炎症性メディエーターに変換される．その一方でリポキシゲナーゼ（LOX）を介してLXA4などのリポキシン（Lipoxin）に変換され炎症制御に働くことがSerhanらにより報告[23]されたことを皮切りに，脂質メディエーターが炎症制御の側面をもつという概念が注目されるようになった．近年特にω-3 PUFAであるEPAやDHA由来の炎症収束機能を有するメディエーター（specialized pro-resolving mediator: SPM）に変換されること[24]が，ω-3 PUFAの主要な抗炎症性機序とする立場の研究領域の発展が著しい 図 13 ．

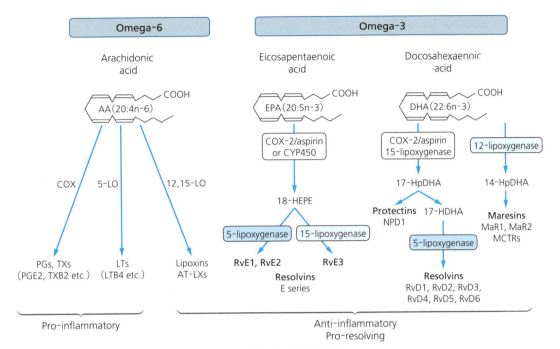

図 13 多価不飽和脂肪酸から誘導される炎症性・抗炎症性脂質
Specialized pro-resolving mediators (SPMs) derived from ω-3 and ω-6 PUFAs.
AT-LXs: Aspirin-Triggered Lipoxins

5 アスピリンと EPA の併用療法の意義と実際

　アセチルサリチル酸は，広く別名アスピリンとして知られているが，COX-1, 2 阻害薬であり同時に低用量で心血管病予防薬として用いられている．これは，主としてその抗血小板作用に基づくとされてきたが，一般的な抗炎症およびアスピリン惹起性必須脂肪酸由来脂質メディエーターの産生による炎症収束作用にも起因する可能性が示唆されている．最近の研究では，魚油にアスピリンを併用すると炎症性サイトカインの産生が抑制され，両者が協同して働いて心血管病リスクを低下させうると報告されている[25, 26]．しかし，魚油とアスピリンの併用による生体における抗炎症作用の相乗効果のメカニズムは十分には解明されていない．魚油の心血管病に対する影響は中性脂肪およびコレステロール低下作用とは独立であり，炎症性応答を相乗的に抑制するとする報告も多い．理論的にはアスピリンと魚油の相乗作用は，EPA および DHA に由来した炎症収束性メディエーターであるレゾルビン，プロテクチンおよびそれらのアスピリン惹起型のものの産生亢進による可能性がある．アスピリンによる COX-2 のアセチル化はプロスタグランジンの産生を抑制しつつも，アラキドン酸からの 15R-Hydroxyeicosatetraenoic acid（HETE）および DHA からの 17R-hydroxydocosahexaenoic acid（HDHA）の産生を許す．さらに，強力な抗炎症作用を有するアスピリン惹起性リポキシンの産生，あるいは 17R-HDHA や D-seiries レゾルビンの産生を誘導する[25] 図 13 ．このように，アスピリンは EPA や DHA 由来の炎症収束性メディエーターの内因性の生成および代謝に影響を与え，魚油の

〔Ⅷ 治療・生活管理〕 1. 治 療： 10 EPA と低用量アスピリンなどの抗血小板薬

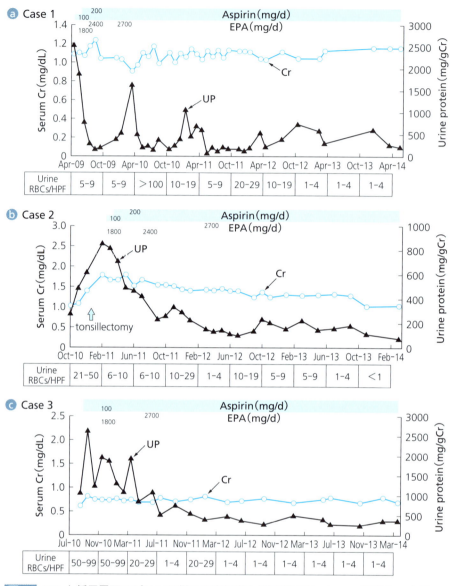

図14 EPA と低用量アスピリンの併用で寛解導入が可能であった IgA 腎症の3症例
(Hirahashi J, et al. Intern Med. 2015; 54: 2377-82[6])

抗動脈硬化作用や抗炎症作用を有意に変化させうるとする説が有力である．我々が経験した，EPA とアスピリンの併用療法が，IgA 腎症の寛解をもたらした3症例の経過を 図14 [6] に紹介する．今後同様な症例の蓄積を経て，ランダム化二重盲検臨床試験が実施されることが望まれる．

● おわりに

最近のいくつかの臨床試験では，ω-3 PUFAs 摂取がヒト IgA 腎症の治療に有効かどうかについて，合致しない試験結果が存在することにより IgA 腎症への EPA の臨床応用

が滞っているのが現状である．ω-3 PUFAs は抗動脈硬化作用を含め，心保護作用や神経系に対する改善作用などさまざまな効果を認めるものである．実際に，高脂血症患者において，スタチンに EPA を加えることによりさらに心血管イベントの発生率を改善したとする JELIS 試験[17] の結果はインパクトが大きい．特に CKD 患者においては心血管イベントの発生率が有意に高く生命予後規定因子であることは周知の事実であるが，原疾患に対してのみならず CKD という病態への EPA の効果は全身的な効能を考えると，その有効性を早期に証明して積極的に臨床に導入すべきであると思われる．我々が報告した IgA 腎症の EPA/アスピリン併用療法のメカニズムが解明され，IgA 腎症の新たなステロイド代替療法の扉を開くことを願っている．そのためには最近の基礎研究の進歩を取り入れて，ω-3 PUFAs がどのようにこの疾患を修飾するかを追求していく必要があるとともに，よくデザインされた臨床試験の実施が望まれる．

参考文献

1) Morrell CN, Aggrey AA, Chapman LM, et al. Emerging roles for platelets as immune and inflammatory cells. Blood. 2014; 123: 2759-67.

2) Berthoux F, Mohey H, Laurent B, et al. Predicting the risk for dialysis or death in IgA nephropathy. J Am Soc Nephrol. 2011; 22: 752-61.

3) Barbour SJ, Reich HN. Risk stratification of patients with IgA nephropathy. Am J Kidney Dis. 2012; 59: 865-73.

4) Gutiérrez E, Zamora I, Ballarin JA, et al. Long-term outcomes of IgA nephropathy presenting with minimal or no proteinuria. J Am Soc Nephrol. 2012; 23: 1753-60.

5) Rauen T, Eitner F, Fitzner C, et al. Intensive supportive care plus immunosuppression in IgA nephropathy. N Engl J Med. 2015; 373: 2225-36.

6) Hirahashi J, Hanafusa N, Wada T, et al. Aspirin and eicosapentaenoic acid may arrest progressive IgA nephropathy: A potential alternative to immunosuppression. Intern Med. 2015; 54: 2377-82.

7) Dong W, Sell JE, Pestka JJ, et al. Quantitative assessment of mesangial immunoglobulin A （IgA） accumulation, elevated circulating IgA immune complexes, and hematuria during vomitoxin-induced IgA nephropathy. Fundam Appl Toxicol. 1991; 17: 197-207.

8) Pestka JJ, Zhou HR. Interleukin-6-deficient mice refractory to IgA dysregulation but not anorexia induction by vomitoxin （deoxynivalenol） ingestion. Food and Chemical Toxicol. 2000; 38: 565-75.

9) Hamazaki T, Tateno S, Shishido H. Eicosapentaenoic acid and IgA nephropathy. Lancet. 1984; 1: 1017-8.

10) Holman RT, Johnson SB, Bibus D, et al. Essential fatty acid deficiency profiles in idiopathic immunoglobulin A nephropathy. Am J Kidney Dis. 1994; 23: 648-54.

11) Sulikowska B, Nieweglowski T, Manitius J, et al. Effect of 12-month therapy with omega-3 polyunsaturated acids on glomerular filtration response to dopamine in IgA nephropathy. Am J Nephrol. 2004; 24: 474-82.

12) Donadio JV, Bergstralh EJ, Offord KPN, et al. A controlled trial of fish oil in IgA nephropathy. Mayo Nephrology Collaborative Group. N Engl J Med. 1994; 331: 1194-9.

13) Donadio JV, Grande JP, Bergstralh EJ, et al. The long-term outcome of patients with IgA nephropathy treated with fish oil in a controlled trial. Mayo Nephrology Collaborative

Group. J Am Soc Nephrol. 1999; 10: 1772-7.

14) Donadio JV, Larson TS, Bergstralh EJ, et al. A randomized trial of high-dose compared with low-dose omega-3 fatty acids in severe IgA nephropathy. J Am Soc Nephrol. 2001; 12: 791-9.

15) Ferraro PM, Ferraccioli GF, Gambaro G, et al. Combined treatment with renin-angiotensin system blockers and polyunsaturated fatty acids in proteinuric IgA nephropathy: a randomized controlled trial. Nephrol Dial Transplant. 2009; 24: 156-60.

16) Moriyama T, Iwasaki C, Tanaka K, et al. Effects of combination therapy with renin-angiotensin system inhibitors and eicosapentaenoic acid on IgA nephropathy. Inrtern Med. 2013; 52: 193-9.

17) Yokoyama M, Origasa H, Matsuzaki M, et al. Effects of eicosapentaenoic acid on major coronary events in hypercholesterolaemic patients (JELIS): a randomised open-label, blinded endpoint analysis. Lancet. 2007; 369: 1090-8.

18) Bennett WM, Walker RG, Kincaid-Smith P, et al. Treatment of IgA nephropathy with eicosapentanoic acid (EPA): a two-year prospective trial. Clin Nephrol. 1989; 31: 128-31.

19) Pettersson EE, Rekola S, Berglund L, et al. Treatment of IgA nephropathy with omega-3-polyunsaturated fatty acids: a prospective, double-blind, randomized study. Clin Nephrol. 1994; 41: 183-90.

20) Hogg RJ, Lee J, Nardelli N, et al. Clinical trial to evaluate omega-3 fatty acids and alternate day prednisone in patients with IgA nephropathy: report from the Southwest Pediatric Nephrology Study Group. Clin J Am Soc Nephrol. 2006; 1: 467-74.

21) Yan Y, Jiang W, Spinetti T, et al. Omega-3 fatty acids prevent inflammation and metabolic disorder through inhibition of NLRP3 inflammasome activation. Immunity. 2013; 38: 1154-63.

22) Marty-Roix R, Lien E, et al. (De-) oiling inflammasomes. Immunity. 2013; 38: 1088-9.

23) Serhan CN, Hamberg M, Samuelsson B. Lipoxins: novel series of biologically active compounds formed from arachidonic acid in human leukocytes. Proc Natl Acad Sci USA. 1984; 81: 5335-9.

24) Serhan CN. Treating inflammation and infection in the 21st century: new hints from decoding resolution mediators and mechanisms. FASEB J. 2017; 31: 1273-88.

25) Block RC, Dier U, Calderonartero P, et al. The Effects of EPA+DHA and aspirin on inflammatory cytokines and angiogenesis factors. World J Cardiovasc Dis. 2012; 2: 14-9.

26) Lev EI, Solodky A, Harel N, et al. Treatment of aspirin-resistant patients with omega-3 fatty acids versus aspirin dose escalation. J Am Coll Cardiol. 2010; 55: 114-21.

〈平橋淳一〉

11 IgA 腎症における腎移植成績

はじめに

免疫抑制療法の進歩などによって腎移植の成績は著明に改善し，2010年から2015年の間に国内で施行された生体腎移植の1年および5年生存率（n=6,283）はそれぞれ99.2%，97.4%，1年および5年生着率（n=5,888）はそれぞれ98.7%，94.5%であった[1]．2016年には生体腎移植1,471件，献腎移植177件，合計1,648件が国内で施行されたが，このうち回答があった1,486例中レシピエントの原疾患がIgA腎症である症例は全体の13.0%であり，原疾患不明を除くと糖尿病性腎症16.8%に次いで2番目に多い．原疾患がIgA腎症である慢性腎不全患者の特徴として若年であることや，併存疾患を有する割合が他の慢性腎不全患者よりも低いことなどがあげられ，このことから腎移植の良い適応であると考えられる．しかし，問題点として移植腎へのIgA腎症の再発があげられ，再発すると生着率が悪くなると考えられている．本稿では原疾患がIgA腎症である慢性腎不全患者に対する腎移植について解説する．

1 疫 学

図15に2012年から2016年の間に，わが国で施行された腎移植における原疾患の割合を示す[2]．以前はIgA腎症が最も多かったが糖尿病性腎症の症例数が増加し，近年ではIgA腎症は2番目に多い原疾患である．原疾患がIgA腎症である割合は減少傾向であるが症例数はほぼ一定であり，生体腎と献腎における割合に差は認められなかった．糖尿病性腎症と比較すると，IgA腎症による慢性腎不全患者は若年者が多く，心血管疾患などの合併症を有する割合も低いため腎移植のよい適応となることが多い．

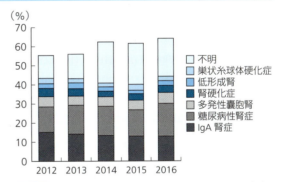

図15 日本における腎移植レシピエントの原疾患
（日本臨床腎移植学会・日本移植学会. 移植. 2017; 52: 2-3. 113-33[2] より改変）

IgA腎症に対する腎移植において最も問題となることは，移植腎への再発である．IgA腎症の再発率は2.6〜60%と報告されており，その頻度は報告や施設によって大きく異なる．この理由の1つとして腎移植後のIgA再発リスクはtime-dependentであるということがあげられる．IgA腎症以外の腎炎の再発リスクは移植後の経過期間によって異なるが，IgA腎症の再発リスクは腎移植後長期にわたってほぼ直線的に上昇すると報告されている図16[3]．このため，腎移植後の観察期間が長いほど再発率が高くなると考えられる．

その他に再発率が異なる理由として、移植腎生検の頻度があげられる。移植腎生検には移植腎機能の悪化などを認めたときに施行するエピソード生検と定期的に行うプロトコール生検の2種類があげられるが、プロトコール生検の時期や頻度に関しては統一した見解はなく施設ごとに基準を設けている。IgA腎症の再発初期には移植腎機能や尿検査に異常を認めず、病理組織学的に異常所見を認めるのみであることが多いため、プロトコール生検の実施率によって再発と診断される症例の頻度は異なってくると考えられる。その他、使用免疫抑制薬の違いが再発率に影響を与えている可能性

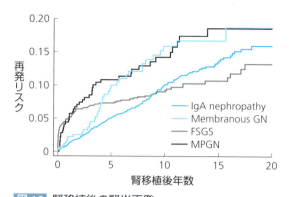

図16 腎移植後の腎炎再発
(Allen PJ, et al. Kidney Int. 2017; 92: 461-9[3]))

表15 過去に報告されているIgA腎症再発のリスク

レシピエント要因	ドナー要因
若年者 原疾患のRapid Progression IgA腎症再発の既往 血清IgA濃度 ステロイドフリー 特定のHLAタイプ	生体腎 IgA腎症の家族歴 HLAミスマッチ数

もあげられる。再発のリスクとしては若年レシピエント、原疾患の進行速度、ステロイドフリー免疫抑制療法、HLA（human leukocyte antigen）のミスマッチ数などが報告されている 表15．

2 再発の診断

腎移植後のIgA腎症再発の確定診断には、原疾患と同様に移植腎生検が必要である。早期であれば再発しても移植腎機能の悪化や尿検査異常などの臨床所見を認めないことが多く、このような場合はプロトコール生検を行わなければ診断に至ることは難しい。原疾患がIgA腎症で再発を疑う臨床所見を認めた場合であっても、鑑別疾患としてT細胞関連型拒絶反応、抗体関連型拒絶反応や免疫抑制薬の腎毒性などを考慮する必要があり、移植腎生検を行うべきであると考えられる。Oxford分類では予後とかかわりのある病変として、①メサンギウム細胞増多、②分節性硬化（癒着を含む）、③管内細胞増多（全節性ないし分節性）、④間質線維化、尿細管萎縮の4つが取り上げられているが、腎移植後の再発に対しても、有用な予後予測因子であると考えられている。

3 成績・予後

原疾患がIgA腎症の腎移植レシピエントにおける生存率や生着率、また再発後の成績に関してはさまざまな報告がなされているが、IgA腎症以外のレシピエントよりも短期成

績は良好であるとの報告が多い．IgA 腎症の再発は time-dependent であり，また再発後の 5 年生着率は約 60％程度と低いため，IgA 腎症の長期成績は悪くなると考えられていたが，近年，原疾患 IgA 腎症のレシピエント 2,481 例と IgA 腎症以外のレシピエント 17,770 例との比較において，10 年生存率・生着率ともに原疾患 IgA 腎症のレシピエントの方が優れていたという成績が報告された[4]．しかし，10 年目以降も同程度の再発リスクが続くため，さらなる長期成績の検討が必要であると考えられる．

原疾患 IgA 腎症の患者に対する腎移植の予後について，現時点では十分な検証がされているとは言えないが，多くの報告において共通している点として，腎移植後長期経過した症例であっても IgA 腎症の再発によって移植腎廃絶へと至るリスクがあるという点と，近年になって IgA 腎症の再発率が大幅に低下しているという点があげられる．後者の原因として，シクロスポリンからタクロリムスが使用される症例が増えたこと，ミコフェノール酸モフェチル（MMF）の使用，バシリキシマブなどの導入免疫抑制療法の可能性が指摘されているが，いずれにおいても否定的な意見もあり結論には至っていない．

4 予防・治療

IgA 腎症再発症例に対する最適な治療法は未だ不明である．原疾患に対する治療と大きく異なる点として，腎移植後であるためカルシニューリン阻害薬，代謝拮抗薬（and/or mTOR 阻害薬），ステロイドの 3 剤もしくは 4 剤がすでに投与されている点があげられる．IgA 腎症の再発に対して，カルシニューリン阻害薬にシクロスポリンが使用されている症例に対してはタクロリムスへの変更や，代謝拮抗薬としてアザチオプリンやミゾリビンが使用されている症例に対しては MMF への変更を行うこともあるが，その有効性について現時点では不明である．IgA 腎症再発に対するタクロリムスや MMF，ステロイドを増量することによる有効性についてもはっきりとしていないが，ステロイドフリー免疫抑制レジメンが再発率を上昇させるという点については多くの意見が一致している．腎移植後のステロイドによる多くの合併症を回避するため，ステロイドフリー免疫抑制レジメンが以前から試みられているが，一般的には原疾患が IgA 腎症の腎移植レシピエントに対してステロイドフリー免疫抑制レジメンは避けるべきであると考えられている．

IgA 腎症の再発に対して，ステロイドパルスや免疫抑制薬の増量を行う際には，過剰免疫抑制による感染症の発症に注意しなければならない．腎移植においては近年，移植腎廃絶の大きなリスクの一つである *de novo* DSA（ドナー特異的 HLA 抗体）の産生を抑制するために，タクロリムスの血中濃度トラフ値を 4～5 ng/mL 以上に維持している施設が多い．また長期経過していても MMF を 1,000 mg/日以上内服している症例も珍しくはない．このような状況で IgA 腎症再発に対する治療として免疫抑制を強化するとサイトメガロウイルスや BK ウイルスなどの感染症を発症し，かえって移植腎の予後を悪くする危険性がある．このため，感染症に対するモニタリングを慎重に行い，場合によっては抗菌薬や抗ウイルス薬の予防投与も考慮しなければならない．

その他，IgA 再発に対する治療としてレニン・アンジオテンシン系阻害薬，扁桃摘出術

などがあげられる．アンジオテンシンⅡ受容体拮抗薬またはアンジオテンシン変換酵素阻害薬を腎移植患者に使用する降圧薬の第一選択としている施設は多く，IgA腎症再発と診断された時点ですでにいずれかが投与されていることも多い．IgA腎症再発に対する扁桃摘出術の有効性は報告されているが，その長期成績については不明である．我々の施設での検討では移植前の扁桃摘出術は，IgA腎症再発の予防効果を認めなかった．mTOR阻害薬やエクリツマブといった新規免疫抑制薬がIgA腎症に有効である可能性が報告されており，移植腎のIgA腎症再発に対する今後の新たな治療法が期待されるところである．

● おわりに

腎移植後のIgA腎症再発に対する有効な治療法はないが，免疫抑制療法の進歩などによって再発率は低下している可能性が報告されている．IgA腎症の慢性腎不全患者は他の疾患と比較して若年であり，また合併症をもつ割合が低いなどといった特徴を有しているため，再発率が低下すれば長期成績の改善も期待できる．しかし，IgA腎症の再発はtime-dependentであるため慎重な評価が必要である．

今後も新規免疫抑制薬や脱感作療法などによって，IgA腎症における腎移植の成績は大きく変化していくと考えられる．さらなる成績の改善が期待されるところである．

参考文献

1）日本移植学会．ファクトブック 2017 Fact book 2017 of Organ Transplantation in Japan. 〈http://www.asas.or.jp/jst/pdf/factbook/factbook2017.pdf〉
2）日本臨床腎移植学会・日本移植学会．腎移植臨床登録集計報告（2017）2016年実施症例の集計報告と追跡調査結果．移植．2017; 52: 2-3. 113-33.
3）Allen PJ, Chadbon SJ, Craig JC, et al. Recurrent glomerulonephritis after kidney transplantation: risk factors and allograft outcomes. Kidney Int. 2017; 92: 461-9.
4）Zhang L, Liu X, Pascoe EM, et al. Long-term outcomes of end-stage kidney disease for patients with IgA nephropathy: A multi-centre registry study. Nephrology. 2016; 21: 387-96.

（角田洋一，奥見雅由，田邉一成）

VIII 治療・生活管理

2

生活管理

1 食事療法の留意点

はじめに

慢性腎臓病（CKD）に対する食事療法は日本腎臓学会からの摂取基準を基に行われており2014年版が最新であるが，CKDに対する生活管理の一部であるために疾患別の設定はされていない．またIgA腎症も特定の食物や栄養素が腎機能に影響を与える病態ではないために，一般的なCKDの一部として食事療法を行う．現在CKDの食事療法における最大の問題点はサルコペニア・フレイルが危惧される高齢者に対して低たんぱく食を行うかどうかという点であるが，IgA腎症の患者には若年者が多いためにこの問題は避けることができる．しかし，若年者ならではの食事療法における問題点があるため，これに留意することが必要である．

1 慢性腎臓病に対する食事療法基準 2014年版[1]

2014年に発表された慢性腎臓病に対する食事療法基準は従来わが国で行われてきた低たんぱく食を中心とする方法にエビデンスを加えて策定された．食事療法は比較研究を行うのが難しく，また結果からいろいろな解釈ができるために薬物療法や手術などに比べてエビデンスの強さを欠く部分がある．統計手法の進歩により観察研究，後ろ向き研究から得られる治験が増えてきたため，今後はさらに腎機能保護に有効な基準の作成が期待されている．2014年版ではエネルギー，たんぱく質，食塩，水分，カリウム，リンについて推奨摂取量が提示されている 表1．水分，カリウム，リンは腎機能がかなり低下してからでないと制限の必要はない．エネルギーの設定は25～35 kcal/kgBW/日とされている．基礎代謝量と生活強度からある程度の数値を算出したものであるが，糖尿病患者を除いてエネルギーの多寡が腎機能に影響を与えた報告は少ないため，よほど極端に摂取または制限をしない限りはBMIをみながら摂取量を調整するので充分と思われる．保存期CKDに最適なBMIも現時点では明らかになっていない．BMI 22は目標の一つではあるが，これを含むある程度の範囲になるよう調整すればよいと思われる．実際に海外の食事摂取基準でも30 kcal/kgBW/日程度としているものが多いが，その根拠は他の栄養素に比べて明確ではない．たんぱく質はその代謝産物を排泄する際に糸球体過剰濾過が起こること

299

〔VIII　治療・生活管理〕　2．生活管理：**1** 食事療法の留意点

表1 CKD に対する食事療法基準（日本腎臓学会 2014）

ステージ（GFR）	エネルギー（kcal/kgBW/日）	たんぱく質（g/kgBW/日）	食塩（g/日）	カリウム（mg/日）
ステージ1（GFR≧90）	25～35	過剰な摂取をしない	3≦　＜6	制限なし
ステージ2（GFR 60～89）		過剰な摂取をしない		制限なし
ステージ3a（GFR 45～59）		0.8～1.0		制限なし
ステージ3b（GFR 30～44）		0.6～0.8		≦2000
ステージ4（GFR 15～29）		0.6～0.8		≦1500
ステージ5（GFR＜15）		0.6～0.8		≦1500
5D（透析療法中）	別表（略）			

注）エネルギーや栄養素は，適正な量を設定するために，合併する疾患（糖尿病，肥満など）のガイドラインなどを参照して病態に応じて調整する．性別，年齢，身体活動度などにより異なる．
注）体重は基本的に標準体重（BMI＝22）を用いる．

で過剰摂取が長期の腎機能低下の原因となるとされてきた．これが腎臓病において低たんぱく食が継続されてきた理論的根拠であるが，これが提唱される以前から経験的に行われており，100年以上の歴史がある．しかしながら食材の選択から制限がかかり患者の生活に長期間大きな影響を及ぼす必要があるわりには，その効果に対するエビデンスは充分とは言えない．とくに理論上は過剰摂取が腎機能を低下させることは想像がつくが，たんぱく質の摂取量をどの程度まで減らせばよいのか，また，たんぱく質の種類についてもコンセンサスは得られていない．日本人の心情として「減らせば減らすほど良くなる」と信じて非常に厳格な低たんぱく食を行う患者もいるが，少なくとも腎機能がある程度保たれている間，ステージ1–2では過剰な摂取を避けるとしている．過剰な摂取の具体的な量も示されていないが，健常人に対する推奨量が1.0 g/kgBW/日であることから考えると1.4 g/kgBW/日程度から腎臓に影響を及ぼしうると考えられている．ステージ3では0.8～1.0 g/kgBW/日，ステージ4では0.6～0.8 g/kgBW/日が推奨されているため，通常の食事から20～40％減らす感覚となる．たんぱく質の含有量を把握することはかなり難しく，同じ青魚であっても種類によって，また同じ魚であっても季節や産地，もちろん大きさによって異なるため，厳格に計算することがストレスにならないようにすることが大切である．食塩はステージを問わず3 g以上6 g未満が推奨されている．多くの腎臓病患者に高血圧を合併すること，また高血圧は腎機能を低下させることから6g未満が推奨されているが，3 g未満では生命予後が不良であったという報告があり，下限が示されている．同様に海外の高血圧ガイドラインなどでは5 g未満が推奨されている．

2　食事指導のポイント

　食事指導の基準は前記の通りであるが，栄養素を数字で示してこれをもとに各栄養素の1日の摂取量を算出し，その過不足がなるべく出ないようなメニューを作成するのは医師にも患者にも難しいことである．また現在患者が摂取している量を推定して食事の内容を効率的に変更する指導も医師には難しい．医師が「たんぱく質を（半分に）減らしなさい」「食塩を（半分に）減らしなさい」と漠然とした指導をしても，患者や家族は理解できない．この作業にはどうしても管理栄養士が必要であり，CKD診療ガイドラインでも食事療法の実施には管理栄養士とチームで管理することを勧めている[2]．管理栄養士が不在の場合には地域での専門施設に依頼をして，食事療法の方針を立ててそれをかかりつけ医で実行するという二人主治医制で管理することが望ましい．現在の診療制度では栄養指導だけを目的とした施設受診はできないので，かかりつけ医と専門医の間で情報共有を行い，方針や厳格度に食い違いがないようにしないと患者や家族は混乱する．食塩に関しては医師や看護師による指導でもある程度減量は可能である．食材を選ぶ必要はなく，味覚を調整することが主になるため，たとえば食卓で醤油やソースをかけずに下味だけで食べたり，塩味以外のレモンや胡椒などといった香辛料を用いることを勧めて，1〜2カ月実行してもらうと味覚が変わったことを自覚できる．味噌汁も1杯1gの食塩を含有しているため摂取の回数を避けることは実行しやすい方法である．外食，昼食などの内容は食塩を1食当たり3g程度多く含むものが多く，わが国における一般的な食生活を送る範囲で6g未満というのは非現実的な数値に思えるが，こうした目標の数値にこだわるのではなく，例えば15gだった食塩摂取量を10gに減らすだけでも臨床的にはさまざまなメリットが得られる．とくに食塩摂取量を減らすことでほかの栄養素摂取量も減少することが報告されており[3] 図1，「食塩も，たんぱく質も，エネルギーも減らしましょう」という患者の生活を顧みない指導をするよりは，最初の1〜2カ月は食塩を減らして，その効果を見て次の栄養素を調整するというステップを踏む方が遵守率も向上すると考えられる．

3　IgA 腎症患者における食事管理

　IgA腎症に対して食事療法を行う目的は何だろうか？　CKDの治療目的を考えればたんぱく尿を減らして将来の腎機能悪化に対するリスクを軽減することといえる．以前はIgA腎症に対してたんぱく尿を減らす治療方法は限られていたが，昨今はステロイドパルス療法などによりたんぱく尿が陰性化する症例も少なくない．またレニン・アンジオテンシン系抑制により，おそらくたんぱく質摂取制限と同じメカニズムで糸球体過剰濾過を軽減できるため，これらによってもある程度のたんぱく尿がみられる場合にたんぱく質摂取調整を検討してもよいかもしれない．また将来的に高血圧を合併する可能性は高いため，食塩摂取は少なめで慣れておいた方がよい可能性はある．

　前述した通りIgA腎症患者は若年者が多いために，たんぱく質の摂取を減らすことでサルコペニア・フレイルといった弊害を起こす心配はほとんどない．しかしながら指導の前にはどんな食生活をしているかを必ず確認する必要がある．食事摂取量を調査している

〔Ⅷ 治療・生活管理〕 2. 生活管理： 1 食事療法の留意点

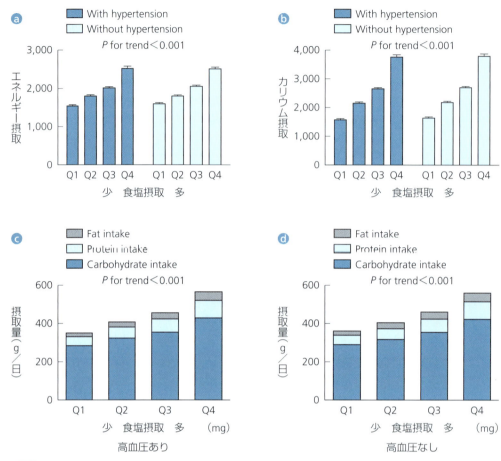

図1 食塩摂取量が他の栄養素摂取量に及ぼす影響
(Yoon CY, et al. Kidney Int. 2018; 93: 921-31 [3])

　国民栄養調査が毎年報告されており，2016年度の主な結果は**表2**の通りである．これをみると10歳代男子で85.7 g/日，女子で64.8 g/日となっており，体重当たりの摂取量は推定平均必要量，推奨量を満たしているが，若年者の食生活は個人差が大きい．家族と同居しているものは比較的バランスの良い食生活をしているが，独居の場合には1日1食だったり，アルバイト先で提供される食事だけであることも少なくない．また女子の場合にはいわゆるダイエットをしており，もともと低たんぱく食の基準よりも摂取量が少ない者もいる．実際，独居が多くなる20歳代ではいずれの栄養素も摂取量が減少している．こうした患者にはIgA腎症というよりも若年健常人としてバランスのとれた食生活を送ってもらうために食事指導が必要である．若年者というとファストフードやコンビニエンスストアの食事というイメージもあるが，これは若年者に限った話ではなく近年では高齢者でも独居者を中心にこうした食生活が見られる．しかしファストフードやコンビニエンスストアの食品は成分表示がされているために上手に組み合わせて用いれば，こうした食品だけでメニューを作成することも不可能ではない[4]．管理栄養士が指導をすれば患者の生活

表2 食塩摂取量が他の栄養素摂取量に与える影響

	15～19 歳		20～29 歳		30～39 歳		50～59 歳		75 歳以上	
性	男性	女性	男性	女性	男性	女性	男性	女性	男性	女性
人数	559	491	710	779	1,207	1,350	1,486	1,777	1,711	2,355
エネルギー (kcal/日)	2,425 ±640	1,773 ±486	2,113 ±675	1,631 ±452	2,092 ±592	1,694 ±445	2,145 ±523	1,727 ±398	1,948 ±451	1,627 ±401
たんぱく質 (g/日)	85.7± 26.4	64.8± 19.8	74.5± 26.2	60.5± 18.0	73.6± 22.7	62.1± 18.5	76.1± 21.2	65.2± 18.0	72.8± 20.6	62.5± 18.6
食塩 (g/日)	10.4± 3.6	8.3± 3.0	10.2± 4.2	8.5± 3.2	10.4± 3.8	8.7± 3.2	10.8± 3.8	9.2± 3.2	10.7± 3.8	9.3± 3.4
体格　身長 (cm)	170.3	157.3	170.5	155.2	171.5	158.1	169.8	156.7	162.1	148.8
体重 (kg)	63.1	50.0	64.5	50.2	69.2	53.6	69.7	55.2	61.6	50.5
BMI	20.9	20.3	22.9	20.9	23.5	21.5	24.1	22.5	23.4	22.8

〔平成 28 年国民健康・栄養調査報告（厚生労働省）より抜粋〕

に合わせた調整が可能であるが，われわれに可能なのはこうした情報を提供すること，また結果を見て判断することである．

● おわりに

　IgA 腎症は慢性糸球体腎炎の代表格の疾患であるため，本来はたんぱく質の摂取制限が長期的な効果をきたすことが期待できる．患者や家族のほとんどは「食事で気をつけることはないでしょうか？」「腎機能のために良い（悪い）食べ物は何でしょうか？」と尋ねてくるが，個々の食生活は多様化しているため，単純に「たんぱく質を食べすぎないでください」と答えるべきではない．可能であれば管理栄養士と協力して現在の食生活を把握し，総合的なバランスを考えて生活に合った持続可能な方針を立てるべきである．

参考文献

1）日本腎臓学会，編．慢性腎臓病に対する食事療法基準 2014 年版．日腎会誌．2014; 56: 553-99.
2）日本腎臓学会，編．エビデンスに基づく CKD 診療ガイドライン 2018．東京：東京医学社．2018.
3）Yoon CY, Noh J, Lee J, et al. High and low sodium intakes are associated with incident chronic kidney disease in patients with normal renal function and hypertension. Kidney Int. 2018; 93: 921-31.
4）香川芳子．外食・デリカ・コンビニのカロリーガイド．東京：女子栄養大学出版．2012.

（菅野義彦）

〔Ⅷ　治療・生活管理〕　2．生活管理：**2** 生活指導の留意点

2 生活指導の留意点

はじめに

　IgA腎症は，尿所見は軽微なものからネフローゼ症候群に至るまで，また腎機能は正常範囲から慢性腎臓病にいたるまで，多様な臨床所見を呈する．IgA腎症の生活指導では，臨床経過を評価しながら，高血圧・脂質代謝異常・肥満・糖尿病などの生活習慣病の予防と治療を目的とした適度な運動・肥満解消・禁煙・節酒などの生活指導が重要である．

1　運動について

　一般人口にとって運動不足が身体にとって良くないことは周知の事実である．「21世紀における国民健康づくり運動『健康日本21』」の最終評価では，日本人の「歩数」が10年間で，1,000歩/日も減少していると報告されており，近代人は運動不足の傾向にある．また，心血管疾患・がん・糖尿病など非感染性疾患および外因による死亡への寄与の大きい危険因子として，「低い身体活動」は喫煙・高血圧についで第3の危険因子であった[1]．実際に，運動不足はサルコペニア・フレイルを引き起こし，日常生活動作（ADL）の低下，病状の進行，死亡率の増加につながる大きな社会問題となっている．

　保存期慢性腎臓病（CKD）患者では，かつて安静が治療の一環であり，過度の運動は控えるように指導されるのが一般的であった．しかし，最近では身体機能が，保存期CKD患者の生命予後に関係しており，歩行速度が遅く，6分間の歩行距離が短く，握力の小さい患者では死亡率が高いことが報告され，保存期CKD患者では，身体活動の低下は，死亡のリスクとなると認識されるようになってきた[2]．また，保存期CKD患者では腎機能の低下に伴い，eGFR（推算糸球体濾過量）が60 mL/min/1.73m^2 以上の群と比較して，フレイルの合併頻度は，eGFRが30～59 mL/min/1.73m^2 では1.49倍，15～29 mL/min/1.73m^2 では2.21倍，15 mL/min/1.73m^2 未満では5.55倍と増加することが知られており[3]，適度な運動が重要となる．保存期CKD患者への運動指導としては，初期の運動強度を軽度（酸素摂取予備能の40%未満）から中等度（酸素摂取予備能の40～60%）の強度とし，患者の運動耐用能に応じて徐々に強度を上げていく（**表3**：エビデンスに基づくCKD診療ガイドライン2018）．実際に，保存期CKD患者が運動療法を行うことで，腎機能が改善し，死亡率の低下や，末期腎不全への移行率が低下したという臨床報告が相次いでなされている[4]．運動療法の効果を支持するエビデンスは少しずつ蓄積されてきており，運動療法により，身体活動維持・改善がもたらされることに加え，肥満の是正，高血圧や糖尿病と新規発症抑制，心血管系イベントの発症抑制などが報告されている．

304　　　**JCOPY** 498-22446

表3 身体活動の METs（Metabolic equivalents）

METs	生活活動	運動
1.0	安静座位	
2.0-2.9	ゆっくりした歩行（≦53m/分），料理の準備，子供と遊ぶ	ストレッチ，ヨガ，全身を使ったテレビゲーム，座ってラジオ体操
3.0-3.9	普通歩行（67 m/分），階段を下りる，楽に自転車に乗る（8.9 km/時）	ボーリング，ゴルフ（手引きカートを使って），太極拳
4.0-4.9	やや速歩（93 m/分），階段を上る，自転車に乗る（16 km/時未満，通勤）	ラジオ体操，水泳（ゆっくり背泳），ゴルフ（クラブを担いで運ぶ）
5.0-5.9	かなり速歩（107 m/分）	野球，水泳（ゆっくり平泳ぎ），スキー，バドミントン
6.0-6.9	スコップで雪かきをする	ゆっくりジョギング，水泳（のんびり泳ぐ），バスケットボール，山を登る（≦4.1 kg の荷物を持って）
7.0-7.9	農作業（干し草をまとめる，納屋の掃除）	ジョギング，サッカー，スキー，スケート，エアロビクス，山を登る（約 4.5 k〜9 kg の荷物を持って）

（エビデンスに基づく CKD 診療ガイドライン 2018）

　IgA 腎症患者のみを対象とした，運動の，腎予後・生命予後に及ぼす影響を調べた研究は現時点で報告されていないが，IgA 腎症患者おいても運動は一般的に有益であると認識されており，エビデンスに基づく IgA 腎症診療ガイドライン 2017 では，これまでのように，IgA 腎症患者において一律に運動制限をしないことが提案された．一方で，IgA 腎症患者においてトレッドミルによる負荷テストでは，60 分という短時間ではあるが，負荷後に一過性にタンパク尿が増加するとの報告もあり[5]，高度の運動負荷や，GFR が比較的急峻に低下する場合や，ネフローゼレベルの高度タンパク尿を合併した患者への運動療法の安全性は確認されていない．しかし，前述のように，IgA 腎症の病状は多彩であるため，IgA 腎症患者における運動療法は，画一的に可否を論ずるのではなく，個々の症例や病態など実臨床に即して適応や強度を判断し，経過を慎重にフォローアップする必要がある．

2　肥満

　CKD 患者において，肥満の死亡・心血管系イベントとの関連についての報告は多数ある．一般人では肥満は死亡のリスクとなるが，CKD 患者では肥満が死亡や心血管系イベントの危険因子となるという報告はほとんどなく，むしろ肥満で死亡が少なくなるという，「肥満パラドクス」が起こりうる．したがって，CKD 患者において肥満は，死亡・心血管系イベント・CKD の進行の明らかな危険因子とはいえない（エビデンスに基づくCKD 診療ガイドライン 2018）．一方で，CKD 患者では，肥満などによりメタボリックシンドロームを合併した場合，死亡・心血管系疾患（CVD）・CKD 進行の危険因子となる可能性が高くなる．そのため メタボリックシンドロームを合併している場合は，食事・運動療法や生活習慣の改善を行い，「現体重の 3% 以上の減量」をすることが望ましいと

〔Ⅷ　治療・生活管理〕　2．生活管理：❷ 生活指導の留意点

されている（エビデンスに基づく CKD 診療ガイドライン 2018）．

　IgA 腎症患者に限定して，肥満を解消する治療介入によって，腎機能障害が抑制される
か，タンパク尿が減少するかという明確なエビデンスはない．しかし，日本人 74 例の
IgA 腎症患者において，腎生検時に BMI 25kg/m^2 以上の肥満の有無と尿タンパク量との
関連を検討した研究では，肥満群 24 例では，非肥満群と比較してタンパク尿は有意に多
く，腎組織学的には糸球体サイズの拡大などの肥満に伴う糸球体病変を認めたと報告され
ている[6]．さらに海外のコホート研究では，肥満を伴う IgA 腎症患者では高血圧の発症率
が高く，腎予後が非肥満群と比較して悪化するという報告がある[7]．したがって，IgA 腎
症患者においては，メタボリックシンドロームを合併していなくても，肥満は尿タンパク
量や腎組織所見に関連し，高血圧などの生活習慣病の発症や腎機能障害の進行にも関連す
る可能性がある．

3　禁煙

　喫煙が悪性腫瘍，CVD 発症の危険因子になることはよく知られている．CKD 患者にお
いても喫煙が死亡率や CVD 発症率，さらに CKD 進展に影響を与えることが報告されて
おり，「エビデンスに基づく CKD 診療ガイドライン 2018」でも「CKD 進行や CVD 発症
および死亡リスクを抑制するために CKD 患者に禁煙は推奨される」と記載されている．
日本人の CKD では，Nakamura らによる 8 つのコホート研究を用いた集団解析で，40〜
89 歳の eGFR 60 mL/min/1.73m^2 未満の男性 15,468 人と，女性 19,154 人を平均 14.8 年追
跡し，全死亡と心血管死亡をアウトカム設定した研究が報告されている[8]．全死亡に関し
ては，「現在喫煙」が男性で 2.26 倍，女性で 1.78 倍のリスクであり，さらに心血管系の死
亡に関しては，男性で 2.66 倍，女性で 1.71 倍のリスクであった．

　IgA 腎症患者において喫煙が腎障害進行のリスクとなるかに関しては，Yamamoto ら
の過去起点コホート研究が報告されている[9]．1,001 人の IgA 腎症患者を 5.8 年（2.6〜10.2
年）フォローアップし，50％以上の血清クレアチニン値の上昇，末期腎不全を複合エンド
ポイントとした場合，「現在喫煙」は 2.03 倍，「腎生検時の喫煙」は 1.21 倍のリスクであ
り，喫煙数が多い程，腎障害進行のリスクが上昇することが示された[9]．また，腎生検時
の腎機能が CKD ステージ 3-5 である IgA 腎症患者では「過去の喫煙」が腎予後悪化のリ
スクとなる[9]．さらに「現在の喫煙」に関しては，CKD stage 2 であってもリスクとなる
ため 図2 ，IgA 腎症患者においては，腎機能が保たれた早期の段階から禁煙が望ましい
と考えられる．

4　禁酒

　アルコール摂取量とがん死亡，心疾患死亡，脳血管疾患死亡との関連について，日本国
内で行われたコホートデータの集団解析が行われ，男性では飲酒量と各疾患による死亡リ
スクに J 字型や U 字型の関連がみられ，女性でも全死亡と心疾患死亡で J 字型の関連が
みられることが報告され[10]，エタノール換算で，男性では 46 g/日，女性では 23 g/日を

306

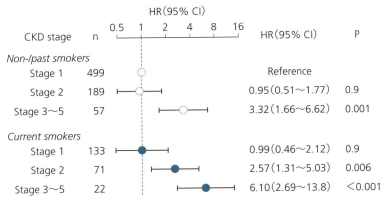

図2 CKDステージ別にみたIgA腎症患者における「非喫煙・過去喫煙」と「現在喫煙」の腎予後に及ぼす影響の検討（Yamamoto R, et al. Am J Kidney Dis. 2010; 56: 313-24[9])）

HR: hazard ratio
CI: Cofidential Interval
CKD: Chronic kidney disease

超える飲酒量は，死亡リスクが高まると考えられ，「21世紀における国民健康づくり」では節度ある適度な飲酒として1日20gが提案されている．しかし，CKD患者では，飲酒量が腎障害の進行に及ぼす影響を検討したランダム化比較試験（RCT）はなく，エビデンスに基づくCKD診療ガイドライン2018では「CKD患者を対象とした観察研究が少なく，適度な飲酒量についての推奨は困難である」と記載されている．

IgA腎症患においても，CKD患者と同様に，飲酒と腎障害との関係性を検討したRCTはないが，小規模であるが，1つの観察研究がなされている．117例のIgA腎症患者の横断的研究で，6年の経過で中等量のアルコール摂取（男性：80～280 g/週，女性：80～190 g/週）がeGFR 20%未満のリスク低下に関連していた[11]．IgA腎症を含む腎臓病の患者では，一般人と比較して，動脈硬化などを合併している頻度が高く，推奨量以下のアルコール摂取においても心血管系イベントの発症が増加する可能性がある．

● おわりに

　IgA腎症患者の生活習慣指導として，適度な運動・肥満の是正・禁煙・節酒に関して概説した．いずれの領域においても，より明確な目標値・基準を設定するために，エビデンスレベルの高い研究結果が待たれる．また，最近では保存期腎不全において，睡眠や排便コントロールと腎機能の関連にも注目が集まっており，IgA腎症患者を対象とした同様の研究も待たれるところである．

参考文献

1) Ikeda N, Saito E, Kondo N, et al. What has made the population of Japan healthy? Lancet. 2011; 378: 1094-105.

〔Ⅷ 治療・生活管理〕 2. 生活管理: ❸ 妊娠・出産時の留意点

2) Roshanravan B, Robinson-Cohen C, Patel KV, et al. Association between physical performance and all-cause mortality in CKD. J Am Soc Nephrol. 2013; 24: 822-30.
3) Reese PP, Cappola AR, Shults J, et al. Physical performance and frailty in chronic kidney disease. Am J Nephrol. 2013; 38: 307-15.
4) Chen IR, Wang SM, Liang CC, et al. Association of walking with survival and RRT among patients with CKD stages 3-5. Clin J Am Soc Nephrol. 2014; 9: 1183-9.
5) Fuiano G, Mancuso D, Cianfrone P, et al. Can young adult patients with proteinuric IgA nephropathy perform physical exercise? Am J Kidney Dis. 2004; 44: 257-63.
6) Tanaka M, Yamada S, Iwasaki Y, et al. Impact of obesity on IgA nephropathy: comparative ultrastructural study between obese and non-obese patients. Nephron Clin Pract. 2009; 112: c71-8.
7) Bonnet F, Deprele C, Sassolas A, et al. Excessive body weight as a new independent risk factor for clinical and pathological progression in primary IgA nephritis. Am J Kidney Dis. 2001; 37: 720-7.
8) Nakamura K, Nakagawa H, Murakami Y, et al. Smoking increases the risk of all-cause and cardiovascular mortality in patients with chronic kidney disease. Kidney Int. 2015; 88: 1144-52.
9) Yamamoto R, Nagasawa Y, Shoji T, et al. Cigarette smoking and progression of IgA nephropathy. Am J Kidney Dis. 2010; 56: 313-24.
10) Inoue M, Nagata C, Tsuji I, et al. Impact of alcohol intake on total mortality and mortality from major causes in Japan: a pooled analysis of six large-scale cohort studies. J Epidemiol Community Health. 2012; 66: 448-56.
11) Kaartinen K, Niemela O, Syrjanen J, et al. Alcohol consumption and kidney function in IgA glomerulonephritis. Nephron Clin Pract. 2009; 112: c86-93.

（仲谷慎也，石村栄治）

❸ 妊娠・出産時の留意点

はじめに

　IgA 腎症はわが国で最も頻度が高い慢性糸球体腎炎で，若年での発症も多く，妊娠，出産が可能な年齢の女性が罹患していることが多い腎疾患の一つである.
　2007 年に日本腎臓学会より発刊された「腎疾患患者の妊娠診療の手引き」は，原疾患別に記載され，IgA 腎症においても腎機能区分や組織病型に応じた妊娠の可否や管理を提示するものであった. しかし，その後慢性腎臓病（CKD）のステージ分類が普及し，意思決定に関する基本的な考え方や疾患によっては使用薬剤の変遷などがあり，新たなガイドライン改訂が望まれ，2017 年に日本腎臓学会から「腎疾患患者の妊娠診療ガイドライン 2017」が発刊された[1]. 本項目では，このガイドラインでの方向性やこれまでの内外の IgA 腎症患者の妊娠・分娩に関する報告をもとに IgA 腎症患者における妊娠，出産時の留意点を記載する.

1 IgA 腎症患者の妊娠に関するわが国のガイドラインの現状

「腎疾患患者の妊娠診療ガイドライン 2017」においては，一般論として慢性腎臓病（CKD）の患者の妊娠は，CKD 重症度分類の GFR 区分 G1，G2 であっても，妊娠合併症（妊娠高血圧腎症，早産，胎児死亡など）のリスクは上昇し，G3，G4，G5 は，腎機能障害が重症になるほど妊娠合併症のリスクは高く，腎機能低下，透析導入の可能性もあり，十分な説明が必要であるとしている．またタンパク尿が持続している患者の妊娠は，母体合併症のリスクが高く，分娩後の腎機能低下にタンパク尿が関連している，としている．腎炎の病理組織診断による妊娠への影響の違いは明らかではないが，IgA 腎症では，タンパク尿が少なく，腎機能が保たれていれば妊娠予後は良好である，としている．

2 IgA 腎症患者の妊娠に関する報告例

わが国の IgA 腎症患者の妊娠に関して，Abe は IgA 腎症の妊娠症例 85 例を検討し，高血圧（140/90 mmHg 以上）や腎機能低下（GFR 70 mL/min 未満）を認めない場合には，妊娠予後に大きな影響を与えないと報告している[2]．

末次らによるわが国の IgA 腎症の妊娠症例 34 例の後ろ向き観察研究では，13 例（38.2％）の症例に加重型妊娠高血圧腎症（SPE）が発症し，1 例（3.0％）で胎児死亡を認めている．また SPE 発症例では児の在胎週数も短く，出生時体重も低値であった．SPE 発症群では収縮期血圧，血清 Cr 値，BUN 値，尿酸値が有意に高値であり，組織学的には腎間質障害が強いこと，1 日尿タンパクが多いことがリスク因子としてあげられている[3]．

また血清 Cr 値が 1.2 mg/dL 以下の腎機能が比較的保たれている IgA 腎症の妊娠症例 12 例の後ろ向き観察研究では，全例で，妊娠中に高血圧に対する加療が必要となったと報告されており，そのうち 25％の症例で SPE が発症し，1 例が透析導入となった．全例で妊娠経過中に尿タンパク増加と腎機能低下が認められたとされている．一方で胎児の合併症は認められなかった[4]．これらの知見は IgA 腎症では尿タンパクが少なく，腎機能が保たれていることが，妊娠，出産の予後を改善させることを示唆していると考えられている．

一方妊娠自体は母体の腎機能や腎予後には影響しないことを示唆する報告もある．Limardo らは，腎生検によって IgA 腎症と診断された女性 245 例中 136 例の妊娠例について 10 年間の追跡調査を行った．出産 10 年後の腎機能，タンパク尿，高血圧に妊娠群，非妊娠群間で有意差はなく，妊娠の有無は影響を与えなかったとしている[5]．また妊娠前の尿タンパクが妊娠後の腎機能低下のリスク因子であるという報告もある．

Shimizu らによる CKD ステージ G3a，G3b の IgA 腎症患者の妊娠群，非妊娠群での比較検討では，尿タンパクは妊娠時と出産 5 年後で有意差はなく，CKD ステージ G3b では出産 5 年後の eGFR 低下を認めたが，これは妊娠の影響ではないとしている[6]．

近年 IgA 腎症患者の妊娠に関する 2 つの systematic review が報告されている[7,8]．いずれも，腎機能の保持された IgA 腎症患者においては，妊娠と腎疾患の進行は関連しな

いが，妊娠高血圧症候群やPEの発症リスクが高く，早期出産に伴う低出生体重児が増えるとしている．しかし集められた過去の報告は正常低リスクのIgA腎症患者の妊娠を論文の対象としているものが多く，腎予後の悪い（高齢妊娠など）リスクの高い報告，不幸な転帰となった報告については論文化されていない可能性（negative publication effect）があり，IgA腎症患者の妊娠後の腎予後が本当に良いという結論については再考の必要性があると考えられる．

3 IgA腎症患者が妊娠を希望する場合

腎機能やタンパク尿を評価し，前記のリスクについて説明し，妊娠に適した時期や妊娠した場合の予後や対応についてよく相談しておく必要がある．腎機能と尿タンパクに応じた適切な治療介入を行って腎炎の活動性を抑えた上での妊娠が望ましいと考えられるが，将来的に腎機能が悪化するリスクを承知の上で妊娠を希望する場合や予期せぬ妊娠をする場合もあり，CKDステージG3～G5であったとしても妊娠を許可できないとすることはできない．腎代替療法導入後の妊娠・出産を希望する場合もあるだろう．患者の状況に応じた対応が必要となる．

4 IgA腎症患者の妊娠が判明した場合

腎臓専門医，専門医療機関と産科医の連携の下で診療するのが望ましい．定期的な産科医による妊婦健診と腎臓内科医による尿所見や腎機能の評価が必要である．また腎臓内科医は降圧薬や免疫抑制薬などの投薬中であれば，産科医と連携して妊娠中も継続可能な適切な薬剤を決定し用量を調整する必要がある．食事や生活指導についても連携して行う必要がある．

5 薬剤管理

IgA患者では，降圧および尿タンパク減少，腎保護作用目的でレニン・アンジオテンシン系（RA）阻害薬が処方されていることが多い．妊娠中期以降のこれらの内服は胎児への薬理作用により児の腎機能障害，羊水減少，死産，発育遅延などが認められるため，禁忌である．したがって妊娠可能女性へのRA系阻害薬の投与は慎重になるべきであり，IgA腎症患者が妊娠を希望した場合には薬剤変更を考慮する．また内服中の患者への妊娠に関する十分な教育も必要であり，内服中に妊娠が判明した場合には速やかに中止する．

一方で腎保護作用を期待して内服継続している患者にとっては，妊娠を希望した時点での薬剤変更は腎機能悪化の不利益を被る可能性もあり，RA系阻害薬の催奇形性は他の降圧薬とほぼ同等で，妊娠初期に中止することにより児の予後に差はないという十分な説明の上，妊娠成立まで継続することも選択肢の一つとなる．

IgA腎症の治療薬として副腎皮質ステロイドは広く使用されているが，病状の維持に必要な場合は，妊娠中も継続して使用可能である．

副腎皮質ステロイド以外の免疫抑制療法は現在あまり行われなくなっているが，シクロ

フォスファミド，アザチオプリン，シクロスポリン，ミコフェノールモフェチル，ミゾリビンのIgA腎症の腎予後を改善する可能性を示唆する小規模な研究報告例もあり，治療選択肢として検討されることもありうる．妊娠中も使用可能であるのはシクロスポリンである．アザチオプリンは妊娠中の使用も可能と考えられるが，出生児の発達障害のリスクがあるとの報告もみられており，「腎疾患患者の妊娠診療ガイドライン2017」ではステートメントに含まれていない．ミコフェノールモフェチルは催奇形性があり，妊娠中の使用は禁忌であり，妊娠前に中止すべきである．シクロフォスファミドは量と年齢により妊孕性に影響を及ぼすため，妊娠可能な女性への使用は控える．ミゾリビンは催奇形性を疑う症例報告があり，添付文書上，妊婦には使用禁忌となっている．

　抗血小板薬について，添付文書上，ジピリダモールは妊娠中の投与は禁忌ではないが治療上の有益性が危険性を上回ると判断される場合のみ投与することとなっており，授乳中の婦人に投与する場合は授乳を中止させることとなっている（動物実験で母乳への移行が報告されている）．ジラゼプは妊娠中の投与に関する安全性が確立していないことから，妊婦または妊娠している可能性のある婦人には投与しないことが望ましいとされている．

6　血圧管理

　腎疾患患者における，妊娠時の降圧目標は確立されていないが，「妊娠高血圧症候群の診療指針2015」では妊娠中に妊娠高血圧症候群を発症した場合は血圧160/110 mmHg以上の重症高血圧で降圧療法が必要とされ，降圧目標は収縮期血圧が155〜160 mmHgを超えないこと，拡張期血圧を90〜100 mmHgの範囲に留めることとされている．また「高血圧治療ガイドライン2014」においては160/110 mmHg未満のコントロールを推奨している．

　妊娠中に使用できる降圧薬は，経口降圧薬ではメチルドパ，ラベタロール，ヒドララジンであり，妊娠20週以降であれば，Ca拮抗薬である徐放性ニフェジピンが使用できる．1剤で十分コントロールできなければ2剤併用を考慮する．メチルドパ，ラベタロールは交感神経抑制薬であり，妊娠中も安全に使用できる．ヒドララジン，徐放性ニフェジピンは血管拡張薬である．これら異なる作用機序の組み合わせが望ましい．ニフェジピンは添付文書上，妊娠20週未満または妊娠している可能性のある婦人では禁忌とされている（動物実験で催奇形性の報告あり）が，妊娠20週以降では投与可能である．急激かつ過度の降圧とならないよう，長時間作用製剤（徐放製剤）の使用が基本である．なおCa拮抗薬に関しては，妊娠初期の使用により，催奇形性は上昇しないとの報告がある．

　妊婦あるいは産褥期に収縮期血圧180 mmHg以上あるいは拡張期血圧120 mmHg以上が認められた場合は，「高血圧緊急症」と診断し，降圧療法を開始する．緊急に降圧が必要と考えられる場合は静注薬（ニカルジピン，ニトログリセリン，ヒドララジン）を用いる．

　出産後使用できる降圧薬は，上記の4剤に加え，Ca拮抗薬のニカルジピン，ジルチアゼム，アムロジピン，ACE阻害薬のカプトプリル，エナラプリルがあげられる．

〔Ⅷ 治療・生活管理〕 2．生活管理：❸ 妊娠・出産時の留意点

なお，妊娠高血圧症候群の定義については 2018 年に新定義・臨床分類が発表されている．臨床分類の一つである妊娠高血圧腎症は，これまでは高血圧とタンパク尿を認めるものであったが，新定義ではタンパク尿を認めなくても妊娠 20 週以降に発症した高血圧に肝機能障害，腎機能障害，神経障害，血液凝固障害や子宮胎盤機能不全などの合併があれば，妊娠高血圧腎症と診断されることとなった点など，これまでとの解釈の違いに今後注意が必要と思われる．

7 妊娠中の腎機能評価

妊娠中，血清 Cr は低下する．改訂 MDRD 簡易式による eGFR では，妊娠中の正常経過，妊娠高血圧腎症経過においても過小評価されることが報告されており妊娠時の評価には適さないとされている．現在日本腎臓学会より提唱され，幅広く臨床現場で用いられている日本人用の eGFR 推算式は，改訂 MDRD 簡易式と同様に，血清 Cr，年齢，性別より計算されるが，現在のところ妊娠中の eGFR と真の糸球体濾過量（GFR）の関係は十分な検討がなされていない．

妊娠中の正確な腎機能評価は蓄尿によりクレアチニンクリアランスを測定することが望ましい．しかし蓄尿が困難な場合は，個々の相対的な変化として eGFR でも簡易的に評価はできると考えられている．

シスタチン C は妊娠高血圧腎症において胎盤から産生されているという報告があり，妊娠高血圧腎症との関連が示唆されていること，妊娠中のシスタチン C はイヌリンクリアランスと関連しないとの報告もあることから，妊娠における腎機能の指標としては適切ではないと考えられている．

8 妊娠中のタンパク尿評価

妊婦では，尿中タンパク排泄量 0.3 g/日以上を病的タンパク尿と診断する．試験紙法では，1＋の場合は複数回の新鮮尿検体での確認が必要である．2＋以上は病的タンパク尿の可能性が高い．タンパク尿を正確に評価するには蓄尿検査を行う．

9 腎代替療法導入後の妊娠・出産

透析患者の妊娠は，健康な妊婦と比較して生児を得る確率が低く，早産，低出生体重児の頻度が高い．患者が妊娠，出産を強く希望する場合は妊娠予後や合併症，頻回長時間透析による妊娠予後改善の可能性について情報提供をする必要がある．

透析患者の妊娠管理に関する RCT は存在しないが生児率や出生時体重を改善するためには，尿毒症毒素を可能な限り軽減し，透析中の低血圧を避け，妊娠中の体重増加に対しきめ細かいドライウェイト設定により妊娠期間を十分に確保する必要があり，頻回長時間透析が有効である可能性が知られている．

「腎疾患患者の妊娠診療ガイドライン 2017」では，確保すべき透析量の指標として，透析前の BUN 50 mg/dL 未満を目標に，週 4 回以上，週あたりの透析時間は 20 時間以上の

透析を行うことを推奨している．また目標透析量は週6日，週あたりの透析時間は24時間以上が望ましいとしている．目標Hb値は10〜11 g/dL，ドライウェイトは妊娠中期から末期にかけては体液量の評価をしつつ，週あたり0.3〜0.5 kgの増加を目安とするとすることが推奨されている．

腎移植患者の妊娠合併症のリスクは正常妊婦より高いが，腎機能が安定している状態であれば，移植後1年以上経過すれば，妊娠は比較的安全である．しかしCre上昇例や高血圧例では妊娠経過中あるいは出産後に腎機能低下をきたす場合があり注意が必要である．

10 出産後の管理

腎機能低下例（特にCKD G3bA3以上）では腎予後は不良であり，その後の透析導入の可能性も高い．G3aよりも軽度の腎機能低下であれば，妊娠出産の腎機能への影響は少ないと考えられるものの，妊娠中や出産後にタンパク尿の増加など腎症候の悪化する例もあり注意が必要である．また妊娠高血圧症候群の既往は末期腎不全のリスクとなりうることも周知すべきであろう．

● おわりに

IgA腎症患者の妊娠・分娩についての注意点を中心に記載した．実際の症例管理に当たっては，妊娠中〜出産直後の経過に問題のなかった症例であっても，IgA腎症は長期にわたる経過観察が必要な疾患であり，継続した定期的な診療と病状悪化時の適切な治療介入が必要である．特に妊娠経過中にタンパク尿の著増や腎機能に変動を認めた症例については，再腎生検を実施した上で，その後の治療方針を検討するなど，慎重な対応が必要である．

参考文献

1) 日本腎臓学会学術委員会，編．腎疾患患者の妊娠診療ガイドライン2017．東京：診断と治療社．
2) Abe S. Pregnancy in IgA nephropathy. Kidney Int. 1991; 40: 1098-102.
3) 末次靖子，徳留悟朗，菅野直希，他．IgA腎症患者における加重型妊娠高血圧腎症の発症予測因子の検討．日腎会誌．2011; 53: 1139-49.
4) Waness A, Al Sayyari A, Salih SB, et al. Increased risk of hypertension, proteinuria and preeclampsia in pregnant saudi females with IgA nephropathy. Hypertens Pregnancy. 2010; 56: 385-9.
5) Limardo M, Imbasciati E, Ravani P, et al. Pregnancy and progression of IgA nephropathy: results of an Italian multicenter study. Am J Kidney Dis. 2010; 56: 506-12.
6) Shimizu A, Takei T, Moriyama T, et al. Effect of pregnancy and delivery on the renal function and the prognosis of patients with chronic kidney disease stage 3 caused by immunoglobulin a nephropathy. Intern Med. 2015; 54: 3127-32.
7) Liu Y, Ma X, Zheng J, et al. A systematic review and meta-analysis of kidney and pregnancy outcomes in IgA nephropathy. Am J Nephrol. 2016; 44: 187-93.

8) Piccoli GB, Kooij IA, Attini R, et al. A systematic review on materno-foetal outcomes in pregnant women with IgA nephropathy: A case of "Late-Maternal" preeclampsia. J Clin Med. 2018; 7: E212.

〈藤田亜紀子，山縣邦弘〉

索 引

あ行

アザチオプリン	275
アセチルサリチル酸	291
アルキル化薬	277
アルコール性肝疾患	225
アンジオテンシンⅡ	281
アンジオテンシンⅡ受容体	
拮抗薬	283
アンジオテンシン変換酵素	
阻害薬	282
移行	211
移行期医療	18, 211
移行期医療ガイド	213
移行期医療支援ガイド	215
異常 IgA の沈着機序	62
遺伝的解析	184
遺伝的背景	106
遺伝的リスクスコア	104
後ろ向き多施設共同研究	233
運動	304
運動制限	17
エイコサペンタエン酸	287
衛生仮説	112
疫学的	6
エクリズマブ	72
壊死性糸球体炎	180
エビデンスに基づく IgA 腎症	
診療ガイドライン 2017	231
炎症性腸疾患	226
オメガ 3 多価不飽和脂肪酸	287

か行

ガイドライン	228
外来性抗原曝露	224
カクテル療法	15
学校検尿	14, 205
ガラクトース欠損 IgA1	
（Gd-IgA1）説	59
ガラクトース転移酵素	88
間欠的タンパク尿	23
間質線維化	190, 209, 238
間質の細胞浸潤	190

感受性遺伝子座	103
肝性 IgA 腎症	225
関節炎	218
関節リウマチ	226
感染関連糸球体腎炎	165
感染性腸炎	205
管内細胞増多	160, 208, 238
喫煙	121
急性糸球体腎炎	207
急性腎炎	207
急性腎炎症候群	15, 205, 207
急性腎障害	206
急性増悪群	202
急性病変	203, 233
急速進行性腎炎症候群	209
牛乳	58
禁煙	306
禁酒	306
グルテン	58
クレアチニンクリアランス	312
蛍光抗体法	183
血圧	141
血液検査異常	23
血管炎のカテゴリーと疾患名	
	217
血管病変	191
血管壁沈着	218
血清 Gd-Ig1 値	107
血清 IgA/C3	98, 136
血尿	3, 129, 178
血尿の寛解	198
嫌気性菌	117
健康診断	19
検尿	18
検尿異常者に対する二次	
スクリーニング	19
原発性慢性メサンギウム	
増殖性糸球体腎炎	4
抗凝固薬関連腎症	168
口腔内細菌	117
抗血小板薬	287
抗原刺激	54
抗原となる食物	58

抗糸球体基底膜抗体腎炎	165
高尿酸血症	148
高齢 IgA 腎症	156
小型血管炎	218
国際 IgA 腎症臨床病理	
組織分類	159, 170
国際的な地域差	6
骨髄異常	30

さ行

再生検	203
細胞性半月体	238
細胞性半月体形成	221
細胞性免疫	48
細胞性免疫異常	48
サロゲートマーカー	83
時間平均タンパク尿	195
糸球体硬化	153
糸球体疾患の臨床分類	205
糸球体上皮細胞	75
シクロスポリン	278
シクロフォスファミド	277
自己免疫・炎症疾患症候群	257
脂質異常症	146
歯周病	118
自然寛解	16
持続的顕微鏡的血尿	22
持続的タンパク尿	23
紫斑	218
紫斑病性腎炎	220
上気道感染症	205
小児 IgA 腎症	237
小児 IgA 腎症治療ガイド	
ライン 1.0 版	14, 241
小児期発症 IgA 腎症	213
小児期発症慢性疾患	211
食事指導のポイント	301
食事制限	17
食事療法	9, 29, 299, 301
腎移植	295
腎移植後の再発	272
腎外症状	220
腎機能	309

身体活動の METs	305	ネフリン	79	慢性病変	233
診療の自己中断	215	ネフローゼ症候群		ミコフェノール酸モフェチル	
巣状分節性壊死病変	221		15, 205, 208		277
スタチン	146	ネフロン数	82	ミゾリビン	276
ステロイドパルス療法	268	ネフロン数の推算	85	無症候性血尿	237
スリット膜	76	粘膜免疫	91	メサンギウム基質増加	159
生活管理	299	粘膜免疫異常	27	メサンギウム細胞	70
制御性 T 細胞	115	粘膜免疫応答異常	224	メサンギウム細胞増多	159

世界各国の IgA 腎症発症
頻度 ... 7

線維細胞性半月体 ... 238
全ゲノム関連解析 ... 101
全身性疾患 ... 223
組織学的重症度分類
（日本分類） ... 170

た行

大豆 ... 58
タクロリムス ... 278
多剤併用療法 ... 15, 239
タンパク尿 ... 129, 237, 309
タンパク尿の寛解 ... 198
チャンスタンパク尿 ... 3
長期寛解後再発症例 ... 201
腸内細菌叢 ... 120
重複感染 ... 119
直接的レニン阻害薬 ... 283
低真空走査電子顕微鏡 ... 180
転科 ... 211
デンドリン ... 77
糖鎖異常 IgA1
... 70, 87, 98, 106, 227
糖鎖異常 IgA1 特異的抗体 ... 227
透析導入リスクの層別化 ... 234
糖尿病性腎症 ... 167
ドロップアウト ... 215

な行

肉眼的血尿 ... 23, 205
二次性 IgA 腎症 ... 223
二次性 IgA 腎症の原因 ... 223
日本腎臓学会・腎臓病
レジストリー調査 ... 9
日本人のネフロン数 ... 83
尿細管萎縮 ... 190, 209, 238
尿細管間質病変 ... 207
尿中補体 H 因子 ... 98
妊娠高血圧症候群 ... 311

は行

パーソナル ヘルス レコード
... 21
バイオマーカー ... 22
白金ブルー染色 ... 181
白血球破砕性壊死性血管炎 ... 219
発症頻度 ... 6
パルス療法 ... 246
半月体 ... 15, 207
半月体形成性糸球体腎炎 ... 209
非受容体型チロシンキナーゼの
spleen tyrosine kinase
（Syk）活性化 ... 71
微少変化 ... 159
肥満 ... 150, 305
ブドウ球菌感染関連糸球体
腎炎 ... 165
部分的寛解 ... 198
分節性糸球体硬化 ... 162, 238
ヘノッホ・シェーンライン
紫斑病 ... 217
扁摘 ... 268
扁摘パルス ... 136
扁摘パルス療法 ... 268
扁桃摘出術 ... 268
保存期慢性腎臓病（CKD）
患者 ... 304
補体の活性化 ... 71
ポドカリキシン ... 77
ポドサイト ... 75
本邦における IgA 腎症疫学 ... 7

ま・や行

前向き多施設共同研究 ... 236
膜性腎症 ... 166
膜性増殖性糸球体腎炎 ... 161
慢性糸球体腎炎 ... 237
慢性腎臓病に対する食事
療法基準 2014 年版 ... 299

メサンギウム細胞の活性化 ... 70
メサンギウム細胞への沈着 ... 68
メサンギウム増殖 ... 208
メサンギウム増多 ... 238
メサンギウム領域 ... 159
免疫複合体 ... 98
免疫複合体沈着物 ... 159
免疫抑制薬 ... 275
IV 型コラーゲン ... 183

ら行

ランダム化比較試験 ... 268
リードタイムバイアス ... 142
リシノプリル単独療法 ... 241
臨床試験 ... 14
臨床的寛解 ... 198, 268
臨床的寛解後の再燃 ... 272
臨床的重症度分類 ... 234
レニン・アンジオテンシン系
（RA）阻害薬 ... 310
レニン・アンジオテンシン系
拮抗薬 ... 246
レニンアンジオテンシン変換
酵素阻害薬 ... 17
ロジスティック解析 ... 207, 208

欧文

a proliferation-inducing
ligand: APRIL ... 38
aglomerular arterioles ... 152
AKI associated with
macroscopic hematuria ... 163
Antineutrophil cytoplasmic
antibody（ANCA）関連
血管炎 ... 165
ARB ... 283
atacicept ... 253
avacopan ... 255
azathioprine: AZA ... 275

索 引

B-cell activating factor belonging to the TNF family: BAFF	38, 124, 261
Berger 病	1
blisibimab	253
bortezomib	255
budesonide	252
B 型肝炎	225
C1GalT1	88
C3	159
Campylobacter rectus	119
CARI	17
CD71	94
CD89	94
chance proteinuria	3
clinical remission	268
Cochrane 共同計画	229
corticosteroid: CS	246
Cosmc	88
Cox 比例ハザードモデル	207, 208
CpG-ODN	124
Crohn 病	226
CX3CR1	125, 263
CXCR3	263
cyclophosphamide: CY	277
cyclosporin A: CsA	278
eculizumab	255
endocapillary hypercellularity	160
EPA	287
extracellular signal-regulated kinase (ERK) 活性化	71
fostamatinib	254
Gd-IgA1	89
Genome-Wide Association Study: GWAS	101
Helix Aspersa agglutinin: HAA	89
hematuria	3
Hemophilus parainfluenzae	117
Hemophilus 属	117
Henoch-Schönlein 紫斑病	226
HLA 領域	102
IgA nephropathy global template	12
IgA 血管炎	164, 217, 226

IgA 腎症遺伝リスクスコア	7
IgA 腎症患者の出産後の管理	313
IgA 腎症患者の妊娠	309
IgA 腎症再発のリスク	296
IgA 腎症再発の確定診断	296
IgA 腎症再発症例治療法	297
IgA 腎症新規分子治療薬	252
IgA 腎症診療指針	3
IgA 腎症診療指針第 2 版と第 3 版における組織分類の比較	235
IgA 腎症診療指針第 3 版	159, 230
IgA 腎症の寛解	194
IgA 腎症の患者数	8
IgA 腎症の再発	295
IgA 腎症の再発率	295
IgA 腎症の非寛解	194
IgA 腎症の病因	224
increased mesangial matrix	159
KDOQI	17
kidney disease: improving global outcomes: KDIGO	228
lectin-pathway 阻害薬	72
LNP023	255
low vacuum scanning electron microscope: LVSEM	180
membranolysis	164
mesangial hypercellularity	159
MEST 分類	250
metabolic equivalents	305
micro RNA	98
mizoribine: MZR	276
MPGN	161
MR 受容体拮抗薬	283
multi-hit mechanism	90
mycophenolate mofetil: MMF	277
n-3PUFA	147
N 結合型糖鎖	87
Oxford 分類	159, 170, 186, 207, 208, 247
O 結合型糖鎖	87
PAM 染色	181

personal health record: PHR	21
podocytopathy	190, 251
Pozzi 方式	246
primary chronic mesangial proliferative glomerulonephritis	4
RAAS 阻害薬	280
RCT	267
rituximab	254
STOP-IgAN 研究	247
Syk 阻害薬	71, 72
tacrolimus: FK506	278
TESTING 研究	249
Th1	112
Th2	112
time average hematuria: TA-H	197
time average proteinuria: TA-P	195
TLR-9	124
Toll-like receptor (TLR) 9	261
tonsil induced autoimmune/inflammatory syndrome: TIAS	257
tonsillectomy	268
tonsillectomy with steroid pulse therapy: TSP	268
treatment gap	215
Treg	115
treponema denticola	119
VALIGA study	12
WHO	205
WHO 分類	15
ω-3 PUFAs	287

317

IgA 腎症の病態と治療 ⓒ

発　行　2019 年 11 月 20 日　　1 版 1 刷

監修者　富野康日己

編集者　川村哲也
　　　　鈴木祐介

発行者　株式会社　中外医学社
　　　　代表取締役　青木　滋

　　　　〒 162-0805　東京都新宿区矢来町 62
　　　　電　　話　03-3268-2701（代）
　　　　振替口座　00190-1-98814 番

印刷・製本/横山印刷（株）　　　　　〈MS・YK〉
ISBN978-4-498-22446-9　　　　Printed in Japan

JCOPY　＜（社）出版者著作権管理機構 委託出版物＞

本書の無断複製は著作権法上での例外を除き禁じられています．
複製される場合は，そのつど事前に，（社）出版者著作権管理機構
（電話 03-5244-5088, FAX 03-5244-5089, e-mail: info@jcopy.
or.jp）の許諾を得てください．